LIFE《ライフスパン》
老いなき世界
SPAN

Why We Age—and Why We Don’t Have To

David A. Sinclair PhD with Matthew D. LaPlante

デビッド・A・シンクレア／マシュー・D・ラプラント［著］　梶山あゆみ［訳］

東洋経済新報社

ライフスパン　目次

第1部 私たちは何を知っているのか(過去)

第7章 医療におけるイノベーション……296

第3部 私たちはどこへ行くのか(未来)

第8章 未来の世界はこうなる……346

本書の目次や見出しなどの区切りや表現等は、著者の許諾を得た上で、すべて弊社編集部が変更・追加したものである。

本刊行物に収録されているのは、あくまで著者の意見と考えである。本書内に記載された医療サービスを提供することに、著者も出版社も関与していないという理解のもとに本書は販売されるものである。読者が本書内の提案を採用したり、そこから推断したりする際には、事前に自身のかかりつけの医療提供者に適宜相談するのが望ましい。

著者および出版社は、本書のいずれかの内容を使用および適用した直接的ないし間接的結果として、個人的なものか否かにかかわらず、いかなる不利益、損失、もしくはリスクが生じても、いっさいの責任を負わないものとする。

Illustrations by Catherine L. Delphia
Illustrations in Cast of Characters by David Sinclair

「用語集」のアイコンの使用許可を与えてくれた革新的ゲノミクス研究所のクリスティーン・リュー（Christine Liu）と彼女のチームに感謝する。また、「登場人物紹介」の伝記情報についてはWikipediaに感謝する。

ライフスパン　老いなき世界

可能性に溢れた場として世界を見ることを教えてくれた
祖母のヴェラへ

自分を二の次にして子どもたちのことを考えてくれた
母のダイアナへ

私の拠り所である
妻のサンドラへ

そして私の孫の孫たちへ
君たちに会うのを楽しみにしているよ

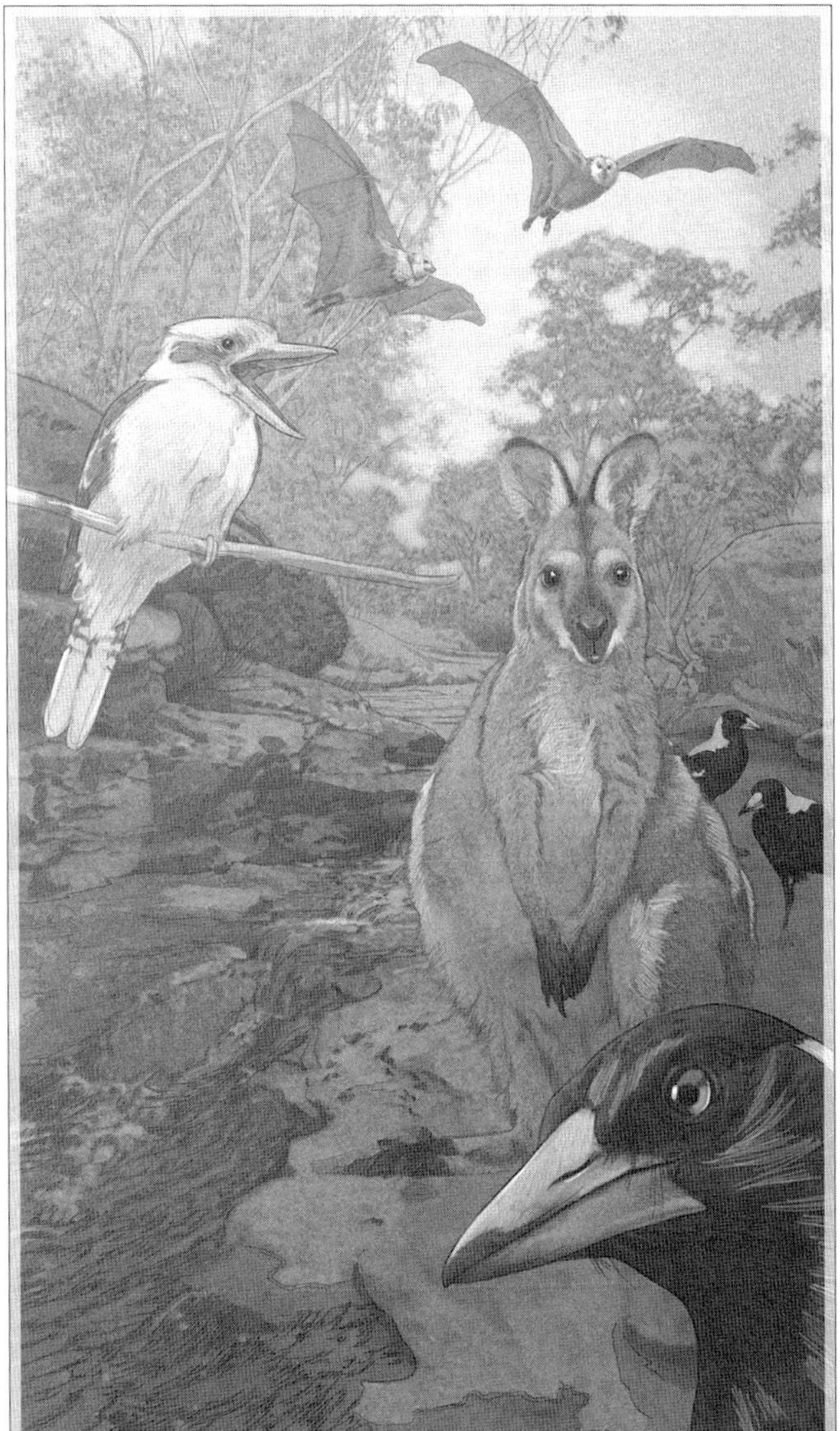

ブッシュ。ガリガル族の世界は、手つかずの自然と驚異に溢れている。砂岩が織り成す太古の断崖のあいだを汽水の入り江や滝が縫い、見上げれば、山焼きで焦げた種々のユーカリやフトモモ科の木々が薄暗い天蓋をつくる。そこはワライカワセミやフエガラスのすみかであり、ワラビーが暮らす。

はじめに――いつまでも若々しくありたいという願い

「いい人生」を教えてくれた祖母の晩年

私は町とブッシュの境目で育った。ブッシュというのはオーストラリア特有の風景のことで、森林や草原の織り成す手つかずの自然が広がる。40ヘクタールほどの森がわが家の裏庭のようなものだった。いや、実際の裏庭はもっと桁外れに大きかったといっていい。幼い目に映る世界には見渡す限りに大地が続き、私はそこを飽かず探検したものだ。どこまでも歩きに歩き、ときおり足を止めては、鳥や昆虫や、爬《は》虫《ちゅう》類をしげしげと眺める。色々なものをばらばらにしたり、土を握って指のあいだで感触を確かめたり。原野から響く様々な音に耳を澄ませて、それが何かと思い巡らせたりもした。

そして、とにかくよく遊んだ。小枝で剣をつくり、石で砦を築く。木に登っては、枝にぶら下がって体を揺する。かと思えば、断崖の縁に腰掛けて足をぶらぶらさせたこともあるし、飛び降りてはいけないような場所から飛び降りもした。空想のなかの私は、あるときは彼方の惑星に着陸した宇宙飛行士であり、あるときはサファリのハンターだ。まるでオペラハウスの観衆に向かって歌いかけるように、声を張り上げて動物を呼んだものである。

「クーーーイッ！」先住民であるガリガル族の言葉で「こっちへ来い」という意味だ。

いうまでもないが、こんな遊びにふけっていたのは私1人ではない。シドニーの北に広がる郊外の住宅地では、大勢の子どもが同じように冒険と探検を愛し、夢想に浸っていた。子どもとはそういうものであるし、むしろそうあってほしいと大人は思う。

もちろん、いずれは子どもも年をとり、いつまでもそんなことにばかりかまけてはいられなくなる。

そして大人は、彼らが学校に行き、やがて働き始め、パートナーを見つけ、貯蓄をし、家を買ってもらいたいと願う。

なぜなら、時間は刻々と過ぎていくからだ。

だが、そんなふうにしなくてもいいのだと、初めて教えてくれた大人が私の祖母だった。言葉で説いたというより、身をもって示したというべきかもしれない。

祖母はハンガリーに生まれ育ち、夏は自由気ままに過ごした。バラトン湖の冷たい水で泳ぎ、役者や画家、詩人などが集う湖北岸の保養地に滞在して山々をハイキングした。冬にはブダ丘陵でホテルの仕事を手伝っていたが、やがてそこはナチスに接収され、親衛隊の中央指令部へと姿を変えられた。

第二次世界大戦後、ハンガリーはソビエト連邦の占領下に入る。戦後10年が過ぎる頃、共産主義者たちは国境を封鎖し始めた。祖母の母親は、西側の国境を越えてオーストリアへの不法入国を試みる。しかし、見つかって捕らえられ、2年の服役を命じられたあと、ほどなくして帰らぬ人となった。
1956年にハンガリー動乱が起きると、祖母は反共産主義の会報を執筆してブダペストの街頭で配り始める。反乱が鎮圧されたあとは、ソ連軍が何万人もの反体制分子を次々と逮捕していった。祖母は息子（つまり私の父）を連れてオーストラリアに逃れる。ヨーロッパからできるだけ遠くに離れたいとの思いからだ。

祖母が再びヨーロッパの土を踏むことはなかった。だがこの地に来ても、自由奔放な気質はいささかも失われはしなかった。オーストラリアではまだ珍しかったビキニをこれ見よがしに身につけ、そのせいでボンダイビーチから追い払われたこともあった。さらにはニューギニア（今日でもなお住むには過酷な場所）にたった1人で暮らしたこともある。

血筋としては東欧系のユダヤ人で、ルター派の信徒として育てられた。だが、祖母にはまったくといっていいほど宗教臭がなかった。わが家で「主の祈り」に相当したものは、イギリスの作家アラン・アレグザンダー・ミルンの「ぼくは6つになった」という詩である。この詩は「ぼく」が1歳のときから始まって、次のように終わる。

でもぼくはもう6つで
すごくすごくお利口になった
だからこれからもずっとずっと
6つでいようと思う

祖母は弟と私に繰り返しこの詩を読み聞かせた。6歳というのは一番いい年齢なのだと話し、6歳の精神と畏怖の念をもったまま人生を生きることに全力を傾けていた。

私たち兄弟がまだ幼かった頃も、祖母はけっして自分を「おばあちゃん」とは呼ばせなかった。ハンガリー語で祖母を意味する「ナジママ」も、「ばあば」といった親しみ溢れる呼びかけも、とにかく気に入らないのである。

だから私たちに対しても、ほかの誰に対しても、ただの「ヴェラ」で通した。

ヴェラは「運転っていうのはこうやるのよ」といって、車線を全部またいで車をジグザグに走らせたり、カーラジオから流れる音楽に合わせて車にダンスを踊らせたりしてみせた。若さを楽しみなさい、若いという感覚を味わい尽くしなさい。それが祖母の口癖である。大人って奴らは、決まって物事を台無しにする。大きくなるんじゃないよ。絶対に大人になんかなるんじゃない。

六十代を過ぎて70歳をゆうに超えても、ヴェラはいわゆる「気持ちの若い」女性だった。友人や家族とワインを楽しみ、美味しいものに舌鼓を打ち、面白い話を語って聞かせ、貧しい人や病気の人、恵まれない人を助け、オーケストラを指揮する真似をし、夜遅くまで大きな声で笑う。誰の目にも「いい人生」の典型であるように映った。

しかし、そう、時間は刻々と過ぎつつあったのである。

八十代半ばのヴェラはもはや抜け殻のようになり、人生最後の10年間は見るもつらいものだった。体が弱り、病気にもなった。相変わらず本質を見抜く力はあり、私に向かって、婚約者のサンドラを絶対に手放してはだめだと強く推してくれはした。だが、音楽を聴いても何の喜びも覚えず、椅子からほとんど動かなくなる。祖母の人となりを特徴づけていた潑剌《はつらつ》とした活力が、すっかり影をひそめた。

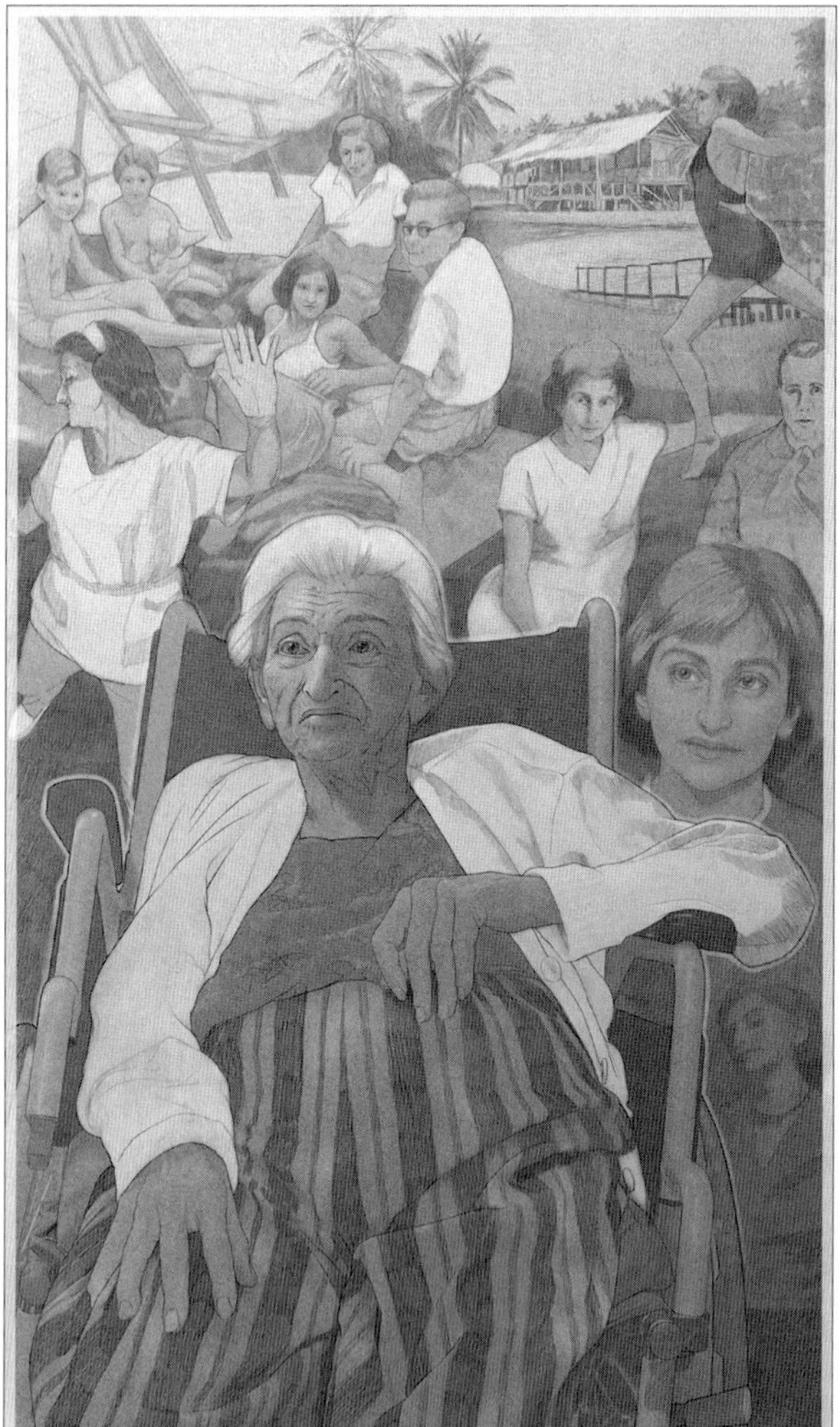

「長く良き人生」。祖母の「ヴェラ」は第二次世界大戦を生き延びたユダヤ人で、未開のニューギニアで暮らしたこともあれば、ビキニを着たためにボンダイビーチから追い出されたこともある。晩年は見るもつらい日々を送り、「仕方がない、こういうものなんだ」とつぶやいた。だが、本当の意味で祖母らしい祖母はとうの昔に死んでいた。

しまいには希望を失い、「仕方がない、こういうものなんだ」とつぶやいた。

祖母は92歳で人生に幕を下ろした。世間の基準からすれば、長く良き人生をまっとうしたことになるのだろう。しかし、考えれば考えるほど、本当の祖母はとっくの昔に死んでいたとしか思えなくなった。

死を迎えるということ

高齢になるなど、読者にはまだ先の話のような気がするかもしれない。だが、私たちの誰もがいつかは人生の終わりを迎える。最後の息を吸ったあと、全身の細胞は酸素を求めて泣き叫び、毒素が蓄積し、化学エネルギーが使い尽くされて、細胞の構造が崩れていく。ものの数分で、私たちの大切にしてきた教育のすべて、知恵のすべて、記憶のすべてが、そして未来の可能性のすべてが消え去り、それは二度と元に戻らない。

そのことを痛感したのは、母のダイアナが亡くなったときである。私は父と弟と共にその場にいた。死因は、残っているほうの肺に水が溜まったことであり、幸いにも長く苦しむことはなかった。私は「母危篤」の知らせを受けてオーストラリアに帰る途中、母のためにユーモアを交えた弔辞の原稿を書いていた。その内容をみなで笑い合っていたとき、不意に母がベッドで身をよじりだす。懸命に息を吸うものの、体が求める酸素の量には足りない。目に絶望を宿して私たちを見つめる。

私は身を乗り出し、ママは本当に最高のママだったよ、と耳元で囁《ささや》いた。数分後、母の脳細胞は死滅していき、私の最後の言葉の記憶も、母の全人生の記憶も拭い去られた。穏やかに最期を迎える人もいると聞いたことはある。だが、母の場合は違った。死を目前にしたとき、私を育ててくれた人物は姿を消し、引きつりあえぐ細胞の塊となり果てた。母という存在を原子レベルで支えたエネルギーの最後の1滴を求めて、その細胞が残らず争っている。

そのとき私の頭にあったのはただ1つ。「死ぬ時がどういうものかなんて、誰からも教わったことがない。なぜ誰も教えてくれないんだ？」

死をつぶさに眺め続けたという意味で、フランスの映画監督クロード・ランズマンの右に出る者はまずないだろう。ランズマンは、ホロコーストを題材にした長編ドキュメンタリー映画『ショア』で知られている。ランズマンの見る（「警告する」といってもいい）死は、背筋を寒くするものだ。２０１０年にこう語っている。「死とはことごとく暴力的なものである。自然な死などというものはない。眠っているあいだに愛する者たちに囲まれながら父親が静かに息を引き取る——そういう光景を思い描きたいかもしれないが、そんな死に方があるとは思わない」[1]

子どもは驚くほど早いうちから、死が悲しいものであることを認識している。それがどれだけむごたらしいものかは呑み込めないにせよ、4～5歳になる頃には、死というものがやって来ること、そしてそれを元には戻せないことを知っている。[2] 幼い者たちにとっては、考えるだに恐ろしい話だ。現実に起きる悪夢である。

たいていの子どもは初めのうち、世の中には死から守られている人たちもいると思いたがる。両親、先生、そして自分自身だ。そう考えると気持ちが休まるからである。しかし、5～7歳になると、死は例外なく訪れるものだとすべての子どもが悟るようになる。家族は1人残らず死ぬ。どのペットも、どの植物も、自分の愛するすべてのものも。もちろん自分もだ。私自身、そう気づいたときのことを今でも思い出せる。また、わが家の長男アレックスがそれを理解した日のことも、はっきりと覚えている。

「ねえ、パパはずっといてくれるんじゃないの?」

「残念だけど、そういうわけにはいかないんだ」

アレックスは数日のあいだ、思い出したようにときおり泣いていた。やがてそれが治まると、二度とその問いを口にしなかった。私も二度と触れなかった。

その悲しい気づきも、ほどなくして無意識の奥深くにしまい込まれる。死について心配しているか、と子どもに尋ねると、そんなことは考えない、と答えることが多い。考えたらどういう気持ちになるかとさらに問うと、今は少しも気にならないと返す。それは遠い未来に、自分が年をとったときに起きることだから、と。

ほとんどの人間は、50歳をかなり過ぎても同じ見方をしている。死はあまりに悲しく、毎日考えていたら何も手につかなくなってしまう。死を現実のものとして捉えられるようになるのが、私たちは得てして遅すぎる。死が扉を叩いているときに準備ができていないと、その衝撃は非常に大きなものになる。

『ニューヨーク・タイムズ』紙のコラムニスト、ロビン・マランツ・ヘニッグの場合、人はいずれかならずこの世を去るという「苦い現実」に思い至ったのは、人生の後半になって自分に孫ができてからだった。こう綴《つづ》っている。「幸運にも素晴らしい時間をみなと分かち合い、それを大いに楽しんでいても、その陰には、孫の人生をつないで行くいくつもの誕生日を自分は生きて見ることがないという真実がある[3]」

愛する者たちともいつか永遠の別れが来ることを、それが実際に起きる前に敢えて考えるのには勇気がいる。自身の死について深く思い巡らせるには、なおさら大きな勇気が必要だ。
その勇気を呼び起こすことを初めて私に迫ったのは、コメディアンで俳優のロビン・ウィリアムズである。ウィリアムズは映画『いまを生きる』で、主人公の教師ジョン・キーティングに扮した。映画のなかにこんなシーンがある。キーティングが十代の生徒たちに向かって、色褪せた写真に写った少年たちの顔を見るよう促すのだ。いずれも、とうの昔に亡くなった者たちである。[4]
キーティングはこう語りかける。「君たちとたいして違わないだろう？……自分は無敵だと思っている。君たちと同じようにね。……目は希望に溢れている。……でもね、紳士諸君、みんな今は水仙の肥やしになっているんだ」
キーティングは生徒たちをさらに写真に近づかせ、墓からのメッセージに耳を傾けてみろと告げる。そしてみなの後ろに立ち、声をひそめて幽霊のようにこう囁く。「カルペ……カルペ・ディエム。今を生きろ、少年たちよ。君たちの人生を特別なものにするんだ」〔訳注 「カルペ・ディエム（*Carpe diem*）」とはラテン語で「この日を捉えよ」「今を楽しめ」の意〕
この場面は私に計り知れないほどの影響を及ぼした。映画を見に行っていなければ、ハーバード大学の教授になろうなどとはたぶん思わなかっただろう。20歳にしてようやく、幼い頃に祖母が教えてくれたのと同じことを語る人物に出会ったのだ。人類を最善の姿にするために、自分の本分を果たせ。一瞬たりとも時間を無駄にするな。自分の若さを抱き締め、できる限り長くそれにしがみつけ。若さを求めて闘いに闘え。けっして闘いの手を緩めるな。

だが現実には、若さを求めて闘う代わりに、私たちは生きたいがために闘っている。もっと正確にいうなら、死と闘っている。

時が過ぎていくことを気に病まなくていい人生

生物としての人類は、かつてないほど長生きをするようになった。だが、より良く生きるようになったかといえば、そうとはいえない。むしろ正反対だ。過去１００年のあいだに私たちの寿命は延びたものの、人生が長くなったわけではない。少なくとも、生きるに値する人生が追加されたとはみなせないだろう。[5]

だから私たちのほとんどは、１００歳まで生きることを考えるとき、今なお「滅相もない」と思わざるを得ない。人生最後の数十年間がどういうものかを目の当たりにしてきたからであり、それがお世辞にも心惹かれるとはいえないケースが大半だからだ。人工呼吸器と種々雑多な薬。股関節骨折とおむつ。化学療法に放射線。手術に次ぐ手術に次ぐ手術。そして医療費。そう、忌忌しい医療費だ。

私たちは時間をかけて苦しみながら死んでいく。豊かな国に住んでいる人は、次々と病気に見舞われながら人生最後の十数年を過ごすことが多い。私たちはそれが普通だと思っている。さして裕福とはいえない国でも寿命は長くなり続けているため、いずれは新たに数十億の人々が同じ運命をたどることになるだろう。医師で作家のアトゥール・ガワンデは次のように指摘している。私たちは寿命を延ばすことに成功したものの、そのせいで「晩年イコール医療を受けること」という図式を生んだ、と。[6]

だが、そうでなくてもいいのだとしたら？　若くいられる時期をもっと長くできるとしたらどうだろうか。しかも、あと数年、などではない。あと数十年長くだ。最後の年月も、その前の年月とそうひどくは変わらずにいられるとしたら？　そして、自分たち自身を救うことで世界を救うこともできるとしたら？

もう一度6歳になるのは無理だとしても、26歳や36歳にならどうだろう。

何歳になっても子どもと同じように遊び、大人としての約束事へとすぐに移っていかなくてもいいのだとしたら？　十代のあいだに私たちは様々なことを詰め込もうとするが、そこまでする必要がないとしたら？　二十代に強いストレスを感じることなく、三十代や四十代になっても中年の気分を噛み締めずに済むとしたら？　五十代であっても違う自分に生まれ変わりたいと願い、そうしてはいけない理由を1つも思いつかずにいられるとしたら？　六十代になっても、自分が何を残したのかと悩むことなく、生きた証しを新たにつくり始めることができるとしたら？

時間が刻々と過ぎていくことを気に病まなくていいのだとしたら？　しかもそういう未来が、実際にすぐそこまで迫っているとしたらどうだろうか。

それこそがまさに、私がこれから本書で伝えようとしていることである。

老化の根源を追い求めて

私は30年近くにわたって、生物としての人間の仕組みや機能を研究しながら真実を追い求めてきた。

そしてふと気づくと、幸運にも比類のない場所へとたどり着いていた。読者がボストンまで訪ねてくればわかるように、私はたいていハーバード大学医学大学院の自分の研究室で長い時間を過ごしている。ここで私は遺伝学部の教授を務め、「ポール・F・グレン老化生物学研究センター」の共同所長という立場でもある。また、シドニーにある母校のニューサウスウェールズ大学でも姉妹研究室を率いている。どちらの研究室でも、優秀な学生と博士研究員のチームが疾患モデル動物を使い、老化を早めたり若返らせたりする実験をしている。チームが執筆した数々の論文は、世界最高峰の科学誌に掲載され、同じ分野のほかの研究者たちから頻繁に引用されてきた。私は仲間とともに『エイジング』と題した科学誌も創刊し、様々な科学者が研究成果を発表できる場を提供している。いずれの研究者も、現代で最も刺激的で、取り組み甲斐のあるテーマの1つを探っている。さらに私は、「健康・寿命研究アカデミー」も共同設立した。これは、老化研究で世界を代表する科学者20名からなるグループである。

自分の発見したことを実用化するため、私はいくつものバイオベンチャー会社の起業を支援したり、その科学諮問委員会の委員長を務めたりしてきた。こうした企業は、多種多様な研究分野（生命の起源、ゲノム科学、薬学など）を牽引する大勢の科学者たちと手を携えている。[7] また、いうまでもないが、自分の研究室の発見が公になる何年も前から私はその内容を把握している。しかも、今挙げたような活動を通して、ほかの場所でなされている革新的な進展についても前もって知る立場にある。ときには実際に発表される10年も前から。この先のページに綴られていることは、読者に贈る舞台裏への通行証であり、最前列席のチケットでもある。

私はナイトの爵位に相当するオーストラリアの勲章を授与され、民間大使も務めるようになった。以来、世界各国の政界・実業界のリーダーを相手にたびたび話をするようになっている。その内容は、老化に対する私たちの認識がいかに変化しつつあるか、そしてそれが人類の未来にどんな影響を及ぼすかである[8]。

研究を通して発見した数々のことについては、私自身はもちろん、家族や友人、研究仲間の多くも自分の生活に取り入れてきた。その成果は今のところ期待のもてるものである（ただし、いずれも科学的なデータではなく体験談のレベルであることは明確に指摘しておきたい）。私は現在50歳だが、気分は少年のようだ。妻や子どもたちに訊《き》いたら、しでかすことも少年並みだと答えるに違いない。

それが証拠に、私は今でも何でも知りたがり、何にでもクチバシを突っ込みたがる。オーストラリアではこういう人物のことを「スティッキー・ビーク」と表現する〔訳注　直訳すると「ベトベトしたクチバシ」〕。この言い回しはおそらくフエガラスの行動から来たものだろう。わが家の玄関でも、配達されてきた牛乳瓶のアルミの蓋をフエガラスがクチバシでつつき、そこからじかに牛乳を飲んでしまったものである。高校時代の旧友に会うと、いまだに昔のことでからかわれる。友人たちが家に遊びに来ると、私はたいてい何かを分解していたというのだ。飼っていたガの繭《まゆ》、コガネグモが葉を巻いてつくった隠れ家、古いコンピュータ、父親の工具、それから自動車もである。私は分解が相当に得意になった。ただ、元に戻すのが苦手だっただけである。

何かを目にしたら、それがどういう仕組みになっているのか、あるいはそれがどこから来たのかを、知らずにいることに我慢ができなかった。それは現在も変わらない。違うとすれば、少なくとも今はそれでお金がもらえるようになったことだろうか。

私の実家は、岩だらけの山の斜面に建っている。眼下には川が流れ、シドニー港へと向かう。ニューサウスウェールズの初代総督であるアーサー・フィリップは、1788年4月にこの川沿いの谷を探検した。そのわずか数か月前には、フィリップ率いる第1船団11隻が、海兵隊員と囚人と、その家族を乗せてこの地に到着し、フィリップのいう「宇宙一良質で広大な港湾」の岸辺で入植を開始したばかりである。フィリップがこの場所を選ぶ大きな原因をつくったのは、植物学者のジョゼフ・バンクスだった。バンクスはその18年前、ジェームズ・クック船長の「第1回世界一周の旅」に同行し、オーストラリアの海岸線を船で旅していた。[9]

数百種類の植物標本と共にバンクスがロンドンに戻ると、同業の科学者たちから感嘆の声で迎えられた。やがて国王ジョージ3世に掛け合い、かの新大陸にイギリスの流刑地を築くべしと説く。そこなら、「バンクス岬」や「ボタニー湾」と呼ぶにふさわしい場所があるから、と（その名前が選ばれたのはもちろん偶然ではない[10]）〔訳注　「ボタニー」は英語で「植物学」の意〕。第1船団の入植者たちがすぐに気づいたのは、ボタニー湾には（名前だけはじつに立派だが）水源がないということだ。そこで船を北に向けてシドニー港に入ってみると、そこが深い水路になっていて、出入りの多い複雑な海岸線をもつことを知る。今でいう「リアス海岸」であり、事実、シドニー港のリアス海岸は世界最大級の規模を誇る。これは、最後の氷河期が終わって海水面が上昇したときに、ホークスベリー川水系の谷が沈んでできたものだ。

私は早くも10歳の頃に、裏庭の川がミドル港に注いでいるのを探検して突き止めていた。ミドル港は、シドニー港を構成する港の1つである。だがしだいに、終着点がわかっているだけでは飽き足らなくなっていった。川の始まりがどんなところなのかをどうしても知りたくなったのである。
そこで、川をたどりながら上流を目指した。流れが二手に分かれているところに来たら、最初の二股では左側を、次には右側を選び、いくつかの住宅地を出たり入ったりしながら進んでいく。日が暮れる頃には元いた場所から何キロも離れてしまい、家から見える一番遠くの山をも越えていた。結局は見ず知らずの人の家で電話をかけさせてもらい、母に車で迎えに来てほしいと頼むしかなかった。その後も何度か上流探しを試みたものの、水源にはまるで近づけない。ちょうど、フロリダ半島を発見したスペインの探検家フアン・ポンセ・デ・レオンが、本当は「若返りの泉」を見つけたかったのに叶わなかったと伝えられているのに似ている[11]。

私は物心ついた頃から、人がなぜ年をとるのかを知りたいと思っていた。だが、老化は複雑な生物学的プロセスである。その根源を探るのは、川の水源を探すのに似て簡単ではない。

探究の道のりは右へ左へと曲がりくねり、諦めたくなる日もあった。それでも粘り通してきた。途中ではただの支流にもたびたび出くわしはしたが、これが水源ではないかというものも見つけている。本書ではこの先、なぜ老化という現象が生物に備わったのかについて新たな視点から斬り込み、それが私のいう「老化の情報理論（Information Theory of Aging）」でどう説明できるかを見ていく。また、どうして私が老化を「病気」だと、しかも最もありふれた病気だと捉えるようになったのかを解説するとともに、それを積極的に治療することができるだけでなく、そうすべきであることも示していく。

そこまでが第1部だ。

第2部では、今あるような老化に終止符を打つために、すぐにでもできる対処法や、現在開発中の新しい医学療法を紹介する。これらを用いれば、老化を遅らせ、食い止め、あるいは逆転させるのも夢ではない。

「今あるような老化に終止符を打つ」ことが何を意味するものなのか、私はもちろん重々承知している。だから第3部では、実際に老化を治療できたら未来がどうなりそうなのかを、様々な角度から考察していきたい。同時に、私たちが楽しみに待てるような世界を築くにはどうすればいいのかも提案する。つまり、ただの寿命ではなく健康寿命が延びて、病気や体の不自由に苦しむことなく長く暮らせる世界だ。

私たちはすでに長く生きすぎているのか

そんなことは夢物語だと反論してくる人は大勢いる。チャールズ・ダーウィンの研究よりもH・G・ウェルズの作品に近い話じゃないか、と。懐疑派のなかには、非常に賢い人たちも少なくない。ヒトの生体プロセスを熟知していて、私が尊敬しているような人までわずかながら含まれる。

現代的な生活習慣が寿命を縮める元凶なのだと、そういう人たちは断言するだろう。さらにはこうも説くはずだ。自分たちが100歳を迎えるとは考えにくく、自分たちの子どもがそこにまで達する見込みも薄い。寿命に関するこれまでの研究と予測に基づけば、孫が100歳の誕生日を祝う可能性もまた低い。仮に100歳に届いたとしてもたぶん健康体ではないだろうし、その先はどう考えたって長くはない。百歩譲って人間の寿命が本当に延びるとしたら、それはこの惑星にとって最悪のシナリオだ。人類は地球にろくなことをしていないじゃないか！
この手の意見にはことごとく証拠が用意されている。というより、人類の歴史全体がそのことを裏づけているといえなくもない。

千年また千年と歴史を刻む過程で、人間の平均寿命は確かに少しずつ延びてきた。それは懐疑派も認める。かつては私たちの大半が40歳まで生きられなかったのに、それができるようになった。50歳にも達しなかったのが、届くようになった。ほとんどが60歳を見ずに人生を終えていたのに、60の声を聞けるようになった。[12]この理由としては、安定した食料ときれいな水を利用できる人の数が増えたことが大きい。また、平均値は上から引っ張られたというより、主に下から押し上げられたといえる。つまり、乳幼児のうちに命を落とす者が減ったために全体の寿命が長くなった。単純な算数である。

しかし、平均寿命が上昇を続ける一方で、最大寿命のほうはそうなっていない。記録をひもとけば、１００歳に達した人はいるし、それより何年か長く生きた人もいた。だが、１１０歳に届く人はごくわずかしかおらず、１１５歳を迎える人となると限りなくゼロに近い。

地球にはこれまで１０００億人以上が暮らしてきたが、１２０歳を超えたと表立って認められているのは過去に1人しかいない。フランスのジャンヌ・カルマンである。ジャンヌが１９９７年に亡くなったとき、１２２歳だったというのが科学界の定説だ。ところが、最近になってこれに疑問が投げかけられている。ジャンヌの娘が相続税を払いたくないがために、母親とすり替わっていたという疑惑が浮上したのだ。[13]もっとも、真実がどうだったかはたいして問題ではない。たとえ１２０歳前後にまで届く人がいるとしても、圧倒的大多数は、正確にいえば全体の99・98％は、１００歳を待たずに人生を終えているのだ。

だから、この先もコツコツと平均値を上げていけるにせよ、最大値は動かせないという声があるのは無理もないことだ。ネズミやイヌなら簡単に最大寿命を延ばせても、私たち人間はそうはいかない。すでに長く生きすぎているのだ。懐疑派はそう主張するだろう。

それは間違っている。

もう１つ考えないといけないのが、寿命を向上させることと、元気でいられる期間を長くすることは違うという点だ。私たちはその両方の実現を目指すべきである。痛みや病《やまい》や、虚弱や体の不自由に苦しむことがすでに生活のすべてになっているのに、ただ死なさずにおくだけのために人生をさらに何十年も長引かせるのは、道義的にいって許されることではない。

健康なまま１２０歳まで生きられる時代へ

長く元気でいられるようになる時代は近づいている。たんに寿命が延びるだけでなく、新たに加わった年月を健康で生き生きと幸せに暮らせる時代だ。それは、みなが思っている以上に早く到来しようとしている。今日生まれた子どもが中年になるまでには、ジャンヌ・カルマンは歴代長寿者のトップ１００にすら入らなくなっているかもしれない。22世紀が幕をあける頃に１２２歳で亡くなる人がいたら、天寿をまっとうしたにせよ飛びぬけた長生きとはみなされなくなっている可能性がある。

１２０歳という年齢は、けっして例外的な異常値ではなく期待値となっていてもおかしくない。そうなればもはや「長寿」とは呼ばれず、ただの「普通の生涯」だ。そして私たちは、そうでなかった昔を悲しく振り返るのである。

そもそも寿命の上限とは何だろうか。そんなものがあるとは思わない。私と同じ分野にいる研究者も多くが同じ意見である。[14]老化は避けて通れないと定めた生物学の法則など存在しないのだ。[15]存在するといい張る者がいたら、それは物を知らない証拠である。死ぬことが珍しくなるような世界はまだはるかな未来の話だとしても、死を先へ先へと追いやれる時代は遠からぬところまで来ている。

むしろ、こうしたすべてが起きるのは必然だといっていい。長い健康寿命を謳歌できる人生はすでに射程圏内に入っている。確かに、人類の歴史すべてがそれは無理だと告げているかに思える。だが、今世紀に入ってこの研究分野では様々な解明が大きく進んだ。それを踏まえる限り、過去がどれだけ八方ふさがりであろうと何の参考にもならない。

健康寿命が大幅に延びることが、生物としての私たちにどんな意味をもつのか。それを理解するための一歩を踏み出そうとするだけでも、発想を根本から改めることが求められる。なにしろ、数十億年の進化の延長線上では予測できないことなのだ。だから、そんなものはどだい無理だと信じるほうが簡単だし、そう信じたい気持ちに駆られる。

でもそれは、人類が初めて空を飛ぶ前に世間が考えていたことと同じだ。実際に誰かが成功して初めて、人々は見方を改めた。

今現在起きつつあることは、ライト兄弟が作業小屋で準備を進めている段階に似ている。これから見事にグライダーを飛ばして、ノースカロライナ州キティホークの砂地に着陸させるのだ。世界は変わろうとしている。

初飛行が成功する１９０３年12月17日までがそうだったように、現在も人類の大多数はその変化に気づいていない。かつては、「制御された動力飛行」というもの自体が想像の外だった。そんな発想を組み立てられるような材料がどこにもなかったからである。だから、空を飛ぶなど夢物語か魔法であって、空想小説に出てくる絵空事だとみなされていた。[16]

そのとき、1機の飛行機が地面を離れた。そして世界は一変したのである。

私たちは今、同じような歴史の転換点に立っている。これまで魔法と思われていたことが現実になるのだ。人類には何ができて何ができないのか。その線を引き直し、避けて通れないとされているものに終止符を打つ時がきた。

いやむしろ、人間とは何かを定義し直す時だというべきかもしれない。なぜなら、これは1つの革命《レボリューション》の幕あけであるだけでなく、新たな進化《エボリューション》の始まりでもあるのだから。

第1部

私たちは何を知っているのか（過去）

第1章　老化の唯一の原因——原初のサバイバル回路

生命の誕生

地球と同じくらいの大きさの惑星を想像してほしい。その惑星と恒星との距離は、地球から太陽までの距離にほぼ等しい。自転のスピードは地球よりわずかに速く、1日はおよそ20時間である。塩水の浅い海で覆われ、大陸と呼べるようなものは見当たらない。黒い玄武岩の島々の連なりが、ときおり思い出したように水面から顔を出しているだけだ。大気の組成は、私たちが吸っているものとは違う。窒素、メタン、二酸化炭素からなる湿った有毒のガスが惑星を取り巻いている。

酸素はない。生命も存在しない。

この惑星の正体は、約40億年前の地球だ。そこは無慈悲で情け容赦のない場所である。熱い空気が渦巻き、火山が火を噴く。稲妻が走り、混乱が支配する。

だが、それもまもなく変わろうとしている。比較的大きな島に熱水噴出孔が点在していて、その脇に水が溜まっていった。地表はどこもかしこも有機分子に覆われている。これは、隕石や彗星に付着して降ってきたものだ。乾いた火山岩の上に載っているだけなら、分子は分子のままである。しかし、温かい水に溶けたあと、水溜まりの縁で濡れたり乾いたりを繰り返すうち、特殊な化学反応が起きた。[1]核酸が生じ、その濃度が高まり、分子同士がつながっていく。ちょうど、海辺の潮溜まりで水が蒸発すると、塩の結晶ができるのに似ている。これが世界初のＲＮＡ（リボ核酸）分子だ。のちにＤＮＡ（デオキシリボ核酸）へとつながる物質である。池に再び水が満ちたとき、この原始の遺伝物質は脂肪酸に閉じ込められ、微小な石鹸の泡のようなものができた。細胞膜の誕生である。[2]

やがて1週間もすると、浅い水溜まりは無数の小さな泡に覆われて、黄色い膜が張ったようになった。1つ1つの微小な泡はいずれ細胞となるものであり、内側には短い糸のような核酸が何本も詰まっている。これが今日でいう遺伝子だ。

こうした細胞の原形はほとんどが不安定で、すぐに崩壊して材料が再利用される。しかしなかには長く安定を保って、原始的な代謝の仕組みを発達させるものが現われる。ついにはＲＮＡが自らの複製をつくり始めた。生命が誕生した瞬間である。遺伝物質の詰まった脂肪酸の泡としてひとたび生命が形づくられると、それらは覇権を賭けて競い合うようになる。すべてに行き渡るだけの資源などない。願わくば最良の泡が勝利せんことを。

きわめて小さく、壊れやすい生命は、日に日に進化して複雑な形態をとるようになる。そしてしだいに川や湖へと広がっていった。

そのとき新たな脅威が訪れる。乾季がいつもより長引いたのだ。それまでも、泡の膜に覆われた湖の水位は乾季になれば大幅に下がっていた。しかし、雨が戻ってくればかならず元通りに水が満ちた。ところがこの年、はるか彼方で異様に激しい火山活動が起きた影響で、毎年同じ季節に降っていた雨が落ちてこない。雲はただ通り過ぎていき、湖は完全に干上がる。

あとには、乾いて硬くなった黄色の膜が残った。それが湖の底を厚く埋め尽くしている。かつて湖は1年を通して水量の変動があり、生命もそれに適応していた。だが、今やそこは生き延びるための壮絶な苦闘の場と化す。しかも、その闘いには未来がかかっていた。勝利したものが、やがて登場するすべての生物（古細菌《アーキア》、細菌、真菌、植物、動物）の祖先となるのだから。

大量の細胞の塊は最低限の栄養と水分を求めて争い、どうにか命をつなごうとする。それでも、死滅への道をたどりつつあった。増えたいという根源的な欲求に応えるべく、個々の生命は奮闘する。やがて一風変わった生命が現われた。仮にそれを「マグナ・スペルステス（*Magna superstes*）」と呼ぶとしよう。ラテン語で「偉大なる生き残り」の意味だ。

生殖か、修復か——厳しい環境を生き残るための仕組み

マグナ・スペルステスは、見た目こそ当時の生物と大差ないものの、ほかより明らかに有利な特徴を1つもっていた。生き残るための遺伝子メカニズムを発達させていたのである。

この先、数十億年が過ぎていくあいだには、生命はいくつもの複雑な進化のステップを経ていくことになる。結果として劇的な変化がもたらされるおかげで、まったく異なる生物群がいくつも誕生してい

くほどだ。そうした変化（遺伝子の変異や挿入や再配列、あるいは遺伝子が生物から生物へと広がることによって生じたもの）の末に生命は左右対称になり、立体視を獲得し、意識までをも手に入れていく。

それに比べて、この初期の生命に訪れた進化のステップは一見すると単純に思える。それは1つの回路、遺伝子の回路である。

回路は「遺伝子A」から始まる。遺伝子Aはいわば監督者であり、環境の厳しいときにスイッチが入って細胞の分裂を停止させる役目をもつ。この「環境の厳しいとき」というのがミソだ。というのも、当時の地球では環境の厳しいときがほとんどだったからである。この回路にはもう1つ「遺伝子B」が関わっている。遺伝子Bからつくられるタンパク質は「抑制」の機能をもっている。何を抑制するかといえば、環境が好ましいときに遺伝子Aが働かないようにするのだ。つまり細胞が増殖できるようになる。いい換えれば、自分の子孫が生き延びる確率の高いときだけに、細胞が自らの複製をつくれるようにするのである。

A・Bどちらの遺伝子も目新しいものではない。湖にいる生命はすべてこの2つの遺伝子をもっている。ただ、マグナ・スペルステスが特別だったのは、遺伝子Bが変異を起こして別の役割も獲得したことだ。その役割とはDNAの修復である。細胞のDNAが壊れると、遺伝子Bからつくられるタンパク質は遺伝子Aから離れてDNAの修復を助ける。「抑制」していたタンパク質がいなくなるので、遺伝子Aにスイッチが入る。これによって、DNAの修復が終わるまではいっさいの生殖が行なわれないという重大な結果がもたらされた。

これは理にかなっている。DNAが壊れているとき、生物が最もしてはいけないことが生殖だから

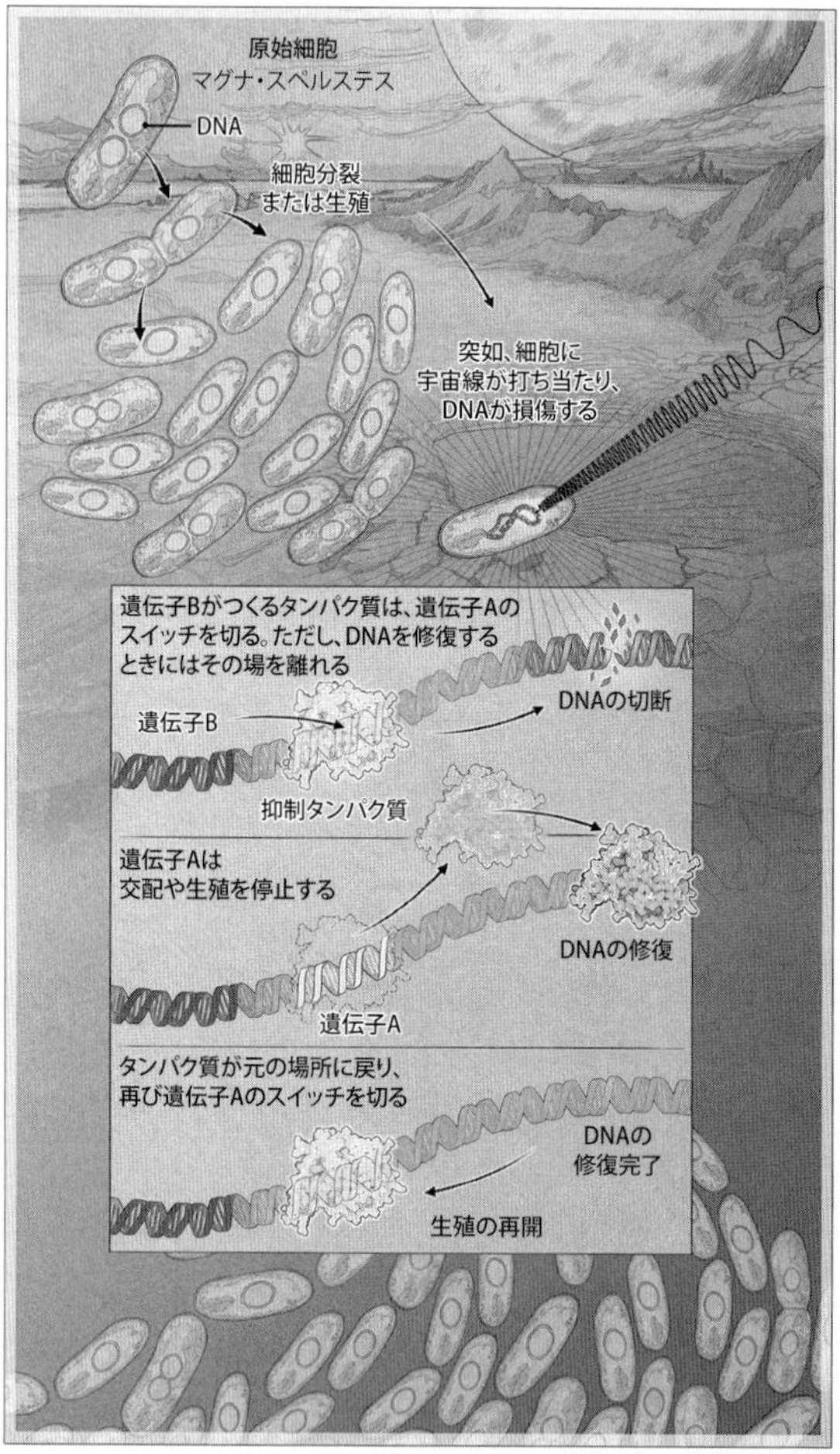

老化の進化。およそ40億年前、原始的な生命に1つの遺伝子回路が備わった。この回路は、DNAを修復しているあいだは生殖スイッチを切るという機能をもち、それが生命の生き残りに有利に働いた。遺伝子Aには生殖を停止する役割がある。遺伝子Bから生まれるタンパク質は、安全に生殖できる時期には遺伝子Aを抑制する役目を担う(つまり生殖できる)。しかしDNAが損傷すると、遺伝子Bがつくるタンパク質は持ち場を離れ、DNAの修復に向かう。その結果、遺伝子Aのスイッチが入り、修復が完了するまで生殖を止める。私たちも、このサバイバル回路が高度に進化したものを受け継いでいる。

だ。たとえば、のちの時代の多細胞生物がＤＮＡの修復中に細胞の活動を停止できないとしたら、まず間違いなく遺伝物質をなくすことになる。なぜかといえば、細胞分裂に先立ってＤＮＡの２本鎖が２つに分かれるとき、一部分しかきれいにほどけず、残りの部分がどちらか一方に一緒に引っ張られていってしまうからである。これが起きると、染色体の一部が失われたり重複したりする。そうなれば細胞は死滅するか、さもなければ無秩序に増殖して腫瘍になる見込みが大きい。

　新しい種類の遺伝子を手に入れて、増殖を抑制すると同時にＤＮＡを修復できるようになったことが、ほかにはない強みをマグナ・スペルステスに与えた。ＤＮＡが傷ついているときは、いわば首をすくめてその時期をやり過ごし、やがて復活する。生き残るにうってつけの仕組みを獲得したのである。それは幸いだった。というのも、生命は新たな攻撃にさらされようとしていたからである。彼方の恒星が爆発して強力な宇宙線が地球に降り注ぎ、死の湖にすむ微生物すべてのＤＮＡをずたずたに裂いたのだ。微生物の圧倒的大多数は、何事もなかったかのように分裂を続けた。自分たちのゲノムが損傷し、生殖すれば死が待っていることに気づかないまま。母細胞と娘細胞とのあいだでＤＮＡが均等に分かれず、どちらの細胞の機能にも支障をきたす。しまいには生殖など望むべくもなくなる。細胞は死に絶え、何も残らなかった。

　いや、マグナ・スペルステス以外は何も、ということである。宇宙線が猛威を振るっているとき、この生物は尋常ならざることをした。タンパク質ＢがＤＮＡの損傷を治すために遺伝子Ａから離れた結果、遺伝子Ａのスイッチが入り、ほぼすべての細胞活動を停止したのである。限られたエネルギーをＤＮＡの修復に振り向けるためだ。増えようという原初の指令に逆らったおかげで、マグナ・スペルステスは生き延びた。

　最後の乾季が終わりを告げ、湖に再び水が満ちたとき、マグナ・スペルステスは目を覚ました。今なら子孫を残すことができる。だから繰り返し繰り返し増殖した。やがて新しい環境へと移動し、進化を続け、新たな世代を次々に生み出していった。

　この生物こそが私たちのアダムとイブである。

　アダムとイブがそうであるように、マグナ・スペルステスが実在したかどうかはわからない。だが、過去25年に及ぶ私の研究を踏まえるなら、今日私たちの周りにいるすべての生物がこの「偉大なる生き残り」から、または少なくともそれとよく似た原始生物から生まれたと考えてよさそうだ。生物の遺伝子には、いわば化石記録のようなものが残っている。それを調べると、地球を共有しているどんな生命も、この原初のサバイバル回路の基本形を（多少の差異はあるにせよ）今なお抱えもっていることがわかる。どの植物も、どの真菌も、どの動物も。

　もちろん人間も、だ。

　なぜこの遺伝子回路は進化の過程で消えなかったのか。それは、ときに残酷でときに恵み深い世界を確実に生き延びるうえで、この回路が簡潔で気の利いた解決策を与えてくれるからである。いわば原初のサバイバルキットだ。様々なストレスが寄ってたかってゲノムを痛めつけているときには損傷の修復に専念し、もっと好ましい時期が訪れたときにだけ生殖を許す。そうやって、最も必要とされる場所にのみエネルギーを振り向けるわけだ。

　この回路はじつに単純にして、じつに堅牢な仕組みである。おかげで、生命が地球上に存在し続けられるようになっただけでなく、回路を親から子へと伝えることができた。その過程で変異を繰り返し、着実に改善されながら、宇宙から何がもたらされようと生命を助けて何十億年も存続させてきた。その一方で、ともすると個々の生物が必要をはるかに超えて長く生きることにもつながった。

人体は完璧とは程遠く、今も進化の途上にある。しかし、高度なサバイバル回路が備わっているために、生殖年齢を過ぎてからも何十年と生きられる。なぜヒトが長い寿命を獲得したのかは、なんとも興味深い謎だ（祖父母として部族の教育を担う必要があったからというのが1つの心惹かれる仮説である）。だが、分子レベルの化学反応がじつに無秩序であるのを思えば、命を落とさずに30秒間いられるだけでも不思議というほかない。ましてや生殖年齢まで生き長らえるのも、80歳に達する人が大勢いるというのも、信じがたいことである。

なのに私たちは現にそうしている。驚くべきことに。まるで奇跡のように。それは、果てしなく長い「偉大なる生き残り」の系譜に私たちも連なっているからだ。だから私たちは生き残ることが大得意なのである。

だがそれには代償が伴う。というのは、一番遠い祖先に生じた一連の遺伝子変異を、つまり原初のサバイバル回路を受け継いでいることこそが、私たちが年をとる原因でもあるからだ。

そう、敢えて「こそ」といったのにはわけがある。それが唯一の原因だからである。

老化の原因に注目すべき理由

老化に唯一の原因があるなどと聞くと、相当に面食らうことだろう。無理もない。そもそも年をとる理由など考えたことはないだろうし、考えないほうが正常といえる。生物学者にしても似たようなもので、たいていはその点を深く考察したことがない。老化に伴う病気を専門とする老年医であっても、なぜ老化するのかという点に悩むことは少ないものだ。たんに、老化の結果を治療する道を探しているだけである。

こうした「木を見て森を見ず」の姿勢は老化研究に限った話ではない。たとえば、１９６０年代という比較的最近になるまで、がんとの闘いは症状との闘いだった。なぜがんが発生するかを語ることのできる統合理論がなかったためである。だから医師はできる限り腫瘍を取り除きつつも、身辺を整理せよと患者に伝えるしかすべのないケースが多かった。がんは「仕方がないもの」として諦める対象だったのだ。説明のできない物事が降りかかってきたとき、私たちにはそう口にするよりほかない。

ところが１９７０年代に入って、いわゆる「がん遺伝子」が発見された。つまり、変異を起こすとがんを生じさせる遺伝子のことである。この発見ががん研究の枠組み全体を変えた。今や製薬会社には、狙うべきターゲットができた。腫瘍誘発遺伝子（*BRAF*、*HER2*、*BCR-ABL*など）からつくられるタンパク質を狙い撃ちにするのである。正常な細胞には影響を及ぼさず、その種のタンパク質の働きだけを妨げる化学物質。それを開発すれば、ついに私たちは放射線治療や有害な化学療法剤から決別し、遺伝子レベルでがんの根源を攻撃できるようになる。がん遺伝子の発見から数十年が過ぎた今も、あらゆる種類のがんを治療できているわけではもちろんない。しかし、それが不可能だなどとはもはや誰も思わなくなった。

それを裏づけるように、がん研究の分野では明るい見通しを抱く研究者の数が増えている。バラク・オバマ大統領の任期最後となる2016年1月の一般教書では、演説内のとりわけ印象深かった箇所にその明るい希望が溢れていた。

「われわれすべてが失ってきた愛する者たちのために、そしてまだ命を救うことのできる家族のために、アメリカを『がんを完膚なきまでに治療する国』にしよう」。オバマは下院本会議場に立って、「がんムーンショット計画」の立ち上げを宣言した。そして、副大統領のジョー・バイデン（その1年前に息子を脳腫瘍で亡くしている）を計画の責任者に任命したとき、民主党内の長年の政敵のなかにさえ目頭を押さえる者がいた。

演説から数日、数週間と経つうち、オバマ－バイデン政権の残り1年ではとうてい時間が足りないと、大勢のがん専門家がコメントした。しかし、それが絶対に不可能だと語る者はほとんどいなかった。なぜかといえば、がんに対する認識がわずか数十年で180度変わったからである。私たちはもう、人間はがんに勝てないという考え方に大人しく従ったりはしない。

過去10年間になされた飛躍的前進のなかでもとりわけ有望なのが、免疫チェックポイント阻害療法、いわゆる「がん免疫療法」である〔訳注　これに関する研究で日本の本庶《ほんじょ》佑《たすく》教授が2018年のノーベル生理学・医学賞を受賞している〕。免疫細胞の一種であるT細胞はつねに体内を巡回し、不良細胞を見つけては、それが増えて腫瘍になる前に死滅させている。T細胞がなければ、私たちは1人残らず二十代でがんを発症しているだろう。ところが、不良がん細胞は思う存分に増殖したいがために、Ｔ細胞の目を欺くすべを進化させている。そこで登場したのが、最新かつ最も効果的な免疫療法だ。この療法では免疫チェックポイント阻害剤という薬剤を用いる。これががん細胞表面のタンパク質と結合すると、いわばがん細胞を隠していたマントを剝がす役目を果たす。おかげでＴ細胞は正しくがん細胞を見分けて、破壊できるというわけだ。今のところ、免疫療法が効果を発揮するのは全がん患者の10％に満たない。だが、数々の臨床試験が現在進行中であり、今後この数字は上昇することが期待されている。

かつては運命として受け入れていた病気を撃退すべく、私たちは毎年数十億ドルの研究費を投じている。その努力は実りつつある。以前なら致死とされていたがんを克服する患者の数が、著しく増えてきているのだ。たとえば、がんの一種であるメラノーマ（悪性黒色腫）脳転移は、致死性の最も高い部類に入る。ところが２０１１年に、とある薬がアメリカ食品医薬品局（ＦＤＡ）に承認されて以来、それを免疫療法と組み合わせることで患者の生存率は以前より91％上昇した。メラノーマの主原因の１つは、*ＢＲＡＦ*遺伝子の変異によって生じるタンパク質であり、この薬はそのタンパク質の働きを妨げる働きをもつ。１９９１年から２０１６年にかけて、がんによる全死者数はアメリカで27％減少し、その数字は下がり続けている。[3]数百万の命を救う勝利だ。

今現在の老化研究は、１９６０年代のがん研究と似たような段階にある。老化がどのようなもので、私たちにどんな影響を及ぼすものなのかについては、すでに十分な理解がある。しかも、老化の原因は何か、どうすればそれを食い止められるのかについても、研究者のあいだで意見の一致を見つつある。この様子で行くと、老化を治療するのはそれほど難しくなさそうだ。少なくとも、がんを治癒させるよりはるかに簡単なはずである。

なぜ生物には寿命があるのか

20世紀の前半までは、生物は老いて死ぬのが「種のため」だとする見方が一般的だった。この考え方はアリストテレスにまで遡《さかのぼ》る（それより古くはないにせよ）。一見すると正しいように思えるし、人が集まってこの話題になればそういう説明をよく聞く[4]。だがこれは完全な間違いだ。私たちが命を終えるのは、次の世代に道を譲るためなどではない。

かつては「群選択」という概念が主流だった。群選択とはつまり、「生物の個体は種の利益のために行動する」という考え方である。だが１９５０年代に入り、この概念はすたれ始めた。それを機に、3人の進化生物学者、J・B・S・ホールデン、ピーター・B・メダワー、ジョージ・C・ウィリアムズが、生物が老化する理由について重要な仮説を提唱する。3人の説によれば、個体は自分が長く生きることしか考えていない。自らの利己的な遺伝子に衝《つ》き動かされ、できるだけ長い期間、できるだけ速いペースで子をつくることに邁進《まいしん》する。もちろん、そのせいで命を落とさない程度に、という条件はつくが（ただし、ときに邁進しすぎるケースもある。そのいい例が、私の曾祖父でハンガリーの脚本家だったミローシュ・ヴィテーズだ。新婚初夜に、自分より45歳若い花嫁を相手にそのことを身をもって示してみせた）。

しかし、遺伝子に死ぬ気がないなら、私たちは永遠に生きてもよさそうなものだ。なぜそうならないのだろうか。3人の生物学者はこう考えた。頑丈な体をつくらせようとする自然選択の力は、人間が18歳のときには強いものの、40歳を超えると急速に弱まる、と。なぜなら、その頃には自分の利己的な遺伝子をすでに十分な数だけ複製し終えていて、その遺伝子の生き延びることが確実になっている公算が大きいからだ。最後には自然選択の力がゼロに落ち込む。遺伝子は前進していくが、私たちはそうではない。

ウィリアムズはもう少し複雑な仮説を唱えた。そして、言葉遣いへのこだわりが強かったと見えて、その仮説に「拮抗《きっこう》的多面発現説」という難しい名前をつけている。平たくいうと、若いあいだは生殖を助けてくれる遺伝子が、年齢とともにしだいに役に立たなくなるばかりか、しまいには高齢になったときに牙をむいて襲いかかってくるというものだ。

その20年後にはニューカッスル大学のトーマス・B・L・カークウッドが、生物が利用できる資源の観点から老化の理由を考えた。その理論は「使い捨ての体《からだ》説」と呼ばれ、生物が使える資源（エネルギー、栄養、水）はつねに限られているという前提から出発している。限りがあるために、生物が進化していくと、まったく異なる2種類の生活様式のあいだのどこか中間に落ち着く。2種類とは、速いペースで子をつくって早く死ぬか、遅いペースで子をつくって丈夫で健康な体を長く維持するか、だ。その両方ともを成し遂げるには、単純にエネルギーが足りない。いい換えれば、仮に速いペースで生殖しながら老齢で死のうとする生物の系統があったとしたら、すぐに資源を使い果たしてその遺伝子は淘《とう》汰《た》されたはずである。

カークウッドの理論を理解するには、次のような事例を考えてみるといい（これは仮定の話だが、実際にそうである可能性が高い）。あなたは小さなネズミで、肉食の猛禽《もうきん》に絶えず狙われている。このため、自分の遺伝物質を早く次世代に受け渡さなくてはならない。あなたの親も、そのまた親も、ずっとそうしてきた。同類のネズミの集団内には、長もちする体を与えるような遺伝子群が広まることはなかった。それは、そんな遺伝子の組み合わせをもっていたとしても、子孫を残す前に捕食されるケースがたぶん多かったからである（これは祖先に限らずあなたの運命でもある）。

次に、今度はあなたが猛禽になって、食物連鎖の頂点に君臨しているとしよう。あなたの遺伝子にとって（いや、実際には祖先の遺伝子にとって）は、丈夫で長もちする体を組み立てて長期にわたって子をつくるほうが利点が大きかった。しかしその見返りとして、1年にほんの数羽の雛《ひな》しか育てることができない。

カークウッドの理論で行くと、なぜネズミは3年しか生きないのに、鳥のなかには１００歳にまで達するものがいるのかがわかる[5]。また、グリーンアノール（別名アメリカカメレオン）というトカゲの一種は、今こうしているあいだにも寿命がさらに長くなるような進化を遂げつつあるのだが、その理由もこの理論で見事に説明できる。グリーンアノールは数十年前から日本の小笠原諸島にすみついていて、この島には天敵がいないのだ[6]。

カークウッドの理論は、観察される現象と合致することから、広く受け入れられている。利己的な遺伝子を伝えていくうえで現状の体の基本設計に不都合がなければ、自然選択の力は不死を選ぶ方向には働かない。だから個々の生物が永遠に生きることがないのである。そのうえ、すべての生物にとって資源は限られているため、もてるエネルギーを生殖と長寿のどちらかにだけ振り向けるように進化してきた。マグナ・スペルステスもそうだったし、これまで地球に生きていた生物や、今なおそこに暮らす生物にも、このことは例外なく当てはまる。

いや、実際には1つだけ例外がある。ホモ・サピエンスだ。

ヒトは、進化から不運なカードを配られた。手足はか細く、寒さに弱く、嗅覚は劣り、眼は明るい昼間に可視光線しか捉えられない。にもかかわらず、比較的大きな脳を活用して文明を発達させ、その不利な条件をはねのけてきた。じつに風変わりな生物であり、今も次々と新しい工夫を編み出している。すでに豊富な食料と栄養と水を確保し、捕食者や厳しい気候や、感染症や戦争による死を減らしてきた。こうした要因はどれも、かつては長い寿命を獲得するうえでの足かせとなっていたものである。そのマイナス要因が取り除かれたのだから、あと数百万年もすればヒトの寿命は2倍になり、長寿番付の上位を占める生物の寿命に近づいてもおかしくはない。だが、この生物はそんな悠長なことをしなくていい。格段に短い時間で済む。なぜなら、新しい医薬品やテクノロジーを生むことに精を出し、それで補うことによって、はるかに長命な生物がもつ頑丈さを手に入れつつあるからだ。進化から与えられた短所を文字通り克服しようとしているのである。

老化を説明する統合理論の確立に向けた努力

ウィルバーとオーヴィルのライト兄弟が空飛ぶ機械を組み立てられたのは、気流や気圧や風洞についての知識をもっていたからだ。アメリカが人類を月に送り込んだ快挙も、冶金《やきん》や液体燃焼やコンピュータについて理解していたからだし、月がチーズでできているわけではないという確信がそれなりにあったからでもある。そうでなければ、とうてい実現は不可能だったろう。[7]

同じように、老化に伴う苦しみを軽減しようとするなら、そして実のある成果をあげたいなら、そもそもどうして年をとるのかを説明できる統合理論が必要だ。たんに進化の見地からだけでなく、根本的なレベルで理由を語れるような理論が。

とはいえそれは、「いうは易《やす》し、行なうは難《かた》し」である。なにしろそうした理論は、既知のあらゆる物理法則と齟齬《そご》をきたしてはならず、化学の法則にもすべてかない、数世紀にわたる生物学的な観察結果とも合致するものでなくてはいけない。また、分子の大きさから砂粒の大きさまでのあいだという、あまり解明されていない微小な世界をカバーすることも求められる。[8] さらに、現在までに地球上に登場した生命機構のなかで、最も単純なものと最も複雑なものを同時に説明できるような理論でなくてはだめだ。

そのため、無理からぬことながら、これまでは老化の統合理論というものが存在しなかった。少なくとも、精査に耐えるようなものは。だからといって、そこに向けた努力がなかったわけではない。

ピーター・Ｂ・メダワーとレオ・シラードは、それぞれ独自に同じような理論を提唱した。それは、老化の原因はＤＮＡが損傷することと、それに伴って遺伝物質が失われることだというものである。メダワーが生涯にわたって生物学一筋だったのに対し（免疫関連の研究でノーベル賞を受賞している）、シラードは回り道のあげくに生物学の研究を始めた。シラードはブダペスト生まれの博識家にして発明家であり、まるで遊牧民のような放浪の人生を送っている。安定した職も定住の地ももたず、自分の知的好奇心を満たしてくれる大学を渡り歩くことを好んだ。とくに、人類が直面する大きな問題が興味の対象だった。先駆的な原子物理学者として研究人生をスタートさせ、マンハッタン計画を誕生させるきっかけをつくった1人でもある。この計画が、核戦争の時代へと扉を押し開いた。自分の研究の結果として、膨大な数の命が消し去られたのを見て、シラードは衝撃を受ける。やがて悩み苦しんだ末に、寿命をできる限り長くすることに目を向けるようになった[9]。

遺伝子の突然変異が蓄積されると老化が引き起こされるというこの考え方は、1950年代から60年代にかけて科学者と大衆の支持をともに得た。当時は核実験が盛んに行なわれていたため、放射線がDNAにどういう影響を与えるかが世間の大きな関心事だったからである。もちろん、放射線を浴びれば、細胞にどんな害が及んでもおかしくはない。しかし放射線では、老化の過程で観察される徴候や症状の一部しか説明できず[10]、普遍性のある理論とはいえない。

1963年にはイギリスの生物学者レスリー・オーゲルが、「エラー破局説」を引っ提げて参戦する。何かというと、DNAを複製する過程でエラーが生じると、それが遺伝子の変異につながるというものだ。このとき変異を起こす遺伝子のなかには、DNA複製に欠かせないタンパク質をつくるものも含まれる。すると、DNAをコピーするたびにますますそのプロセスがうまく行かなくなり、エラーが増幅されていく。ついにはゲノム全体の複製が正しく行なわれなくなって、細胞が正常な機能を失う[11]。

シラードが原子力の問題に専念していた頃、シェルオイル社の化学者デナム・ハーマンもやはり原子のレベルに注目していた。ただし、その方向性は異なるものだった。会社を辞めてスタンフォード大学の医学部を修了したのち、ハーマンは「老化のフリーラジカル説」を思いつく。通常の分子には偶数個の電子があり、それらが対《つい》をつくっている。だが、フリーラジカル（遊離基ともいう）の電子は奇数個であるため、対になっていない電子がある。この不《ふ》対《つい》電子は活性が高くて反応性に富むため、細胞内を飛び回ってＤＮＡを酸化させて傷つける。とくに損傷が激しくなるのがミトコンドリア内だ。ここでフリーラジカルのほとんどが生成されるからである。[12] ハーマンは生涯の大半を捧げて、この仮説の検証に取り組んだ。

２０１３年、私はハーマン一家にお目にかかることができた。奥方によれば、ハーマン教授は体内のフリーラジカルの活動を抑えるため、昔から抗酸化物質のα－リポ酸を多量に摂取していたらしい。九十代の半ばになっても疲れを見せずに研究に邁進していたことを思うと、少なくとも体に害のなかったことだけは確かなようだ。

１９７０年代から80年代にかけては、抗酸化物質に動物の寿命を延ばす効果があるかどうかを確かめるべく、ハーマンをはじめ大勢の研究者が実験を行なった。しかし、全体として見ると結果は芳《かんば》しいものではなかった。ハーマンは、食品に添加される抗酸化剤のジブチルヒドロキシトルエンなどを使って、齧《げっ》歯《し》類の平均寿命を長くすることにある程度の成功を収めてはいる。しかし最大寿命の増加を示す個体は1匹もいなかった。つまり、実験動物の集団全体としては平均して数週間長く生きたものの、長寿記録を塗り替える個体は現われなかったのである。結局、抗酸化物質を多く含む食事が体にいいとすれば、抗酸化作用自体によるものではないことがその後の研究で明らかになった。むしろ、老化を食い止めようとする体の自然な防御メカニズムが抗酸化物質によって刺激され、結果としてフリーラジカルを除去する酵素がより多くつくられることが原因である可能性が高い。

「長年の習慣はなかなか改まらない」という言葉があるが、フリーラジカル説はその最たるものだろう。この仮説が正しくないことは、老化研究という閉ざされた世界のなかではすでに10年以上前から知られている。なのにいまだに世間で広く信じられているのは、サプリメント業界やドリンク業界が焚《た》きつけているからであり、その市場規模は全世界で30億ドルに上る[13]。アメリカでは、消費者の60%あまりが今なお抗酸化物質の多い食品や飲料を選んでいる。あれだけ宣伝しているのだから、それも無理はないだろう[14]。

もちろんフリーラジカルは遺伝子変異を引き起こす。それに間違いはない。外界にさらされている細胞[15]や、高齢者のミトコンドリアＤＮＡを覗き込めば、変異が山ほど見つかる。ミトコンドリアの衰えは老化の典型的特徴の1つではあり、高じれば臓器の機能不全につながりかねないのも事実だ。だが、遺伝子変異だけで、とくに細胞核内のゲノムの変異だけで老化が引き起こされるというのは考えにくい。なぜなら、そうでないことを示す証拠が増えていく一方だからである。

たとえば、テキサス大学サンアントニオ校の研究チームはマウスを使い、フリーラジカルによるダメージや遺伝子変異を人為的に増加させたら老化につながるかどうかを約10年かけて検証した。だが、そうはならなかった[16]。また、私自身のを含む複数の研究室で、高齢のマウスのミトコンドリア機能を回復させるのが意外にも簡単であることが確認されている。だとすれば、老化の主な原因がミトコンドリアＤＮＡの変異だとはいえそうにない。少なくとも高齢になるまでのあいだはそうだ[17]。

細胞核に含まれる核ＤＮＡの変異が老化に一役買っているのかどうかは、現在も議論が続いていて結論が定まっていない。しかし、遺伝子変異説では説明のできない事実が1つある。

遺伝子変異が老化の原因ではない証拠

皮肉にも、自らの遺伝子変異説に引導が渡されるきっかけをつくったのは、シラード自身だった。ヒト細胞のクローンをつくる研究に関わったのである。[18] クローンづくりは、老化の原因が遺伝子変異か否かという問いに答えを与えてくれる。高齢の細胞が本当に重要な遺伝情報を失い、それが老化を引き起こしているのだとしたら、すでに年を重ねた個体から新しい動物をつくり出すのは不可能ということになる。クローンも年をとって生まれてくるはずだからだ。

クローン技術で誕生した動物は早く老化するという説があるが、それはでたらめである。そうした見解はメディアによって広められ、アメリカ国立衛生研究所（ＮＩＨ）のウェブサイトまでもが同じことを書いている。[19] 確かに、世界初のクローン羊「ドリー」（イギリスのエディンバラ大学ロスリン研究所でキース・キャンベルとイアン・ウィルムットらによって生み出された）は平均寿命の半分しか生きられず、進行性の肺疾患によって死亡した。しかし、死骸を徹底的に調べても、実年齢より老化が進んでいたとみなすことのできる徴候は皆無だった。[20] 一方、クローンとして生を享《う》けても、正常で健全な寿命をまっとうしたことが確認されている動物には、今やヤギ、ヒツジ、マウス、ウシがある。[21]

体細胞の核を生殖細胞に移すことでクローンが誕生するのだから、老化は核ＤＮＡの変異によるものではない。それはかなりの確信をもって断言できる。もちろん、遺伝子変異をいっさい起こしていない細胞が体内に存在していて、それがたまたまクローンづくりに利用されたということもなくはない。だが、可能性はきわめて低いように思える。単純に考えればその理由は、健康な動物を一からつくれるだけの遺伝情報を高齢の動物も保持していたからであり、遺伝子変異が老化の主な原因ではないからだ。[22]

　素晴らしい研究者たちの仮説が時の試練に耐えなかったからといって、けっして彼らの不名誉になるわけではない。科学とはおおむねそういうものであり、たぶんどんな科学理論にもいずれは同じ運命が待ち受けている。科学史家で科学哲学者のトーマス・クーンは著書『科学革命の構造』（みすず書房）のなかで、科学における発見には終わりがなく、1つの発見がたどる道筋は予測できると指摘した。かつては不可思議だった世界の一面が、1個の仮説によって説明できるようになったとしよう。すると科学者は今度はその仮説を使って、さらなる発見へと乗り出す。

　当然ながら、新たな発見は新たな疑問へとつながる。それがくだんの仮説では説明がつかない場合、疑問は疑問を呼んでいく。まもなくその仮説は危機的状況に陥る。新しい謎にも対応できるよう、科学者は仮説を微調整しようとするが、しだいにその地位は危うくなっていく。

　古い世代の見方への疑念は膨れ上がる一方となり、新旧の主張の対立が大きくなる。科学が危機的状況に陥る時期というのは、いつの世でもじつに興味深いものだ（小心者には向かないが）。しかし、混沌とした状態はいずれパラダイムシフトへと至る。新たな合意のもとに新しいモデルが登場し、それが旧来のモデルより多くのことを解き明かせるようになるのだ。

老化の唯一の原因は存在しないという玉虫色の見解

老化研究の分野でも、10年ほど前に同じことが起きた。この分野を牽引する主要な科学者たちが、1

つの新しいモデルの周りに集まり始めたのだ。どういうモデルかといえば、大勢の聡明な研究者があれだけ頑張っても老化のたった1つの原因を突き止められなかったのは、もともとそんなものが存在しないからだ、というものである。

このいささか玉虫色の見解によると、老化も、老化に伴う病気も、老化の「典型的特徴」が組み合わさった結果である。その特徴とは次の通りだ。

・DNAの損傷によってゲノムが不安定になる
・染色体の末端を保護するテロメア（特徴的な反復配列をもつDNAとタンパク質からなる複合体）が短くなる
・遺伝子スイッチのオンオフを調節するエピゲノム（後出）が変化する
・タンパク質の正常な働き（これを恒常性という）が失われる
・代謝の変化によって、栄養状態の感知メカニズムがうまく調節できなくなる
・ミトコンドリアの機能が衰える
・ゾンビのような老化細胞が蓄積して健康な細胞に炎症を起こす
・幹細胞が使い尽くされる
・細胞間情報伝達が異常をきたして炎症性分子がつくられる

これらの問題に対処すれば老化を遅らせることができ、老化が遅れれば病気を未然に防ぐことができ

る。そして、病気を未然に防げれば、死を先に延ばせる。研究者たちは慎重な姿勢を崩さないながらも、この筋書きに納得し始めている。

たとえば幹細胞を例にとろう。幹細胞は未分化の細胞であり、色々な細胞になる可能性を秘めている。これを枯渇させないようにできれば、組織の修復や病気の撃退に必要な細胞へとどんどん分化していってくれるというわけだ。

ちなみに、骨髄移植（幹細胞治療で最も一般的な方法）の成功率は向上しつつあり、今や幹細胞は様々な疾患の治療に用いられている。たとえば関節炎、1型糖尿病、失明、さらにはアルツハイマー病やパーキンソン病のような神経変性疾患などだ。こうした幹細胞治療は、実際に患者の余命を延ばす効果をあげている。

あるいは老化細胞の例を考えてみよう。老化細胞は、分裂能力を失ったにもかかわらず死滅するのを拒んでいる。そのうえ、パニックシグナルを吐き散らして、周囲の細胞に炎症を引き起こす。この老化細胞を取り除くか、そもそも蓄積させないようにできれば、体の組織はもっと長いあいだ健全な状態を保てるはずだ。

テロメアの短縮や、タンパク質恒常性の低下や、ほかの典型的特徴についてもすべて同じことがいえる。一度に少しずつでいいからこれらを1つ1つ食い止められれば、人間の健康寿命を長くできる見込みが大きい。

老化研究の四半世紀を振り返ってみると、個々の典型的特徴に取り組む傾向がしだいに強まってきているのがわかる。老いゆく者の痛みと苦しみを軽くするには、それが最善の方法だという声が大勢《たいせい》を占めるようになってきた。

この典型的特徴のリストが完全というわけではない。それでも、これを足掛かりにすれば、長く健康に生きるためのかなり強力な作戦マニュアルができるだろう。その点にはほぼ疑問の余地がない。どれか1つでもいいからそれを遅らせる処置がとれるなら、私たちの人生に幸福な数年間が加えられる可能性がある。すべてに対処できたら、平均寿命の大幅な増加というご褒美が待っていてもおかしくはない。

では、最大寿命を著しく延ばすことにかけてはどうかといえば、典型的特徴をターゲットにするだけでは十分ではないおそれがある。

科学はかつてないほど急速に進歩している。その背景としては、数世紀にわたって知識が蓄積されてきたのはもちろん、数々のテクノロジーが発展してきたことが大きい。治療薬候補の化学物質を日々何万と分析できるロボット。1日に数百万個の遺伝子配列を読むことのできる解析装置。わずか10年前ですら想像できなかったほどの高速で、何兆バイトものデータを処理できるコンピュータの計算能力。老化に関する理論は、すでに何十年もかけて少しずつふるいにかけられてきた。だが、今ではこうしたテクノロジーのおかげで、それを検証するのも誤りを証明するのもずっと簡単にできるようになっている。

それに伴い、考え方の変化が再び起きようとしている。まだ始まったばかりではあるが、気づけば私たちはまた混沌とした状態の只中にいる。もちろん、先ほどの典型的特徴が、老化や数々の症状を正確に表わしていることに疑いはない。しかし、そもそもどうしてそうした特徴が現われるのかが説明できていないのも事実だ。

昔から投げかけられてきたその問いに、今こそ答えを出す時がきた。

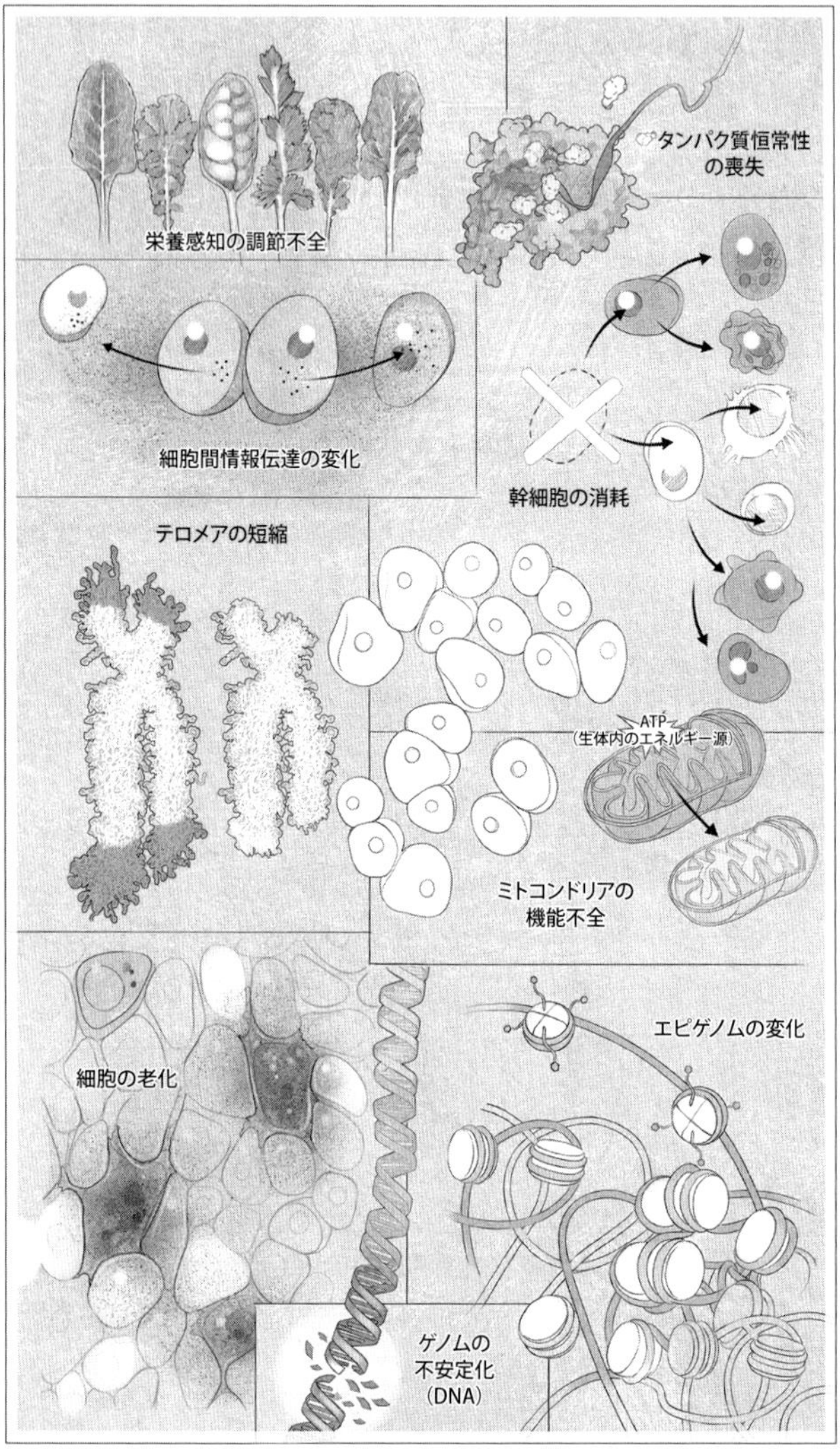

老化の典型的特徴。老化には8～9個の典型的特徴があるとされている。どれか1つに対処すれば、老化を遅らせることができる。すべてを解決すれば、年をとらなくなるかもしれない。

とはいえ、何についてであれ普遍的な説明というものは、一夜にして見つかるものではない。まして、老化のような複雑な現象が相手となればなおさらだ。老化の原因を説き明かせる理論と呼べるためには、科学的な検証に耐えるだけでなく、老化を構成するすべての柱について合理的な理由を与えられることが条件となる。だからたとえば、細胞の老化に関しては当てはまりそうに思えても、幹細胞の消耗については語れないのであれば、普遍的な理論とはいえない。

それでも、答えは存在すると私は信じている。「典型的特徴」の上流に老化の原因がある、と。しかも、唯一の原因が。

私の考える「老化の情報理論」——老化とはエピゲノム情報の喪失である

ごく単純にいえば、老化とは情報の喪失にほかならない。

情報の喪失と聞くと、メダワーとシラードがそれぞれ独自に提唱した仮説の根幹部分を思い出すかもしれない。あの仮説が間違っていたのは、遺伝情報の喪失に焦点を当てたからだ。

しかし、生体内には2種類の情報があり、それぞれまったく異なる方式で符号化されている。1つめは著名な先人たちが目を向けたものであり、デジタルな情報だ。たぶんご存じかと思うが、デジタル情報というのは取り得る値が決まっている。ただしこの場合は、二進法のように0か1かの二択ではなく、4つのうち1つの四択だ。具体的には、ＤＮＡを構成する基本単位（これをヌクレオチドという）の塩基部分にあたる、アデニン、グアニン、シトシン、チミンのいずれかである。それぞれをアルファベットのＡ、Ｇ、Ｃ、Ｔで表わす。

ＤＮＡはデジタル方式なので、情報の保存やコピーを確実に行なうことができる。途方もない正確さで情報を繰り返し複製できる点においては、コンピュータメモリやＤＶＤ上のデジタル情報と基本的に変わらない。

ＤＮＡはじつに頑丈な物質でもある。私が初めて研究室で働き始めたとき、沸騰した湯の中に数時間入れられてもこの「生命の分子」が壊れないことに衝撃を受け、少なくとも4万年前のネアンデルタール人の死骸からもこの分子を取り出せると知って興奮したものだ[23]。情報を格納するための生体分子として、鎖状につながった核酸が過去40億年ものあいだ選ばれてきたのは、デジタル情報の保存に適した長所をもっていたからである。

だが、体内にはもう1種類の情報が存在する。こちらはアナログ情報だ。

生体のアナログ情報について私たちが耳にすることは少ない。これが比較的新しい研究分野だからという理由もあるし、情報の観点から説明されることが滅多にないからでもある。しかし、当初は紛れもなく情報として捉えられていた。このアナログ情報が注目されるようになったのは、遺伝学者が植物を繁殖させていたときに、ＤＮＡの遺伝情報によらない奇妙な変化に気づいたからである。

今日、このアナログ情報は「エピゲノム」と総称されるのが一般的である。これは、親から子へと受け継がれる特徴のうち、ＤＮＡの文字配列そのものが関わっていないものを指す。ＤＮＡによらないこうした遺伝の仕組みを「エピジェネティクス」と呼ぶ。

「エピジェネティクス」とは、イギリスの発生生物学者コンラッド・Ｈ・ウォディントンが１９４２

年に編み出した造語だ。過去10年のあいだにこの言葉の意味は拡大し、遺伝そのものとはあまり関係のない生物学の領域でも使われるようになっている。たとえば、胚の発達、遺伝子スイッチのネットワーク、ＤＮＡを折りたたんでいるタンパク質への分子の付加などにも適用されている（私のいる遺伝学部の正統的な遺伝学者はそれが面白くないらしい）。

ゲノムの遺伝情報がＤＮＡとして保存されているのと同じように、エピゲノムの情報は「クロマチン」という構造にしまわれている。細胞核内のＤＮＡは、ただ長いまま1本で適当にひらひらと漂っているわけではない。いくつか（ヒトの場合は46本）に分割されたうえで、「ヒストン」というごく小さな球状のタンパク質に巻きついた状態で存在する（64ページのイラスト右下参照）。こうして、ＤＮＡとヒストンはいわば数珠《じゅず》を通した紐のような姿になり、それがさらに自ら何重ものループ状になる。庭のホースを片づけるときに、それを輪っかにして重ねるのをイメージするといい。この複雑な構造全体を「クロマチン」と呼び、このクロマチンがさらに折りたたまれたものが染色体だ。46本の染色体を全部つなげて両端を引っ張ったら、全長約2メートルのＤＮＡの紐ができ、そこに何千個ものヒストンが点在する格好になる。仮にその端を電気コンセントに差して、ヒストンを点滅させることができたら、細胞数個分だけで自宅のイルミネーションが完成するだろう。

太古の昔のマグナ・スペルステスや、現代の真菌のような単純な生物にとっても、エピゲノムの情報を保存して次世代に引き渡すのは存続するうえで重要である。しかし、複雑な生物の場合、単なる「重要」を超えてそれが不可欠だ。複雑な生物とは、複数個の細胞で構成される生命を指す。粘菌、クラゲ、ミミズ、ショウジョウバエ、もちろん私たち哺乳《ほにゅう》類もだ。ヒトの新生児は、たった1個の受精卵から出発して約260億個の細胞をもつに至る。また、私たちの体内の細胞1個1個にはすべて同じ遺伝情報がしまわれているのに、それぞれの細胞は何百種類もの異なる役割へと分化する。いずれの場合も、そのプロセス全体を調整しているのがエピゲノムだ[24]。

ゲノムがコンピュータだとするなら、エピゲノムはソフトウェアだといえる。分裂したばかりの細胞に対して、どんな種類の細胞になればいいのかを教えるのだ。しかもその細胞に対し、場合によっては（脳細胞やある種の免疫細胞などのように）何十年も同じ種類であり続けるよう指示をしている。

この指示があるおかげで、脳細胞がある日いきなり皮膚細胞のようにふるまうこともなければ、1個の腎細胞が分裂して2個の肝細胞を生み出すこともない。エピゲノムの情報がなかったら、細胞はすぐに自らのアイデンティティを失い、新しく生まれる細胞もアイデンティティを喪失する。そうなれば、組織や臓器はしだいにうまく機能しなくなって、ついには働きを停止する。

劣化したアナログ情報は回復できる

原初の地球にあった温かい池で遺伝データを長期保存するには、化学物質を用いたデジタル情報システムが最も都合がよかった。だが同時に、環境条件を記録してそれに対応するために情報を蓄える必要もあり、それに一番適しているのはアナログ形式だった。アナログのほうがこの仕事に向いているというのは、細胞内外の環境の求めに応じて変えたり戻したりがわりあい容易にできるからである。しかもデジタル情報とは違って、取り得る値の選択肢が決まっているわけではない。だから、ほぼ無制限に様々な値を格納することができる。おかげで、一度も遭遇したことのない環境条件に対してもうまく反応できるわけだ。[25]

取り得る値に制限がないからこそ、大勢のオーディオマニアが今なおアナログの豊かな音を好む。その反面、アナログシステムは大きな欠点も抱えもっている。私たちがアナログからデジタルに移行したのも、その欠点があるからだ。何かというと、デジタルと違って、アナログ情報は時間とともに劣化するのである。磁場や重力、宇宙線や酸素が、寄ってたかって足を引っ張る。もっと厄介なのは、コピーする際に情報が失われることだ。

この情報喪失の問題に誰よりも頭を痛めたのが、マサチューセッツ工科大学（ＭＩＴ）出身でベル研究所の電気技師だったクロード・シャノンである。シャノンは第二次世界大戦を生き延びた経験から、アナログ無線に「雑音」が混入すると人命に関わることを身をもって知っていた。戦後、「通信の数学的理論（A Mathematical Theory of Communication）」という、短いながらもきわめて重要な論文を執筆し、どうすれば情報を保持できるかを考察した。一般に、これが「情報理論」の礎《いしずえ》とされている。今のデジタルとワイヤレスの世界に私たちを押しやった論文があるとすれば、間違いなくこの1本だ。[26]

いうまでもないが、シャノンが主に目指していたのは、2地点間の電気通信や無線通信をより堅牢なものに改良することである。しかしシャノンの研究は、それだけに留まらない大きな意味をもつことになるかもしれない。というのも、情報の保持と復元に関するシャノンの発見は、老化にも当てはまるように思えるからだ。

私たちは古いＤＶＤプレイヤーのようなものだと私は考えている。だからといって気を落とすことはない。むしろこれは嬉しい話だ。シラードの唱えた説のように、遺伝子変異のせいで老化が起きるのだとしたら、それに対処するのは一筋縄ではいかない。バックアップしていない情報が失われるのと同じで、もう元に戻すことはできないからである。ＤＶＤの縁が欠けてしまえば、その再生も中身の復元ももはや不可能だ。消えたものは永遠に消えたままである。

しかし、ＤＶＤの表面にひっかき傷がついただけなら、普通は情報を回復できる。それと同様のプロセスを用いれば、若返りも可能だというのが私の考えだ。

クローン技術が見事に証明している通り、私たちの細胞は若い頃のデジタル情報を高齢になっても保持している。若返るためには、傷を取り除く研磨剤を見つけさえすればいい。

そしてそれは見つかると、私は確信している。

明らかになっている「長寿遺伝子」の存在とその役割

私の提唱する「老化の情報理論」は、原初のサバイバル回路から始まる。

想像に難くないだろうが、この回路は時とともに進化を遂げてきた。たとえば、初めてマグナ・スペルステスの体内に回路が登場したときには2個の遺伝子（ＡとＢ）だけが関わっていたのに対し、哺乳類ではその数が増えている。研究により、ヒトゲノムにはこれまで二十数個の関連遺伝子が見つかっている。同業の研究者のほとんどは、これらを「長寿遺伝子」と呼んでいる。その遺伝子が、色々な動物の平均寿命と最大寿命をともに延ばす力をもつことが示されてきたからだ。しかも、長寿遺伝子は寿命を長くするだけではない。より健康な生涯を送れるようにする。それを思えば、長寿遺伝子は「元気遺伝子」でもあるといっていいだろう。

これらの遺伝子は体内で監視ネットワークをつくっている。タンパク質や化学物質を血液中に放出することで、細胞間や臓器間で情報を伝達し合っているのだ。そして、私たちが何を食べているか、どれくらい運動しているか、現在は1日のうちでどのような時間帯かに目を光らせ、それに対応している。環境が厳しくなれば、私たちにじっとしているようその遺伝子は指示し、状況が改善したら早く成長して早く子をつくるよう告げる。

こうした長寿遺伝子が現に存在することも、その多くが何をしているかも、今では明らかになっている。つまり、それらを深く探って利用できる段階になったということだ。どんな用途が可能かを想像し、様々な方法で私たちのために役立てる。そのための道がついに開けた。自然界に存在する化学物質や合成化学物質を用い、単純なテクノロジーや複雑なテクノロジーを駆使しつつ、新しい知恵も古い知恵も動員する。そうすれば、長寿遺伝子を読み、その働きを強めたり弱めたりし、さらにはすっかり変えてしまうことも夢ではない。

生殖とDNA修復を調節しているサーチュイン

私が主な研究対象にしている長寿遺伝子は「サーチュイン（sirtuin）」と呼ばれている。酵母の「*SIR2*遺伝子」から命名されたもので、この*SIR2*がサーチュイン発見の第1号だ。哺乳類では全部で7種類のサーチュイン遺伝子が見つかっていて（*SIRT1*から*SIRT7*まで）、これらは体内のほぼすべての細胞でタンパク質をつくっている。私が研究を始めたとき、サーチュインはまだ科学界のレーダーにほとんど引っかかっていなかった。今やこの一群の遺伝子は、医学研究と医薬品開発の最前線へと躍り出ている。

マグナ・スペルステスの回路にあった「遺伝子Ｂ」を思い出してほしい。サーチュインはあの遺伝子Ｂの末裔《まつえい》だ。サーチュイン遺伝子から生まれるタンパク質（これも「サーチュイン」という）は酵素であり、とくに「脱アセチル化酵素」と呼ばれる。脱アセチル化とは、先ほども触れたヒストンなどのタンパク質からアセチル基（酢酸から水酸基を除いた原子団）を外すことをいう。ヒストンが脱アセチル化されると、ＤＮＡのヒストンへの巻きつきが強まる。そのため、ＤＮＡの情報が読み取れなくなって、タンパク質を合成する作業が行なわれない。逆に「アセチル化」してアセチル基が結合すると、ＤＮＡの巻きつきが緩む。結果的に遺伝情報が読めるようになり、タンパク質の合成が開始される。つまりこの仕組みを通して、必要に応じて遺伝子のスイッチをオフにしたりオンにしたりすることができるわけだ。

このように、サーチュインはエピジェネティクス的な調節機能においてきわめて重要な役割を担っている。細胞を制御するシステムの最上流に位置して、私たちの生殖とＤＮＡ修復を調節しているのだ。酵母の体内に初めて現われてからおよそ10億年が経過するうちに、サーチュインは私たちの健康や体力、そして生存そのものを司るように進化してきた。また、進化の過程で、「ＮＡＤ（ニコチンアミドアデニンジヌクレオチド）」という分子を用いて仕事をするようにもなった。のちの章でも見るように、加齢とともにＮＡＤが失われ、そのせいでサーチュインの働きが衰えることが、老齢に特有の病気を発症する大きな理由の１つと考えられている。

　サーチュイン酵素は、ストレスにさらされたときに生殖ではなく修復を選ぶことで、私たちの体に「じっとしている」よう命じる。また、老化に伴う主だった疾患（糖尿病、心臓病、アルツハイマー病、骨《こつ》粗《そ》鬆症《しょうしょう》、さらにはがんまでも）から私たちを守っている。アテローム性動脈硬化症、代謝異常、潰瘍性大腸炎、関節炎、および喘息へとつながる慢性炎症の亢進を鎮め、細胞死を防ぎ、細胞の発電所ともいうべきミトコンドリアの機能を高める働きももつ。さらには、筋肉消耗や眼の黄斑変性とも闘う。マウスを使った研究からは、サーチュイン酵素を活性化することでＤＮＡの修復が進み、記憶力が向上し、運動持久力が高まり、何を食べてもマウスが太りにくくなるという結果が得られている。とんでもない与太話をしているのではない。今挙げたすべては、同じ分野の科学者たちの査読を経たうえで『ネイチャー』『セル』『サイエンス』といった一流科学誌に掲載された研究結果だ。

　そのうえ、こうした効果すべての根底にあるのはかなり単純なプログラム（サバイバル回路内の驚異の遺伝子Ｂ）である。したがって、サーチュインはほかの多くの長寿遺伝子と比べて、人為的に働きかけやすいという特徴をもつ。どうやらサーチュインは、生命という壮大なピタゴラ装置のなかで最初のほうに倒れるドミノであるらしい。生命は環境が厳しいときにも自らの遺伝物質を守り、数十億年にわたって途切れることなく繁栄を続けてきた。その仕組みを理解するうえで、鍵を握るのがサーチュインなのである。

サーチュイン以外の長寿関連遺伝子――TOR、AMPK

とはいえ、先ほども触れたように長寿遺伝子はサーチュインだけではない。同様の結果をもたらし、研究も非常に進んでいる遺伝子群があと2組ある。どちらについても、より長く健康に生きるために人の手で調節することが可能だと実証されている。

1つは、「TOR（ラパマイシン標的タンパク質）」をつくる遺伝子群である。TORは複数のタンパク質からなる複合体で、成長や代謝を調節する役割をもつ。サーチュインと同じように、TORと同等のタンパク質は、研究対象となったすべての生物で発見されている。哺乳類（mammal）のTORは、mを足して「mTOR（エムトア）」と呼ばれる。やはりサーチュインと同様、mTORの活動は細胞の栄養状態に応じて巧みに調節されている。また、サーチュインのように、ストレスのかかった細胞にシグナルを送り、しばらく大人しくして生き残る確率を高める方向にエネルギーを振り向けさせる。具体的には、DNAの修復や、老化細胞によって引き起こされた炎症の軽減、そしておそらく最も重要な機能と見られるのが古いタンパク質の分解だ。[27]

細胞が何のストレスも受けていないとき、TORは細胞の成長を促すうえで重要な役割を果たす。利用可能なアミノ酸の量を感知し、それに応じてどれくらいのタンパク質を合成すべきかを決めているのだ。一方、TORの働きが抑制されていると、細胞はじっとしていることを余儀なくされる。細胞は分裂の回数を減らし、細胞内にある古い成分を再利用する。いってみれば、車が壊れたときに新車を買うのではなく、廃品置き場で部品を調達して修理するようなものだ。この再利用のプロセスをオートファジーという。私たちの祖先がマンモスを仕留め損ない、わずかなタンパク質で命をつながなければならなくなったとき、その時期を生き延びられたのはmTORの働きを停止させたからだ。

　もう1つの重要な長寿遺伝子が、AMPK（AMP活性化プロテインキナーゼ）という酵素をつくる遺伝子である。AMPKは代謝をコントロールする機能をもち、エネルギーレベルの低下に対処するために進化した。これもサーチュインやTORと同様に様々な生物に見られるうえ、人為的に調節する方法についてもかなりのことがわかってきている（mTORとAMPKについてはのちの章で詳しく解説する）。

適度なストレスが長寿遺伝子を働かせる

　これらの防御システムはすべて、生体にストレスがかかると始動するという共通点をもつ。いわずもがなだが、大きすぎるストレスは克服できない。カタツムリがどんなに頑張っても、踏まれて潰れたら万事休すだ。急性の外傷や制御不能な炎症は、生物に老化する暇を与えずその命を奪う。細胞内のストレスにしても、大きすぎれば手に負えない。たとえばDNAの損傷箇所が多すぎる、などの場合だ。DNA自体に変異を残さず短期間でそれが修復できたとしても、エピゲノムのレベルでは情報が失われている。

　ここが重要なポイントだ。細胞を損傷させることなく長寿遺伝子を働かせるストレス因子はいくつもある。たとえば、ある種の運動をする、ときおり絶食する、低タンパク質の食事をする、高温や低温に体をさらす、などだ（これらについては第4章で詳しく取り上げる）。これを「ホルミシス」と呼ぶ。ホルミシスとは、毒が毒にならない程度の量で刺激効果を現わすことを指す[28]。一般に、ホルミシスは生物にプラスの作用を及ぼす。永続的なダメージを引き起こさずに誘発できた場合はなおさらだ。ホルミシスが起きるとき、すべては良好な状態になる。いや、良好などという言葉では足りない。少しのストレスが加わることでこれらの遺伝子がプラスの方向に働けば、体は活動を控え、エネルギーを蓄えて、少し長く生きることができるのだから。これが長寿への第一歩だ。

それを補うのが、疑似的にホルミシスをつくり出す分子である。現在開発中の薬と、すでに販売中の少なくとも2種類の薬については、いっさいのダメージを与えずに体の防御システムのスイッチを入れることができる。たとえるなら、戦争が起きたという偽情報を米国防総省《ペンタゴン》に伝えるようなものだ。それを受けて軍隊と陸軍工兵隊が出動するが、実際には戦争などどこにもない。こうすることで、運動やときおりの絶食と同じメリットを薬1錠だけで模倣するのである（これについては第5章で取り上げる）。

右に挙げたような遺伝子の仕組みをすべてコントロールできるようになれば、医療は一変し、日常生活のありようも根本から変わる。それどころか、ヒトという生物が何をどこまでできるものなのかも定義し直す必要に迫られるはずだ。

もちろん、そんな話を聞いたら読者はいぶかしく思うに違いない。それは重々承知している。だから、なぜそう断言できるのか、その理由をこれから説明させてほしい。

第2章　弾き方を忘れたピアニスト

なぜ「老化遺伝子」は存在しないのか

2003年4月15日、1つのニュースが世界を駆け巡り、新聞もテレビ番組もウェブサイトもこぞってその話題を取り上げた。ヒトゲノムの解読が完了したのである。13年かけて約30億ドルを投じた計画がついにゴールを迎えた。

ただし、厄介な問題が1つだけあった。本当は完了などしていなかったのである。公開されたヒトゲノムの塩基配列（つまりA、G、C、Tの文字の並び方）には、じつは大きな隙間があいていた。

では、なぜ解読完了などというニュースが流れたのか。なにも、主流のメディアが話を大きく膨らませすぎたわけではない。『サイエンス』や『ネイチャー』といった一流科学誌もほぼ同じ内容を載せている。それに、科学者が自分たちの研究を誇大に吹聴したのでもない。理由は単純だ。解読完了とはすなわち、私たちのDNAがもつ約30億個の塩基対《えんきつい》をできる限り（当時のテクノロジーで可能な限り）

正確に突き止めたと、ヒトゲノム計画に関わった研究者のほとんどが同意したという意味だったのだ（塩基対とは、ＤＮＡを「はしご」に見立てた場合の「段」に相当するものであり、それぞれの「段」では向かい合ったＡとＴ、ＧとＣが対をつくって結合している）。

解読から漏れたのは、同じ配列が繰り返し現れるゲノム領域が主である。この部分は重要だとみなされていなかった。「生命の暗号」であることに変わりはないものの、かつては「がらくた《ジャンク》ＤＮＡ」呼ばわりされていたくらいである。今ではもう少し敬意を払われているとはいえ、やはり一般には「仕事をしていない」（つまりタンパク質をつくる指令が記されていない）ものと考えられている。当時は傑出した科学者たちでさえ、この領域を単なる過去のゲノムの亡霊としか見ていない者が多かった。何十万年も前のウイルス感染の痕跡が、私たちのゲノムに埋め込まれているだけにすぎない、と。だから、私たちをつくり上げている指令はおおむね突き止められたというのが共通認識だった。ヒトをヒトたらしめているものが何なのかを、解明するための材料がこれで手に入ったかに思われた。

ところが、ある推計によれば、この遺伝子のダークマターともいうべき領域は全ゲノムの69％にも及んでいる[1]。しかも、一部の科学者の見解では、一般に「遺伝暗号を携えている」とみなされている領域内でさえ、解読の済んでいない箇所が10％近くを占めている。老化に影響を与える領域も、まだ解読されていない１つだ[2]。

結局、かの有名な二重らせんのなかには、生命に不可欠なのに未解読の塩基配列が含まれていたわけだ。そのことが、２００３年から現在までという比較的短いあいだに判明している。さらにいえば、何千文字分もの塩基配列が見逃されていることもわかった。なぜそうなったかというと、遺伝子を検出するためのもともとのアルゴリズムが、３００塩基対より短い遺伝子をすべて弾く設定になっていたからである。だが、21塩基対しかなくても立派に遺伝子の機能を果たしているものはあり、今ではそうした短い遺伝子がゲノム全体にわたって数百個も発見されている。

遺伝子は私たちの細胞に対し、特定のタンパク質をつくるよう指令を出す。そして、そのタンパク質が様々なプロセスや構造を組み立てていき、それが人間の生体活動や主観的な経験となる。ＤＮＡの完全な塩基配列の解明に近づくことは、私たちの存在の多くの部分をコントロールする遺伝子の「地図」に近づくことでもある。

ただし、たとえ遺伝暗号がすべて解読できたとしても、私たちにはけっして見つけられないものが1つある。

それは、老化遺伝子だ。

老化の症状に影響する遺伝子ならすでに見つかっている。また、老化を防ぐシステムを制御する長寿遺伝子も突き止められている。そのおかげで、天然の化学物質や医薬品、あるいはテクノロジーを用いて老化を遅らせる道が開けた。しかし、１９７０年代に発見され、がんと闘う標的を与えてくれたがん遺伝子とは違って、老化の原因となる単一の遺伝子は発見されていない。その状況はこれからも変わらないだろう。

なぜか。それは、私たちの遺伝子が老化を引き起こすために進化を遂げたのではないからである。

酵母研究から始まった「老化の情報理論」への道のり

私が「老化の情報理論」にたどり着くまでには長い道のりがあった。その道を歩み出す大きなきっかけとなったのが、1人の科学者の研究である。その科学者は無名のまま、労を厭《いと》わずに苦心を重ねた。そして、今日世界中で盛んに長寿研究が行なわれるに至る礎を築いた。

科学者は名をロバート・モーティマーという。2007年に亡くなったあと、この人物を語る言葉としてよく挙げられたのが「優しい」だった。

もちろんそれだけではない。「先見の明」もあったし、「異彩を放って」もいた。「好奇心旺盛」で「努力家」でもあった。しかし、私が昔から何より素晴らしいと思っているのは、モーティマーが科学者の模範となる行動を見せたことである。そのきわめて大きな貢献の1つは、出芽酵母（学名サッカロミセス・セレビシエ）に関する研究だ。出芽酵母は甘い物の好きな単細胞の酵母であり（「サッカロミセス」とは「糖を好む菌」の意味）、一見すると原始的な生物にしか思えない。だが、それをあるべき地位へと押し上げ、世界で最も重要な実験生物の1つにしたのが、このモーティマーである。

モーティマーはカリフォルニア大学バークレー校の自分の研究室で、遺伝子変異を起こした酵母株を何千種類も収集していた。その多くは自分で開発したものである。しかもその酵母を、自ら設立した酵母株遺伝センターを通して大勢の研究者に提供していた。それを有償にしていたら、自分の研究資金を賄ってお釣りが来るほどになったことだろう。ところがそうはしなかった。誰であれセンターのカタログを見て、希望の酵母株をリクエストすれば、郵送料を負担するだけですぐに配達される仕組みにしたのである。金のない学部生であろうと、世界有数の潤沢な資金をもつ研究機関で終身在職権を得ている教授であろうと、条件は一緒だ[3]。

　酵母をこれほど簡単に、しかも安価に手に入るようにしたおかげで、酵母研究は一気に盛んになった。モーティマーが１９５０年代に同僚のジョン・ジョンストンと共に出芽酵母の研究を始めたとき[4]、酵母に関心を向ける者は無きに等しかった。こんなちっぽけな菌類を調べたところで、ヒトのように複雑な生物のことなどたいしてわかるはずがないとの見方が支配的だったのである。パンを焼いたり、ビールやワインを醸造したりする以外にも酵母は役に立つのだと、科学界を納得させるのは容易ではなかった。

　それでもモーティマーとジョンストンは、小さな小さな酵母細胞が私たちとそれほど違わないことに気づいていた。そしてその後の年月で、ほかの大勢の研究者もそのことに目を開かれていく。酵母の遺伝学的・生化学的特徴は、そのサイズに比して驚くほど複雑だ。そのため、ヒトのように大型で複雑な生物の生命を維持したり、寿命をコントロールしたりする生体プロセスを理解するうえで、またとないモデルになるのである。酵母細胞を調べることで、がんやアルツハイマー病、希少疾患や老化についての手掛かりが得られると聞いたら、読者は「そんな馬鹿な」と思うかもしれない。しかし現に、酵母を使った遺伝子研究はこれまで5度もノーベル生理学・医学賞に輝いている。そのうちの１つ、２００９年の同賞は、酵母などからある種の酵素が発見されたことに対して贈られている。その酵素は、テロメアが短くなる（前章で紹介した「老化の典型的特徴」の１つ）のを逆転させる作用をもつのだ[5]。

モーティマーとジョンストンの研究が土台となって、寿命の限界に対する私たちの見方は一大転換を遂げていくことになる。それはまさに、世界を根底から揺るがすような変化だった。とりわけ大きな影響を及ぼしたのが、２人が１９５９年に発表した画期的な論文である。その論文では、酵母の母細胞と娘細胞とで寿命の長さにかなりの違いのあることが示されていた。２００７年にモーティマーがその生涯を終える頃には、世界中でおよそ1万人の科学者が酵母の研究に携わるまでになっていた。

　確かに、酵母とヒトは約10億年前から別々の進化の道を歩んでいる。その一方で、じつは共通点も多い。たとえば、ヒトの遺伝子の70％ほどは出芽酵母と同じだ。また、その遺伝子を使って酵母がしていることも、私たちと大きく変わるわけではない。人間も少なからずそうであるように、酵母細胞はたいてい２つのことのうちどちらかをしようとしている。食べようとしているか、生殖しようとしているかだ。いってみれば、つねに腹をすかせているか欲情しているかのどちらかというわけである。年をとると酵母は動きが鈍くなり、丸く太って、生殖能力も衰える。これもたいていの人間と一緒だ。ただし、人間がこの一連のプロセスを経るには何十年もかかるのに対し、酵母細胞は同じことを1週間で終える。だからこそ、老化の謎の解明に乗り出すうえで絶好の出発点となってくれるのだ。

　取るに足らぬ存在のように思える酵母が、私たち自身について色々なことを教えてくれる。おまけに、ほかの実験生物と比べてもかなりの短期間で。この２つが大きな決め手となって、若き日の私は出芽酵母を研究する道に進むことを決めた（それに、出芽酵母は焼き立てパンのようないい匂いがするのだ）。

酵母が老化する謎を解けなければ、人間の老化の秘密は暴けない

1992年、まだ二十代前半だった私はウィーンでモーティマーに会った。国際酵母会議（そう、そういうものがあるのだ）に出席したときのことである。当時、私の博士課程の指導をしてくれていた2人の教授も一緒だった。1人はニューサウスウェールズ大学出身で、規則を避けて通りたがるオーストラリア人のイアン・ドーズ。[6] もう1人は、ウェールズ大学傘下のカーディフ大学出身で、規則を守るイギリス人のリチャード・ディキンソンだ。

モーティマーがウィーンに来たのは、ある画期的な科学プロジェクトについて話をするためだった。それは、酵母ゲノムの解読である。私は刺激を受けたくて会議に参加した。そして期待は少しも裏切られなかった。[7] 研究者としてのキャリアの出発点として、単細胞の菌類を選んだことに多少の疑念が残っていたにせよ、それはこの会議ですべて吹き飛んだ。20～30年前には存在すらしていなかった研究分野で、素晴らしい成果を積み上げている人たちと直接顔を合わせたからである。

会議からほどなくして、酵母研究における世界的権威の1人であるＭＩＴのレナード・ガレンティが、イアン・ドーズに会いに休暇でシドニーにやって来た。私も一緒に夕食のテーブルを囲むことになる。もちろん、抜け目なくガレンティの正面に陣取った。

当時の私は大学院で酵母を使った研究を行ない、メープルシロップ尿症という遺伝病の解明に取り組んでいた。この名前からも察しがつくように、お行儀のいい人なら夕食の席でまず口にしないような話題である。しかしガレンティは科学的な議論に私を引き入れ、その旺盛な好奇心と溢れる熱意で私を魅

了した。やがて、ガレンティの最新の研究プロジェクトのことに話は移る。数か月前から、酵母の老化についての研究を始めたのだという。その研究の元をたどれば、モーティマーが１９７０年代半ばに作成した酵母の遺伝子地図に行き着く。遺伝子地図とは、どの遺伝子がどの染色体のどこに位置するかを示した図のことだ。大まかな地図であるとはいえ、研究の土台としては十分に使い物になる。

これだ。私はそう思った。もともと老化の仕組みを理解したいという強い興味があったし、顕微鏡下で酵母の遺伝子を操作する方法についても心得がある。酵母が老化する原因を突き止めるなら、そうした技能は欠くことのできないものだった。その晩、ガレンティと私は１つのことで意気投合する。酵母が老化する謎を私たちが解けないとしたら、人間の老化の秘密を暴ける見込みはない、と。

ガレンティと一緒に研究したい。いや、しなければならない。それが私の思いだった。

ドーズはガレンティに手紙を書き、私がガレンティの研究室に入りたがっていること、そして「実験の腕はいい」ことを伝えてくれた。

数週間後、ガレンティから返事が届く。「デビッドと一緒に研究できたら嬉しく思います」。たぶん、熱心な希望者に対して何度も同じような返事を出していたのだろう。「ただし、来るなら自費になります」。あとになって知った話だが、あの晩ガレンティが興奮していたのは、以前別の夕食で会った別の学生と私を間違えていたからだったらしい。

私はドアをこじあけて片足を入れはしたものの、首尾よくガレンティの研究室で働ける見込みは薄かった。当時のアメリカでは、博士号を取ったばかりの外国人に対して、名の通った奨学金が下りることはなかったのである。それでも私は奨学金の面接だけでも受けたいといい張り、飛行機代の自腹を切ってボストンに飛んだ。そのとき取得を目指したのは「ヘレン・ヘイ・ホイットニー財団奨学金」だった。この財団では１９４７年から、博士課程を修了した生化学の学生に研究資金の援助を行なっている。面接官は幹細胞研究の巨人、ダグラス・メルトンである。メルトンのオフィスの外で、ほかの４人の候補者と1列になってしばらく待ったあと、ついに私の番が来た。緊張はしていなかった。どのみちうまく行くとは思っていなかったからである。あとは当たって砕けるだけだ。

　私はメルトンに向かって、これから生涯をかけて老化の解明に取り組み、「命を与える遺伝子」を見つけたい、と語った。それから、オフィスにあったホワイトボードを借り、その遺伝子がどのように働くのかや、奨学金をもらえたらこれからの3年間で何をしたいかを説明した。感謝の意を示すために、オーストラリアからもってきた赤ワインのボトルもプレゼントした。

　のちに2つのことが明らかになる。1つ、面接にワインを持参してはいけない。賄賂だとみなされるおそれがある。2つ、メルトンは私の話の内容と話し方が気に入ったらしい。というのも、オーストラリアに戻ると奨学金支給の知らせが届き、再びボストン行きの飛行機に乗ることになったからである。あれは紛れもなく人生を最も大きく変えた面接だった。[8]

遺伝子操作によって酵母を老化させる実験の成功

　１９９５年にアメリカに着いたとき、私はウェルナー症候群の研究を通して老化の仕組みに迫りたいと考えていた。ウェルナー症候群は恐ろしい病気で、発症の頻度は10万人に１人にも満たない。症状としては、体力の低下、しわ、白髪、脱毛、白内障、骨粗鬆症、心臓の不具合など、老化につきものの様々な状態が生じる。しかもそれが七十代や八十代ではなく、三十代や四十代のうちに現われる。患者の平均寿命は46歳だ。

ところが、アメリカ到着から2週間もしないうちに、ワシントン大学の研究チームが原因遺伝子を発見した。その遺伝子が変異を起こすと、ウェルナー症候群を発症することがわかったのである[9]。そのときは「出し抜かれた」ような思いが込み上げ、意気消沈した。しかし、結局はこの発見のおかげで、より大きな初めの一歩を最終目標に向けて踏み出すことができた。それどころか、これが「老化の情報理論」を組み立てるうえで重要な鍵となったのである。

その原因遺伝子（*ＷＲＮ*）がヒトの体内で確認された以上、次なる一手は酵母にも同様の遺伝子があるかどうか、そして同じ機能をもっているか否かを調べることだ。もしそうなら酵母を使うことで、ウェルナー症候群の具体的な症状が起きる仕組みをかなり短時間で突き止めることができる。ひいては、老化全般についても理解が深まるに違いない。私は意気揚々とガレンティのオフィスに乗り込み、こう宣言した。これから酵母のウェルナー症候群を研究しようと思う、そうすれば私たちは老化の謎を解くことができる、と。

酵母で*ＷＲＮ*遺伝子に相当するのは、*ＳＧＳ1*という遺伝子である（「ＳＧＳ」とは「Slow Growth Suppressor［遅延性増殖抑制遺伝子］」の略）。当時すでにこの遺伝子は、「ＤＮＡヘリカーゼ」と呼ばれる酵素をつくっているのではないかと推測されていた。ＤＮＡヘリカーゼは、絡み合ったＤＮＡの二重らせんを細胞分裂の前にほどき、1本ずつにする働きをもつ。ヘリカーゼがとくに重要なのが、反復配列が見られるＤＮＡ領域だ。この領域はもともと、ＤＮＡがもつれて切れやすいことが知られている。先ほども触れたように、反復配列の領域がヒトの全ゲノムの半分以上を占めることを思うと、この種の酵素の果たす役割がいかに大きいかがわかるだろう。

私たちは遺伝子操作の技術を用い、酵母の正常な*ＳＧＳ１*遺伝子を取り除いて、変異した*ＳＧＳ１*をそこに挿入した。それによって、酵母がウェルナー症候群のような症状を発症するかどうかを確かめるためである。

遺伝子を入れ替えたところ、酵母細胞の寿命は半分に縮んだ。これが通常の状況下であれば、少しも驚く話ではない。老化とは関係がなくても、酵母の寿命が短くなる要因はいくらだってある（ダニに食われる、ブドウの実の表面で干からびる、オーブンに入れられる、など）。ましてＤＮＡをいじって細胞の機能を妨げたのだから、どんなかたちで細胞が早く死んでも少しもおかしくはない。

ところがこの場合、酵母はただたんに早く命を終えただけではなかった。健康状態と機能が通常より早く衰えたのちに死滅したのである。変異*ＳＧＳ１*遺伝子をもった個体は年をとるにつれて、分裂から分裂までの細胞周期がゆっくりになり、体も太った。さらには、一般的な動物の「性別」に相当する「接合型」を決める遺伝子（原初の「遺伝子Ａ」の末裔）のスイッチが、雌雄両方ともオンになった。そのために酵母は生殖能力を失い、ほかの酵母と接合できなくなった。これらはどれも、酵母の老化を示す典型的特徴として知られていたものである。その特徴が、わざと変異を起こさせた個体では普通より短時間で現われたわけだ。間違いなく酵母版のウェルナー症候群であるように思えた。

私たちは特殊な染料を使い、酵母のＤＮＡを青色に、核小体を赤色に染めた。核小体とは、真核細胞すべての核内にある小器官である。こういう風に染色すると、顕微鏡で覗いたときに、細胞レベルで繰り広げられていることを確認しやすくなる。

そして実際、目を奪われるようなことが起きていた。

核小体は、アミノ酸をつなげてタンパク質を合成するうえで重要な役割を果たしている。その核小体が、*SGS1*に変異を起こさせた個体では破裂したようになっていた。いつもなら青い海に1個の赤い三日月が泳いでいるように見えるのに、このときの核小体は6個くらいの小島に分かれて散らばっていたのである。悲惨であり、美しくもあった。のちにこの写真は1997年8月号の『サイエンス』誌に掲載され、今も私のオフィスの壁を飾っている。

それだけではない。これに続いて、じつに興味深く示唆に富んだ現象が繰り広げられた。核小体が損傷したのを受けて、Sir2（「サイレント情報調節因子2」の略）という酵素（サーチュイン類として初めて発見され、酵母の*SIR2*遺伝子からつくられる）が、生殖を調節する接合型遺伝子を離れて核小体の中に入っていったのである。それはまるで、ハーメルンの笛吹き男に呼び寄せられて、ネズミがぞろぞろ移動していくさまにも似ていた。先ほども触れたように、接合型遺伝子は「遺伝子A」の末裔であり、*SIR2*遺伝子は「遺伝子B」の末裔である（ちなみに、「*SIR2*」のように大文字のイタリックで書かれる場合は遺伝子を指し、「Sir2」のように表記される場合は、その遺伝子からつくられるタンパク質を表わす）。

私にとってはなんとも素晴らしい光景だったが、酵母にとってはたまったものじゃない。Sir2酵素はエピジェネティクスに関与する酵素であり、大切な仕事をしている。前の章でも触れたように、

DNAとヒストンの巻きつきを強くして、遺伝子が働かないように抑制しているのだ。これを分子のレベルで説明すると、Sir2は酵素活動を通して、アセチル基という化学物質がヒストン上に蓄積しないようにしている。それが蓄積すると、DNAの巻きつきが緩んでしまうからだ。

変異を起こした酵母細胞内で、サーチュインが接合型遺伝子から離れるとどうなるか。動物でいうオスになる遺伝子とメスになる遺伝子のスイッチが両方とも入り、性別のアイデンティティが失われる。正常な細胞であっても老化すればそうなるのだが、それがずっと早い時期に起きたのだ。

エピゲノムの変化が老化の原因だ！

初め私は、核小体が破裂した理由も、サーチュインが核小体に向かった理由もわからなかった。この謎を解こうと、何週間ももがいた。

するとある日、夜遅くまで研究室で過ごしたあと、明け方にふと目を覚ましたときに1つのアイデアがひらめいた。

アイデアというより、概念の切れ端といったほうがいいかもしれない。寝不足の朦朧《もうろう》状態と深い夢とのはざまで、いくつかの言葉が、おぼろげな像が、浮かび上がってきたのである。だがそれで十分だった。跳ね起きて、ベッドから飛び出す。

ノートをつかんでキッチンに急ぐ。そして1996年10月28日の早朝、テーブルに向かって背を丸めながら次のように書き始めた。

酵母およびその他の生物における複製老化に関する一理論

それから1時間ほどペンを走らせながら、アイデアを書き留め、絵や図表を描き、新しい方程式を組み立てた。[10] 以前は何の意味もなさなかったばらばらの観察結果が、より大きな構図のなかにピタリと収まったのである。ノートに綴った大まかな内容はこうだ。ＤＮＡが損傷するとゲノムが不安定になり、それがＳｉｒ２酵素を持ち場から離れさせる。するとエピゲノムが変化し、Ｓｉｒ２酵素が損傷を修復しているあいだは細胞のアイデンティティと生殖機能が失われる。いわば、デジタルなＤＶＤの表面に、アナログな傷がついたのだ。エピゲノムの変化が老化の原因である。

老化に伴うすべては、たった1個のプロセスによって調節されているに違いない。それが私の予想だった。けっして、個々の細胞内変化や個々の病気が無数に合わさったものではないし、一度に1つずつ対処するような典型的特徴の寄せ集めでもない。そんなものよりもっと大きな、もっと特別な何かがあるはずだ、と。

これが出発点となって、のちにサバイバル回路の存在を認識し、それが老化とどう関わっているかを理解するに至った。

翌日、私はガレンティにノートを見せた。これほど大きなアイデアを考えついたことはなかったので、われながら相当に鼻息が荒かった。だが、同時に神経質にもなっていた。理論の穴を突かれ、こてんぱんに叩かれるんじゃないかと不安だったのである。ところがガレンティは黙ってノートに目を通し、いくつか質問をしたあと、短い２つの言葉で私の背中を押した。
「気に入った。証明してこい」

遺伝子のスイッチを調整するエピゲノムのメカニズム

「老化の情報理論」を理解するには、もう一度エピゲノムに立ち戻る必要がある。それこそが、サーチュインが調節に一役買っている領域だからだ。

近づいて眺めてみると、エピゲノムほどの複雑さと驚きを兼ね備えたものを人間は何一つ生み出していないように思えてくる。ヒストンという、まるで糸巻きのようないくつものタンパク質に、ＤＮＡの二重らせんが巻きついている。それが大きなループ状に重なってクロマチンとなり、そのループがさらに折りたたまれて染色体となる。

サーチュインの仕事は、糸巻き役のヒストンに指示してＤＮＡをきつく巻きつかせておくことだ。その一方で、サーチュインの影響を受けない領域についてはＤＮＡの巻きつきが弱まるに任せておく。こうすると、一部の遺伝子は抑制されたままなのに対し、別の遺伝子ではタンパク質をつくるためにＤＮＡの情報を読み取る作業を始められる（具体的には、転写因子と呼ばれるタンパク質がＤＮＡに結合し、その遺伝子情報をＲＮＡに写し取る）[11]。クロマチン構造が緩んだ領域を「ユークロマチン」、そうでない領域を「ヘテロクロマチン」と呼ぶ。サーチュインは、ヒストン上に付加された化学物質の標識（アセチル基）を外すことで転写因子が結合できないようにし、ユークロマチンをヘテロクロマチンに変えている。

いうまでもないが、私たちの体をつくる細胞には、すべて同一のＤＮＡがしまわれている。だとしたら、神経細胞と皮膚細胞の違いを生んでいるものは何なのか。その答えがエピゲノムだ。前章でも触れた通り、どの遺伝子のスイッチを入れ、どの遺伝子をオフのままにしておくのかを、調節するための仕組みと構造の総称がエピゲノムである。私たちの生命活動を実際にコントロールしている割合で行けば、ゲノムよりエピゲノムのほうが圧倒的に大きい。

ピアノ（ゲノム）を弾くピアニスト（エピゲノム）のミスタッチ

これを具体的にイメージするには、ゲノムをグランドピアノだと考えてみるといい[12]。1つ1つの遺伝子が鍵盤に相当し、鍵盤を1個叩けば音が1つ生まれる。メーカーや素材、あるいは製造環境の異なるピアノがあれば、たとえ同じように弾いても微妙に違う音色が響く。ピアノというゲノムには、およそ2万個（プラスマイナス数千個の誤差あり）の鍵盤、つまり遺伝子がある[13]。

ただ音を出すだけでなく、弾き方にはピアニッシモ（きわめて弱く）もあればフォルテ（強く）もある。テヌート（音符の長さを十分に保つ）もあれば、アレグレット（やや速く）もある。ピアノの名手にかかれば、個々の鍵盤から何百通りもの音色が生まれる。そのうえ、複数の音を和音として組み合わせることで、音楽はジャズにもなればラグタイムにもなり、ロックにもレゲエにもワルツにもなる。

このように、ピアノがゲノムだとするなら、それを弾きこなすピアニストがエピゲノムだ。ＤＮＡ

の巻きつきを緩めたり強めたりし、メチル基やアセチル基（どちらも炭素、酸素、水素でできている）といった化学物質の標識を遺伝子に付けたり外したりしながら、エピゲノムは私たちのゲノムを使って生命の音楽を奏でている。

　もちろん、ピアノの大きさや形、あるいは状態によって、ピアニストにできることは限られてくる。18鍵盤しかないおもちゃのピアノで協奏曲を弾くのは至難の業だし、50年も調律していないのに美しい音を出せというのは無理な相談だ。同じように、エピゲノムにできることはゲノムによって決まる。だからイモムシはヒトにはなれない。その代わり、変態の過程でエピゲノムが変化することにより、ゲノムの配列自体は何も変わらないのにチョウへと変身する。また、先祖代々両親ともに黒髪で茶目の家系に生まれたら、その子が金髪碧眼《へきがん》になる見込みは薄い。しかし、齧歯類の一種アグーチマウスを実験室で観察すると、双子であっても毛色が茶色と金色のように別々になる場合がある。なぜかというと、胎内にいるときにエピゲノムが環境からどんな影響を受けるかによって、*Agouti*という遺伝子にどの程度スイッチが入るかが違ってくるからだ。この場合、葉酸、ビタミンB_{12}、大豆に含まれるゲニステイン、毒性のあるビスフェノールＡなどが、環境要因として働いていると見られている[14]。

　齧歯類だけではない。人間の一卵性双生児にしてもそうだ。生まれもったゲノム配列は同一なのに、エピゲノムの力によって2人はまったく別の方向に進んでいく場合がある。老化の度合いにまで差が出ることもある。これを実感するには、片方はタバコを吸うが片方は吸わない一卵性双生児の写真を並べてみればいい。互いのＤＮＡは依然としてほぼ同じでありながら、喫煙者のほうは目の下や下あごのたるみが大きく、目や口の周りのしわも多い。年齢は変わらなくても、明らかに早く老化している。一卵性双生児の研究からは、長寿に対する遺伝子の影響が10～25%であることがわかっている。どう考えても、驚くほど低い数字というほかない。[15]

ＤＮＡが私たちの運命を決めているわけではないのだ。

さて、今度はあなたがクラシックのコンサートを聴きに行ったとしよう。ピアノの巨匠が現われ、艶《つや》やかに磨き上げられたスタインウェイの前に座る。協奏曲が始まった。音楽は息を呑むほどに美しい。すべてが申し分ない。

ところが、開始から数分が過ぎたとき、ピアニストが一か所で音を間違える。最初はほとんど気づかれなかった。たとえば和音のなかで、「レ」の音はいらないのにその鍵盤も一緒に押してしまった、という程度である。ほかの部分があまりに完璧なのでミスは目立たず、懸念するほどのことではない。だがさらに数分後、再び弾き間違いが起きる。続いてまた一度、また一度と、ミスの間隔は短くなっていく。

忘れないでほしいのだが、ピアノ自体には何も問題はない。ピアニストにしても、ほぼ作曲家が決めた通りに弾いている。ただ、いくらか余分な音を足しているだけだ。初めのうちは「気になる」程度だったのが、時とともに不安が掻き立てられていく。しまいに協奏曲は台無しになってしまう。ここまで来ると、ピアニストに何かあったとしか思えない。ステージに駆け上がって、大丈夫かと確かめる人も現われることだろう。

エピゲノム的な雑音も同じような混乱状態を生む。雑音が生じるのは、ＤＮＡの損傷などのように細胞が大きく傷つけられたときが主だ。マグナ・スペルステスに初めて備わった原初のサバイバル回路でもそうだったし、生殖能力を失った高齢の酵母細胞の場合も同じだ。「老化の情報理論」によれば、これこそが老化の原因である。そのせいで白髪が生え、皮膚にしわが寄り、関節が痛み始める。しかも、老化の典型的特徴の1つ1つがなぜ起きるのかもこの理論で説明できる。幹細胞の消耗から細胞の老化まで、ミトコンドリアの機能不全からテロメアの急速な短縮まで、全部についてだ。

これは大胆な仮説である。それは私も認める。1個の仮説を有望とみなせるかどうかは3つの条件で決まる。1つめは、厳密に行なわれた実験の結果をその仮説がどれだけ的確に予測できるか。それもたった一度の実験ではなく、数え切れないほどの実験の結果がその予測通りでなくてはならない。2つめは、その仮説でどれだけ多くの現象が説明できるか。そして3つめは、仮説が単純かどうかである。「老化の情報理論」は単純であり、多くの現象に説明を与える。だとすれば、あとはこの理論の誤りを証明することに全力を傾け、どれだけ検証に耐えるかを見極めることだ。それが、まっとうな科学者のなすべきことである。

酵母を使った「老化の情報理論」の検証

手始めに、ガレンティと私は酵母のＤＮＡに目を向けた。

私たちは「サザンブロット法」と呼ばれる手法で、酵母の「リボソームＤＮＡ（略してｒＤＮＡ）」を取り出すことにした。ｒＤＮＡは、細胞核の核小体内でタンパク質の合成に関わっている。サザンブロット法というのは、まずサイズや立体構造に応じてＤＮＡをいくつもの断片に分離する。次に、

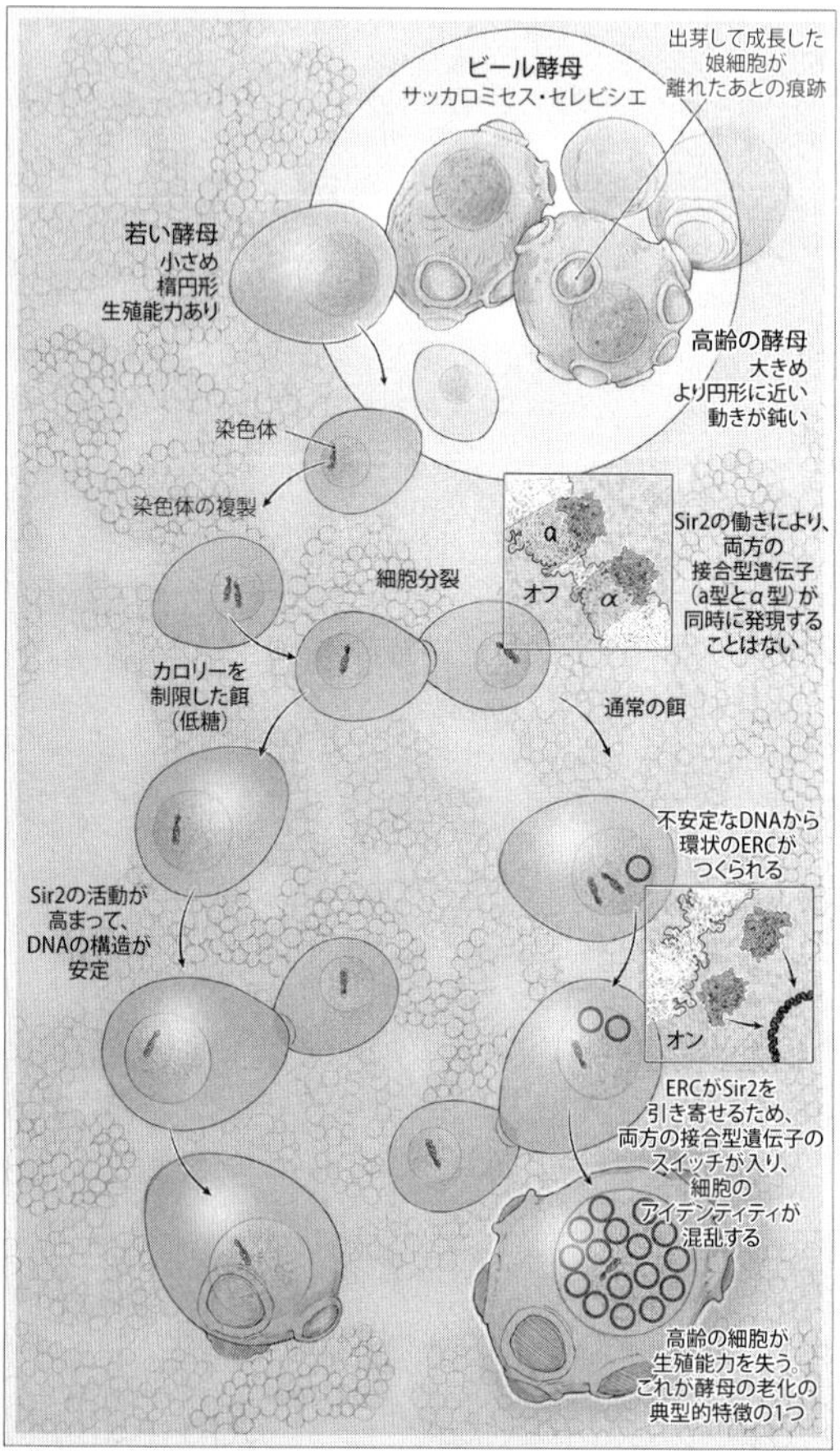

ヒトの老化の原因について酵母細胞から学べること。若い酵母細胞では、一般的な動物の「性別」に相当する「接合型」に関する情報(「遺伝子A」)が、Sir2という酵素によって通常は「オフ」にされている。Sir2は、世界で初めて発見されたサーチュイン類(「遺伝子B」の末裔によってつくられる)だ。リボソームDNA (rDNA)は反復配列が多くて不安定であり、有害な環状のDNAを生じる。これらは増幅や再結合を繰り返し、やがて高齢の細胞内に危険なレベルにまで蓄積して、細胞を死滅させる。環状のDNAが発生し、ゲノムが不安定化したのを感知すると、Sir2は抑制していた接合型遺伝子を離れてゲノムの安定を助ける。これにより、「オス」と「メス」にあたる接合型遺伝子のスイッチが両方とも入って、生殖機能が失われる。これは、酵母の老化の最も典型的な特徴だ。

放射性同位体で標識をつけた短いＤＮＡ片とそれらを反応させることで、特定の配列をもつＤＮＡ片を抜き出して光らせるというものだ。1回めの実験を行なったとき、目を見張るようなことが起きていた。通常であれば、このような方法で可視化した酵母のｒＤＮＡはぎゅっと凝縮している。買ったばかりのロープの一巻きのようなものだ。らせんがコイル状にねじれた「超らせん」状態になっていて、細い環状の構造は見えるか見えないか程度にいくつかかすかに確認できるだけだ。ところが、私たちが研究室でつくり出した酵母細胞（酵母版ウェルナー症候群を発症するような変異を生じさせ、急速に老化が進んでいるように思える細胞）のｒＤＮＡは、盛大にほどけていた。まるで、真空パックの袋が破れて、中の毛糸が飛び出してきたような姿なのである。

まさしく混乱状態だった。ゲノムがばらばらに崩壊しつつあるように思えた。ｒＤＮＡの一部がゲノムから切り出され、端と端がつながって環状になり、それが増幅する。サザンブロット法では黒い点か、かすかなループ状として確認された（どちらに見えるかは、ＤＮＡがどの程度ねじれてコイル状になっているかによる）。この構造を「染色体外環状ｒＤＮＡ（ＥＲＣ）」と呼ぶ。ＥＲＣは、変異酵母が年をとるにつれて数を増していった。

*ＳＧＳ1*遺伝子に変異を起こさせることで本当に老化が誘発できているのだとしたら、正常に年をとった酵母細胞にも同じパターンが見られるはずである。

1個の酵母細胞の年齢を数えるとき、バースデーキャンドルを使うことはない。そこまで長生きはしないからだ。だから老化の度合いを測る際には、母細胞が何回分裂して娘細胞を生み出したかに着目する。たいていは、25回前後分裂すると酵母細胞は死ぬ。しかしこのことが、高齢の酵母を手に入れるのをひどく難しくしている。というのも、１個の平均的な酵母細胞の命が尽きる頃には、２の25乗個、つまり３３００万個あまりもの子孫に囲まれているからだ。

　そのため、十分な数の正常な高齢の細胞を確保するには、１週間に及ぶ作業と、幾晩もの眠れぬ夜と、何本ものカフェイン飲料が必要だった。翌日、ｒＤＮＡを視覚化するためにフィルムを現像したとき、私は目にしたものに言葉を失った。[16]

　変異した細胞と同じように、正常な高齢の酵母細胞もＥＲＣだらけだったのである。まさに「これだ《エウレカ》！」の瞬間だった。「証明」されたわけではない。良識ある科学者なら、何事についても証明されたなどとは思わないものだ。しかし、１個の仮説が初めて実体ある裏づけを得たことは間違いない。今後、自分自身やほかの研究者が発見を積み重ねていく土台となるものだ。

　次なるステップは、１個のＥＲＣを非常に若い酵母細胞に注入することである（私たちはそのための遺伝子操作技術も考案した）。仮説に基づいて予測するなら、ＥＲＣは増殖してサーチュインを持ち場から離れさせ、細胞は通常より早く老化する。そして生殖機能を失い、若くして絶命するはずである。実際に検証してみると、その通りであることが確認された。ガレンティと私は研究結果を論文にまとめ、科学誌『セル』の１９９７年12月号に発表する。たちまちニュースが世界を駆け巡った――「科学者が老化の原因を発見」

　ちょうどこの時期、博士課程の学生だったマット・ケイバラインが研究室に加わった。マットが最初に手掛けた実験は、酵母細胞のゲノムに*ＳＩＲ２*遺伝子の余分なコピーを挿入することである。それによって酵母ゲノムが安定し、老化が遅れるかどうかを確かめるためだ。すると、はたしてＥＲＣの発生は食い止められ、酵母細胞の寿命は30％増加した。予測通りである。どうやら私たちの仮説は精査に耐えているようだった。酵母が生殖能力を失って老化することの根本的な上流の原因は、ゲノムに不安定さが積み重なることにあると見てよさそうだ。

　こうした初期の成果に加え、その後10年かけて哺乳類の細胞を対象に実験と考察を重ねた結果、老化に関するまったく新しい理解が生まれた。それが「老化の情報理論」である。この理論で説明すると、一見ばらばらに思える老化の要因が矛盾なく並び立ち、1個の普遍的な生死のモデルへと統合される。それを大まかに表わすと次のようになる。

若さ→DNAの損傷→ゲノムの不安定化→DNAの巻きつきと遺伝子調節（つまりエピゲノム）の混乱→細胞のアイデンティティの喪失→細胞の老化→病気→死

　これが意味するところは重大だ。このどれか1つにでも人の手で働きかけることができれば、人間がもっと長生きするのを助けられるかもしれないのである。

　では、このすべてに対処できたら？　老化が止まるだろうか。

ドリームチームによる数々の発見

どんな理論についても、検証に検証を重ねたうえでさらなる検証を加えることが必要だ。しかも、たった1人ではなく、大勢の研究者の手によって。その点、私は幸運だった。同じ研究チームの面々が、世界でも有数のずば抜けた頭脳と鋭い洞察力をもっていたからである。

まずはレナード・ガレンティ（愛称レニー）。疲れを知らぬわれらが師だ。それからブライアン・ケネディ。レニーの研究室で酵母の老化プロジェクトを始動させた立役者である。以後、早期老化をもたらす疾患や、疾患モデル動物の健康と寿命を増大させる遺伝子や分子の影響を解明するうえで、きわめて大きな役割を果たしてきた。さらには、ジュネーブ大学のモニカ・ゴッタとスーザン・ガッサー。今では2人とも遺伝子調節の分野を代表する研究者となっている。また、現在はワシントン大学の教授を務める今井眞一郎。ＮＡＤ（ニコチンアミドアデニンジヌクレオチド）という化学物質がないとサーチュインが働けないことを発見し、最近では体がサーチュイン類をどのように調節しているかを研究している。そしてケヴィン・ミルズ。後年にはメイン州で研究室を率いたあと、サイテア・セラピューティクス社を共同設立してその最高科学責任者に収まった。この会社では、がんや自己免疫疾患と闘うための新しい治療法を開発している。ニカノア・オーストリアコは、ブライアンと一緒にプロジェクトを立ち上げた人物だ。現在はプロビデンスカレッジで生物学と神学を教えている（なんて素晴らしい組み合わせだろう）。やはりメンバーだったのがトッド・スミールだ。今や、国際的な製薬会社であるイーライリリーで、がん生物学部門の最高科学責任者という立場だ。それからデビッド・ロンバード。現在はミシガン大学で老化研究を続けている。先ほども触れたマット・ケイバラインはのちにワシントン大学の教授となり、今はヒトのみならずイヌの寿命を延ばす分子の試験を行なっている。デビッド・マクナブもいた。アーカンソー大学に移ってからは、自らの研究室で真菌病原体に関する重要な発見をして、患者の命を救っている。さらにはブラッドリー・ジョンソン。現在はペンシルベニア大学で、老化とがんの専門家として活躍している。最後にマラ・マーシー。今はプリンストン大学の神経学者としてその名を広く知られている。

一緒に仕事をする人に恵まれているとつくづく感じたことは、これまでにも一度や二度ではない。だが、その思いがほかのどこよりも強かったのがＭＩＴのガレンティ研究室だった。まさにドリームチームである。素晴らしい人たちに囲まれて、自分などまだまだだと感じることもしばしばだった。

この分野で研究を始めたとき、トップクラスの科学誌に一度でいいから論文を発表するのが夢だった。ところがＭＩＴ時代、私たちの論文は数か月に1回のペースで一流誌に掲載された。

たとえば、すでに説明したように私たちは、Ｓｉｒ2酵素が核小体に向かうのはＤＮＡの損傷が多数起きた場合であることを突き止めた。その損傷が発生するのは、ＥＲＣが増殖してゲノムに再び入り込んだり、結合し合って巨大ＥＲＣを形成したりするからである。ＤＮＡの不安定化を食い止めるためにＳｉｒ2酵素が持ち場を離れると、肥大化した高齢の酵母細胞は生殖能力を失う。これがサバイバル回路の第1段階である。ただし当時の私たちは、その回路が非常に古いことにも、また人間の生存そのものに欠かせないものであることにも、まだ気づいていなかった。

ほかにも私たちは、酵母にウェルナー症候群のような状態を誘発できることや、そのせいで核小体が破裂することを世界に知らしめた。[17] また、*ＳＧＳ1*遺伝子に変異を起こさせた酵母細胞（酵母版のウェルナー症候群にかからせた細胞）内では通常より速いスピードでＥＲＣが蓄積し、それが早期老化と寿命の短縮につながっていることも示した。[18] とりわけ重要な成果の1つが、若い酵母細胞にＥＲＣ

を挿入すると老化が早まるのを実証したことである。なぜこれが重要かといえば、ＥＲＣがただたんに老化の副産物なのではなく、老化を「引き起こしている」という決定的な証拠になるからだ。さらには、酵母細胞のＤＮＡを人為的に切断して細胞の反応を観察することにより、サーチュインが移動する理由も明らかにした。そう、ＤＮＡの修復を助けるためである。[19] のちにこれがサバイバル回路の第2段階であることがわかる。[20] ＤＮＡの損傷がＥＲＣの形成を促し、そこに引き寄せられてＳｉｒ２酵素が接合型遺伝子から離れる。そうなれば細胞はもはや生殖ができない。これは、酵母の老化における典型的特徴の1つだ。

　紛れもなくエピゲノムの雑音である。

　とはいえ、今挙げたのはすべて酵母における発見だ。それがもっと複雑な構造の生物にも当てはまるのかどうか。それを確かめるにはさらに20年の歳月を要した。私たち哺乳類は7種類のサーチュイン遺伝子をもっている。これらは、酵母の単純な*SIR2*遺伝子にはできなかったような多種多様な機能を進化の過程で獲得してきた。そのうちの3種類、*SIRT1*、*SIRT6*、*SIRT7*は、エピゲノムとＤＮＡ修復を調節するうえで欠くことができない。*SIRT3*、*SIRT4*、*SIRT5*はミトコンドリア内にあって、エネルギー代謝の調節に関わっている。*SIRT2*からつくられる酵素は細胞質の中を動き回りながら、細胞分裂や健康な卵子の生成をコントロールしている。

　20年のあいだにはいくつもの手掛かりがあった。ブラウン大学の研究からは、ショウジョウバエのゲノムに*dSir2*遺伝子（酵母の*Sir2*に相当する遺伝子）のコピーを余分に挿入すると、エピゲノムの雑音が抑えられて寿命が延びるのが確認された。私たちのチームも、マウスとヒトの細胞を使って

ＳＩＲＴ１酵素の働きを調べ、それが遺伝子を沈黙させる仕事から離れてＤＮＡの修復を助けていることを突き止めている。[21] しかし、酵母とヒトのサバイバル回路がどれだけ類似しているか、本当の意味で明らかになったのは２０１７年のことである。この年、ドイツにあるマックス・プランク心臓肺研究所のチームにより、サーチュイン類がヒトのｒＤＮＡを安定させていることが報告されたのだ。[22] 次いで２０１８年にはスタンフォード大学の研究チームが、ヒトのｒＤＮＡの安定化を通してサーチュイン類が細胞の老化を防いでいるのを発見した。[23] これは、私たちが20年前に酵母で見つけた抗老化《アンチエイジング》機能と本質的に変わらない。

これは驚愕の発見である。人間と酵母は約10億年のあいだ別々の進化の道をたどってきたのに、サバイバル回路はほとんど変化していなかったのだ。

もっとも、こうした論文が登場する頃には、私は１つのことを確信していた。それは、エピゲノムの雑音が老化を引き起こしている可能性が高いということである。20年に及ぶ研究が、すでに私たちをそちらの方向へ導いていた。[24]

１９９９年に私はＭＩＴを去った。そして、川向こうのハーバード大学医学大学院に移り、老化研究に特化した研究室を立ち上げた。当時の私の頭の中では、新たな疑問が大きく膨れ上がってきていた。だから新しい研究室で、その疑問に答えを出したいと考えていた。

何かというと、酵母に与える糖類の量を減らすと、酵母が長く生きることに気づいたのである。しかも、ｒＤＮＡが際立ってコンパクトに凝縮する。このおかげで、普通なら避けられないＥＲＣ蓄積のペースが著しく遅れ、ＤＮＡの損傷も致命的なレベルにならずに済む。核小体が破裂するのも、生殖能力を失うのも、死を迎えるのも、すべて著しく遅くなるのだ。

なぜそんなことが起きるのだろうか。

サバイバル回路におけるサーチュインの役割

私たちのＤＮＡは絶えず攻撃にさらされている。平均すると、細胞が自らのＤＮＡを複製するたびに、46本ある染色体のそれぞれが何らかのかたちで損傷する。これが積もり積もれば、１日に２兆回あまりもＤＮＡが傷ついていることになる。おまけにこれは複製の最中に起きる損傷だけだ。このほか、自然放射線や環境中の化学物質、レントゲンやＣＴスキャンなどによってもＤＮＡはダメージを受ける。

ＤＮＡを修復する仕組みが体内に備わっていなかったら、とうてい長くは生きられない。だからこそ遠い昔に、あらゆる生物の祖先となる原初の生命がその仕組みを進化させた。つまり、ＤＮＡの損傷を感知し、細胞の増殖を遅らせ、ＤＮＡの損傷が治るまではその修復にエネルギーを振り向ける仕組みである。私が「サバイバル回路」と呼ぶものだ。

私たちが酵母で研究を始めてからというもの、酵母と哺乳類がそれほど違うわけではないことを示す証拠が積み重なっていった。２００３年に発表されたオタワ大学の研究では、マウス胚の遺伝子を操作して、７つあるサーチュイン酵素の１つＳＩＲＴ１をつくれないようにした。するとマウスは、生後１か月を超えて生きることができなかった。[25] また、２００８年にはアメリカ国立衛生研究所

（ＮＩＨ）の研究チームが『キャンサー・セル』誌に論文を発表し、*SIRT1*遺伝子を欠損させたマウス胚のほとんどが15日以内に死んだことを示した。これは、マウスの妊娠期間の3分の2にあたる長さである。チームは、ＳＩＲＴ１が存在しないことにより、ＤＮＡの損傷に反応してそれを修復する能力が低下したことが理由の1つではないかと述べている。[26] ２００６年にはハーバード大学の研究チームが、マウスを遺伝子操作してＳＩＲＴ６酵素をつくれないようにしたところ、寿命が短くなるだけでなく、老化の典型的な徴候を短期間で現わすことを見出した。[27] この重要な酵素が欠けているために、細胞がもはやＤＮＡの損傷を治せなくなったためだ。これは、私たちが１９９９年に酵母を使った実験で確認したのと同じ結果である。

本当だろうかと疑う気持ちもわかる。ＳＩＲＴ酵素をつくれなくしたマウスは、たんに病気にかかったから短命だったということも考えられなくはない。だが、そうではなかった。なぜなら、*SIRT1*遺伝子や*SIRT6*遺伝子のコピーを増やしてやると、正反対のことが起きるからである。健康状態が向上し、寿命が延びるのだ。酵母に余分な*SIR2*遺伝子を挿入したときと同じである。[28] この発見をしたのは、かつての私の同僚2人だ。1人は今井眞一郎で、ガレンティ研究室時代に私の飲み友だちだった男である。もう1人はハイム・コーヘンで、私のハーバードでの研究室における博士研究員第1号だった。

酵母の場合、ＤＮＡが損傷するとサーチュインが接合型遺伝子から移動するために、高齢の細胞が生殖能力を失う。これは単純なシステムなので、私たちもわずか数年で突き止めることができた。

しかし、哺乳類の場合も老化の原因はサバイバル回路なのだろうか。どの部分が10億年の進化の果てにも残り、どの部分が酵母に特有のものなのか。こうした問いは目下のところ最先端の研究テーマであるが、その答えはしだいに浮かび上がりつつある。

私の考えでは、酵母の*ＳＩＲ２*遺伝子も哺乳類の*ＳＩＲＴ*遺伝子もすべて「遺伝子Ｂ」の末裔であり、元をたどればマグナ・スペルステスへと行き着く。この遺伝子からつくられるタンパク質は、生殖を制御する遺伝子を働かせないことが本来の仕事だった。

以後、サーチュイン類は様々な新しい役割を獲得していった。哺乳類では生殖能力をコントロールするだけでなく（もちろんこの役目も果たしてはいるが）、細胞内の何百というタンパク質からアセチル基を取り除く仕事をしている。前述のヒストンはもちろん、細胞分裂や細胞の生存、ＤＮＡの修復、炎症、ブドウ糖の代謝、ミトコンドリアなど、色々な機能を調節するタンパク質がその仕事の対象となる。

そう考えると、サーチュインは「災害対応部隊の指揮官」と呼ぶにふさわしい気がしてくる。この部隊の仕事は多岐にわたる。ＤＮＡの安定化、ＤＮＡの修復、細胞の生存、代謝、細胞間の情報伝達など様々な問題に対して、それぞれに特化した緊急支援チームを派遣するのだ。ちょうど、２００５年にアメリカで「ハリケーン・カトリーナ」が猛威を振るったあとで、ルイジアナ州とミシシッピ州に災害救助作業員が大挙して駆けつけたのに似ている。作業員の大半はメキシコ湾沿岸の出身ではなかった。だが、この地にやって来て、破壊されたものの復旧に全力を尽くしたのち、故郷へと帰っていった。ある者は数日間、またある者は数週間、被災地に滞在したあとで通常の生活に戻っていく。ほとんどの作業員にとって、今回の仕事が最初でもなければ最後でもない。いつ何時であれ、大規模災害で公共インフラがダメージを受けたら現地に急行する。それが使命だ。

家に帰れば作業員も人の子であり、家庭につきものの様々な用事をこなしている。請求書の支払い、芝刈り、少年野球の指導、等々だ。ところが家を留守にして、被災地に秩序を回復すべく活動して（そして国全体に悪影響が及ぶのを回避して）いるあいだは、家の用事の多くはしばらくお預けにせざるを得ない。

サーチュインもそれと同じだ。普段の優先事項を後回しにしてＤＮＡの修復に駆けつけるとき、故郷でエピゲノムを調節する仕事はしばらくのあいだ停止する。修復が終わって持ち場に帰ったら、いつもの仕事に戻る。仕事とはすなわち、遺伝子の制御を通して、細胞がアイデンティティを失わないように、また最適な状態で機能できるようにすることだ。

サーチュインが酷使されると何が起きるのか

だが、緊急事態に次々と見舞われたらどうなるか。ハリケーンや地震が連続して襲ってきたら？　救助作業員は家を空けることが多くなり、普段の仕事は手つかずのまま山積みになる。支払いが滞り、集金代行業者から電話が来始める。芝生は伸び放題になって、まもなく町内会長から嫌味な手紙が届く。野球チームは監督不在になり、映画『がんばれ！ベアーズ』に出てくる「ベアーズ」も顔負けの弱小チームになり下がる。何より問題なのは、家にいるときのとりわけ重要な仕事の1つ、つまり生殖に手が回らなくなることだ。適度な毒が短期間で終わるなら、それは第1章でも見た「ホルミシス」として生物の生存にプラスに働く。これがサバイバル回路の本来のあり方だ。何らかの化学物質を使って意図的にホルミシスを真似て、疑似的な緊急事態をつくり出した場合も同様である。サーチュインなどの救助部隊が駆り出されはしても、悪影響は生じない。しかし、本物の緊急事態が度重なれば、生命に関わりかねない深刻なダメージが及ぶ。

　緊急事態を頻発させる原因として何が考えられるかといえば、ＤＮＡの損傷である。では、何がＤＮＡを損傷させるかというと、一言で答えるなら「生きていること」だ。生きていれば、いつのまにかＤＮＡは壊れる。有害な化学物質や放射線にさらされる場合もあるし、ごく正常なＤＮＡの複製プロセスであっても損傷の原因になり得る。一般には、こうしたことが老化の原因だと考えられている。だが、その考え方は改めないといけない。微妙ではあるが、重大な修正を加える必要があるのだ。何かというと、サーチュインのたぐいが酷使されること自体が問題というよりは（もちろん、日焼けをしたりＸ線を浴びたりすればたぶんそうなるだろうが）、サーチュインや仲間が家に帰れなくなることが深刻な事態につながる。緊急事態で招集されたあと、元いた遺伝子の持ち場に戻れなくなる場合があるのだ。しかも、そうしたことが日常的に起きている。先ほどのたとえでいうなら、メキシコ湾沿岸の被災地に来ていた救助作業員のうち数人が、自宅の住所を忘れてしまうようなものだ。そうこうしているうちに立て続けに災害が発生し、作業員は再出動を余儀なくされる。

　エピゲノム的な因子が、ＤＮＡの損傷に対処するためにゲノムを離れるとどうなるか。その位置にあった遺伝子のスイッチは、オフになるべきなのにオンになり、あるいはオンになるべきなのにオフになる。これはかならずそうなる。また、その因子がゲノムのどこかに足を止めると、その場所の遺伝子スイッチについても同じことがかならず起きる。こうしたエピゲノムの変化は、その個体が誕生したときにはまったく意図されていなかったものだ。

　結果として細胞はアイデンティティを失って正しく機能しなくなり、混乱状態に陥る。その混乱状態を具体化したものが老化だ。これこそがエピゲノムの雑音であり、私たちの統合理論の中核をなすものである。

　では、具体的にＳｉｒ２酵素はどうやって遺伝子のスイッチを切るのだろうか。Ｓｉｒ２は「ヒストン脱アセチル化酵素（ＨＤＡＣ）」と呼ばれるものの部類に入る。前章でも見たように、ＨＤＡＣは化学反応を通してヒストンからアセチル基を除去する。この脱アセチル化が起きると、ＤＮＡのヒストンへの巻きつきが強まるため、情報を読み取ってタンパク質をつくるプロセスを始めることができない。

　Ｓｉｒ２酵素が接合型遺伝子の上に座っているとき、生殖を抑える遺伝子が沈黙させられていることになるので、いつも通りに接合と生殖が行なわれる。しかし、どこかでＤＮＡが損傷するとＳｉｒ２は駆り出されて損傷箇所に向かい、行った先のヒストンからアセチル基を取り除く。これによってヒストンへの巻きつきを強めて、ほつれたＤＮＡの端が不均等に切れることのないように（つまり２本鎖のうちの１本鎖だけが短くなることのないように）するわけだ。また、これによってほかの修復タンパク質の応援も呼ぶことができる。ＤＮＡの修復が終わったら、Ｓｉｒ２酵素のほとんどは元いた接合型遺伝子に戻り、それを抑制することで生殖能力を回復する。ただしそれは、別の緊急事態が起きなければの話だ。高齢の酵母細胞の核小体にはＥＲＣが蓄積しているので、ゲノムが著しく不安定になるような災害は起こり得る。

サバイバル回路が適切に機能するためには、Ｓｉｒ２酵素にしろほかのエピゲノム調節因子にしろ、駆り出される回数が多すぎてはいけない。というのも、細胞がつくり出せるＳｉｒ２酵素の量には限りがあるからだ。接合型遺伝子を抑制すると同時にＤＮＡの修復もする、というわけにはいかないのである。結局、「必要に応じて」Ｓｉｒ２を色々な場所に何度も往復させるしかない。だからこそ、*SIR2*遺伝子のコピーを余分にもたせてプラスアルファのＳｉｒ２酵素を生成させてやると、酵母の寿命が延びて生殖能力が長もちする。Ｓｉｒ２が増加して細胞内に十分な量が存在すれば、接合型遺伝子の抑制とＤＮＡの修復を並行して行なえるからだ。[29]

ここ10億年の進化の過程で自然と遺伝子変異を起こし、もっと多量のＳｉｒ２酵素をつくれるようになった酵母もたくさんいたに違いない。そういう遺伝子が現在まで残っていないのは、そうではない遺伝子より利益をもたらすわけではなかったからである。寿命が延びるといっても、24回の分裂で死んでいたのが28回まで生きるという程度だ。これではたいしたメリットにはならない。それに、Ｓｉｒ２酵素はエネルギーを食うために、普通より多くもっていたらかえって不利になった可能性もある。だが、実験室の環境なら、Ｓｉｒ２の多いことが酵母の不利益になっている様子はない。それは、自然界では考えられないほど多量の糖類を酵母に食べさせてやることができるからだ。*SIR2*遺伝子の余分なコピーを足してやることで、私たちは進化が与えられなかったものを提供したわけである。

「老化の情報理論」が正しく、エピゲノムの調節因子が酷使されることが老化の原因だとするなら、損傷がどこで起きるかはたいして問題ではない。重要なのは、現に損傷が生じているということ。そして、サーチュインがそこらじゅうを駆けずり回ってダメージの修復にいそしんでいるということだ。あげくに、通常の仕事がおろそかになるばかりか、ときに戻る場所を間違え、黙らせるべきではない遺伝子を沈黙させてしまっている。細胞内のピアニストが弾き方を間違えているのだ。

サバイバル回路に負荷をかけることでマウスを老化させる実験

これを証明するため、私たちはマウスのＤＮＡを壊すことにした。

人の手でＤＮＡを破壊するのはそれほど難しいことではない。物理的に切断してもいいし、化学療法剤やＸ線を使ってもいい。

だが、私たちに求められたのは正確に破壊することである。そのせいで遺伝子変異を生じさせたり、何かの細胞機能に悪影響を及ぼしたりしてはならない。要するに、ゲノムの空き地部分を狙うのである。そこで私たちは、ゲノム編集ツールとして用いられる「Ｃａｓ９（キャスナイン）」に似た酵素を利用することにした。Ｃａｓ９は細菌がもつＤＮＡ切断酵素であり、標的とするＤＮＡ領域を正確に切断することができる。

私たちが実験で用いた酵素は「Ｉ-*Ｐｐｏ*１」と呼ばれ、モジホコリという黄色い粘菌由来のものだ（モジホコリは学名を「フィサルム・ポリセファルム」といい、これを文字通り訳すと「頭の多いねばねば」という意味である）。この酵素をつくる遺伝子は、自分の複製を生み出すことだけを目的とした寄生生物のような存在といえる。なぜかというと、Ｉ-*Ｐｐｏ*１酵素が粘菌のゲノムを切断するとき、自らの遺伝子のコピーをそこに挿入するからである。究極の利己的遺伝子といえる。

ただし、これは本来のすみかである粘菌の体内での話だ。マウスには、自らを複製するための粘菌特有の仕組みが備わっていない。そのため、Ｉ-*Ｐｐｏ*Ｉをマウスの体内に入れても、細胞内を漂ってＤＮＡのほんの数か所を切断するだけに終わる。自己複製のプロセスは起こらない。切れた部分はやがてつながれて元に戻るため、遺伝子変異も残さない。私たちの狙い通り、サバイバル回路を始動させてサーチュインを適度に混乱させるには、うってつけの酵素といえる。Ｃａｓ９やＩ-*Ｐｐｏ*Ｉなどのゲノム編集酵素は、科学に対する自然界からの贈り物だ。

「老化の情報理論」を検証するためのマウスを作製するにあたって、私たちはまずプラスミドと呼ばれる環状のＤＮＡにＩ-*Ｐｐｏ*Ｉをつくる遺伝子を組み込んだ。その遺伝子を制御するためのＤＮＡ要素も一緒である。このプラスミドを、研究室で培養していたマウスの胚性幹細胞のゲノムに挿入する。次に、その遺伝子組み換え幹細胞を今度は胚盤胞《はいばんほう》に注入した。胚盤胞とは、受精卵が卵割を繰り返したあとに形成される構造のことで、90個程度の細胞で構成されている。注入が終わったら、それをメスのマウスの子宮壁に着床させ、赤ちゃんマウスが誕生するまで20日ほど待った。

複雑そうに聞こえるかもしれないが、そんなことはない。ある程度の訓練を積めば、大学生でもできる。最近の研究室では遺伝子組み換えマウスが必需品となっており、カタログを見て注文することまでできるし、専門の会社に発注して希望の仕様通りのマウスをつくってもらうこともできる。

赤ちゃんマウスはまったく正常な状態で生まれた。ＤＮＡを切断する酵素（Ｉ-*Ｐｐｏ*Ｉ）の遺伝子はこの時点ではスイッチが切れているので、これは予想通りである。私たちは愛情を込めてこのマウスに「ＩＣＥ（アイス）マウス」という名をつけた。「ＩＣＥ」とは「Inducible Changes to the Epigenome（エピゲノムに対する誘発可能な変化）」の略である。この「誘発可能な」の部分がミソだ。というのも、低用量のタモキシフェンを餌に混ぜて与えて初めて、マウスに変化が現われるからである。タモキシフェンは、通常はヒトの乳がんを治療するのに使用される抗エストロゲン剤だ。だが、このときの私たちは、タモキシフェンによってＩ－*Ppo*１の遺伝子にスイッチが入るよう遺伝子操作を施してあった。Ｉ－*Ppo*１酵素は仕事を始め、細胞を死滅させることなくゲノムの数か所だけを切断する。これによってサバイバル回路に少しだけ負荷がかかる。タモキシフェンはその半量がわずか２日程度で体外に排出されるので、餌にタモキシフェンを入れないようにすれば酵素はＤＮＡの切断をやめるはずだ。

さて、マウスはどうなるだろうか。死ぬかもしれないし、腫瘍が発生するかもしれない。あるいはどこにも異常が生じず、歯のレントゲンを撮った程度の影響しか受けない可能性もある。マウスでこんなことをした実験は過去に例がないので、予測がつかなかった。しかし、エピゲノムの不安定化が老化を引き起こすという仮説が正しいとすれば、タモキシフェンは『ハリー・ポッターと炎のゴブレット』（静山社）に出てきた老《ふ》け薬のような効き目を発揮するに違いない。

そして実際その通りになった。まさに魔法のように。

タモキシフェンの処置を行なっているあいだも、マウスは元気だった。ＤＮＡの切断にもサーチュインの多忙にも、影響を受けている様子はいっさい見られない。ところが数か月後、オーストラリアの姉妹研究室を訪ねるためにボストンを留守にしていたとき、実験動物の世話を任せていた博士研究員か

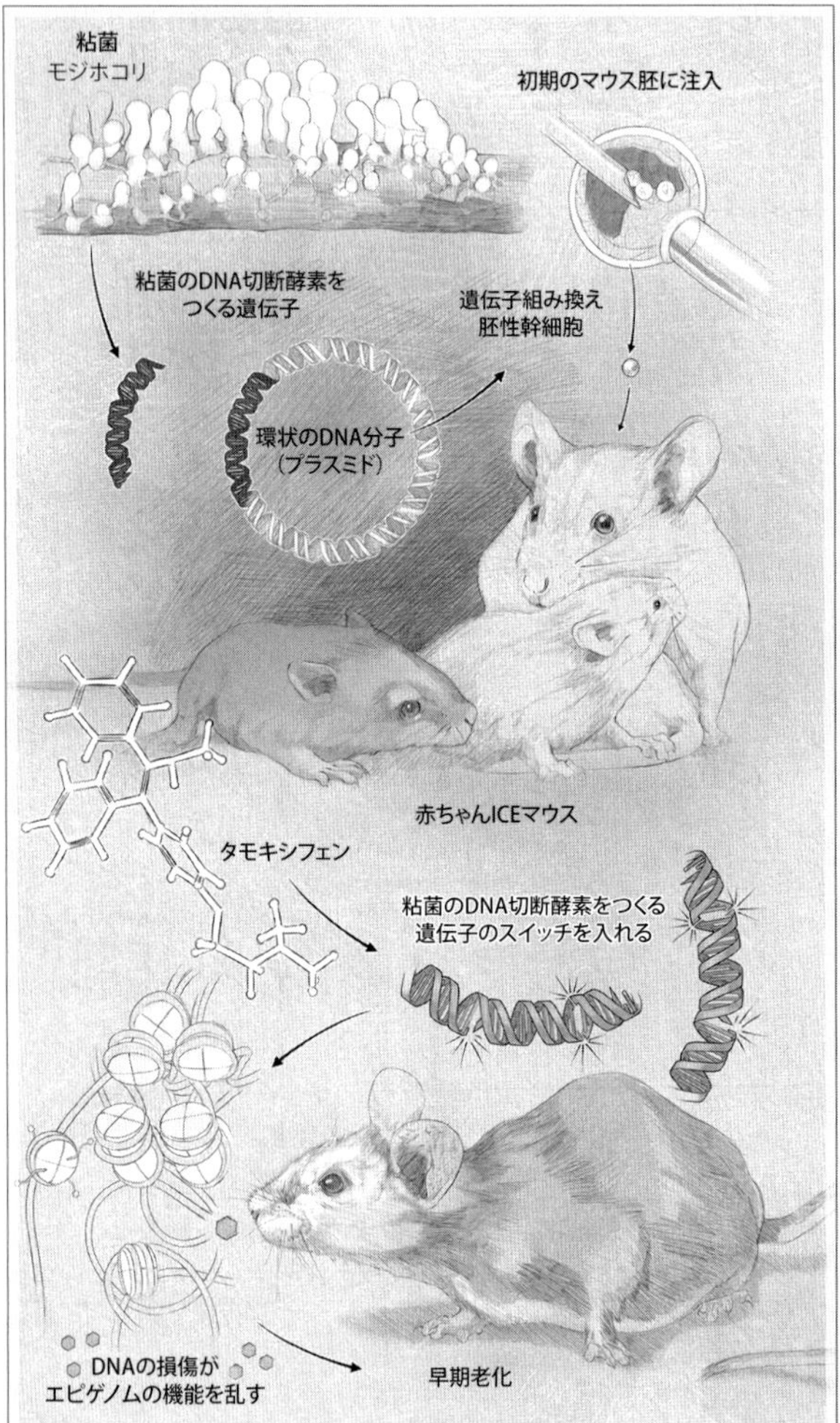

情報の喪失が老化の原因であることを検証するためにICEマウスを作製。まず、粘菌の所定の遺伝子を取り出す。この遺伝子からは、DNAを特定の箇所で切る酵素がつくられる。次に、その遺伝子をマウスの幹細胞に挿入し、さらにそれを胚に注入してICEマウスを生み出す。粘菌の遺伝子にスイッチが入ると酵素がDNAを切断し、損傷箇所にサーチュインを引き寄せてマウスを老化させる。

ら電話があった。

「マウスが1匹、ひどい病気なんです。安楽死させた方がいいと思います」

メールでそのマウスの写真を送るように頼み、やがて写真が携帯電話に届いた。それを見て、思わず吹き出さずにはいられなかった。

「これは病気なんかじゃないよ。年をとっただけだ」

「勘違いじゃありませんか？　説明には、同じケージの別のマウスたちと姉妹だと書かれていますよ？　でも、ほかのマウスはまったく正常なんです」

戸惑うのも無理はない。研究室にいる通常のマウスで生後16か月といえば、まだ厚い毛に覆われ、尻尾もしっかりとして体つきも筋肉質であり、とがった耳と澄んだ目をもっている。一方、タモキシフェンで老化を誘発したＩＣＥマウスはといえば、同じ月齢なのに毛は白く、そして少なくなり始め、背骨が曲がっている。耳は紙のように薄く、目は濁っている。

思い出してほしいのだが、ゲノムを変えるようなことはいっさいしていない。ただ、遺伝子の存在しないＤＮＡの空き地を切断して、それをまた元通りにつながせただけだ。念の為、のちの実験では別のＤＮＡ領域を壊してみたが、結果は同じだった。つまりは切断自体がサーチュインの反応を誘発したということである。サーチュインが仕事に出かけると、普段の持ち場を留守にしてゲノムの別の場所に留まることになる。そのせいで、いくつもの遺伝子のスイッチが間違ったときに入ってしまった。

何が老化時計を早めているのか

こうした発見は、カリフォルニア大学サンディエゴ校のトレイ・アイデカーとカン・ジャンや、カリフォルニア大学ロサンゼルス校（ＵＣＬＡ）のスティーヴ・ホーヴァスの研究結果とも一致する。とくにホーヴァスの成果は、現在「ホーヴァスの老化時計」として知られている。これは、たんに誕生からの経過時間で決まる「歴年齢」ではなく、「生物学的な年齢」を正確に割り出すための手法だ。具体的には、「ＤＮＡのメチル化」と呼ばれるエピゲノムの特徴を数千か所で調べ、それによって組織や細胞の老化の度合いを測るというものである。老化というのは、中年になってから始まるものだと思っているかもしれない。確かに、実際に体に大きな変化が現われてくるのはその頃からだ。しかし、ホーヴァスの時計は、私たちが生まれた瞬間から時を刻み始める。それはマウスにしても同じで、ＩＣＥマウスのエピゲノム年齢は、姉妹たちより約50％進んでいることがわかった。

生命のマスタークロックを何が早めているのか、私たちはそれを見出したのである。

別の見方をすれば、通常より約50％速いペースで生命のＤＶＤに傷をつけたともいえる。マウスの基本設計図であるデジタル情報自体は、それまでもそのときも、今も変わってはいない。ただ、その情報を読むためのアナログマシンが、データを断片的にしか拾えなくなったのだ。

ここが重要なポイントである。私たちはマウスの老化を促すことに成功したが、一般に老化の原因とされているものにはいっさい手を出していない。遺伝子変異を起こさせたわけでもなければ、テロメアに触れたわけでもない。ミトコンドリアをいじったのでも、幹細胞をじかに取り除いたのでもない。それなのにＩＣＥマウスは痩《や》せ、ミトコンドリアの機能が衰え、筋力が低下した。さらには、白内障、関節炎、認知症を発症し、骨密度の低下をきたして、体が弱ったのである。

これらはすべて老化に伴う症状であり、人間と同様にマウスを死の淵へと追いやるものだ。それが、遺伝子変異によってではなく、ＤＮＡの損傷シグナルを引き金とするエピゲノムの変化によってもたらされた。

私たちは症状1つ1つをマウスに与えたわけではない。与えたものは、老化だ。

そして、与えたものは取り戻すことができる。

老化を寄せつけない、あるいは信じがたいほど長寿な生き物たち

カリフォルニア州のホワイト山脈には、柔らかな朝の光を浴びて老齢のヒッコリーマツがそびえ立っている。一目見たら忘れがたいその威容は、まるで硬い土から自由になった巨大なゾンビの節くれ立った手のようだ。

とりわけ老齢のものになると、エジプトにピラミッドが建つ前から、またはストーンヘンジが築かれる前から、あるいは最後のケナガマンモスが地球から消える前からここに根を下ろしている。モーゼともイエスとも、ムハンマドともブッダとも、この地球を分かち合ってきた。標高３０００メートルあまりに生息し、ねじれたその幹は毎年1ミリにも満たない分だけ成長する。荒れ狂う稲妻も、周期的な干ばつもものともしない。まさに「不屈」という言葉がよく似合う。

これほど大きく、これほど古いものを前にしたら、ただただ驚嘆するしかなくなるだろう。その力強さと荘厳さに圧倒され、言葉を失うのも無理はない。畏怖の念に打たれて呆然と見つめたくもなる。だが、こうした大長老のような存在に対しては、もう１つの捉え方がある。ただ感動するだけよりは難しい見方ではあるが、私たちは地球上のどの生物に対してもそういう目を向けなくてはいけない。何かというと、私たちの教師として眺める、ということだ。

なんといっても、ヒッコリーマツはヒトと同じ真核生物だ。その遺伝子の半分は私たちのものとよく似ている。

それなのにこのマツは老化しない。

年をとらない、という意味ではない。樹皮の下には、顕微鏡でないと見えないような狭い間隔の年輪が何千本も隠れるように刻まれている。年輪はまた、その幅や形、化学組成などを通して過去の気候を記録してもいる。たとえば１８８３年にクラカタウ火山が大噴火し、世界中に火山灰がまき散らされた。そのせいで、１８８４年と85年には不明瞭な年輪しか残されていない。ちなみに、その年から現在（一番外側の年輪）までのあいだで、幹はわずか1センチほどしか太くなっていない[30]。

しかし、数千年の時が過ぎるあいだも、このマツの細胞には機能低下をきたした形跡がない。科学者はこれを「無視できるほどの老化」と呼ぶ。アメリカの森林遺伝学研究所のチームは、樹齢23～４７１３年のヒッコリーマツを調査し、細胞老化の徴候を探そうとした。だが、結局は空手で帰ってきた。チームが２００１年に発表した論文によれば、若い木と古い木とのあいだで有意な違いは確認できなかった。化学物質の輸送システムや分枝速度においても、つくられる花粉の質や種子の大きさにおいても、あるいはその種子の発芽の仕方においても、差はなかったのである。[31]

研究チームは、有害な遺伝子変異が起きていないかどうかにも目を向けた。当時はそれが老化の主な原因だという考え方が主流だったからである。だが何も見つけられなかった。[32] 仮にエピゲノムの変化に注目したとしても、やはり無駄骨に終わっていただろうと思う。

生物全般を考えた場合、ヒッコリーマツは異端児というべき存在である。しかし、老化に逆らっているのはこの植物だけではない。淡水にすむ刺胞《しほう》動物の一種ヒドラもまた、老化を寄せつけないような進化を遂げてきた。適切な条件下では、驚くほど老化を拒むのである。野生の状態では、捕食や病気、あるいは乾燥のせいで数か月の命だとしても、研究室の環境では40年以上生きているヒドラが世界中にいる。しかも、その記録はまだまだ伸びる気配を見せているのだ。健康状態を示す指標にしても、非常に若い個体と非常に高齢の個体とで大きな違いはない。

クラゲには成体の体の一部から完全に再生するものがいて、「不老不死のクラゲ」の異名を得ている。今のところ再生が確認されているのは、アメリカ西海岸に分布する優美なミズクラゲと、体長1センチほどのチチュウカイベニクラゲの2種しかいない。しかし、クラゲの大半は再生能力をもつのではないかと私はにらんでいる。これは調べてみればわかることだろう。「不老不死のクラゲ」をすり潰して細胞を1個ずつばらばらにしても、やがてその細胞が集まっていって完全な個体に戻る。映画『ターミネーター2』に出てくるサイボーグのT－1000も顔負けだ。再生すると同時に、老化の時計をリセットしているものと考えられている。

いうまでもないが、すり潰されないと不老不死になれないなんて、人間にはまっぴらごめんである。

今の人生を覚えていられないのなら、何度再生しようがまったく意味がない。別の肉体に生まれ変わるようなものだ。

だが、こうした「ベンジャミン・バトン」（映画化もされたF・スコット・フィッツジェラルド作の短編の主人公で、逆さまに年をとっていく）のような動物からは、重要なことがわかる。細胞年齢は完全にリセットできるということだ。それをいつかは人間も、しかも自分たちの知恵や記憶や魂を失うことなくできるようになると、私は信じて疑わない。

グリーンランド近海に分布するニシオンデンザメは、不老不死ではないものの信じがたい長寿を誇る。しかも、同じ脊椎動物なので、ヒドラやクラゲよりはずっと人間に近い。体長はホホジロザメ並みに大きく、１５０歳にならないと性的に成熟しない。脊椎動物としては最も長生きする生物だ。研究者たちが確信するところによれば、コロンブスが新世界で迷子になる前に生まれた個体も北極海にはすんでいるという。放射性炭素を用いた年代測定からは、ある非常に大型の1匹が５１０年あまり生きている可能性が示されている。少なくとも、科学者に捕らえられて測定された時点ではすでにそれだけの年齢に達していた。このサメの細胞に老化が見られるのかどうかについては、まだ明らかになっていない。生物学者の注目を集めるようになったのがここ数年のことだからである。ただ、老化しているにしてもきわめてゆっくりであることだけは間違いなさそうだ。

進化の段階で考えると、こうした生物のほうが酵母よりも人間に近い。にもかかわらず、あのちっぽけな酵母からでさえ人間の老化に関する手掛かりが得られるのだ。とはいえ、相手は植物であり、ヒドロ虫類であり、軟骨魚類だ。巨大な生命の系統樹のなかでは、やはり私たち哺乳類とは「違いすぎている」と思いたくもなる。

では、哺乳類には同様の例がないのだろうか。乳を分泌し、卵によるのではなく新生児をそのまま産む、温血動物のいとこの場合は？

２００７年、アラスカ先住民の猟師たちが1頭のホッキョククジラを仕留めた。解体してみると、古い銛《もり》の先端部分が脂肪層にめり込んでいるのが見つかった。歴史家がその銛の年代を調べたところ、19世紀後半につくられたものとわかる。そこから推定されるクジラの年齢はおよそ１３０歳である。この発見を機に、ホッキョククジラへの科学者の関心が一気に高まった。のちの研究で「アミノ酸年代測定法」というのを用い、ホッキョククジラの眼の水晶体にあるアスパラギン酸を詳しく分析してみた。すると、殺された時点で２１１歳だったと思しき個体もいた。

進化の過程で、ホッキョククジラが哺乳類としては並外れた長寿を獲得したのも、考えてみれば当然かもしれない。天敵がほとんどいないので、長もちする体をつくってゆっくり繁殖する余裕があるのだ。おそらくは自らのサバイバル・プログラムにつねに警戒態勢をとらせ、安定したエピゲノムを維持しながら細胞の修復にあたっているのだろう。そのおかげで、生命のシンフォニーが複数の世紀にまたがって奏でられ続けている。

あらゆる生物がほぼ同じ長寿遺伝子をもつのに、老化のペースが異なるのはなぜか

私たちがより長く健康に生きるうえで、こうした長命な生物から何が学べるだろうか。

外見や生息環境でいったら、確かにどれも人間とはかけ離れている。しかし、非常に似ている面もある。たとえばホッキョククジラは人間と同様、集団で暮らす複雑な構造の哺乳類だ。互いに情報を伝達し合うし、意識を有してもいる。ヒトとホッキョククジラでは、既知の遺伝子が1万2787個も共通だ。そのなかには、FOXO3遺伝子の興味深い変異体も含まれる（後述）。これと同等の遺伝子がDAF-16であり、初めは線虫の長寿遺伝子としてその存在が確認された。この発見をしたのは、カリフォルニア大学サンフランシスコ校の研究者シンシア・J・ケニヨンである。ケニヨンは、遺伝子変異のせいでインスリンのシグナル伝達経路に欠陥のある線虫が、通常より2倍も長く生きることに気づいた。さらには、この寿命の延長が起きるためには、DAF-16遺伝子の活性化が欠かせないことも突き止めた。つまり、DAF-16遺伝子は線虫のサバイバル回路においてきわめて重要な役割を果たしているわけである。この遺伝子からつくられる小さなタンパク質（転写因子）は、DNAの塩基配列に「TTGTTTAC」という文字列を見つけるとそこに結合する。そして、サーチュインと共に、環境が厳しいときに細胞の生存率を高めるために働く。[33]

哺乳類の場合、DAF-16に相当する遺伝子が4つある。FOXO1、FOXO3、FOXO4、それからFOXO6だ。さて、ここまで来ると、科学者という連中はわざと物事をややこしくしてい

るんじゃないかと疑いたくなるかもしれない。それはたぶん正しい。ただ、この場合に関してはやむを得ない面もある。同じ「遺伝子ファミリー」に属していながら別の名前になっているのは、DNAの塩基配列が簡単には読めない時代に命名されたからだ。誰かが自分のゲノムを解析してもらったら、町の反対側にきょうだいのいることがわかった、というようなものである（こうした事例は意外と少なくないらしい）[34]。「Daf」とは「dauer larvae formation（耐性幼虫形成）」の略である。「dauer（ダウアー）」とはドイツ語で「長もちする」という意味であり、まさしくこの話にふさわしい。飢餓状態にあったり、個体が過密になりすぎたりして線虫が強いストレスを受けると、状況が好転するまで「耐性幼虫」になるのだ。遺伝子変異によって*DAF-16*が活性化すると、状況に問題がないときでも線虫の防御プログラムにスイッチが入り、寿命が延びる。

　私が初めて*FOXO*ないし*DAF-16*に相当する遺伝子に遭遇したのは、酵母においてだった。酵母の場合、この遺伝子は*MSN2*と呼ばれている。*DAF-16*と同様、*MSN2*がつくるタンパク質の仕事はいくつかの遺伝子のスイッチを入れることだ。そのスイッチがオンになると、酵母のストレス耐性が高まって細胞死から遠ざかる[35]。私たちの発見によれば、カロリーを制限した餌を与えると、NAD（サーチュインが機能するうえで必要な物質）の再利用を促す遺伝子がMSN2タンパク質によって活性化する。結果的にそれが寿命の増加につながっている[36]。

　こうした複雑怪奇な物語のなかに、いくつかのテーマが繰り返し見え隠れしているのに気づいていることと思う。低エネルギーを感知するセンサー（SNF1／AMPK）、転写因子（MSN2／DAF-16／FOXO）、NADとサーチュイン、ストレス耐性、そして長寿である。これは偶然ではない。いずれも原初のサバイバル回路を構成する重要な要素だ。

　では、ホッキョククジラの*ＦＯＸＯ*遺伝子群は人間にも見られるのだろうか。じつはいくつかの地域で、*ＦＯＸＯ３*の特定の変異体が住民のゲノムから発見されており、その地域は寿命と健康寿命がともに長いことで知られている。中国の紅河流域の住民などがそうだ[37]。この変異体が体の防御システムを活性化させることで、環境が厳しいときだけでなく生涯を通して病気や老化を防いでいると考えられる。自分のゲノム解析をしてもらったことがあるなら、既知の*ＦＯＸＯ３*変異体をもっているかどうかを確認してみるといい[38]。たとえば、ｒｓ２７６４２６４という位置の塩基が「Ｔ」ではなく「Ｃ」になっている配列は、長寿との相関が高いと指摘されている。私の３人の子どものうち上の２人、アレックスとナタリーは、その位置に２つの「Ｃ」をもっている。１つは妻のサンドラから、もう１つは私から来たものだ。だとすれば、ほかの遺伝子の条件が同じなら、そしてあまりにひどい生活習慣にふけることがなければ、２人が95歳まで生きる確率は私より高いはずである。私のように「Ｃ」と「Ｔ」が１つずつの人間よりも、あるいは「Ｔ」が２つの人間よりも、かなり長生きをする見込みが大きい。

　ここで少し立ち止まって考えてみたい。地球上のあらゆる生命にほぼ同じ長寿遺伝子が見つかるというのは、驚くべきことである。樹木も酵母も、線虫もクジラも、そして人間もだ。現存するすべての生き物の系統を遡れば、原初の地球に存在した同一の生命に行き着く。顕微鏡を覗けばわかるように、私たちはどれも同じ物質でできている。同じサバイバル回路を共有し、その防御ネットワークが細胞を守って、厳しい時期にも私たちを助けてくれている。しかし、このネットワークはマイナスにも働く。ＤＮＡが損傷するような深刻なダメージは避けがたいものであるため、サバイバル回路が酷使され、細胞のアイデンティティを変えてしまうのだ。私たちはエピゲノムの雑音から逃れることができず、それが老化の原因となる。「老化の情報理論」で行けばそういうことになる。

だが、生物の種類によって老化のペースは大きく異なる。なかには、まったく年をとらないように見えるものもいる。いったいクジラはどうやって、サバイバル回路を働かせながらもエピゲノムのシンフォニーを乱さずにいられるのだろうか。加齢とともにピアニストの能力が衰えるのだとしたら、クラゲはどのようにしてその腕前を回復させているのか。

私はこうした疑問に導かれながら、自分たちの研究をどこに向けていくかを考えてきた。荒唐無稽なアイデアにしか思えないとしても、あるいはサイエンスフィクションから抜け出してきたような発想に見えるとしても、私の仮説はしっかりと研究に根差している。しかも、ヒトの近い親戚たちが老化を回避する方法を見つけているという、確かな事実に裏づけられてもいる。

彼らにできるのなら、私たちにだってできないはずはない。

細胞の役割を決める「エピジェネティック地形《ランドスケープ》」

かつては、ゲノムの地図を描くという考えをほとんどの人が理解すらできなかった。また、細胞の全エピゲノムの地図を作製する技術も発達していなかった。だから、エピゲノムがＤＮＡの巻きつけをどう調節しながら遺伝子のスイッチを入れたり切ったりしているのかも、明らかになっていなかった。

そんな時代から、発生生物学者のコンラッド・Ｈ・ウォディントン（前章でも触れたように「エピジェネティクス」という言葉をつくった人物）はすでに人より深いところまで考えていた。

　1957年にエディンバラ大学で遺伝学の教授を務めていたとき、ウォディントンは初期の胚がなぜ発達を遂げられるのかを突き止めようとしていた。誕生まもない胚は、未分化の細胞の塊にすぎない。どの細胞も隣の細胞とまったく変わらず、完全に同一のＤＮＡをもっている。にもかかわらず、やがて何百種類もの細胞に分化して人体を形づくっていく。ウォディントンがこの問題に取り組んでいたのがちょうどデジタル革命の黎明期だったのは、たぶん偶然ではない（コンピュータ・プログラミングの生みの親と呼ばれるグレース・ホッパーが、初めて広く普及したコンピュータ言語「ＣＯＢＯＬ「コボル」」の開発に向けた土台づくりをしていた頃である）。というのも、ウォディントンの疑問を別の表現でいい換えれば、「どの細胞も同じコードで動いているのに、どうしてそこから異なるアウトプットが生まれるのか」となるからだ。

　遺伝子（つまりコード）以外の何かが関わっているに違いない。コードをコントロールするプログラムが。

　そこでウォディントンが考え出したのが「エピジェネティック地形《ランドスケープ》」である。私たちの遺伝子が存在している世界はじつに動的である。それを3次元の地形図で表現したのがこの「地形」だ。半世紀以上が過ぎた今もなお、老化の原因を理解するうえでウォディントンの「地形」はまたとない比喩となっている。

　ウォディントンの「地形」では、山の頂上にビー玉が1個載っている。これが胚の幹細胞だ。胚が発達していくとき、ビー玉は山腹を転がり落ちて、数百ある谷のどれか1つの底で止まる。1つ1つの谷は、体内で細胞が取り得る様々な種類を表わしている。つまりこれが「分化」だ。エピゲノムはビー玉を導くのに加えて、重力の役割も果たす。ビー玉が定位置に落ち着いたあとも、道を逆戻りすることのないよう、また、別の谷に飛び移ったりすることのないようにしておくためだ。

最終的に停止した場所が、細胞の「運命」と呼ばれる。かつての私たちは、この山頂から谷底までの道を一方通行だとみなし、一度決まった運命がくつがえることは絶対にないと考えていた。だが、生物の世界に「絶対」はない。ここ10年で明らかになったのは、ビー玉がけっして固定されているわけではないということだ。それどころか、時間が経つにつれて動き回りやすくなるという厄介な性質をもっている。

ビー玉が坂を転がり落ちるときに分子レベルで何が起きているかというと、様々な遺伝子のスイッチが入ったり切れたりしている。そのオンオフを司るのが、色々な転写因子やサーチュイン類、さらにはＤＮＡメチル基転移酵素やヒストンメチル基転移酵素といった酵素類だ。最後の２つの酵素は、ＤＮＡやヒストン（ＤＮＡを巻きつかせているタンパク質）にメチル基の標識をつけて、所定のふるまいをするよう細胞に指示している。

私たちが長いあいだ健康を保つうえで、この情報が安定していることはきわめて重要だ。しかし、それについては科学界ですら広く理解されているとはいいがたい。おわかりのことと思うが、エピゲノムを研究する分野（エピジェネティクス）は、長らく生命の始まりを調べる科学者たちの守備範囲だった。それとは反対端に目を向けている私のような連中には、出る幕がなかったわけである。

ビー玉は、ひとたび「地形」のなかで落ち着いたらそこに留まろうとする。受精がすべてうまく行けば、胚は胎児へ、それから新生児へ、さらには幼児から十代へ、そして成人へと成長していく。若いうちは大きな問題が起きにくいものだ。しかし、時間は刻々と過ぎていく。

日光やX線を浴びてＤＮＡが損傷したあとなどでは、エピゲノムに大幅な調節がなされる。そのたびに谷底のビー玉は激しく揺さぶられる。小規模な地震によって、地形が少しずつ変動するのを思い浮かべるといい。時とともに地震が何度も繰り返され、山肌の侵食が進んだらどうなるか。ビー玉は谷から飛び出て山腹を逆行し、別の谷に落ちる。こうなると細胞のアイデンティティが変化する。たとえば皮膚細胞だったものが、違うふるまいを始めるのだ。胎内ではスイッチが切られ、その後も切れたままでなければならなかったはずの遺伝子が、オンになってしまうためである。今やその部分は90％が皮膚細胞だが、残り10％は違う種類の細胞の寄せ集めと化す。神経細胞の性質をもつものもあれば、腎細胞の性質を示すものもある。こうなると皮膚細胞として実行すべきことがうまくできなくなっていき、体毛の生成、皮膚の柔軟性維持、傷の治癒といった機能に支障が生じる。

私の研究室では、これを細胞の「外分化（exdifferentiation）」と呼んでいる。

こうして、個々の細胞がエピゲノムの雑音に負け始める。同じ種類の数千個の細胞でできていた組織が、種々雑多な細胞が寄り集まるだけのものになっていく。

アナログ情報であるエピゲノムは不安定

思い出してほしいのだが、エピゲノムはもともと不安定なものだ。なぜなら情報がアナログだからで

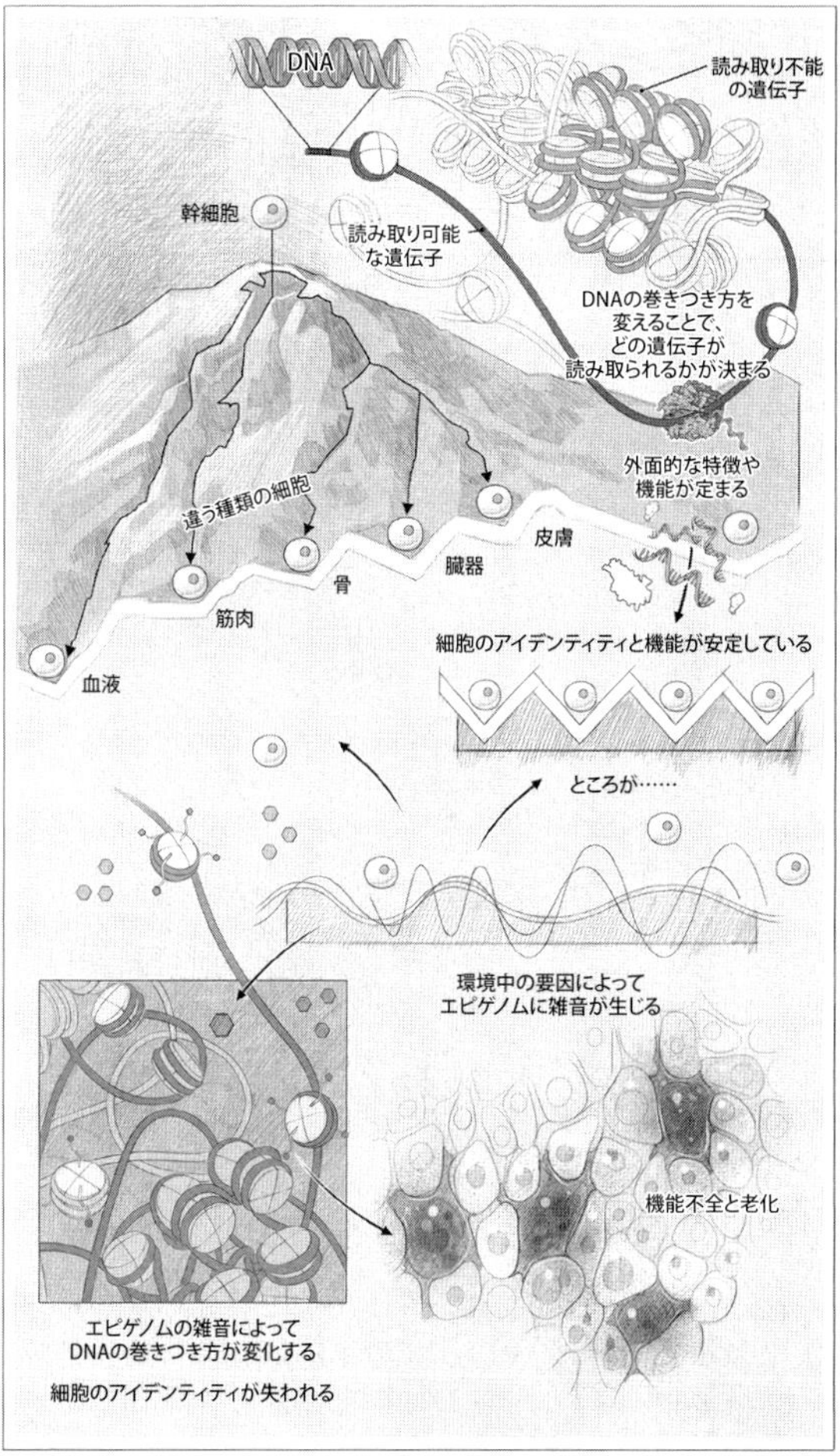

変わりゆく生命の地形。ウォディントンの提唱した「エピジェネティック地形《ランドスケープ》」は、細胞がどうやって自らのアイデンティティを見出すのかを比喩で説明したものだ。胚細胞（「ビー玉」として表現されることが多い）は山腹を転がり落ち、正しい谷に落ち着くことで自らのアイデンティティを決める。しかし、加齢とともにDNAが損傷するなどして生物の生存が脅かされると、サバイバル回路が始動し、エピゲノムにわずかながら変化が加わる。やがて細胞はしだいに隣の谷に移動するようになり、本来のアイデンティティを失う。ついには、ゾンビのような老化細胞へと姿を変えて、古い組織内に居座る。

ある。取り得る値に制限がないために、雑音の蓄積を防ぐのが難しい。複製しようとすれば、ほぼ間違いなく多少の情報を失う。地震は避けがたい現実として受け入れるしかなく、地形はつねに変化している。

エピゲノムがアナログではなく、デジタルな情報に進化していたらどうなっていたか。谷の斜面は垂直な壁となって１００キロ以上の高さにそそり立ち、重力も超強力になっていただろう。ビー玉は別の谷に飛び込むことがなく、細胞は永遠にアイデンティティを失わない。私たちの体がこういうつくりになっていたら、何千年でも、ひょっとしたらもっと長いあいだでも健康に生きられるのかもしれない。だがそうはなっていない。ゲノムにしてもエピゲノムにしても、遺伝子を確実に次世代に受け渡せる程度（運がよければさらにもう少し）まで生き延びられればそれでいい。だから、不老不死までは必要ないというのが進化の選択だった。そのために私たちの谷の斜面は傾斜が緩く、重力もさほど強くない。２００年生きるクジラは、おそらくもっと急峻な谷を進化させたのだろう。おかげで人間の倍もの期間、細胞のアイデンティティを保っている。それでも、永遠に生きるわけではない。

なぜだろうか。その原因は、マグナ・スペルステスとサバイバル回路にあると私は考えている。つまり、本来の持ち場である遺伝子と、損傷したＤＮＡとのあいだを、サーチュインなどの酵素が行ったり来たりする仕組みに問題がある。このやり方は短期的には功を奏するものの、結局は老化を引き起こす。間違った遺伝子が間違った時に、間違った場所で働いてしまうことが、しだいに増えていくためだ。

ＩＣＥマウスのところでも見たように、わざとＤＮＡを損傷させてエピゲノムを乱すと、雑音がもち込まれて、ウォディントンの「地形」が侵食されることにつながる。細胞は誤った方向に導かれて正しく機能しなくなり、マウスの体はそうした細胞の寄せ集めと化す。

これが老化だ。心臓病にがん、痛みに虚弱、そして死が待つ世界へと私たち１人１人を追いやるのは、エピゲノム情報の喪失なのである。

アナログ情報が失われることが老化の唯一の原因だとしたら、何か打つ手はあるのだろうか。ビー玉を安定させ、谷の斜面を高くし、重力を強くする手立ては？

ある。自信をもってそういい切れる。

エピゲノムを安定させれば若返りも不可能ではない——走るのをやめない高齢のマウス

テキサス大学のベンジャミン・レヴィーン教授は、定期的に運動するのは私たちの「義務」だと語る。

「運動のことを、個人衛生の一環として捉えてほしいとみなさんには話しています。歯を磨くのと同じです。自身を健康にするためにやって当然の習慣にしなくてはいけません[39]」

もちろん教授は正しい。ジムに通うのが歯を磨くくらいに簡単なら、たいていの人は運動するようになるだろう。だがそうはいかない。

もっとも、いずれはそんな日が来るかもしれない。現に私の研究室での実験から、そうなってもおかしくないことが示されている。

「デビッド、大変です」。２０１７年のある秋の朝、私が研究室に出勤すると、マイケル・ボンカウスキーという博士研究員が血相を変えていた。

1日の始まり方としてはあまりいいものじゃない。

「わかった」。深く息を吸って、最悪の事態に備える。「何が起きた？」

「あのマウスたちです。走るのをやめないんです」

「あのマウス」というのは生後20か月で、人間でいうと65歳くらいに相当する。私たちは実験で、NADの濃度を高める分子を餌に混ぜて与えていた。NADはサーチュインが働くうえで不可欠な物質なので、その量を増やしてやればサーチュインが活性化されると期待してのことである。そのマウスがランニング中毒になったのだとしたら、これほど嬉しい知らせはない。

「なんで困るの？　すごいニュースじゃないか！」

「その……すごいニュースといいたいところなんですが、ランニングマシンを壊しちゃったもんだから……」

どうやら、マウスの走る距離を追跡するプログラムを作製する際に、距離の上限を3キロに設定していたらしい。上限に達した時点でランニングマシンは停止することになっていた。それでも走り続けたために、壊れたのである。「実験をやり直さないといけませんね……」。ボンカウスキーはため息をついた。

事の意味が頭に染み込むまでにしばらくかかった。

たとえ1キロであっても、マウスが走る距離としては立派なものである。2キロともなれば、人間の通常の陸上トラック5周分であり、若いマウスだとしてもかなりの上出来といえる。

上限を3キロにしていたのにはわけがある。そんなに長い距離を走るマウスなどいないからだ。にもかかわらず、高齢のマウスがウルトラマラソンのランナーも顔負けになった。

なぜか。手掛かりは、私たちが２０１８年に発表した論文のなかにある。[40] この論文に記した重要な発見の１つは、ＮＡＤ濃度を高める分子を高齢のマウスに与えてＳＩＲＴ１酵素を活性化してやったところ、血管の内壁を覆う内皮細胞に変化が起きたことである。それが血流の不足している筋肉の領域に入り込み、新たな毛細血管が形成されたのだ。そして、切に必要とされていた酸素を運ぶのはもちろん、乳酸や有害な代謝産物を筋肉から運び去った。これにより、マウスにしろ人間にしろ、体力低下を引き起こす大きな要因を取り除いたのである。高齢のマウスが突如としてマラソンランナーに変身したのはそういうわけだったのだ。

サーチュインが活性化された結果、マウスのエピゲノムはより安定した状態になった。谷の斜面が高くなり、重力も強くなって、ウォディントンの「ビー玉」はあるべき場所に押し戻された。実験のマウスには所定の物質を摂取させただけなのに、運動をさせたかのような効果が毛細血管の内壁に現われていた。疑似的な運動効果が確認されたのはこの実験が初めてである。ある方面での若返りが不可能ではないことを間違いなく物語っている。

こうした結果がどのような仕組みで生じるのか、すべてが解明できているわけではない。サーチュインを活性化する分子にしても、何が最適でどれくらいの量がいいのか、まだ結論は出ていない。そうした数々の疑問に答えるべく、体内でＮＡＤに変化する化学物質がこれまでに数百種類も合成されてきた。現在、それらを使っていくつもの臨床試験が進められている。

とはいえ、すべての結果が出るまで待たなくても、これまでに解明されたことを活用することはできる。現時点であっても、エピゲノムのサバイバル回路を適度に働かせて、より長く、より健康な人生を送ることは十分に可能だ。「老化の情報理論」の恩恵はすぐにでも受けられるのである。

現状よりはるかに長く、はるかに健康に生きるために、今すぐできることはいくつもある。老化を遅らせ、食い止め、場合によっては部分的に若返りを図ることだって夢ではない。

どうすれば老化と闘えるのか。老化に対する見方を根本から改めさせるような科学的処置とはどういうものか。人類の未来を一変させる治療や療法とは何なのか。もちろん具体的に説明することはできる。だがその前に、1つだけ重要な問いに答えておきたい。

それは正しいことなのか？

第3章 万人を蝕《むしば》む見えざる病気

「老化は疾患である」という王立協会の会合の主張

2010年5月10日、ロンドンの街は騒然としていた。前日のサッカー・プレミアリーグ最終日、地元のチェルシーFCがウィガン・アスレチックFCを8-0の大差で破り、4度めの優勝を飾っていた。さらにはこの日、首相のゴードン・ブラウンが辞任を発表した。自らの率いる労働党が前週の総選挙で惨敗し、90議席あまりを失ったのを受けてのことである。

イングランドのスポーツ界も、イギリスの政界も、まったく目を向けていなかったロンドンの一角に、カールトン・ハウス・テラスという大きな白い建物がある。この日、この建物に注目していた者がいるとすれば、よほど熱心な「自然に関する知識向上を目指すロンドン王立協会の会長、評議会、およびフェロー」のマニアに違いない。

今のは正式名称で、普通はもっと短く切り詰めた「王立協会」として知られている。世界最古の国立科学団体だ。「新しい科学」を振興・普及させることを目的に、フランシス・ベーコンなど当代きっての大思想家たちによって1660年に設立された。ベーコンといえば、啓蒙時代に「寿命を延ばす」という考え方を広めた人物でもある。[1] 王立協会は設立以来毎年、科学に関する行事を催してきた。数々の講演も行なわれ、協会の豊かな歴史にふさわしい錚々《そうそう》たる面々が登壇している。たとえば、アイザック・ニュートンは重力について、チャールズ・バベッジは自らの考案した自動計算機械について説明した。また、「はじめに」でも触れた植物学者のジョゼフ・バンクスは、オーストラリアから戦利品としてもち帰ったばかりの1000種を超える植物標本を披露している。すべて、科学界に知られていなかったものばかりだ。

啓蒙時代を過ぎた現代にあっても王立協会の行事は、「世界を変える」とまではいかないにせよきわめて興味深い。しかし、この2010年の春に2日間かけて開かれた会合は、まさに「世界を変える」と呼ぶにふさわしいものだった。というのも、その月曜日と火曜日に様々な分野の研究者たちが一堂に会し、重要な「新しい科学」について議論したからである。

この会合を呼びかけたのは3人の著名な科学者だ。遺伝学者のリンダ・パートリッジ、生物情報分析の先駆けであるジャネット・ソーントン、そして分子神経学者のジリアン・ベーツである。いずれも、それぞれの分野の権威として活躍している。参加者の顔ぶれもこれに劣らず豪華だ。前章にも登場したシンシア・ケニヨンは、自分の画期的な研究について語った。すなわち、線虫のIGF-1（インスリン様成長因子-1）受容体の遺伝子が1文字変異を起こすと、*DAF-16*遺伝子が活性化して寿命が2倍になるというものである。[2] パートリッジは当初この発見について、線虫だけに限定される異常ではないかと疑っていた[3]。だが、のちにパートリッジもほかの大物研究者たちも見方を改め、老化が1個の遺伝子にコントロールされていてもおかしくないというかねてからの考え方を受け入れるしかなくなった。ヨーテボリ大学のトーマス・ニーストロムは自らの発見について話し、Ｓｉｒ２酵素が酵母のゲノムとエピゲノムの安定に重要であるだけでなく、酸化したタンパク質が娘細胞に受け渡されるのを防ぐ役割ももつことを明らかにした。

　かつてガレンティ研究室で一緒だったブライアン・ケネディ（数か月後にはバック加齢研究所のＣＥＯに就任することが決まっていた）は、多種多様な生物のあいだで遺伝子経路が共通しているのであれば、それが哺乳類の老化においても同様の役割を果たしている見込みが大きいことを説明した。遺伝子経路とは、複数の遺伝子からなるネットワークのなかで、遺伝子同士がどのように相互作用するかを表わしたものである。南イリノイ大学のアンドレイ・バートキーは、例の「マラソンマウス男」マイケル・ボンカウスキーの博士課程アドバイザーを務めたことのある人物だ。このときは、ある種の矮《わい》小《しょう》なマウスの寿命が、通常のマウスの2倍という記録的な長さに達する場合があることを報告した。分子生物学者のマリア・ブラスコは、高齢の哺乳類細胞が若い細胞よりもアイデンティティを失ってがん化しやすいのは、どういう仕組みによるものかを語った。遺伝学者のニール・バルジライは、長寿地域の住民がもつ遺伝子の変異体について解説するとともに、比較的簡単な薬物療法で老化に伴うすべての疾患がかなり予防でき、寿命も大幅に延びると説いた。

　2日間で、世界屈指の研究機関を代表する19人の科学者が発表を行なった。その過程で、しだいに1つの大胆な見解へと総意が傾いていき、最終的には、健康と病《やまい》に関する従来の見方に異議を唱える主張を打ち上げた。その年の秋、ユニバーシティ・カレッジ・ロンドンで健康老化研究所の所長代理を務める生物老年学者のデビッド・ジェムズは、この会合の内容を総括する文章を記す。そして、そのなかで次のように述べた。生物の老化について明らかになった数々のことはすべて、たった1つの重大な結論を指し示している。それは、老化は避けて通れないものなどではなく、「幅広い病理学的帰結を伴う疾患のプロセス」[4]だということだ、と。こういう風に捉えると、がんも心臓病もアルツハイマー病も、一般に加齢と関連づけられるほかの色々な状態も、それら自体が病気なのではなく、もっと大きい何物かの個々の症状にすぎないことになる。

平たくいえば、そしてより一層思い切った言い方をするならこうなる――老化そのものが1個の疾患なのだ。

老化を死因とは認めない社会

老化が病気だなんておかしな考え方だと、読者がそう思うのも無理はない。医師も研究者も、長いあいだそれを口にするのを避けてきた。年をとれば老化するというのが、昔からいわれてきたことである。そして生きている以上、年をとることは避けられない。

現に、辺りを見回してみれば、そこらじゅうに老化がある。とくに、自分たちに近い生き物のあいだでそれを目にしないことはない。農場のウシやブタは老化する。家にいるイヌやネコもしかりだ。空を飛ぶ鳥。海を泳ぐ魚。森に生える木。研究室で培養される細胞。すべては決まって同じ最後を迎える。

塵《ちり》から生まれて、塵に返るのだ。

死と老化の結びつきがあまりに強いために、前者が不可避であることが後者に対する考え方を縛るようになった。17世紀、ヨーロッパの諸地域で死亡証明書が初めて公的に管理されるようになった頃、「老化」は立派な死因の1つだった。「老衰」や「高齢による衰弱」が、死因としてごく普通に受け入れられていたのである。17世紀に『死亡表に関する自然的および政治的諸観察』（栗田出版会）を書いたイギリスの人口統計学者ジョン・グラントによれば、「恐怖」「悲嘆」「嘔吐」も死因の仲間に入っていたという。

時代が下るにつれて、私たちは高齢であることを死の原因とはしなくなっていった。今や「年をとった」せいで亡くなる者などいない。過去１００年のあいだに西洋の医学界では、「老化」より直接的な死因がかならずあると考えるようになった。それだけではない。死因を特定することが至上命令だと信じるに至ったのだ。それが証拠に、ここ数十年の私たちは、まるで憑《つ》かれたかのような細かさで死因を分類している。

世界保健機関（ＷＨＯ）が発行する『疾病及び関連保健問題の国際統計分類』は、病気や症状、外傷の原因などを列挙した資料である。１８９３年に初めて世に出たときには、１６１個の見出しがあった。現在ではそれが1万４０００個を超えている。死亡情報を維持管理しているほとんどの地域で、公衆衛生の役人や医師はこの資料に記されたコードを用い、障害や死亡の直接原因と根本原因を記録している。[5] さらにはそれを参考にして、世界中の医学界のリーダーや政策立案者が公衆衛生上の決断を下している。大まかにいって、死亡証明書に現れる回数の多い死因ほど、社会はその根絶を目指していると考えていい。だからこそ、心臓病や2型糖尿病や認知症が、現在進行中の医学研究と治療法開発の主軸となっている。だが、老化には焦点が当たっていない。そうした病気すべての最大の原因は老化だというのに。

人が人生を終えるとき、その根本原因が老齢だとみなされることもないではない。ただし、医師がそれを直接の死因に挙げることは絶対にない。そんなことをしたら役人の逆鱗《げきりん》に触れ、もっと詳しく書くようにと書類が突き返されてくるのが落ちだ。下手をすれば同業者からの笑い者になるだろう。デビッド・ジェムズは、先ほど触れた２０１０年の王立協会の会合の模様を報告した人物でありながら、２０１５年には医学情報専門サイトの「メディカル・デイリー」に対して結局次のように語っている。

「人が何の病気もなしに純粋な老化だけで死ぬだなんて、馬鹿も休み休みいってほしい[6]」

だが、こういう考え方は肝心な点を見逃している。老化と病気を切り離してしまうと、どのようにして人生の終点にたどり着いたのかがぼやけてわかりにくくなるのだ。もちろん、誰かが崖から落ちて亡くなったのなら、なぜ落下したのかを突き止めるのは大事だろう。しかし、そもそもどうして崖まで行ったかを知ることも同じくらい大切なはずである。

私たちを断崖絶壁まで追い詰めるのは老化だ。１００年かそこら与えられれば、誰もがかならずそこまで行く。

加齢と「人間の死亡率の法則」

1825年、イギリスの保険数理士で王立協会のフェロー（メンバーのこと）でもあった博学のベンジャミン・ゴンパーツは、自ら編み出した「人間の死亡率の法則」に基づいて命の上限を説明しようとした。この法則は、老化を数学の切り口から表現したものといえる。ゴンパーツは次のように記した。「死というものは、おおむね並び立つ2つの原因によってもたらされていると考えられる。1つは偶然であり、死や衰えへと向かう傾向が前もって見られなかった場合にあたる。もう1つは衰えであり、言葉を換えれば、破壊に耐える能力がしだいに失われることといえる」[7]

この法則の前半部分は、体内の時計がランダムに時を打っていることを表わしている。これは、1軒のレストランで1個のグラスが割れる確率や、1個の原子が放射性崩壊を起こす確率にも似ている。どの1個がそうなるかは予測できないものの、時間が経つにつれて壊れるものの数は増え、無傷なものの数は減っていく。その結果、ほかの大半がだめになっても、長もちするものがわずかに残る。後半部分が伝えているのは、制御不能な未知のプロセスにより、人間が死に至る確率は時とともに指数関数的に高まるということだ。ゴンパーツはこの2つの要素を組み合わせて方程式を考案し、それを使って老化による死亡数を正確に予測することができた。グラフで示すと、まだ生きている人の数は50歳を過ぎたところで急激に落ち込む。だが、グラフは長く尾を引いて、その端では「恵まれた」人たちが予想を超えて長く命を保つ。ゴンパーツと姻戚関係にあったモーゼス・モンテフィオーレが、ネイサン・メイアー・ロスチャイルドと共に立ち上げたアライアンス保険会社は、この方程式のおかげで大いに潤った。

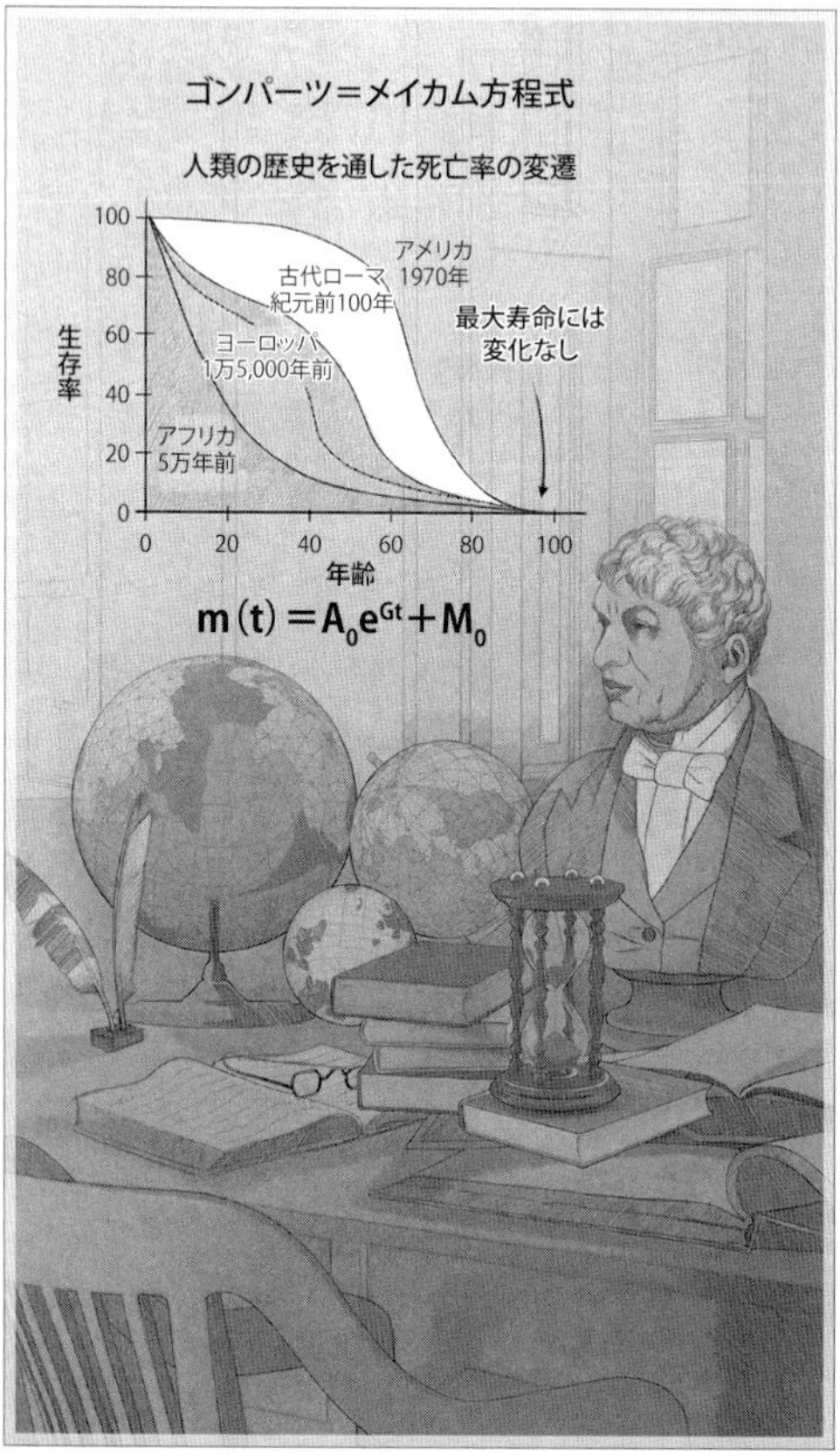

人間の寿命に関する法則。ベンジャミン・ゴンパーツは独学で数学を学んだ。並外れた頭脳の持ち主だったが、ユダヤ人だったために19世紀のロンドンでは大学に入れなかった。それでも、1819年には王立協会のフェローに選ばれている。ゴンパーツの義兄であるモーゼス・モンテフィオーレと、ネイサン・ロスチャイルドは、1824年にアライアンス保険会社を共同設立し、社の保険数理士にゴンパーツを任命した。ゴンパーツはすっきりとした方程式を編み出し、それまで使用されていた「生命表」(死亡統計に基づいて作成され、一定期間における各年齢集団の死亡・生存の状態を示した表)の代わりにその方程式を用いた。ゴンパーツの方程式からは、年齢とともに死亡率が指数関数的に増加することがわかる(後年、やはり保険数理士のウィリアム・メイカムがこの方程式を修正し、それが「ゴンパーツ＝メイカム方程式」と呼ばれるようになった)。保険会社にとっては重要な「法則」だが、だからといって老化が「避けて通れない現実」であるわけではない。

当時は知る由もなかったことではあるが、実際にほとんどの生物がこの法則に従う（今頃ゴンパーツも草葉の陰で喜んでいるに違いにない）。ショウジョウバエも線虫もそうだし、マウスや酵母でさえもだ。もっと大型の生物の場合、その2種の時計が具体的に何を指すのかはよくわかっていない。ただ、酵母についてなら明らかになっている。偶然の時計は環状のｒＤＮＡが形成されることであり、指数関数的な時計は環状ｒＤＮＡが増殖して急速に数を増していくことだ。その結果としてＳｉｒ２酵素が接合型遺伝子を離れるために、細胞の生殖能力が失われる[8]。

人間の場合はもっと複雑だ。しかし、19世紀のイギリスにおいては、死亡率が単純な数式モデルに従う傾向を強めつつあった。というのも、出産、事故、感染症などのせいで、老化によらずに命を落とす人の数がしだいに減ってきていたからである。このおかげで、体内の時計を原因とする基本的な死者の数は、いつの世も変わらないことが浮き彫りになっていった。すなわち、加齢によって死亡する確率は8年ごとに倍増し、１００歳を超えて長生きできる余地はきわめて少ないということである。

この上限は以後もほとんど変わっていない。１９６０年から現在までのあいだに世界の平均寿命が20年も急に延びたにもかかわらず、そこだけは前のままだ[9]。倍倍で増えていくと、死亡率は急速に膨れ上がる。そのため、先進国で暮らす人なら80歳まで生きることは期待できても、１００歳に達するのは依然として１００人中わずか３人にすぎない。１１５歳ともなると、１億人に１人のレベルだ。１３０歳の声を聞くなど、数学的に考えて絶対に不可能である。

少なくとも今はまだ。

老化ほど危険な病気はない——無視されている老化のリスク

1990年代の半ば、私がオーストラリアのニューサウスウェールズ大学で博士号取得を目指していたとき、母ダイアナの左肺にオレンジ大の腫瘍が見つかった。

若い頃からタバコを吸い続けてきたので、いつかその日が来るとは思っていた。それまで母の喫煙は、母と私のあいだの何より大きな喧嘩《けんか》の種だった。幼い時分には、母のタバコを何度もこっそり隠したものである。母は烈火のごとく怒った。どれだけ訴えても母が耳を貸さないので、私も腹が立って仕方がなかった。

「もう十分に生きたから、残りはおまけのようなものよ」。母がよくそう口にしていたのは、まだ四十代に差し掛かったばかりの頃である。

「生まれてきたのがどんなにラッキーかわからないの？　自分の人生を捨てる気？　いつかがんになったって、見舞いになんか行かないからね！」私はいい返した。

それから10年ほどしてついにがんが現われたとき、怒りは湧いてこなかった。悲劇は憤りを鎮めるものである。私は病院に車を走らせ、わだかまりはすべて解消しようと心に決めた。

母が肺がんを発症したのは自業自得ではあるが、無節操な産業の被害者だともいえた。タバコだけが命取りになることはない。タバコと遺伝子の特徴と、時間が組み合わさることで死に至るケースが最も多い。母ががんと診断されたのは50歳のときである。これは、初めて肺がんと診断される人の平均年齢より21歳若く、今の私の年齢と同じだ。

ある面で考えると、そんなに若くして肺がんを発症したのは確かに不運だった。手術で背中を切開し、何本かの肋骨を背骨から切断し、主要な動脈を再建したあとでは、生涯1個の肺だけで生きるしかない。それが生活の質に影響を与えたのは間違いなく、良い人生といえるものがわずかしか残されていないことも確実に思えた。

遺伝子の面から見ても母には運がなかった。私の家族は、祖母から一番下の息子に至るまで全員がＤＮＡ解析を受けている。その種のサービスを行なっている会社を利用したものだ。母の解析が終わったとき（すでにがんがわかったあとだったが）、*SERPINA1*という遺伝子の変異を親から受け継いでいることが判明した。この遺伝子変異は、慢性閉塞性肺疾患や肺気腫との関連が指摘されている。だとすると、母の時計は人一倍速く時を刻んでいたことになる。左肺を切除したために、酸素を供給してくれるものは右肺しかない。だが、*SERPINA1*遺伝子に変異があるとすれば、残された肺を自身の白血球が攻撃してしまい、侵略者のように肺組織を破壊していく。最後は右肺もその攻撃に屈することとなった。[10]

　しかし別の見方をすれば、母は非常についていたともいえる。喫煙者の多くは重大な真実を悟らない限り、依存症のもつ圧倒的な力と闘う腹を固められないものだ。幸いにも母は手遅れになる前に、その気づきの瞬間を迎えることができた。だからその後も20年のあいだ、この惑星で暮らすことができた。海外旅行に出かけて18か国を訪れ、自分の孫にも会えた。私がシドニー・オペラハウスで「ＴＥＤトーク」をするのも見てくれた。こうしたことは、がんに冒された肺を切除してもらったおかげであるのはいうまでもない。だが、母の年齢がプラスに働いたことも見過ごせないだろう。結局のところ、病気になっても生き延びられるかどうかは、病気と診断されたのがいつかで決まる部分が少なくないのだ。そして母はかなり若いほうだった。

　ここが重要なポイントである。喫煙が老化の時計を速く進ませ、非喫煙者より早く死亡するリスクを高めるのはわかっている。平均すると15年早くだ。だから私たちは禁煙を促すキャンペーンを実施したり、集団訴訟を起こしたりする。タバコ製品には税金を掛けるし、法で規制しもする。同様に、がんにかかると死ぬ確率が高くなることも実証されているので、私たちは何十億ドルもの研究費を投じてその撲滅を目指している。

　一方、老化はどうか。老化もまた死亡の確率を高めることが明らかになっているのに、私たちはそれを避けて通れないものとして受け入れている。

　1つ指摘しておきたいのは、母が肺がんと診断される前から（それをいうなら最初のがん細胞が肺で無秩序に増殖しだす前から）、すでに老化は始まっていたということだ。もちろんそれは母に限ることではない。老化のプロセスは、人が気づくよりずっと前から始動している。遺伝病や不治の病《やまい》で不幸にも若くして命を落とすケースは別として、たいていの人は高齢者特有とされる症状が積み重なるよりかなり前から、老化の影響の少なくとも一部を感じるようになる。分子のレベルで見ると、まだ外見も気分も若いうちから老化のプロセスがスタートすることが多い。たとえば、通常より思春期を早く迎える少女は、通常より速く進むエピゲノムの老化時計をもっている。その年齢ではピアニストの演奏ミスが聞こえることはないにせよ[11]、それでもミスは起きている。早くも十代で。

老化は身体機能を衰えさせ、生活の質を落とす

四十代や五十代のうちは、年をとったらどんな感じがするものかを考えることはあまりない。私は自分の研究について講演をするとき、「高齢者疑似体験スーツ」を持参していって、有志の若者に着てもらうことがある。どういうものかというと、首の部分についた留め具で首の動きを制限し、鉛の内張りをしたジャケットとブランケットで全身を覆って衰えた筋肉を体感させる。さらには耳栓で音を聞こえにくくし、スキーゴーグルで疑似的に白内障をつくり出す。これを身につけて数分歩き回ってもらうと、被験者はそれを脱いだときに、そして幸いにも脱げることに、心底ほっとした表情を見せるものだ。

「これを10年間着続けることを考えてみて」。私はよくそう話す。

高齢者の気持ちになってみたいなら、簡単な実験がある。利き手じゃないほうの手で名前・住所・電話番号を書きながら、同時に反対側の足を反時計回りに回してみるといい。大まかではあるが、高齢であることの感覚が味わえる。

機能のピークが何歳で来るかは人によって異なるうえ、機能の種類によっても変わってくる。一般に、運動能力の衰えは二十代から三十代に始まる。陸上の男子中距離選手の場合、自己ベストのタイムが出るのは25歳前後だ。そのあとにどれだけ厳しいトレーニングを積んでも、である。トップクラスの女子マラソン選手になると二十代後半から三十代前半でも力の衰えは見られないものの、40歳を過ぎると急激にタイムが落ちる。ときには際立った例外もいて、並外れた運動能力を誇る選手たち（アメリカンフットボールのトム・ブレイディ、女子サッカーのクリスティ・ランポーン、野球のイチロー・スズキ、

テニスのマルチナ・ナブラチロワなど）が、四十代になっても若い選手と張り合えることを身をもって証明している。しかし、こうしたジャンルに限らずほかのプロスポーツを見ても、四十代の後半でトップレベルを維持できている選手はまずいない。ナブラチロワほど強靭な回復力の持ち主でさえ、二十代前半から三十代前半にかけてが全盛期だった。

生物学的に見て、体がどれだけ年老いているかを確かめる簡単な検査がいくつかある。腕立て伏せが何回できるかは、かなり優れた目安だ。46歳以上の場合、20回を超えられたらたいしたものである。ほかには「座り立ちテスト（ＳＲＴ）」というのがある。裸足で床に座り、両足をクロスさせる。そのまますばやく体を前に傾けて、一度で立ち上がれるかどうか試してみるといい。若い人ならできる。中年になると、どちらかの手で押してやらないと普通は起き上がれない。高齢者ならたいていは片膝をつかなくては無理だ。51歳から80歳を対象にＳＲＴを受けさせた研究からは、検査後6年3か月以内に亡くなった１５９人中１５７人が検査で満点を取れていなかったことがわかっている。

肉体の変化は誰にでも起きる。皮膚にはしわが寄り、髪は白くなる。関節が痛み、寝ていて体を起こすときにうなり声を上げるようになる。病気はもちろんのこと、生きていればつきもののちょっとした打撲からも回復しにくくなる。

高齢になればなるほど怪我や病気からの回復が遅れる

十代の若者が股関節を骨折することは幸いにもめったになく、仮にあってもまず間違いなく回復が期待できる。50歳でそれが起きたら、人生を変えるほどの怪我となるおそれがあるものの、命に関わるところまではいかないのが普通だ。だが、そこからわずかな年月で、股関節骨折は死亡率を恐ろしいほどに高めるリスク要因となる。66歳以上で股関節を骨折すると、患者の半数もが6か月以内に亡くなるとの報告もある。[12] すぐに命を落とさないまでも、体を満足に動かせないまま、痛みに苦しみながら余生を送る羽目になるケースが多い。祖母のヴェラは88歳のとき、カーペットのたるみに足を取られて転倒し、大腿骨上部を折った。そして、手術で骨折箇所を修復していた最中、手術台の上で心臓が止まった。即死は免れたものの脳に酸素が行き渡らず、二度と歩くことのないまま数年後に息を引き取った。

傷からの回復も年齢とともに遅くなる。この現象を初めて科学的に調べたのが、フランスの生物物理学者ピエール・ルコント・デュ・ヌイだ。デュ・ヌイは第一次世界大戦中、負傷兵の傷の治る早さが若い者と年長の者とで違うのに気づいた。子どもと高齢者を比べたら、違いがもっと際立つのを私たちも目にしている。子どもが足に切り傷をつくっても、細菌に感染しない限りすぐに治癒する。その程度の怪我なら、キスとバンドエイドと、大丈夫だよという言葉さえあれば、ほかの治療などほとんどいらないくらいだ。一方、高齢者の足の切り傷は、痛みだけでなく危険が伴う。とくに高齢の糖尿病患者では、小さな切り傷が命取りになるケースもある。糖尿病患者の足に潰瘍ができた場合、5年後死亡率は50%を超える。がんでさえ、これより低い死亡率のものがたくさんあるほどだ。[13]

ちなみに、足の傷が慢性化するのはけっして珍しいことではない。たんに普段は耳にする機会が少ないだけだ。最初はかならずといっていいほど、一見たいしたことのないすり傷が足の裏にできるところから始まる。足の裏は傷つきやすい。しかも、糖尿病患者は皮膚の感覚がどんどん鈍くなるために、傷になっていてもわからない。ただし、「たいしたことのない」傷とはいえない場合もある。私の友人で、南カリフォルニア大学ケック医学校の教授を務めるデビッド・アームストロングは、よく1人の患者の話をする。その患者は、足の裏に釘が4日間も刺さったままになっていた。歩くたびに床がコツコツと音を立てるので、何かと思ってようやく気づいたのである。糖尿病患者の足の傷を予防することがいかに重要か、世間はもっと認識すべきだとアームストロングは熱心に説いている。

　糖尿病患者の足にできた傷は、その大小にかかわらずまず治らない。傷はまるで、足裏の膨らんだ部分をリンゴの芯抜きでくり抜いたかのような様相を呈する場合がある。体が回復を促そうにも、血流量や細胞再生能力が十分ではない。そのため、肉質で湿ったこの環境のなかで細菌が繁殖する。現在およそ４０００万人もの人々が、寝たきりで死を待ちながらこの悪夢を生きている。打つ手は無きに等しく、ただ死んだ組織や死にかけている組織を切り取っていくだけだ。切って、また切って、さらに切る。体を起こして動くことができない今、惨めさを病床の友とし、死が遠くないことだけがせめてもの救いとなる。アメリカだけでも、毎年約8万２０００人の高齢者が足の切断手術を受けている。およそ1時間に10人の割合だ。足にできた比較的些細な傷からこれほどの苦痛がもたらされ、多大な費用が発生している。

　高齢になればなるほど、怪我や病気によって死へと追いやられる時間は短くなっていく。私たちはしだいに崖の縁へ縁へと押されていき、ついにはそよ風が吹いただけでも向こう側へ送られる。体が衰えるとはまさしくそういうことだ。

　それと同じことをする病気があれば、肝炎であれ腎臓病であれ、あるいはメラノーマであれ、世界で最も致死性の高い疾患のリストに載るだろう。なのに科学者は、私たちの身に起きることを「回復力の低下」で片づける。私たちのほうもおおむねそれを、人間である以上仕方のないこととして受け入れている。

人間にとって、老化する以上に危険なことなどない。にもかかわらず、私たちはそれが猛威を振るうに任せ、もっと健康になろうと別の方向を見て闘っているのだ。

現代のモグラ叩き式の医療の問題点

私のオフィスから歩いて数分の距離に、大きな病院が３つある。ブリガム・アンド・ウィメンズ病院、ベス・イスラエル・ディーコネス医療センター、そしてボストン小児病院だ。それぞれが対象とする患者層や専門分野は異なるものの、構成はどこも同じである。

たとえば、ブリガム・アンド・ウィメンズ病院のロビーに入っていって、エレベーター脇の案内板を見れば、万国共通といいたくなるような配置になっているのがわかる。１階は外傷ケア、２階は整形外科、３階は婦人科と産科、４階は肺疾患ケアだ。

ボストン小児病院でもやはり専門科ごとに分かれている。ただ、この素晴らしい病院では、その分け方がもっと幼い患者に合うようになっている。船の絵の案内板をたどっていけば精神科に着く。嚢胞性《のうほうせい》線維症センターへは花々が案内してくれる。魚を追っていった先は免疫科だ。

ベス・イスラエル・ディーコネス医療センターに移動してみても、やはり基本は変わらない。がんセンターがこちら、皮膚科はあちら、感染症はそちら、といった具合である。

3つの病院の周りにある研究センターもだいたい同じだ。がんの治療法開発に取り組む研究者と、糖尿病と闘う研究者は、別々の場所で仕事をしている。心臓病ならまた別の研究室だ。もちろん老年医学という分野もあるにはあるが、扱うのはすでに病気になった人がほぼすべてである。何をするにも30年遅すぎる。それに、老化した人を治療しているのであって、老化自体を、ではない。昨今では、この分野を自分の専門に選ぶ医師が非常に少ないのも頷《うなず》ける。

病院や研究機関がこうした組織になっているのには理由がある。現代医学を取り巻く風土は、医学上の問題に1つ1つ対処するという姿勢の上に築かれてきた。このように分離されたのは、私たちが具体的な死因の特定に執念を燃やしていることと少なからぬ関係がある。

病院の組織がこういう姿になった数百年前には、これでも何も問題はなかった。それに、全体として見れば今でもうまく機能してはいる。だがこうしたやり方は、ある真実に敢えて目を閉ざしているのと同じだ。何かというと、1つの病気の進行を止めたからといって、その患者が別の病気で死ぬ確率が低くなるわけではないということである。むしろ、1つの病気を治したせいで、別の病気になる要因を増やしてしまうときもあるのだ。たとえば、化学療法はある種のがんを治療できる一方で、体を別のがんにかかりやすい状態にしてしまう。あるいは祖母のヴェラがそうだったように、一見ありふれた整形外科手術でも、患者を心不全へと大きく近づけるおそれがある。

病院にいる個々の患者にとっては、治療が失敗したら失うものがあまりに大きい。だから、つい忘れがちになるのだ。個別の戦線で闘いに勝利したとしても、「人間の死亡率の法則」はたいして変化しないことを。がんから生還しようが心臓病を乗り越えようが、人間の平均寿命が大きく延びるわけではない。ただその人が、がんや心臓病で亡くなる確率が下がるというだけである。

現代の医師が病気と向き合うやり方は「単純そのものだ」と、イリノイ大学シカゴ校の人口統計学者S・ジェイ・オルシャンスキーは指摘する。「1つの病気が現われたら、ほかには何も存在しないかのようにしてすぐにその病気を攻撃する。首尾よく倒せたら、患者をドアから追い出して放っておき、次の試練に直面したらまたそれを叩く。失敗するまでそれを繰り返す[14]」

アメリカは毎年数千億ドルの予算をつぎ込んで心血管疾患と闘っている[15]。しかし、心血管疾患を1つ残らず食い止めたからといって、平均寿命が大きく延びるわけではない。せいぜい1・5年くらいだ。同じことはがんにもいえる。あらゆる種類のがんを撲滅したとしても、私たちの寿命は平均2・1年しか長くならない。なぜかというと、それ以外のすべての原因による死が依然として指数関数的に増えていくからである。なんといっても、私たちが老化しつつある状況に変わりはないのだ。

個々の病気を治療するだけでは健康寿命を延ばせない

オーストラリアでは、ブッシュをハイキングすることをブッシュウォーキングと呼ぶ。ブッシュウォーキングであれば、少し休んで水を飲み、栄養補助バーを食べ、靴下を履き替えれば、日が落ちる前にあと十数キロは歩ける。ところが、老化の最終段階はそれとは似ても似つかない。むしろ、陸上トラックにハードルがいくつも並んでいて、そこを全速力で走っていくようなものだ。ハードルはしだいに高

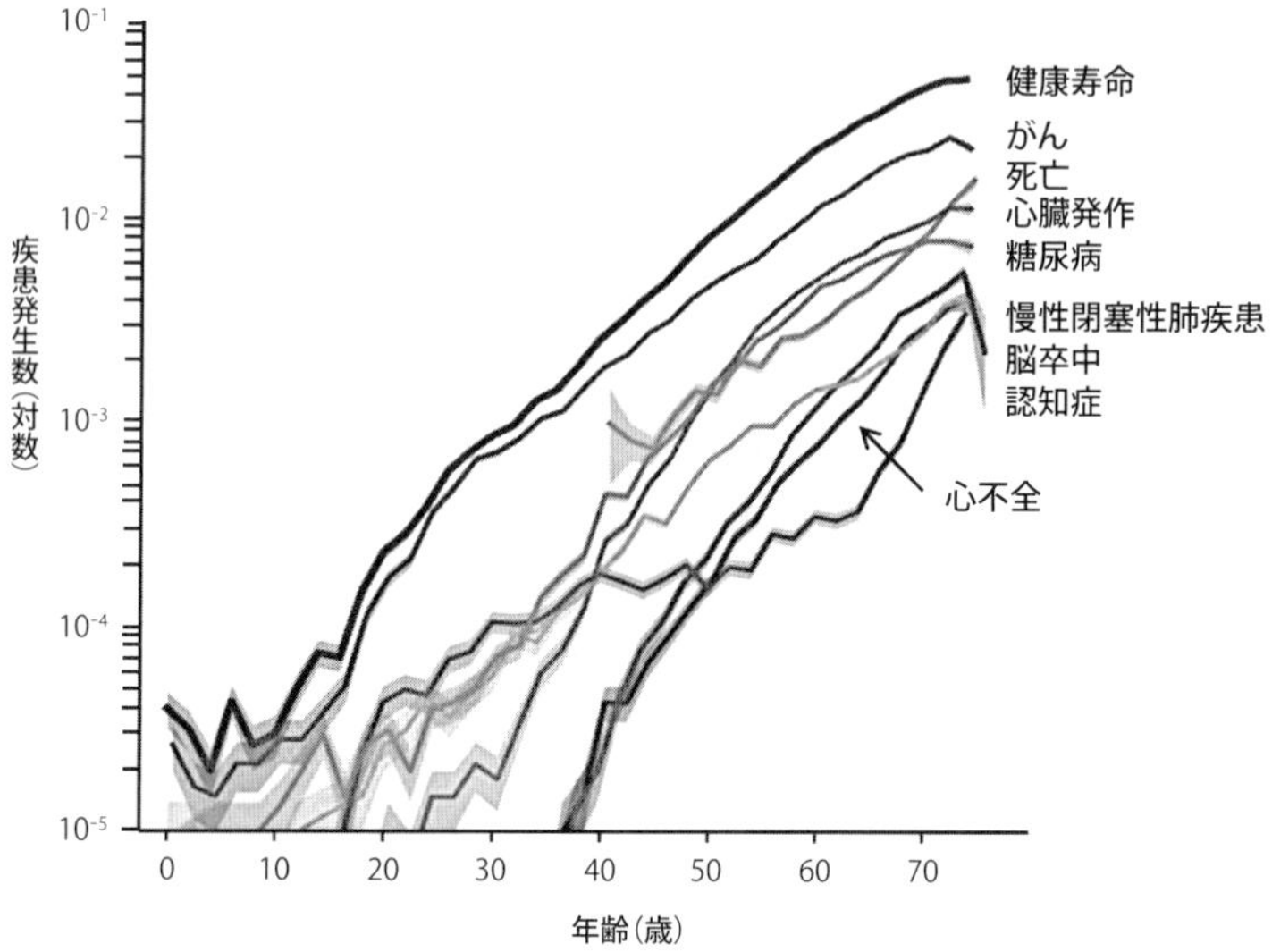

病気を1つずつ治療しても寿命がほとんど延びない理由。このグラフは、20歳を過ぎると病気の発生数が年々指数関数的に増加することを示している。指数関数のグラフを理解するのは難しい。このグラフを普通のY軸を使って描こうとすると、ビル2階分の高さが必要になってしまう。そのため、表面的にはわかりづらいが、実際には20歳と70歳とのあいだで致死的な病気の発生数が1,000倍になっている。だから、1つの病気を食い止めたところで寿命自体にはほとんど影響しないのだ。

出典：A. Zenin, Y. Tsepilov, S. Sharapov, et al., "Identification of 12 Genetic Loci Associated with Human Healthspan," *Communications Biology* 2（January 2019）を改変。

く、しだいに間隔が狭くなっていく。いずれハードルの1つが私たちを転ばせる。一度倒れてしまったら、仮にそのときは立ち上がれても、再び転倒する確率はいや増すばかりだ。ハードルを1つ取り除いたところで、行く手の危うさが減るわけではない。だからこそ、個々の病気を治療するという現行の対処法ではうまく行かないのである。高額な医療費がかかるうえに、健康寿命を大幅に延ばすうえではまったく役に立たない。私たちに必要なのは、ハードルをすべて取り払ってくれるような医療だ。

薬剤のスタチン、冠動脈トリプルバイパス手術、除細動器、移植といった治療法のおかげで、私たちの心臓はかつてなく長もちするようになった。しかし、ほかの臓器に対してはそこまでの注意が向けられていない。そうした臓器の1つが、何より重要な脳である。そのせいで、認知症のような脳関連の疾患に苦しむ人の数は増え、その期間も長くなっているのが現状だ。

南カリフォルニア大学で、健康や死亡率、世界規模での老化を研究しているアイリーン・クリミンズは、ここ数十年でアメリカの平均寿命は延びてきたものの健康寿命が追いついていないと指摘している。２０１５年には次のように書いている。「私たちは死亡率を低減させてきたが、罹患率はそこまで下がっていない[16]」

早く病気になったり、早く死んだりという問題が世界の様々な地域で見られることから、これを表わすための尺度がつくられている。「障害調整生命年（ＤＡＬＹ）」だ。これは、早死にをしたり、病気のせいで健康に過ごせなかったりして、人生から奪われた期間を示す尺度だ。たとえば、1ＤＡＬＹは1年間の健康な生活が失われたことを意味する。ヨーロッパでＤＡＬＹが最も大きいのはロシアで、1人あたり25ＤＡＬＹ、つまり健康な暮らしの喪失が25年分に及ぶ。イスラエルもかなり高くて

10DALYだ。アメリカはといえば、23DALYという気の滅入るような数値が出ている。[17]

死亡の平均年齢は時代によって大きく変動し、数々の要因によって影響を受ける。肥満や薬物乱用、あるいは座位中心の生活習慣がどれくらい蔓延《まんえん》しているかも、その要因の1つだ。同じように、「健康状態が悪い」という概念も主観的なものであり、それをどう測るかは地域によって異なる。そのため、アメリカのDALYが増加傾向にあるのか減少傾向にあるのかについては、研究者のあいだでも見解が分かれる。しかし、楽観寄りの分析に目を向けても、近年のその数字はほぼ横ばいだ。私にいわせれば、そのことだけでもアメリカのやり方は非難に値する。ほかの先進国のように、DALYにおいても別の罹患率の指標においても大きな改善を見せていてしかるべきなのに、アメリカは少なくとも足踏みしているように思える。新しいアプローチが必要だ。

さまざまな病気の唯一のリスク因子

もっとも、研究や統計などに頼らなくても何が起きているかはわかる。辺りを眺め回してみればいい。しかも、年をとればとるほど、それが目立つようになっていく。私たちは50歳になると親に似てきたことに気づき、白髪もしわも増えていく。65歳になり、まだ何の病気にも体の不自由にも苦しんでいなければ、自分は運がいいと考える。80歳になってもまだ世を去っていないとしたら、ほぼ間違いなく何らかの疾患と闘っている。すでにそのせいで生活は以前より困難に、以前より不快に、以前より楽しくなくなっているはずだ。ある研究によれば、85歳の男性は平均4種類の病気の診断を受けている。同年齢の女性の場合はそれが5つだ。心臓病にがん。関節炎にアルツハイマー病。腎臓病に糖尿病。正式な診断をもらってはいなくても、それ以外に複数の症状を抱えている患者がほとんどである。たとえば高血圧、虚血性心疾患、心房細動、認知症などだ[18]。もちろん、これらはすべて別々の疾患だから、アメリカ国立衛生研究所（ＮＩＨ）の別々の建物で、そして大学の別々の部門で研究されている。

しかし、老化はこれらすべてに共通するリスク因子だ。

いやむしろ、それこそが唯一のリスク因子なのである。この重要さに比べたら、ほかのことなどどうでもいいといいたくなる。

母の晩年を見ればそのことがよくわかる。ほとんど誰もがそうだろうが、タバコを吸えば肺がんになりやすくなるのを私は認識していた。その理由も知っていた。タバコの煙にはベンゾ［a］ピレンという化学物質が含まれている。これがＤＮＡのグアニンに結合して二重らせんが2本とも切れ、遺伝子変異を引き起こす。それを修復するプロセスがさらにエピゲノムと代謝の変化をもたらすために、がん細胞が増殖する[19]。

タバコの煙に長年さらされてゲノムとエピゲノムの変化が誘発されると、肺がんを発症する確率は通常の5倍に高まる。

5倍というのは相当な増加だ。だからこそ（そしてがん治療には途方もなく高い費用がかかるからこそ）、世界の大多数の国が禁煙プログラムを後押ししている。ほとんどの国でタバコのパッケージには健康上の警告文が記載されているし、なかには腫瘍そのものや、喫煙のせいで壊疽《えそ》を起こして黒くなった足指の恐ろしいカラー写真が付いたものもある。大半の国々が、ある種のタバコ広告を禁止する法律を定めているほか、きわめて厳しい税金を課してその消費を減らそうとしてきた。[20]

肺がんは数あるがんの一種にすぎない。しかし、その発症率が5倍に膨れ上がるのを防ぐために、これだけの手が講じられているわけである。そして、自分の母親がまさにそのがんで苦しむのを見ていた者として、そうするだけの値打ちは１００％あると私は真っ先に断言したい。経済の見地からも、気持ちの面からいっても、多額の資金を投じる価値は間違いなくある。

だが、１つ考えてほしいのだ。がんを発症するリスクが喫煙によって5倍になるというが、ただ50歳に到達するだけでがんのリスクは１００倍になる。70歳になる頃には１０００倍だ。[21]

このように、リスクが指数関数的に高まる傾向は心臓病にも見られる。糖尿病もしかり。認知症もだ。数え上げればきりがない。にもかかわらず、老化と闘うためにそれ相応の資源を振り向けている国はどこにもない。この世界では、私たち全員の意見が一致することなどほとんどないように思えるのに、「仕方がない」という姿勢だけはほぼ万国共通なのだ。

老化を病気と認めれば老化との闘いには勝利できる

老化は身体の衰えをもたらす。

老化は生活の質を制限する。

老化は特定の病的異常を伴う。

これだけの特徴をすべて備えているのだから、１個の病気と呼ぶための基準に残らず合致しているかに思える。ところが、1つだけ満たしていない条件がある。影響を受ける人の数が多すぎるのだ。『高齢者医療メルクマニュアル』（メディカルブックサービス）によると、病気とは、人口の半数未満がこうむる不調のことをいう。しかし、当然ながら老化は誰にでも訪れる。では、このマニュアルは老化をどう表現しているのか。いわく、「外傷、疾病、環境リスク、あるいは不健康な生活習慣の選択といった要因が存在しなくても、時とともに臓器の機能が不可避的かつ不可逆的に低下すること」。それが老化なのである。

がんにしろ、糖尿病にしろ、あるいは壊疽にしろ、それが不可避で不可逆だと発言するなんて、今なら想像もできないだろう。

でも私は知っている。昔は誰もがそう話していたものだ。

今挙げた病気にしても、老化と同様に自然なプロセスから生じた不具合といえる。だからといって、その病気が不可避で不可逆だなどとは思わないはずだ。受け入れるべきだという発想も、絶対に出てこないだろう。老化に対するマニュアルの考え方は間違っている。

しかし、過去を振り返ってみればわかるように、たとえ間違っているのが明らかでも、それまで通用していた物の見方は公共政策にいやでも悪しき影を落とす。一般的な病気の定義から外れているために、老化は私たちが築いてきたシステムに組み込みにくい。医学研究への助成金制度とも、薬剤開発のプロセスとも、保険会社による医療費補償の仕組みとも、うまくなじまないのである。言葉は重要だ。定義は重要だ。枠組みは重要だ。そして、老化をいい表わす言葉や定義や枠組みがどうなっているかといえば、「避けて通れないもの」という一点に尽きる。闘いが始まる前にタオルを投げ込むどころではない。

闘いがあるのも知らないうちからタオルを投げ入れている。

だが、闘いは現に存在する。栄光ある、世界規模の闘いが。そしてそれは、勝利できる闘いでもあると私は考えている。

人口の49・9%に起きるものが病気で、50・1%が経験するものは病気じゃないなんて、そんなおかしな理屈があるだろうか。こんな見当違いの方向からアプローチしているから、世界中の病院や研究センターがモグラ叩き式の医療に走る現状が生まれているのだ。

今の私たちは、一部の人にだけ関係する問題にわざわざ焦点を当てている。しかし、あらゆる人を悩ませる問題に対処できるとしたらどうだろうか。しかも、それに取り組むことで、ほかのこまごまとした問題すべてに大きな変化をもたらせるとしたら?

私たちにはそれができるのだ。

老化は1個の病気である。私はそう確信している。その病気は治療可能であり、私たちが生きているあいだに治せるようになると信じている。そうなれば、人間の健康に対する私たちの見方は根底からくつがえるだろう。

老化を病気と認めるための思考実験

老化が病気だという考え方にまだ納得がいかない人のために、1つ秘密を教えてあげよう。私は未来を覗くことができるのだ。２０２８年、1人の科学者が新種のウイルスを発見し、ＬＩＮＥ－1と名づける。やがて、私たち全員がそのウイルスに感染していることや、それを両親から受け継いでいることが明らかになる。そのうえ、ほかの主だった病気のほとんど（糖尿病、心臓病、がん、認知症）についても、このウイルスが原因だったと判明する。ＬＩＮＥ－１は、ゆっくりと進行する恐ろしい慢性疾患を引き起こし、軽度の感染であってもいずれは全人類がこのウイルスに斃《たお》れる。幸い、治療法を見出すべく世界中で膨大な額の予算が投入された結果、２０３３年にとある企業が感染予防ワクチンの開発に成功した。新しい世代は出生時にワクチンを投与されるため、両親より50年長く生きる。のちにそれが人類本来の寿命だったとわかる。私たちは知らなかっただけなのだ。健康になった新世代の人類は、古い世代に憐れみの目を向ける。50歳で体が衰え始めるのが自然であり、80歳まで来られれば良い人生をまっとうしたなどと、なんでそんな考えをやみくもに信じていたのだろう、と。

もちろんこれは私が今こしらえたＳＦ物語だ。しかし、読者が思う以上に真実を衝いているかもしれない。

少数ではあるが最近の研究が指摘する通りだとすれば、私たち全員がもついわゆる利己的な遺伝子（実際に「ＬＩＮＥ－１配列」と呼ばれている）は、加齢とともに自らを複製して細胞内に混乱をきたさせ、肉体が死滅していくスピードを加速させている可能性がある。詳しくはのちの章に譲るとして、とりあえず今なぜこの話をしたかといえば、そこから重要な問いが浮かび上がるからだ。つまり、ＬＩＮＥ－１がどこから来たか（両親からじかに受け継がれたのか、ウイルス経由でもたらされたのか）は問題なのか、ということである。大事なのは、ＬＩＮＥ－１を人類から根絶したいかどうかではないか。それとも、子どもたちの体内でそれが育って、いずれ恐ろしい病気を負わせるのを、指をくわえて見ているつもりなのか。ＬＩＮＥ－１は病気を引き起こしているのか、いないのか。
いない、と答えるのだとしたら、それは人類の半数以上がもっているものだから？
健康上の問題を生じさせているのが、ウイルスであろうがなかろうが関係はない。利己的なＤＮＡのせいなのか、たんに私たちの細胞の構造のせいなのかも、どうでもいいことだ。最終結果は同じなのである。

老化は自然なプロセスだという見方は、私たちのなかに深く根を下ろしている。そこで、すでにいくらかは私の考えに納得してくれているかもしれないが、もう1つ思考実験をしてみたい。

地球の誰もが当たり前のように、１５０歳まで健康に生きる世界を想像してほしい。ところが、あなたの家系だけがそうではない。あなたは糖尿病になり、しわと白髪を増やし、80歳で衰弱する。これほどかわいそうで不運な人間が、これほどかわいそうで不運な状態で暮らしているのを見たら、どんな医師だってあなたの家系の状態は病気だと診断するだろう。その新しい病気には、医師自身の名前を冠した名称をつけ、あなたの悲惨な状態を捉えた写真を（身元がわからないように目のところを黒塗りにして）科学誌に発表するに違いない。あなたの家系に伝わる気の毒な遺伝病を解明し、治療法を探すために、地域社会は資金集めに奔走するだろう。

これこそがまさしく、ドイツの医師オットー・ウェルナーの経験したことだった。ウェルナーが初めて世界に紹介したのは、実際にはまだ四十代なのに外見も気分も80歳になってしまう奇妙な病態である。それがウェルナー症候群だ。１９９０年代に私がＭＩＴに来たばかりの頃、研究の対象にしていた疾患である。当時、君の研究している病気は不可避で不可逆なものだなどと、いわれたことは一度もない。

ウェルナー症候群は病気ではないとか、画期的な治療法を見つけようとするのは馬鹿げたことだとか、そんな難癖をつけてくる者もどこにもいなかった。私や患者に対して、「仕方がないもの」だと諭す者もなかった。

そして今、地球上で最も致死性が高く、最もコストのかかる病気が目の前にあるのに、それについて研究している者はわずかしかいない。まるで、この惑星全体が思考停止状態に陥っているかのようだ。

「だけど90を超えるまで生きたくなんかない」という気持ちが先に立つのなら、心配しなくていい。望んでもいない長さまで無理に生きさせようというのではないのだ。

だが、読者が気持ちを固める前に、最後にもう1つだけ思考実験につき合ってほしい。

あなたの出生証明書に誤りがあったことに、市役所の職員が気づいたとしよう。今のあなたの本当の年齢は92歳だった。

「新しいＩＤカードを郵送いたしますね。ではごきげんよう」。職員はそう告げて電話を切る。

さて、92歳とわかって何か違う気持ちがするだろうか。あなたの人生で変わったところといえば、ＩＤカードに記された数字だけだ。それでも急に自殺したくなる?

もちろんそんなことはないだろう。私たちが健康で溌剌としているとき、心も体も若いと思えるとき、年齢など問題ではない。今が32歳でも、52歳でも、92歳でもそれは同じだ。アメリカに住む中高年は、自分の気持ちが実年齢より10歳から20歳若い気がすると語る者が大半を占める。それは自分がまだ健康だと感じているからだ。実年齢より気分が若い人はそうでない人に比べて、のちの人生で死亡率が低く、認知能力が高いことが研究でも確認されている。[22] ペダルを漕ぎ続けている限り、この好循環は続く。

しかし、今現在のあなたがどんな気分でいようと、どれほど前向きな姿勢と健康的な生活習慣を維持していようと、あなたはすでに1つの病気に冒されているのだ。そしてその病気は、何か手を打たない限り遅かれ早かれあなたをつかまえる。

「老化の情報理論」から始まる老化との闘い

老化を病気と呼ぶのは、健康や幸福に関する一般的な見方から大きく逸脱することを意味する。それは私も認める。これまでは旧来の見方を根本に据えて、致死性の疾患に対する様々な治療法が確立されてきた。しかし、そもそもそんな枠組みになったのは、老化の原因が突き止められていなかったからという理由が大きい。だからつい最近になるまで、私たちの武器は「老化の典型的特徴」を並べたリストがせいぜいだった。「老化の情報理論」ならこの状況を変えることができる。

治療の指針とするために、老化の典型的特徴を利用するのが悪いわけではない。その特徴に1つ1つ取り組んでいけば、たぶん私たちの暮らしにプラスの変化をもたらせるだろう。テロメアが短縮しにくくなる処置をすることで、長期にわたって健康状態と幸福感を高められるかもしれない。タンパク質の恒常性を維持し、栄養状態の感知メカニズムが劣化するのを阻み、ミトコンドリアの機能不全を回避し、細胞の老化を食い止め、幹細胞を若返らせ、炎症を減らす。こうしたことにはいずれも、避けがたいものを遅らせる効果があると見られている。現に私自身、個々の解決策を開発している世界中の研究者と手を携えているし、これからもそれを続けたいと考えている[23]。苦しみを和らげるためなら、できることは何でもやったほうがいい。

だがそれは、やはり9つの支流に9つのダムを築いているのと同じだ。

２０１０年の王立協会の会合で、出席者たちはこの闘いを「老化の新しい科学」と名づけた。一致団結して闘っていくうえでは、上流に向かうことにこそ可能性と未来がある。そう気づき始めた科学者はしだいに数を増してきている。

力を合わせれば、私たちはたった1個のダムを築くことができる。しかも、水源に。問題が起きたときにだけ介入するのではない。ただ進行を遅らせるだけでもない。老化に伴う様々な症状を一気に消し去ればいい。

これは、治療できる病気なのだ。

第2部

私たちは何を学びつつあるのか（現在）

第4章　あなたの長寿遺伝子を今すぐ働かせる方法

健康長寿のために誰もが取り組めること

毎朝目覚めると、私の受信メールボックスは世界中から届いたメッセージでいっぱいになっている。その数には波があるものの、私のチームやほかのチームが新しい研究結果を発表したあとは、決まってメールが洪水のように押し寄せてくる。

「何を飲んだらいいですか？」

「臨床試験の被験者になるにはどうすればいいか教えてください」

果ては「娘が飼っているハムスターの寿命を延ばせますか？」というのまである。嘘じゃない。

なかには、もっと悲痛な内容のものもある。最近、1人の男性から私の研究室へ寄付の申し出があった。老化に伴う病気で、長いあいだ苦しみ抜いて亡くなった母親に代わってのことだという。「ほかの人が母と同じ苦しみを味わわなくて済むように、微力ながらぜひともお力になりたいのです」。その翌日には女性からメールがあり、アルツハイマー病と診断された父親をなんとか研究の被験者にしてもらう手立てはないかと訊いてきた。「何でもします。どこへでも連れて行きます。お金は最後の１セントまで惜しみません」。メールはそう訴える。「家族は父しかいないんです。これから父がどうなっていくのかと思うと、とても耐えられそうにありません」

遠くない将来であればたぶん話は別だが、現状ではまだ老化に対する理解が進んでいない。人がなぜ老化するのかなどほとんどの医師は考えたこともなく、ましてや老化をどう治療するかなど完全に想像の外だ。老化によるダメージを食い止めようと今現在闘っている研究者は、そうした状況のなかで孤軍奮闘を強いられている。

確かに、本書で取り上げる治療法や、寿命を延ばすテクノロジーのなかには、すでに利用できるものもある。数年先に実用化されるものもあるし、10年ほど先に実現しそうなものとなればさらに数が多い。それらについてはのちの章で詳しく紹介しよう。

しかし、開発中の技術を待たなくてもできることはある。誰であろうと、どこに住んでいようと、何歳であろうと、どれだけの収入があろうと関係はない。自分の長寿遺伝子を今すぐにでも働かせる方法はあるのだ。

それは、１００歳以上の長寿者が多い場所で、何世紀も前から無意識に実践されてきたことである。日本の沖縄や、コスタリカのニコヤ半島、あるいはイタリアのサルデーニャ島などがそうした地域にあたる。ご存じかもしれないが、これらは作家のダン・ビュイトナーが「ブルーゾーン」として２０００年代の半ばから紹介している地域の一部だ。以来、そういう長寿のホットスポットから学ぼという機運が高まっている。なかでも注目を集めているのは、ブルーゾーンの住民が何を食べているかだ。彼らに共通する食習慣は「長寿食」と呼ばれるようになった。簡単にいえば、野菜や豆類や全粒の穀物を多く摂り、肉や乳製品や砂糖を控えるということに尽きる。

手始めとしては悪くない。いや、むしろ素晴らしい出発点といえる。もっとも、ホモ・サピエンスに「最適な」食事は何かという点では、世界を代表する栄養学者のあいだでも見解は大きく分かれている。それはたぶん、そもそも最適な食事というものが存在しないからかもしれない。つまり、誰一人として同じ人間はいないのだから、食事が多少異なっていても（ときにはずいぶん違っていても）少しもおかしくはないのである。とはいえ、同じ人間である以上は様々な面で共通点もある。だから、野菜を増やして肉を減らし、加工食品よりは生鮮食品のほうがいいと誰もが知っている。ただし、それを実践するとなると相当に難しい。

なぜかといえば、老化は避けて通れぬものだという考えが染みついていることが大きい。老化の始まりに多少の早い遅いはあるにせよ、誰にでも訪れるものだと私たちはつねづね聞かされてきた。

それはかつて、肺炎やインフルエンザや結核や胃腸病に対していわれてきたことと同じである。１９００年のアメリカでは、この４つが死因の約半分を占めていた。ある程度長く生きれば、いずれ誰もがこのうちのどれかに斃れると保証できるほどだった。

今日、結核や胃腸病で死亡することはめったにない。肺炎やインフルエンザで命を落とす人の数も１００年あまり前の１割に満たず、しかもそのほとんどは老化のせいで体の弱った高齢者だ。

何が変わったのか。少なからず影響しているのは、考え方の枠組みが変化したことである。医療が進歩して技術革新がなされ、より良い情報をもとに生活習慣の良し悪しを判断できるようになった。その結果、新しい世界がもたらされた。その世界では、もはやこうした病気を「仕方がないもの」として受け入れなくてもいい。

老化についても同じだ。受け入れる必要などないのである。

とはいえ、寿命と健康寿命を最大限に延ばすのは、スイッチをひねるようなわけにはいかない。それは、この先数十年で登場してくる医薬品やテクノロジーに、いち早く手の届く人であっても同じだ。選択にはかならず正しいものと間違ったものがある。まずは、体内に何を摂り込めばいいかだ。

そして何を摂り込まないかも。

間違いなく確実な方法――食べる量を減らせ

私は約25年にわたって老化を研究し、何千本という科学論文を読んできた。そんな私にできるアドバイスが1つあるとすれば、「食事の量や回数を減らせ」である。長く健康を保ち、寿命を最大限に延ばしたいなら、それが今すぐ実行できて、しかも確実な方法だ。

もちろん、こうしたことが唱えられるのは今に始まったことではない。古代ギリシャの医師だったヒポクラテス以来、医師たちは食べる量を制限することがいかに有益かを説いてきた。それも、キリスト教の「七つの大罪」にある「貪食《どんしょく》」を慎むだけでなく、「意図的な禁欲」によって量を抑えるのである。

栄養失調や飢餓状態ではいけない。それは長寿への道ではないし、ましてや健康長寿にはつながらない。しかし、食事制限をすることが健康と長寿のためになるのは疑う余地がない。そう、モノに溢れたこの恵まれた世界にあって、一般的な許容限度以上にたびたび体を欠乏状態に追い込むのである。

ヒポクラテスは、あまり食べないほうが体にいいことに気づいていた。七つの大罪の原型を考えた修道士のポンティコスもそれを知っていた。やはり同じことを認識していたのが、ルイジ・コルナロである。コルナロは15～16世紀に生きたヴェネツィアの貴族で、「自己啓発本の父」ともいうべき人物だ。

コルナロはもともと宿屋の息子として生まれた。のちに事業を興して財を成し、その金をワインや女性に惜しみなくつぎ込んだ。三十代半ばには飲食とセックスに疲れ果ててしまい（なんともお気の毒さま）、どちらについても自制しようと心に決める。この運命の決断のあとにどんな性生活を送っていたのかは、あまりはっきりしていない。[1] しかし、食事や飲酒の習慣をどう変えたかなら、事細かな記録が残っている。食物は毎日12オンス（約３４０グラム）までにし、ワインは１日グラス２杯しか口にしなかったのだ。

「食べることにおいても飲むことにおいても、自分の欲求を完全には満たさないことを習慣づけた」と、コルナロは著書『無病法』（ＰＨＰ研究所）の「講話１」に記している。「つねに十分な余力を残して食事の席を立つようにした」[2]

コルナロがどれだけ「極少食」の利益を説いたとしても、それだけではとうの昔に忘れ去られていてもおかしくはなかった。そうはならず、むしろその言葉に説得力が増したのは、極少食に確かな効能があることを身をもって証明したからである。コルナロが『無病法』を出版したのは八十代のときであり、それでも並外れて健康だった。しかも、１５６６年に他界したときには１００歳近かったのだ

（１００歳を超えていたとする資料もある）。

もっと現代に近いところでは20世紀の初頭、パリ医学アカデミー会長のアレクサンドル・ゲニオ教授が、食事を制限しているとして話題を呼んだ。同時代の人々はそれをあざ笑ったといわれている。というのも、当時は食べ物を控えれば健康につながるという科学的根拠があったわけではなく、ただこの男の直感にすぎなかったからだ。ところが、結局はほかの誰よりも長く生き、ついに息を引き取ったときには１０２歳になっていた。

食事制限の科学的研究の始まり

厳しい食事制限をすると、生涯にわたる効果が得られる。これを初めて科学的に探究する取り組みが始まったのは、第一次世界大戦の末期だった。きっかけは、生化学の分野で長年共同研究を行なってきたラファイエット・メンデルとトーマス・オズボーン（ビタミンAを発見した２人組）が、もう１人の研究者と共にある発見をしたことだった。幼児期に餌を制限されたために発育の遅れたメスのラットが、たっぷり食べて育ったメスのラットよりはるかに長く生きたのである。[3]

１９３５年、今や有名になったコーネル大学のクライヴ・マッケイ教授は、この発見をさらに発展させた。難消化性のセルロース（要はただの段ボール）を20%含む餌をラットに与えると、一般的な実験動物用の餌を食べたラットより大幅に長生きすることを示したのである。その後80年にわたって数々の研究が行なわれ、栄養失調にならない程度にカロリーを制限すれば、あらゆる生物の長寿につながると繰り返し実証されてきた。カロリー制限が健康と長寿にどう影響するかを検証するため、マウス（主にオスのマウス）を用いた研究も何百件と実施されている。

カロリー制限は酵母にまで効果がある。私が初めてそのことに気づいたのは１９９０年代の後半だった。通常より少ないブドウ糖を与えると酵母細胞は長く生き、そのＤＮＡはきわめてコンパクトにまとまっていた。つまり、老化につきもののＥＲＣの蓄積も、核小体の破裂も、生殖能力の喪失も、格段に遅くなったのである。

これが酵母にだけ起きたのであれば、たんに興味深い話として終わっていただろう。しかし、餌を制限されると長生きすることは、前述のように齧歯類についても確かめられていた（のちにはショウジョウバエでも確認されている）[4]。だとすれば、この遺伝子プログラムが太古の昔から存在するのは間違いなく、生命そのものとほぼ同じくらい古いと考えてもおかしくない。

動物実験でサーチュインのプログラムを働かせる鍵は、カロリー制限を通して体を「ぎりぎりの状態」に保つことのようだ。つまり、体の健康な機能を保てるくらいの食物は与えながらも、けっしてそれ以上にはしないということである。これは理にかなっている。そうすればサバイバル回路が始動し、原初の昔から行なってきた仕事をせよと長寿遺伝子に命じることができるからだ。つまり、細胞の防御機能を高め、環境が厳しいときにも生命を維持し、病気や体の劣化を防ぎ、エピゲノムの変化を最小限に留め、老化を遅らせるのである。

だが、制御された科学的環境をつくり、人間を対象にして同じことを検証するのは非常に難しい。理由はいわずと知れている。人間が空腹を余儀なくされた事例は悲しいかな枚挙にいとまがないが、それはたいてい食料供給が不安定になって栄養失調に陥るときだ。きちんとした比較実験を行なうには、対象となる複数の人間を長期にわたって「ぎりぎりの状態」に保たねばならず、それは困難きわまりないのである。

それでも、1970年代以降に様々な観察研究がなされてきた。その結果、長期のカロリー制限が健康寿命を延ばす助けになることが、人間の場合にも強く示唆されている。

人間を対象とした観察でわかったこと

1978年には、100歳以上の住民が多いことで知られる沖縄で、生体エネルギーを研究する香川靖雄が1つの発見をした。沖縄の児童の摂取する総カロリー量が、本土の児童の3分の2に満たなかったのである。当時の沖縄では成人の総カロリー量も少なく、本土の成人より約20%も低かった。沖縄の人々は長生きするだけでなく、健康寿命もまた長いことに香川は気づく。しかも、脳血管系疾患、悪性腫瘍、心臓病が非常に少なかった。[5]

1990年代の初めには、「バイオスフィア2」と呼ばれる実験によって新たな証拠がもたらされている。この実験は、広さ約1万2000平方メートルのドームをアリゾナ州南部に建設し、1991年から93年までの2年間にわたって8人の人間がそこで暮らすというものだ。人類が宇宙に移住する未来を見据え、閉ざされた空間で生存できるかどうかを検証するのが目的である。ドームの中はいわば1個の人工生態系であり、8人はドーム内で栽培した作物だけを食べて自給自足の生活を送ることになっていた。ところが、どうやら農業の才がなかったと見えて、育てた作物だけではまともな食生活を続けられないことがわかる。栄養失調になるほどではなかったものの、メンバーは頻繁に腹をすかせる羽目になった。

その囚われの身（つまり被験者）の1人が、たまたまカリフォルニア大学の研究者ロイ・ウォルフォードだった。マウスの寿命を延ばす研究で知られた人物であり、その研究論文は、老化研究の門を叩こうとする科学者にとって今なお必読とされている。もちろん、この男がわざと作物をだめにしたと疑っているわけではない。しかし、この偶然の巡り合わせはウォルフォードにとってまさに渡りに船だった。マウスを使って発見したことを人間で検証するチャンスだからである。被験者たちは、ドームで過ごした2年のあいだも、その前後も、医学的なデータを徹底してモニターされていた。おかげで、ウォルフォードにとってもほかの研究者にとっても、カロリー制限が人体に及ぼす数々の影響を観察できるまたとない機会となった。結局、カロリー制限の効果を雄弁に物語る結果が得られる。被験者の体に認められた変化が、カロリー制限で長生きさせたマウスのものと酷似していたのだ。具体的には、体重が減る（15〜20％）、血圧が下がる（25％）、血糖値が低下する（21％）、コレステロール値が減少する（30％）などである[6]。

近年には、正式に人間を対象とした研究も始まっている。とはいえ、相手はボランティアの被験者である。食物摂取量を減らした状態を長期にわたって維持させるのは、やはりかなり難しいことがわかった。この点については、私の研究仲間のリオニー・ハイルブロンとエリック・ラヴシンに訊くといい。2人は２００３年に『アメリカン・ジャーナル・オブ・クリニカル・ニュートリション』誌に論文を発表し、そのなかで次のように指摘している。「非肥満者が良質なカロリー制限食を摂取したらどのような効果が現われるかについては、今のところ十分なデータがない。それは、その気になればいくらでも食べられる環境のなかで、長期的な研究を行なうのが困難なためである。また、何の制約もなく暮らしている人間に対してこうした研究を実施することには、倫理面および方法論の面で問題を伴う」[7]。

２０１７年の『ジャーナル・オブ・ジェロントロジー』誌に掲載された論文によると、デューク大学の研究チームが１４５人の成人を対象に、一般に推奨されるカロリー摂取量より25%少ない食生活を続けてもらおうとした。だが、人間はマウスのようなわけにはいかず、実際に達成されたカロリー制限は２年間で平均12%ほどに留まった。ところがそれでも十分な成果が得られた。被験者の健康状態は著しく改善したのである。また、血液のバイオマーカー（生体指標）からは、生物学的な老化のペースが落ちていることも確認された[8]。

効果はありそうだが、万人向けではない手段

最近では、カロリー摂取を大幅に減らしながら生活する人が大勢いる。10年ほど前、まだカロリー制限が昨今のように何度めかのブームを迎えていない頃、そういう暮らしを実践している人がハーバード大学の私の研究室を訪ねてきた。

メレディス・エイヴリルと夫のポール・マグロシンである。当時の２人は国際カロリー制限協会の会員としてカロリー制限を熱烈に支持し、医師が一般に推奨するカロリーの75%程度（ときにはそれより

かなり少なく）しか摂取していなかった。「それって大変じゃないですか？」私は尋ねた。「四六時中、空腹感があるのでは？」

「もちろん最初はね」。マグロシンは答える。「でも慣れます。2人とも気分爽快ですよ！」

その日の昼食で、マグロシンはオーガニックの離乳食がいかに素晴らしいかを微に入り細に入り語り、オレンジをすり潰したようなものをすすった。気づけば2人ともタートルネックを着ている。季節は冬ではなく、研究室の連中などはほとんどがＴシャツ1枚で平気なくらいだ。だが、2人は体脂肪率が低すぎるため、余計に体を温めなくてはならなかったのである。当時のマグロシンは六十代の後半だったが、食事のせいで心身の活動が鈍っている様子はいっさい見受けられなかった。成功しているマーケティング会社のＣＥＯを務め、かつてはニューヨーク州のチェス・チャンピオンだったこともある。もっとも、見た目はおおむね年相応だった。脂肪が少ないせいで、しわの目立つことが大きく響いているように感じた。ところが、血液検査の結果は正反対のことを物語っていた。マグロシンが70歳になったとき、様々な健康指標（血圧、ＬＤＬ［悪玉］コレステロール値、安静時の心拍数、視力など）から推し測れる年齢が、実年齢よりはるかに若かったのである。[9] しかもその数値は、カロリー制限で長生きをしたラットのものに似ていた。

このように、人間が生涯にわたってカロリー制限を続けたらどんな影響が現われるかについては、短期的な研究と経験談を通してしか語れないのが現状だ。しかし、ヒトに近い親類を対象にした研究からは、その長期にわたるメリットが垣間見えている。

１９８０年代から、アカゲザルを用いた長期間のカロリー制限研究が行なわれ、そこからはじつに説得力のある結果が得られている。アカゲザルは遺伝的に見てヒトのいとこにあたり、それまでに知られていた最大寿命は40歳だった。ところが、この研究でカロリー制限をした20頭のうち、６頭がその年齢に達した。人間でいえば、だいたい１２０歳である。

しかも、カロリー制限食を一生続けなくてもそれだけの効果が現われた。一部のサルについては、30%のカロリー制限を始めたのが中年になってからだったのに、それでも十分だったのである。[10]

マウスの場合も同様で、生後19か月（人間にして60～65歳相当）の段階でカロリー制限をスタートさせても、寿命を延ばす効果が確認されている。ただし、開始時期が早ければ早いほど延び幅も大きかった。[11]こうした動物実験から判断する限り、カロリー制限で長寿効果を得るのに「年齢の上限」のようなものはなさそうだ。ただし、始めるなら遅いより早いほうがいいようである。人間なら40歳を過ぎたあたりだろうか。分子レベルで見た場合、下り坂に差し掛かるのがこの頃だからだ。

だからといって、カロリー制限が万人向きというわけではない。それどころか、私の元教え子で、今はアカゲザルの研究でその名を知られるウィスコンシン大学教授のロザリン・アンダーソンなどは、人間が30%もカロリーを減らした食事を長期間続けるのは「狂気の沙汰」としか思えないと語っている。[12]

とはいえ、それが誰にとっても狂気の沙汰だとはいい切れないのも確かだ。寿命を延ばすだけでなく、心臓病や糖尿病、脳卒中やがんを防ぐ効果が実証されているのを思えばなおさらである。たんに長く生きるのではなく、元気に暮らすための手段の１つなのだ。

それでも、多くの人は二の足を踏む。自宅の冷蔵庫をあけないとか、職場で間食をしないといったことには、強い意志が求められる。老化研究の分野にはこんな金言があるほどだ――「カロリー制限で長く生きられるかどうかはさておき、長生きした気分にさせてくれるのは間違いない」。それだけ苦労が大きいということである。

だが、結論をいえばカロリー制限にこだわる必要はない。わざわざつらく苦しい思いをしなくても、カロリー制限をしたのと同じメリットは別の方法でもかなり手に入るのだ。そのことは、研究で徐々に立証されつつある。いや、むしろそちらのほうが効果が高いかもしれない。

間欠的断食――画期的な健康増進法

食物が足りないときの遺伝子の反応を確実に再現することができれば、なにものべつまくなしに腹をすかせていなくてもいい。どのみち、いったんストレスに慣れてしまったら、それはもうストレスではなくなるのである。

そこで、新しい画期的な健康増進法として注目されているのが「間欠的断食」だ。これは、食事の量は普段と変えないものの、食事を抜く期間を周期的に差し挟むというものである。間欠的断食の研究で有名なカリフォルニア大学ロサンゼルス校（ＵＣＬＡ）のヴァルター・ロンゴは、その効能を盛んに宣伝している。だが、じつはそのずっと前から、断続的にカロリーを制限することの効果は研究されていた。

始まりは１９４６年、シカゴ大学のアントン・カールソンとフレデリック・ヘルツェルが、ラットを２日おきに空腹な状態にしてみた。するとそのラットは、普通に餌を食べた仲間より15～20％長く生きたのである。[13]

当時は、食物を断つことが体を「休める」と信じられていた。[14]現在とは正反対の見方といえる。というのも、体が絶食のストレスにさらされると細胞レベルで何が起きるかが、今では明らかになっているからだ。いずれにしても2人の研究は、間欠的なカロリー制限が長い目で見てどんな影響をもたらすかについて貴重な情報を与えてくれた。

この2人が発見を生活に応用したかどうかは定かでないが、どちらも当時としてはかなり長い人生をまっとうしている。カールソンは81歳で世を去り、ヘルツェルは74歳まで生きた。ヘルツェルなどは長年にわたって自分の体を使い、とんでもない実験を行なっていたにもかかわらず、である。何かというと、砂利やガラス玉やボールベアリングを飲み込んで、そういう物体がどれくらいの時間で体を通り抜けるかを調べたのだ。こんな実験のほうがよほど狂気の沙汰である。

現在では人間を対象にした研究から、カロリーをときおり制限すると多大な健康効果が得られることが裏づけられている。カロリー制限の期間がかなり短くても問題はない。

たとえばある研究では、被験者は通常の食事をとりながら、月に5日だけカロリーを大幅に制限した。その5日間に口にしたのは、野菜スープ、エナジーバー、サプリメントくらいなものである。すると、この間欠的な「疑似的断食」を続けた被験者には、いくつもの健康効果が現われた。わずか3か月で体重が落ち、体脂肪が減り、血圧も減少したのである。だが、何より重要なのは、ＩＧＦ－1（インスリン様成長因子－1）の濃度が低下したことかもしれない。ＩＧＦ－1は主に肝臓でつくられるホルモンだ。ＩＧＦ－1の遺伝子やＩＧＦ－1受容体の遺伝子に起きる変異は、死亡率や罹患率が下がることと関係している。また、この遺伝子変異は、１００歳以上が多い家系の女性によく見られることがわかっている[15]。

IGF-1値は長寿と密接に関連している。事実、その影響はあまりに強いので、個人の寿命を（じつに正確に）予測するのに使えるほどだと、ニューヨークのアルバート・アインシュタイン医科大学で老化を研究するニール・バルジライとユーシン・スーは語る。

バルジライとスーは遺伝学者だ。１００歳以上でありながら、老化関連の病気にいっさいかかっていない長寿者を専門に研究している。こうした人々はきわめて重要な研究対象だ。というのも、ほとんどの人が憧れる年のとり方のお手本だからである。長く生きたからといって、それだけ惨めな思いをしなければならないわけではないのだと、身をもって示した存在なのだ。

そういう集団を調べてみると、何を口に入れるかは問題でない場合があることに気づく。ある種の遺伝子変異体をもつおかげで、何を食べても体が絶食状態になるような人がいるのだ。知り合いに１００歳を超える長寿者がいるならわかると思うが、１００歳に届いたからといって１００％体にいい生活習慣を送ってきたとは限らない。バルジライのチームが、96歳以上のアシュケナージ系ユダヤ人（ドイツや東欧に定住した離散ユダヤ人の子孫）を５００人近く調査したところ、医者が眉をひそめるような行動をとっている人が大勢いた。たとえば、揚げ物を好む、タバコを吸う、ぼんやり座って過ごす、酒をいささかたしなみすぎる、といったことだ。かつてバルジライは、調査対象となった長寿の女性にこう尋ねたことがある。長年の喫煙をやめるように医師から何度も忠告されてきたのに、なぜ耳を貸さなかったのか、と。女性は苦笑いを浮かべた。「確かに４人の医者からタバコをやめないと死ぬと脅されたけれど……でも、もう4人ともあの世に行っちゃったでしょう？」

要するに、良い遺伝子を引き当てた人がいるということだ。そうでない人は、少しばかりプラスアルファの努力をしないといけない。だが、ありがたいことにエピゲノムは変えられる。デジタル情報ではなくアナログなので、影響を与えやすいのだ。だから、生活の仕方を変えることでコントロールできる。

大切なのは、何を食べるかだけでなく、どう食べるかだ。ギリシャのイカリア島のような「ブルーゾーン」では、断食の習慣と長寿とのあいだに強い相関関係が確認されている。イカリアはいわば「人々が死ぬことを忘れた島」であり、島民の3人に1人が90歳を超える。また、高齢の住民のほぼ全員がギリシャ正教会の敬虔《けいけん》な信者で、宗教上の祝祭日を厳守している。それに従えば、1年の半分あまりは何らかのかたちで食を制限することになり、[16] 肉や乳製品や卵を食べない日や、ときにはワインやオリーブオイルも口にしない日が何日もある。ギリシャ人にとっては、食事といえばそれがほぼすべてという人もいるはずだ。また、領聖《りょうせい》の前には完全に断食する住民も多い[17]（領聖とは、ハリストス「キリストのこと」の体の象徴であるパンと、血の象徴であるぶどう酒を拝領することをいう）。

同じ長寿のホットスポットでも、中国南部の巴馬《はば》ヤオ族自治県などはまた少し様子が違っている。良質で体にいい食物がたっぷり手に入るのに、毎日長い時間敢えてそれを遠ざけているのだ[18]。この地域に暮らす１００歳以上の多くには、朝食をとる習慣がない。たいていは正午頃に最初の食事を少量口にし、夕暮れになったら家族と一緒にもっとボリュームのある食事をする。そうやって、1日16時間あまりを何も食べずに過ごすのが普通だ。

間欠的断食の方法はいくつもある

こうした地域を調査したり、自分の生活に断食を取り入れようと思って色々な研究結果を調べたりすると、1つ気づくことがある。継続的にカロリーを制限する方法はいくつもあり、その多くはいわゆる「間欠的断食」のかたちをとるということだ。つまり、絶えず空腹でいるわけではなく、一定の時間だけ体を飢えさせる。それによって、サバイバル回路を始動させるのである。

いずれはこうした様々なやり方のなかから、とくに効果の高いものが突き止められていくだろう。現時点で人気のある方法には、朝食を抜いて遅い昼食をとるもの（「16：8ダイエット」）や、週に2日はカロリーを75％に減らすもの（「5：2ダイエット」）がある。もう少し挑戦したいなら、週に2〜3日は食物をいっさい摂らない（「イート・ストップ・イート法」）のもいい。あるいは、健康問題の権威であるピーター・アッティア医師が実践しているように、毎月丸々1週間を空腹で過ごしてもいい。各種モデルを組み合わせることで寿命の向上や健康の増進を図ろうという研究も、現在は動物を対象に実施されている。ゆくゆくは人間でも始まるだろう。短期的な研究からは期待のもてる結果が出ており、長期的な研究でも同じだろうと思う。とりあえず、栄養失調にならない程度の間欠的断食法であれば、たいていは長寿遺伝子を働かせることにつながる。そして、長く健康な生涯をもたらしてくれるといってよさそうだ。

こうした食生活を送れば、金がかからないどころか節約になる。また、好きなときに好きなだけ食べることに慣れていない人のほうが、月々数日間をごく少ない食物でしのぐのには向いていそうだ。

とはいえ、少なくとも現時点では人類の食習慣がこれほどの進化を遂げている。どんなやり方であれ、断食に踏み切れる人は多くないだろう。

私もカロリー制限を試したことがあるが、やっぱり無理だ。空腹は少しも楽しくないし、食べることの喜びが大きすぎる。最近、間欠的断食を始めて日に1食か2食を抜くのだが、じつはほとんど無意識にそうしている。たんに食べるのを忘れるのだ。

さて、ここまでは、食べる量や頻度を制限してサバイバル回路を働かせることのみを紹介してきた。しかし、何を口に入れるかによっても、やはり結果は違ってくる。

アミノ酸を制限する——なぜ肉は危険なのか

アミノ酸を摂取しないと、私たちはかなり短期間で死ぬ。アミノ酸は有機化合物で、人体のあらゆるタンパク質を組み立てる材料だ。アミノ酸（とくに体内でつくり出せない9つの必須アミノ酸）がなければ、細胞は酵素を生成することができない。そしてこの酵素こそが生命に欠かせないものであり、生命活動の源《みなもと》となっている。

肉類には9つの必須アミノ酸がすべて含まれている。手軽なエネルギー源ではあるが、代償がないわけではない。というより、相当な代償を伴う。それは、動物を殺して肉を得ることが倫理的に云々ではなく、肉自体が危険だからだ。つまり、私たちの体にとって。だったら、タンパク質なんて摂らなきゃいいじゃないかと思うかもしれない。だが、あいにくタンパク質こそが私たちの食欲を大いに満足させるものなのだ。マウスでもそうだ。栄養を求めて群れをなすバッタも同じで、だからこそ共食いに走る[19]。どうやら動物というものは、そう簡単にタンパク質の摂取を制限することはできないらしい。

動物性タンパク質にマイナス面のあることは、ほとんど議論の余地がない。動物性に片寄った食生活を送っていると、心血管系疾患による死亡率とがんの発症率が共に高まることが数々の研究で報告されている。加工した赤身肉はとくにいけない。ホットドッグやソーセージ、ハムにベーコン。素晴らしく美味であっても、恐ろしく発がん性が高い。そのことは何百という研究で指摘されており、結腸・直腸がん、膵臓《すいぞう》がん、前立腺がんとの関連が確認されている[20]。赤身肉にはカルニチンという物質が多く含まれ、これが腸内細菌によって変換されるとトリメチルアミン-N-オキシド（ＴＭＡＯ）になる。心臓病の原因になることが疑われている化学物質だ。

もちろん、少しくらい赤身肉を食べたところで命に関わるわけではない。体にいいとされる狩猟採集民の食事にしても、繊維質で栄養豊富な各種植物と、適度な赤身肉や魚が混ざり合っている[21]。しかし、長く健康に生きたいと思うなら、食事はライオンのディナーよりウサギのランチに近づけたほうが断然いい。私たちが動物性タンパク質の代わりにもっと植物性タンパク質を摂れば、全死因死亡率が著しく下がることが複数の研究によって示されている[22]。

エネルギーの観点からいえば、嬉しいことに植物性タンパク質からでもすべてのアミノ酸を摂取できる。ただし、同じ重さで比べた場合、植物からでは概して摂り込める量が限られるのが玉にきずだ。

ところが、健康で長生きするという観点からすれば、それがかえって幸いする。というのも、体内でアミノ酸全般が欠乏していたり、どれか1つのアミノ酸が一時的に不足していたりする状態は、サバイバル回路を作動させるのにちょうどいいストレスになるからだ。

ここで、第1章で触れたｍＴＯＲ（哺乳類ラパマイシン標的タンパク質）という酵素のことを思い出してほしい。ｍＴＯＲをあまり働かせないようにすると、細胞は分裂に使うエネルギーを減らしてオートファジー（自食作用）に振り向ける。そして、タンパク質を一から新たに合成するのではなく、損傷したタンパク質や折りたたみ不全のタンパク質を再利用するようになる。このように、細胞の盛んな活動を抑えて厳しい時期を乗り切ろうとすることが、結局は健康寿命を延ばすうえで役に立つわけだ。それは、私たちが研究したどの生物にも当てはまる。しかも、カロリーを制限しなくても、ｍＴＯＲに影響を与えられることが最近になってわかってきた。[23] ｍＴＯＲが活性化する程度や頻度を小さくしたいなら、手始めにアミノ酸の摂取を控えてみることだ。つまり、ｍＴＯＲをつくる遺伝子を抑制するのはじつは簡単で、肉や乳製品の摂取量を減らせばいい。

ｍＴＯＲを活性化させるアミノ酸の摂取量を控える

では、制限するのはどの必須アミノ酸でもいいかといえば、そうでないこともしだいに明らかになっている。アメリカ国立衛生研究所（ＮＩＨ）のラファエル・デ・カーボと、ミシガン大学のリチャード・ミラー、それからハーバード大学医学大学院のジェイ・ミッチェルは、必須アミノ酸のメチオニンに注目している。メチオニン含有量の少ない餌をマウスに与えると、とりわけｍＴＯＲ抑制効果の高いことを見出したのだ。具体的には、体の防御機能を働かせ、手術中の臓器を低酸素症から守り、健康寿命を20%長くするという結果が確かめられている。[24] 私のかつての教え子で、今はウィスコンシン大学に研究室を構えるダドリー・ラミングは、肥満マウスのメチオニン摂取を制限すると体脂肪が大幅に減少することを突き止めた。しかも短期間で。ラミングが「ぐうたら族」と名づけたマウスでさえ、運動もせずに好きなだけ食べ続けても1か月で体脂肪が約70%減った。おまけに、血糖値も下がったのである。[25]

　人間はメチオニンなしでは生きていけない。しかし、それを摂り込む量を制限すれば、もっといい生き方ができる。牛肉、仔羊肉、鳥類の肉、豚肉、卵にはメチオニンが豊富に含まれる一方で、植物性タンパク質ではおしなべてメチオニンが少ない傾向にある。いわば、生命の火を灯し続けるには十分だが、生物としての満足感を味わうには足りない量だ。

　同じことがアルギニンや、分岐鎖アミノ酸と呼ばれるロイシン、イソロイシン、バリンの3つにもいえる。いずれもｍＴＯＲを活性化する働きをもつものだ。これらの摂取量を控えると、寿命が延びるという相関関係が確認されている。[26] また、人間を対象にした研究からは、分岐鎖アミノ酸の摂取量を減らせば、代謝機能の指標となる数値が大きく改善することもわかっている。[27]

　どれも生きるうえで欠くことのできないアミノ酸だとはいえ、たいていの人は少ない量でも間違いなく耐えられる。その量を抑えるには、一般に「良質の動物性タンパク質」とされる鶏肉や魚や卵を減らせばいい（ただし、身体がストレスを受けているときや怪我からの回復期を避けて行なうのが得策だ）。

　どれもこれも意外に思えるかもしれない。なんといっても、アミノ酸は体の役に立つとみなされることが多いし、実際に役立つ場面はある。たとえば、ロイシンは筋肉を増強することで知られ、ボディービルダーがよく飲むプロテインドリンクに大量に入っている。しかし、筋肉ができるのは、ロイシンがmTORを活性化するせいでもある。mTORの活性化から始まる一連の化学反応は、「今はいい時期だからサバイバル回路を働かせないでおこう」と体に呼びかけているのと変わらない[28]。したがって、長い目で見ればプロテインドリンクのせいで、長寿のメリットが得られなくなるおそれがあるわけだ。研究で、ロイシンをまったく含まない餌をマウスに与えたところ、わずか1週間で血糖値が大きく下がることが確認された。血糖値は、健康状態が改善したことを示す重要な目安の1つだ[29]。要するに、多少のロイシンは当然ながら必要だが、少しあれば十分なのである。

肉好きよりもベジタリアンのほうが心血管系疾患やがんに圧倒的にかかりにくいのは、こうした背景があるからかもしれない[30]。もっとも、そこにはほかの要素も働いている。たとえば、カロリー摂取量の低さや、ポリフェノール摂取量の多さ、さらにはほかの人類に対する優越感も一役買っている。最後の優越感はさておき、ベジタリアンのほうが寿命も健康寿命も長い理由としては、どちらの要素も十分に納得の行くものだ。

ただし、低タンパク質で野菜中心の食事を心掛けて長生きしたとしても、それだけでは寿命を最大限に延ばすことにはならない。なぜなら、体にとってのストレスを栄養の面でつくっているだけだからだ。それでは、長寿遺伝子のもてる力をすべて発揮させるところまでは行かない。だから、物理的なストレスも加えてやる必要がある。それがないと、サバイバル回路をより一層働かせる大事な機会を失ってしまう。たとえるなら、美しいスポーツカーをもっているのに、毎週日曜の朝に次の信号まで走らせるだけで戻ってくるようなものだ。長寿遺伝子が宝のもち腐れになって、あまりにもったいない。

これは大変な馬力のある車なのだ。とにかくエンジンをふかして、遠くまで一走りしてくればいい。

運動をする人ほどテロメアが長い理由

元気に暮らすには運動がいいというのは、何世紀も前から叫ばれてきたことだ。そこには理由がある。ただしその理由は、たいていの人が（さらには多くの医師が）思っているものとは違っている。

およそ４００年前、イギリスの医師ウィリアム・ハーヴィーは、人体に複雑な管が網目のように張り巡らされていて、そこを血液が通って全身を循環していることを発見した。以来、医師たちは、運動を行なえば血行が良くなり、かすが溜まらないように押し流してくれるから健康になると考えてきた。

だが、運動の効能はそこにあるのではない。

もちろん、運動すれば血行は改善する。肺や心臓が健康になるのも事実だし、筋肉が増強されるのも間違いない。しかし何より重要なのは、なぜそうなるのか、である。じつはそのかなりの部分は、ある単純なことが微小なレベルで起きていることに起因していたのだ。細胞のレベルである。

様々な運動習慣をもつ数千人の成人を対象に血液細胞のテロメアを調べた結果、1つの際立った相関関係が認められた。頻繁に運動をする人ほど、テロメアが長かったのである。アメリカ疾病対策センター（ＣＤＣ）の助成によって実施され、２０１７年に発表されたある研究によれば、よく運動をする（1日最低30分のジョギングを週に5日行なうのに相当）人は、座りがちな生活をする人よりもテロメアが長く、その長さは、10歳近く若い人と同等だった[31]。だが、なぜ運動がテロメアの短縮を遅らせるのだろうか。
長寿遺伝子がどのようにして働くかを考えればすべて合点が行く。つまり、原初のサバイバル回路を始動させることが肝心なのだ。サバイバルモードに入れと細胞に命じさせるには、なにも食物の摂取量を減らしたり、アミノ酸を摂りすぎないようにしたりするだけがすべてではない。そもそも運動とは、体にストレスを与えることにほかならない。運動をするとＮＡＤの濃度が上昇し、それが今度はサバイバルネットワークを作動させる。そのおかげでエネルギーの産生量が上がり、筋肉は酸素を運ぶ毛細血管をさらに増やすようになる。ＡＭＰＫ、ｍＴＯＲ、サーチュインといった長寿関連の物質は、カロリー摂取量にかかわらず運動によって正しい方向に調節される。そして新しい血管をつくらせ、心臓や肺を健康にし、体を丈夫にし、くだんのテロメアを長くするのだ。たとえば、ＳＩＲＴ１酵素やＳＩＲＴ６酵素はテロメアが伸びるのを助け、それをヒストンにきつく巻きつかせる働きをもつ。だからテロメアは劣化せずに済む。要するに、食物や特定の栄養素を不足させること自体が重要なわけではない。鍵を握るのは、サバイバル回路によってコントロールされる「ホルミシス」のプログラムだ。第1章でも見たようにホルミシスは、体を混乱させすぎない程度に軽いストレスを与え、細胞の防御機能を目覚めさせる作用をもつ。

本来なら、運動は避けて通ってはいけないものだ。私たちの誰もが、とくに年齢を重ねるにつれて努めて体を動かす必要がある。にもかかわらず、実践しているのは66歳以上の10％にすぎない[32]。幸い、何時間も休みなしに運動することはいらない。最近の研究によれば、週に４～５マイル（約６・５～８キロ）走るだけでも（毎日15分足らずのランニングで達成できる距離）、心臓発作で命を落とすリスクが

45%減り、全死因死亡率が30%下がることが示されている。[33] これは絶大な効果だ。

この研究では、5万5000人あまりの被験者を約15年間フォローした。期間中に3413人が死亡したが、ジョギングの習慣のあった人は心臓病で死亡する割合が格段に低かった。これは研究者の予想通りである。しかも、肥満や喫煙などの因子を調整しても、ジョギングする人が調査対象期間中に亡くなる割合は小さかった。驚くべきは、運動量がどれくらいであっても、ほぼ同じような健康効果が認められたことである。1日に5~10分程度軽くランニングするだけの人でも、走る習慣のない人より数年長く生きたのだ。

理想の運動強度はどれくらいか

とはいえ、気楽にウォーキングするのとそれなりの速さで走るのとで、違いがまったくないわけではない。長寿遺伝子の力を余すところなく発揮させるには、強度は間違いなく大事になる。メイヨー・クリニックの研究チームは、いくつかの年齢集団において異なる種類の運動の効果を調べた。すると、プラスの健康効果をもつ運動形態はいくつもあったが、健康を増進する遺伝子を一番多く活性化したのは「高強度インターバルトレーニング(ＨＩＩＴ)」だった。これを行なうと、心拍数や呼吸数が著しく上昇する。高齢の被験者ほど、ＨＩＩＴによる活性化効果が大きかった。[34]

自分のしている運動が激しいかどうかは、きついと感じるかどうかでわかる。呼吸は深く速くなり、鼓動は最大心拍数の70~85%になる。当然ながら汗をかき、一息つかないと二言三言《ふたことみこと》しか話せない。これが低酸素応答と呼ばれるもので、この状態は体に適度なストレスを与えるのにうってつけだ。永続的な害を及ぼすことなく、老化に対する体の防御反応を活性化させてくれる。[35]

様々な長寿遺伝子の働きがすべて解明されているわけではないが、現時点で明確にいえることが1つある。なぜ運動が体にいいかといえば、運動によって数々の長寿遺伝子がプラスの方向に調節されるからだ。そのおかげで、テロメアが伸びる、細胞に酸素を運ぶ新しい微細血管ができる、ミトコンドリアの活動が高まって化学エネルギーが増える、といった効果が現われる。こうした機能が加齢とともに減少することは、以前から知られていた。新しくわかったのは、運動によるストレスの影響を最も強く受ける遺伝子が、それらの機能を若い頃の水準に引き戻してくれるということである。簡単にいえば、運動が遺伝子のスイッチを入れ、私たちを細胞レベルで若返らせてくれるのだ。

「好きなだけ食べても、走れば余分なカロリーを落とせますか？」よくそう訊かれる。私の答えは「たぶん無理」だ。ラットに高カロリーの餌を与え、そのエネルギーを運動で消費させるようにしても、寿命の延びは微々たるものである。カロリー制限食にしても同じだ。カロリーが高くなくても満腹感のあるものにすると、健康効果をすべて得ることができない。カロリー制限が功を奏するには、空腹になることが肝心だ。空腹になると、長寿ホルモンを分泌する脳内の遺伝子が作動しやすくなるからである。少なくとも、アルバート・アインシュタイン医科大学の研究チームはそう指摘している。[36]

断食と運動を組み合わせたら、寿命は長くなるのだろうか？　間違いなくその通りだ。その2つをどちらもうまくこなせるなら、おめでとう、あなたの願いはじきに叶う。

だが、できることはほかにもまだたくさんある。

寒さに身をさらして長寿遺伝子を働かせる

二十代前半にボストンで暮らし始めるまで、私はオーストラリアから出たことがなかった。アメリカに来ても、文化の面で困ることはなかった。1週間もしないうちに、ベジマイトの置いてある食料品店が見つかったくらいである。ベジマイトは、酵母エキスなどを原料にした黒いペースト状の食べ物だ。その強烈な味から、子どものうちにエピゲノムの教化を相当に受けない限り、とてもじゃないが食えた代物じゃないとの声もある。オーストラリアの定番ランチであるミートパイや、なじみ深いお菓子（バイオレット・クランブル、ティムタム、ムスク・スティックなど）を買うのに一番の店を突き止めるにはもう少し時間がかかったものの、結局そういう故郷の味をすべて手に入れられるようになった。アメリカ人にはオーストラリア英語とイギリス英語の区別がつきにくいらしいのだが、そのこともじきに気にならなくなった（そんなに難しい話じゃない。オーストラリア英語のほうがセクシーなだけだ）。

ただ、どうにも慣れないのが寒さだった。

子どもの頃は、寒さがどんなものかを知っているつもりだった。シドニーにある気象観測台の気温が氷点に近づいたとき（近代以降で実際に氷点下になったことはない）、それが寒さだった。

ところが、ボストンはまるで別世界である。本物の厳しい寒さがそこにあった。

だからコートやセーターや長下着を買い込み、なるべく屋内で過ごすようにした。そして、同じ博士研究員仲間が大勢そうしていたように、夜通し仕事をすることも多かった。正真正銘、研究に打ち込んでいたからなのだが、何日も自宅に帰らなかったのは、外に出なくて済むという計算が働いていたせいもある。

今にして思うと、もっと別の考え方をしておけばよかった。寒さに耐えろと自分にいい聞かせ、肌を刺すような寒さのなかを歩き、冬のさなかにチャールズ川につま先を浸せばよかったのである。なぜって、長寿遺伝子を働かせるには、快適とはいえない温度に身をさらすのも１つの有効な手段だからだ。

恒温動物が余分なエネルギーを使うことなく、体温を一定に保てる環境温度の範囲を「熱的中性圏」と呼ぶ。この範囲は狭く、ひとたびそこを出るとじつに様々なことが起きる。たとえば呼吸のパターンが変わる、皮膚（人体で最大の器官）へ向かう血流やそこを通る血流が変化する、心拍数が上がるか下がるかする、などだ。こうした反応は単純な理由で生じているのではない。根本には遺伝子の働きがあり、その起源を遡れば数十億年前のマグナ・スペルステスの生き残り闘争に行き着く。

体が安定した平衡状態を求めようとすることを「ホメオスタシス」といい、あらゆる生物に共通する原則だ。さらにいえば、これがサバイバル回路を導く力となっている。だからこそホメオスタシスはいたるところで見られ、とりわけ気温が低いときに顕著に現われる。

食物を減らすことの影響に対して研究者の注目が集まるようになると、カロリー制限が体の深部体温を下げることがすぐに明らかになった。初めのうちは、それが健康寿命を延ばすことにつながっているのか、たんにこの種のストレスにさらされたときに起こる様々な変化の副産物なのかがはっきりしなかった。

ところが２００６年、スクリプス研究所のチームが、遺伝子操作によってマウスの深部体温を通常より約０・５℃低くすることに成功した。この離れ業は、マウスの体内に備わる温度調節機能を欺くこ

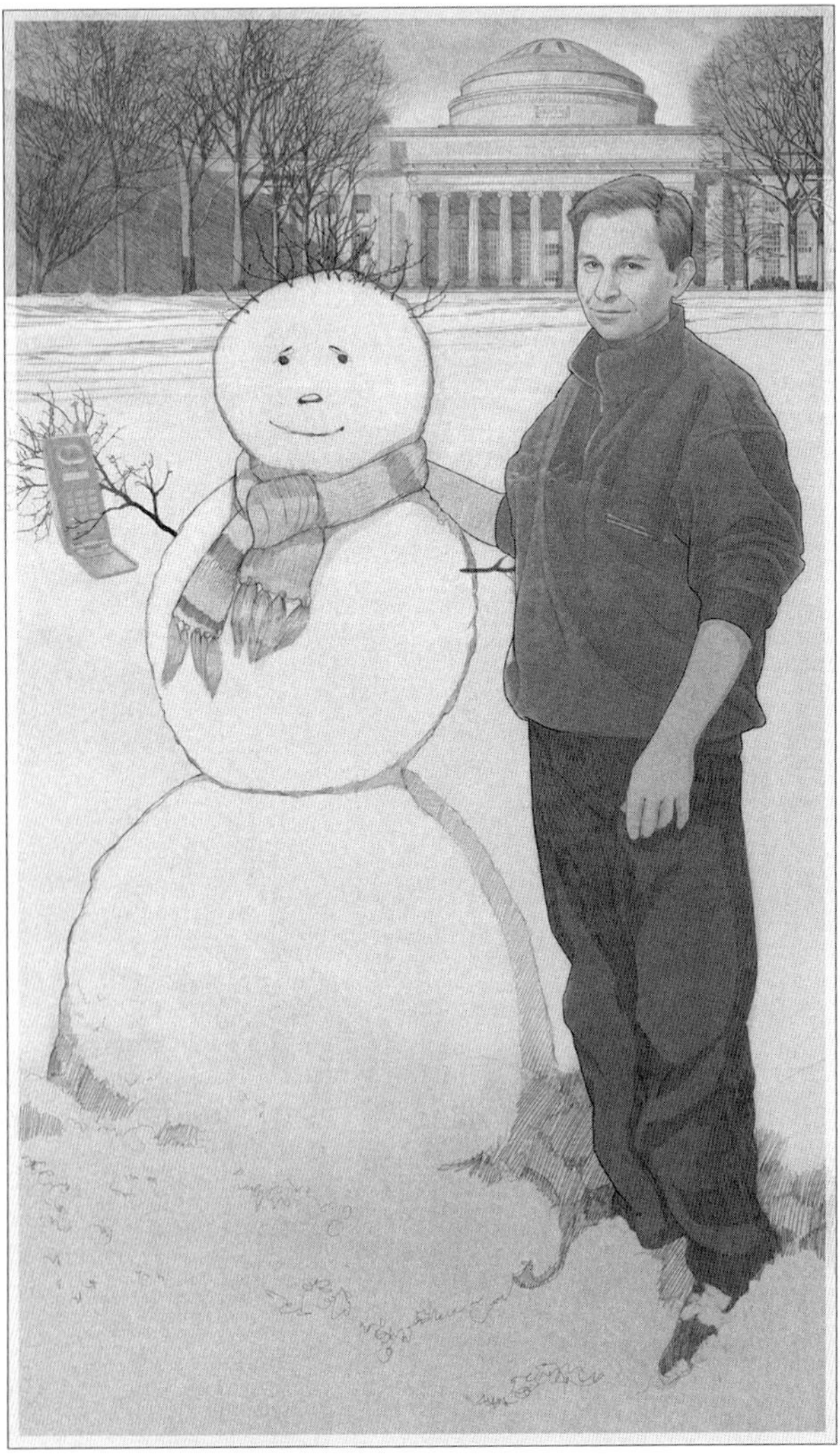

寒さが長寿遺伝子を活性化する。サーチュインは寒さの刺激でスイッチが入り、背中や肩を保護する褐色脂肪細胞の活性を促す。上のイラストは、1999年にマサチューセッツ工科大学で著者が「寒さ療法」に耐えている姿。

とで成し遂げられたものである。具体的には、ＵＣＰ２（ミトコンドリア脱共役タンパク質）をつくる遺伝子のコピーを複数、マウスの視床下部に挿入したのだ。視床下部は、皮膚や汗腺や血管などを調節する脳構造である。ＵＣＰ２は、ミトコンドリアによるエネルギー生成を妨げる働きをもつため、視床下部内ではエネルギーが生成されずに熱として放散された。だから視床下部はそれを温度上昇と判断し、マウスの深部体温を約０・５℃下げたのである。するとどうだろう、メスでは寿命が20％長くなり（人間でいえば健康寿命が７年追加されたのに相当する）、オスでは12％延びた。[37]

このＵＣＰ２というタンパク質をつくる遺伝子（人間にも類似のものがある）は、ただ視床下部を欺くだけの存在ではない。これまで繰り返し長寿との関連が指摘されてきた遺伝子でもあった。その５年前、ベス・イスラエル・ディーコネス医療センターとハーバード大学医学大学院の共同研究チームは、遺伝子操作でＵＣＰ２タンパク質が生成されないようにしたマウスが、早く老化することを突き止めていた。[38] また、２００５年にはコネティカット大学の研究チームが、ショウジョウバエの神経細胞内でその類似タンパク質を通常より多く生成されるようにしたところ、寿命がメスでは28％、オスでは11％延びた。[39] すると２０１７年、カナダのラヴァル大学の研究によって、ＵＣＰ２タンパク質と老化との関係に対する見方が大きく変わることになる。ＵＣＰ２はスクリプス研究所が示したようにマウスの体温を下げるだけでなく、低い温度にさらされることで自らのふるまい方を変化させもするのだ。このとき鍵を握るのが、ＵＣＰ２による褐色脂肪細胞の活性化である。[40]

褐色脂肪細胞による熱の産出を再現する脱共役剤

褐色脂肪細胞にはミトコンドリアが豊富に含まれており、最近まで乳児にしか存在しないと考えられていた。今では成人にもあることがわかっているが、その量は年齢とともに減少する。そして時を経るほど、ますます見つけにくくなる。白色脂肪と混じり合い、全身に広がるからだ。しかも、広がり方にはムラがあり、ときに腹部、ときに背中の上部一帯という具合に、人によって異なる部位に「留まる」。そのため、この脂肪を人間で研究するのはいささか厄介だ。位置を確かめるには、放射性のブドウ糖を注射したうえでＰＥＴ（陽電子放出断層撮影）スキャンで調べなくてはいけない。しかし、齧歯類を使った研究からは、褐色脂肪と長寿の関係を理解するうえで重要な手掛かりが得られている。

遺伝子操作で体を小さくした「エイムス矮小マウス」と呼ばれるマウスは、非常に長生きすることが知られている。このマウスを詳しく調べてみたところ、褐色脂肪の機能が活性化していることがわかった。[41] ほかの研究からも、体内に褐色脂肪を多く含む動物や、震える寒さに毎日3時間ずつさらされた動物は、ミトコンドリア内のＳＩＲＴ３酵素の量がはるかに多いことが確認されている。ＳＩＲＴ３はサーチュインの一種で、ＵＣＰタンパク質の働きを高める機能をもつ。しかもそうした動物は、糖尿病や肥満やアルツハイマー病になる確率がきわめて低いことも示されている。[42]

こうした研究結果を見れば、褐色脂肪による熱の産生を化学物質で再現できたら、どんなに素晴らしいかがわかるだろう。[43] 現時点では、ミトコンドリア脱共役剤という物質が、ＵＣＰ２と同じ効果を示すことが判明している。ミトコンドリア脱共役剤は、ちょうど水力発電ダムに穴をあけるようにして、ミトコンドリアの膜から水素イオン（H^+）を漏れ出させる。これによって、ミトコンドリアがエネルギーをつくるプロセスが阻害され、その副産物として冷却ではなく熱産生が起こるのだ。

代表的な脱共役剤の1つに「2，4-ジニトロフェノール（DNP）」がある。DNPは甘い匂いのする化学物質で、第一次世界大戦時に爆薬を製造するために使われ始めた。ところがほどなくして、この化学物質を取り扱った作業員の体重が急激に減少することがわかり、死者まで1人出した。[44]

1933年、スタンフォード大学医学部の医師ウィンザー・カッティングとモーリス・テインターが一連の論文を発表し、DNPが代謝率を著しく上げることを明らかにする。[45] 同じ年、この物質には「ある種の潜在的危険性」が認められると2人が警告したにもかかわらず、アメリカでは20社がDNPの販売を開始し、イギリス、フランス、スウェーデン、イタリア、オーストラリアもそれに倣《なら》った。

DNPはよく効いた。いや、効きすぎた。

それからわずか1年後、アメリカ公衆衛生学会の場でテインターはこう述べた。「この製品への関心と期待はあまりに大きく、あまりに広く使用されているため、公衆衛生における懸念材料となっています。服用されている薬の全体量は目を疑うほどです」

続けてテインターは衝撃的な一言を放つ。「スタンフォード大学のクリニックからは、過去1年間で0・1グラムのDNPカプセルが120万個あまり……供給されています[46]」

100万個以上のカプセルを？　1つの大学から？　たった1年間に？　紛れもなく驚愕の事実である。しかもそれは1933年のことで、カリフォルニア州の人口は現在の8分の1にすぎなかった。

この薬は、1週間で体重を3ポンド（約1・4キロ）落とせるという触れ込みだったので、大衆は喜んだ。ようやく効き目のあるものが登場した、と。肥満は過去のものになろうとしていた。

　しかし、この代謝増進のお祭り騒ぎは長くは続かなかった。過剰摂取で死亡する人が現れ始め、ほかの長期的な副作用も明るみに出ていったからである。ＤＮＰは１９３８年の「連邦食品医薬品化粧品法」により、「著しく危険であり、人間の摂取には適さない」と宣告された（余談だが、この法律の文面を主に作成したのがロイヤル・コープランド上院議員だったというのが興味深い。コープランドはホメオパシー療法の医師でもあり、ホメオパシーで用いる天然サプリメントをこの法律で確実に守られるようにしてから、数日後に亡くなった。おかげで、今や天然サプリメント産業はほとんど規制もされないまま、１２２０億ドルもの収益を生み出している）。

　この法律は危険な薬物をしかるべく禁止した一方で、肥満が過去のものになるという希望を打ち砕いた[47]。伝えられるところによれば、ＤＮＰは第二次世界大戦中もロシア兵の体を温めるために処方され続けたという[48]。今日では、一部の不徳な輩《やから》がインターネットで販売している。もちろん、危ない橋を渡っているのを承知のうえでだ。２０１８年にはイギリスで、違法にＤＮＰを売って女性を死に至らしめた男が禁固7年の判決を受けている。アメリカでは１９１８年以降、ＤＮＰによって62名の死亡が確認されているが、実際はそれを大きく上回っている公算が高い[49]。

　ともあれ、ＤＮＰはきわめて危険だということだけは間違いない。そんなものに頼るより、３食の量を減らす、もっと体を動かす、主に植物中心の食物を摂るといったことを実践するほうがよほど安全だ。

褐色脂肪は「寒さ」でも活性化される

さらにいえば、少しばかり寒さを味わうことで、褐色脂肪のミトコンドリアを活性化させるのもいい。じつに単純なことだ。冬にTシャツ1枚で、ボストンのような街を早足で歩けばいい。褐色脂肪組織をつくるペースを上げるには、寒いなかで運動するととりわけ効果が高いようである[50]。夜通し窓を1枚だけあけておいたり、眠るときに厚い毛布を使わなかったりするのも1つの手かもしれない。

この効果が健康産業の目に留まらないはずがない。寒くなることは今やホットな話題となっているのだ。たとえば、「クライオセラピー」と呼ばれる冷却療法の人気が高まっている。これは、マイナス110℃という超低温のボックスに数分間入ることで、体にストレスを与えようというものだ。もっとも、この療法がどのような仕組みでなぜ効果を発揮するのか、あるいはそもそも本当に有効なのかどうかさえ、研究ではっきりした結論が出るには程遠いのが現状である[51]。そうかといって、大物コメディアンのジョー・ローガンに誘われたとあっては断わるわけにもいかず、私たちは2人でクライオセラピーを受けに行った。火星並みの温度のなかに下着姿で3分間立ったのだから、褐色脂肪が活性化されて、素晴らしい健康効果がすべて手に入ったと思いたい。少なくとも、気分爽快になり、生きていることに感謝できたのは確かだ。

たいていの問題についていえることだが、生活習慣を変えるならたぶん若いうちがいいだろう。加齢とともに褐色脂肪は生成されにくくなるからである。わが身を寒さにさらしてみようと思うなら、適度にやるのが肝心だ。断食と同じで、限界に近づきはしてもそれを超えないのが、最大限の効果を得るコツだと考えられる。低体温症や凍傷になるまでやっては健康を損なう。だが、鳥肌が立つ、歯がカチカチ鳴る、腕が震えるというのは、危険なサインではない。それはたんに、今いる場所がシドニーじゃないことを教えてくれているだけだ。こうした状態をある程度経験すれば、長寿遺伝子は必要なストレスを受け取って健康的な脂肪を増やしてくれる。

サウナの効果――高温は人体にプラスか

では、高温に関してはどうか。こちらの効果は低温の場合ほどはっきりしていないものの、おなじみの出芽酵母に有力な手掛かりがある。私の研究室では、酵母を培養する温度を30℃から37℃に上げ、生命を維持できるぎりぎりの状態に置く実験を行なった。すると酵母の*ＰＮＣ１*遺伝子のスイッチが入ってＮＡＤの生産量が増え、Ｓｉｒ２酵素が活発に働けるようになった。その結果、高温にさらされた酵母は通常より30％長く生きた。だが、興味深いのはそのこと自体ではなく、カロリー制限の場合と同じメカニズムで寿命が延びたことである。

だとすれば、高温は人体に対してもプラスに働くのだろうか。その可能性はあるが、低温の場合とまったく同じではなさそうだ。私たちは恒温動物なので、体内の酵素は大きな温度変化に耐えられるようにはできていない。深部体温を上げさえすれば長生きする、というわけにはいかないのだ。とはいえ、ドイツ北部出身の妻サンドラがよくいうように、皮膚や肺を高温にさらすと、少なくとも一時的には様々なメリットがある。

北欧や東欧に住む人は古代ローマからの伝統を守り、息抜きや健康増進のためによくサウナに入る。フィンランド人はとりわけ熱心で、たいていの男性は年間を通して週に一度のサウナを欠かさない。サンドラによれば、ドイツ語では「サウナ」ではなく「ザウナ」と発音し、どんな家庭にもかならず設置すべきものらしい。やたらとおかしな発音をして喜ぶ子どもみたいに思われたくないので、私は「サウナ」で通している。でも、家にサウナを付けるべきだという点はサンドラのいう通りかもしれない。

ヘルシンキで実施された２０１８年の研究では、「サウナを利用する人はそうでない人と比べて、身体機能、活力、社会性、および健康状態全般において、著しく優れている」ことが明らかになった。ただしこの研究の論文には、病人や体の不自由な人がサウナに行かないせいもあるという、しごくまっとうな指摘が記されている。[52]

もっと説得力のある研究では、フィンランド東部に住む中年男性２３００人あまりを約20年にわたって追跡調査した。[53]被験者のうち、きわめて頻繁にサウナを利用する人（最高で週に7回）は週１回の人より、心疾患の発症率や、心臓発作で命を落とす件数、さらには全死因死亡率がおよそ2分の１だった。

しかし、サウナに関する研究には、なぜそこまでの効果を生むのかを詳しく掘り下げたものがない。酵母が多少の参考になるとしたら、ＮＡＭＰＴという酵素が関与している可能性がある。ＮＡＭＰＴは、ＮＡＤを再利用する働きをもっており、様々なストレス（断食や運動など）によって始動する。その結果としてＮＡＤ濃度が上昇するので、サーチュインが活発に働けるようになるというわけだ。[54]ＮＡＭＰＴが高温によって活性化するのかどうか、私の研究室ではまだ検証したことがないが、やってみる価値はありそうだ。いずれにしても1つはっきりしているのは、熱的中性圏ばかりで生涯を送ってもほとんど体のためにならないということである。私たちの遺伝子は、ぬくぬくと快適に暮らすような進化を遂げてはいない。ときどき多少のストレスを与えてホルミシス効果を発揮させることが、長寿への道といえそうである。

以上のように、軽いストレスを相手にする分にはいい。しかし、手に負えないダメージを遺伝子に受けるとなれば、話は別だ。

タバコや有害な化学物質、放射線は老化を早める

多少の困難や細胞のストレスであれば、エピゲノムにはプラスに作用する。それが長寿遺伝子を刺激してくれるからだ。結果的にＡＭＰＫが活性化され、あるいはｍＴＯＲが抑制され、ＮＡＤ濃度が高まり、サーチュイン（例の災害対応部隊）の働きが活発になる。そして、地球に暮らすうえでつきものの通常の消耗に負けないようになるわけだ。

しかし、この「通常」という言葉には注意が必要だ。こと老化に関しては、「通常」のダメージであっても十分好ましくないものだからである。対応しなければならない災害（とくにＤＮＡの２本鎖が共に切断されるような損傷）の数が多いと、サーチュインは持ち場を離れて損傷個所に向かわざるを得ない。仕事が終わって元の場所に帰ってくればいいが、そうでないときもある。

ＤＮＡが壊れるのを１つ残らず防ぐのは不可能だし、仮に可能でもそれを望まないほうがいい。

ＤＮＡが損傷することは、免疫系を適切に機能させたり、記憶を固定したりすることにまで不可欠だからだ[55]。そうはいっても、余計なダメージはやはり防ぎたい。

あいにく、世の中は余計なダメージだらけだ。

まずはタバコである。合法的な悪習は数々あれど、これほどエピゲノムに悪いものはそうないといっていい。要するに喫煙とは、有害な化学物質を何千種類も混ぜ合わせて毎日体に取り込むことにほかならない。喫煙者が人より老《ふ》けて見えるのにはわけがある。実際に老化のスピードが速いからだ。喫煙によって生じるＤＮＡの損傷のせいで、ＤＮＡ修復部隊は激務を強いられる。それが結局はエピゲノムを不安定にし、老化につながっている可能性が高い。それに、すでに耳にタコができているかもしれないが、改めて繰り返しておきたいことがある。喫煙はけっして、何の犠牲者も出さない自己完結した行為などではない。タバコの煙に含まれる芳香族アミン類はＤＮＡを傷つける作用をもち、その量は主流煙より副流煙のほうが約50〜60倍も多いのである[56]。あなたがタバコを吸うなら、悪いことはいわない、禁煙の努力をすることだ。

吸わない？　それは素晴らしい。しかし、煙の立たないところにも火はあるものだ。たいていの先進国では（そしてしだいに発展途上国でも）、住民が有害な化学物質に浸っているも同然になっている。とくに、人や車の数が多い都市部では、ただ息を吸い込むだけでＤＮＡを傷つけるには十分だ。それだけではない。飲み物のボトルやテイクアウト用容器のようなプラスチックには、ＰＣＢ（ポリ塩化ビフェニル）などの化学物質が含まれていることが多く、これにも注意したほうがいい[57]（電子レンジで加熱しようものなら、より一層ＰＣＢが放出される）。また、黄色の色素のもとになるアゾ染料も、

ＤＮＡを損傷させるおそれがある。[58] これは、家庭用プリンターの黄色のインクから花火まで、様々な用途に使われている。さらには、有機ハロゲン化合物もゲノムにダメージを与えかねない。有機ハロゲン化合物とは、炭化水素の水素がハロゲン原子（フッ素、塩素、臭素、ヨウ素など、周期表の17族元素の原子）に置き換わった化合物のことをいう。溶剤や脱脂剤、農薬や油圧作動液などによく用いられている。

いうまでもないが、正気であれば誰だって、溶剤や脱脂剤や、農薬や油圧作動液を好きこのんで口に入れようなどとは思わない。しかし、私たちがまさに意図的に摂取する飲食物にも、避けられない損傷のもとが数多くある。たとえば、亜硝酸ナトリウムで処理された食品（一部のビール、塩漬けや燻製などの保存処理をした肉のほとんど、とくに加熱したベーコンなど）中には、Ｎ‐ニトロソ化合物が生成されることがすでに半世紀あまり前に判明している。以来、この化合物が強力な発がん性をもつことが確認されてきた。[59] しかも、亜硝酸処理がもたらす災いはがんだけではない。ニトロソ化合物にはＤＮＡを切断する力があるのだ。[60] そうなれば、ただでさえ働きすぎのサーチュインをもっと酷使することになる。

放射線も忘れてはいけない。紫外線やＸ線、ガンマ線や屋内ラドン（肺がんの原因としては喫煙に次いで2番目に多い[61]）。こうした自然放射線や人工放射線はどれも、ＤＮＡをさらに損傷させて修復部隊を働かせるおそれがある。私は仕事でよく飛行機に乗るので、このことが気になって仕方がない。セキュリティチェックを受けるたびに心配になる。昨今の空港で使用されているタイプのスキャナーの場合、ＤＮＡへのダメージがさほど大きくないことが研究からうかがえはする。ただ、長い目で見たときにエピゲノムや老化プロセスにどんな影響が及ぶかには、ほとんど注意が向けられていない。スキャナーを何度も通ったマウスが2年後にどういう姿になるかは、誰も検証したことがないのだ。現に、第2章で取り上げたＩＣＥマウスの件からもわかるように、ＤＮＡを少しいじっただけでも老化は加速できてしまう。ミリ波スキャナーなら旧型のスキャナーより放射線被曝が少ないそうだし、その被曝量は「フライトと同じ」程度だと係員は説明する。けれど、すでに何百万マイルものフライトを経験した身で、誰がさらに損傷を倍増させたいと思うだろう？　だから私は可能なときはいつでも、事前登録者専用レーンに回って簡易なチェックで済ませるか、手によるボディーチェックをお願いしている。

　そんなにあるなら、全部避けるのなんてとうてい無理じゃないか、って？　残念ながらその通りだ。そもそも、ＤＮＡを複製するのは自然で不可欠な活動だというのに、そのせいで毎日体中の何兆という箇所でＤＮＡの切断が起きている。鉛の箱に入って海底にでも沈まない限り、ラドンや宇宙線を避けることはできない。たとえ絶海の孤島に引っ越したとしても、魚を食べたらその体内には恐ろしい化学物質が溜まっている可能性がある。水銀やＰＣＢやＰＢＤＥ（ポリ臭化ジフェニルエーテル）、ダイオキシンに塩素系農薬。そのどれがＤＮＡを傷つけてもおかしくない[62]。現代の世界では、どれだけ「自然な」生活を送っていようと、この種のＤＮＡ損傷からは逃れられないのだ。

　自分が今、何歳だろうが関係はない。仮にまだ十代であっても、すでに老化は始まっている[63]。ＤＮＡの損傷があなたの時計を速めており、その影響は人生のあらゆる段階に及ぶ。胎児も乳児も老化しつつある。だとしたら、六十代や七十代や八十代の人はどうなるのか。すでに体が衰えているためにカロリー制限ができず、走りに行くこともままならず、真冬に雪まみれになって遊ぶこともできない人はどうすればいい？　もう手遅れなのだろうか。

いや、まったくそんなことはない。

ただ、すでにエピゲノムの変化や老化がかなり進んでいる人も含めて誰もが長く健康に生きようとするなら、少しばかり手助けがいりそうだ。

第5章　老化を治療する薬

人間が空を飛ぶという夢は、20世紀の初めになって急に現われたものではない。それと同じで、人間の寿命を長くしたいという夢も、21世紀の初めになって急に湧いて出てきたわけではない。何事も「初めに科学ありき」ではないのだ。「初めに物語ありき」である。

ウルクの都を１２６年間統治したとされるシュメール王のギルガメシュから、ノアの大洪水以前に９６９年生きたと伝えられる族長メトシェラまで、人間の聖なる物語からは、私たちが心の底から長寿に魅せられてきたことがわかる。とはいえ、それらはあくまで神話や寓話《ぐうわ》の世界だ。それを除けば、１００歳をゆうに超えるまで寿命を延ばす人がいたという科学的証拠は無きに等しかった。

そもそも生命の仕組みに関する深い知識がないわけだから、寿命を延長できる見込みなどまずなかったわけである。しかし今では、研究仲間や私自身によって、まだ不完全ながらもその知識がついに手に入ったと確信している。

分子レベルで見れば生命の仕組みは単純

１６６５年、「イングランドのレオナルド（・ダ・ヴィンチ）」と称されたロバート・フックは、『ミクログラフィア図版集――微小世界図説』（仮説社）という本を出版した。そのなかでフックは、コルクガシの樹皮を観察したら多数の小部屋（cell）が並んでいた、と報告している（これにより、のちに「細胞」を「cell」と呼ぶようになった）。この発見が、生物学の新時代へと扉を押し開いた。しかし、分子レベルにおける細胞の働きを解明する手掛かりを得るには、さらに何世紀も待たねばならなかった。それを突き止めるには、顕微鏡作製技術はもちろんのこと、化学、物理学、遺伝学、ナノ工学、計算機能力といった分野で、立て続けに飛躍的進展が起きる必要があったからである。

どのようにして老化が起きるかを理解するためには、まずは細胞へと下りていく必要がある。細胞膜を突き抜けて中に入り、核にまで進んで、そこに広がるナノスケールの世界を探るのだ。そこからさらに、アミノ酸やＤＮＡのレベルへと向かっていく。ここまできてようやく、私たちの命が永遠ではない理由が見えてくる。

ナノの単位で生命を理解できるようになるまで、そもそも自分たちがどうして生きているのかさえ謎だった。卓越したオーストリアの理論物理学者エルヴィン・シュレーディンガーは、量子物理学を発展させた（そして例の「生きていると同時に死んでいるネコ」という有名な思考実験を考え出した）人物である。そのシュレーディンガーは、生命を物理学の切り口から説明しようと試みたものの、途方に暮れるばかりだった。１９４４年には著書『生命とは何か――物理的にみた生細胞』（岩波書店）のなかで白旗を揚げ、生物には「未知の『異質な物理学の法則』が関係しているようだ」と述べた。[1] 当時としてはそれが精一杯だったのである。

だが、その後数十年のあいだに科学は急速に進展した。そして今日、「生命とは何か」という問いへの答えには、まだ完全ではないにせよ近づいているといって間違いない。

結局、生命を説明するのに新しい法則などいらなかったのだ。生命をナノスケールで見ると、たんに一連の化学反応が起きているにすぎない。普通ならけっして組み合わさらないような原子が1か所に集められて結合し、通常ではけっして分解されない分子がばらばらにされる。この作業を担当するのが酵素だ。ゲームの「パックマン」を彷彿とさせるタンパク質の一種である。鎖状につながったアミノ酸がらせん状に巻いたり、シート状に折りたたまれたりして酵素はできている。

生命活動を成り立たせるために、酵素は偶発的な分子の運動を利用している。私たちが生きているあいだはどの瞬間にも、体を構成する何兆個という細胞におびただしい数のブドウ糖分子が取り込まれている。取り込まれたブドウ糖は、ヘキソキナーゼという酵素によってリン酸化される。このリン酸化が目印となって、ブドウ糖はエネルギー生成のための経路に回される。ブドウ糖から最終的にエネルギーが取り出され、その大部分はリボソーム（ＲＮＡとタンパク質の複合体）によって使われる。リボソームの主な仕事は、アミノ酸をつかまえて別のアミノ酸とつなげ、新しいタンパク質をつくることだ。

こんな話を聞いたら頭の中が真っ白になる？　大丈夫、そうなるのはあなた1人じゃないし、あなたが悪いわけでもない。どうも私たち教師というのは、カッコいい科学を退屈なものにして、ずいぶんと社会に迷惑をかけてきたようだ。教科書や科学論文では、動きのない2次元の世界として生体内の活動を表現する。化学物質は短い棒で、生化学経路は矢印で描かれる。ＤＮＡは直線で、遺伝子は長方形、酵素は楕円だ。しかも、細胞との大きさの比を実際より何千倍も拡大している。

しかし、細胞が具体的にどんな仕事をしているかを一度理解してしまえば、これほどすごいものはないとわかる。では、この驚きを教室で伝えるのがどうして難しいのか。それは、細胞が4次元で存在し、私たち人間には知覚できない、いや、想像すらできない速さとスケールで活動しているためだ。私たちからすれば、秒やミリといった単位はごく小さい区切りに思える。しかし、１０００兆分の1秒ごとに振動する直径10ナノメートルの酵素にとって、1ミリは大陸の大きさであり、1秒は1年以上に相当する。[2]

カタラーゼを例にとってみよう。カタラーゼは平均的な大きさのありふれた酵素で、毎秒1万個もの過酸化水素分子を分解して無毒化する働きをもつ。この酵素は、1個の大腸菌の中に１０００万個は詰め込むことができ、その大腸菌はピンの頭に１０００万個は載る。[3] 想像が難しいというレベルではない。想像など絶対に及ばない世界なのだ。

個々の細胞内には、カタラーゼのような酵素が全部で7万５０００種類ほどあって、[4] 少し塩気のある海の中ですべてが押し合いへし合いしている。ナノスケールでは水が粘性をもつ。また、分子レベルの事象は、最大規模の強さをもつハリケーンより激しい。なにしろ分子が反応するスピードは、人間の感覚にすれば時速１６００キロあまりに相当するほどなのだ。酵素反応が起きる頻度はあらゆる事象の１０００回に1回程度だが、ナノスケールではその１０００分の1の事象が1秒に何千回も発生し得る。だから、生命を維持するには十分なのである。

めちゃくちゃじゃないか、と思うかもしれない。実際、まったくもってめちゃくちゃである。しかし、秩序が現われ出るにはこの混沌がどうしても必要だ。混沌がなければ、生命維持のために結合しなければならない分子同士が出合わず、１つになれないことになる。人間がもつサーチュイン酵素の一種「ＳＩＲＴ１」がそのいい例だ。ＳＩＲＴ１には２つのソケットのようなものがあって、正確に振動している。その１つのソケットがＮＡＤ分子をつかむ。もう１つのソケットは、アセチル基を外す対象のタンパク質（ヒストンやＦＯＸＯ３など）をつかむ。すると捉えられた２つの分子はただちに結びつき、直後にＳＩＲＴ１はそれらを異なるかたちに引き離す。結果として、タンパク質からアセチル基が除去されてＮＡＤの一部と結合し、ＮＡＤからはニコチンアミド（ビタミンB_3とも呼ばれるナイアシンの一形態）が解離する。ニコチンアミドは再利用され、いくつかの反応を経てまたＮＡＤに戻る。

　肝心なのは、ターゲットとなったタンパク質から、足かせだったアセチル基がもう取り除かれているということだ。今やヒストンはＤＮＡの巻きつきを強くして、遺伝子のスイッチを切ることができる。ＦＯＸＯ３タンパク質のほうも自由の身になり、細胞を防御する遺伝子のスイッチを入れることができる。

　この混沌が停止し、酵素がにわかに仕事をしなくなれば、私たちはみなものの数秒で息絶えるだろう。細胞の防御機構やエネルギーがなければ、生命は存在し得ない。マグナ・スペルステスが泡の膜から現われることもなかったし、その子孫がこのページに書かれた言葉を理解することもなかった。

　したがって、根本的なレベルで見れば生命はじつに単純だといえる。私たちは、混沌から生じた秩序のおかげで存在している。生きていることに乾杯するなら、酵素に乾杯してしかるべきだろう。

死は必然であるとする法則はない

このレベルで生命を研究することで、かなり重要な点も明らかになっている。ノーベル賞も受賞した著名な物理学者リチャード・ファインマンは、それを端的にこう表現した。「生体のふるまいを調べても、死が避けがたいことを示すものはまだ何1つ見つかっていない。だとすれば死とは少しも必然ではなく、この厄介事の原因を生物学者が発見するのも時間の問題と思われる」[5]

これは正しい。生命に終わりが訪れなければならないような法則は、生物学的、化学的、あるいは物理学的に調べても見当たらないのである。確かに、エピゲノムの情報が失われて無秩序へと至るわけだから、老化はエントロピーの増大といえなくもない。しかし、エントロピーが増大するのは、外部の環境と切り離された「閉じた系」の場合だ。生物は閉じた系ではない。必要不可欠な生体情報を保存でき、宇宙のどこかからエネルギーを取り込める限り、生命は永遠に存続する可能性を秘めている。だからといって、私たちが明日にでも不死になれるということではない。ライト兄弟が空を飛んだ翌日に、月に行けるようにならなかったのと同じだ。科学には小さな前進も大きな前進もあるが、進めるのはつねに一度に1歩ずつである。

ただ、注目すべきことが1つある。じつはギルガメシュやメトシェラの時代から、いや、もしかしたらマグナ・スペルステスの時代から、その最初の数歩を踏み出すための材料は私たちの周りにあったのだ。人間はその材料を昔は意図せずに用い、数百年前からは「薬」として意図的に使用することで、酵素の働きを化学物質で調整できるようになった。

　今や私たちは生命の仕組みを知り、それをゲノムやエピゲノムレベルで変えるツールを手にした。だから、この古くからの知恵をさらに発展させることができる。健康寿命を延ばすという面でいうと、老化への影響がすでに実証されている２つの薬を利用するのが一番の近道だろう。

イースター島に由来するラパマイシンの長寿効果

「ラパ・ヌイ」はチリの西およそ３７００キロに浮かぶ絶海の孤島で、一般には「イースター島」と呼ばれる火山島だ。その名前以上に知られているのが、島を囲むように並ぶ約９００体の巨大な石頭像である。それと同じくらい有名になってしかるべきなのが（いずれそうなるだろうが）、世界で最も効果的に寿命を延ばす分子がいかにしてこの島から誕生したかだ。

　１９６０年代の半ば、ある科学者チームがこの島に渡った。考古学者がモアイ像の起源を突き止めようというのではない。彼らは生物学者で、島固有の微生物を探しに来た。

　研究チームは、とあるモアイ像の下の土から新種の放線菌を見つけた。それが「ストレプトマイセス・ハイグロスコピカス」である。スレン・セーガルという薬学研究者がこの菌を単離したところ、抗真菌性の化合物を分泌することがすぐに判明した。セーガルは、発見された島にちなんでその化合物を「ラパマイシン」と名づけ、水虫のような真菌症の治療薬にできないかと模索を始める[6]。抗真菌薬として有望に思えていたものの、当時勤めていたモントリオールの研究所が１９８３年に閉鎖されることになり、セーガルはラパマイシンを廃棄するよう命じられた。

だが、どうしてもできない。そこで、小瓶《バイアル》数本に菌を入れて研究所からひそかにもち出し、自宅の冷凍庫で保管した。そして１９８０年代の後半、新しい所属先であるニュージャージー州の研究所の上司たちを説得し、セーガルは菌の研究を再開する許可を取りつけた。

ほどなくして、ラパマイシンには強力な免疫抑制機能があることが明らかになる。これで抗真菌薬になる道はなくなった。なにも免疫力を下げてまで水虫を治すことはないし、治療薬ならほかにいくらでもある。しかしそのおかげで、科学者たちは新たな研究テーマを得た。

臓器移植が失敗するとき、一番大きな原因は患者の体が臓器を拒絶することである。それはすでに１９６０年代から明らかになっていた。ラパマイシンなら免疫反応を抑えて、臓器が確実に受け入れられるようにしてくれるかもしれない。そんな希望が芽生え、やがてまさしくその通りであることが確かめられる。

今でもはるばるラパ・ヌイまで出かけてみれば、この放線菌が発見された場所で小さな記念碑を見ることができる。そこにはポルトガル語でこう記されている。「１９６５年1月にこの地で採取された土壌サンプルが、ラパマイシンの生産を可能にし、臓器移植を必要とする患者のために新時代を切り開いた」

じきにもっと大きな記念碑が建てられるんじゃないかと私は思う。というのも、ストレプトマイセス・ハイグロスコピカスの発見によって膨大な数の研究がスタートを切ったが、その多くは今も継続中で、なかにはじつに興味深いものもあるからだ。何かというと、ラパマイシンは、臓器移植とは無縁な人の生命力も延ばしてくれる潜在能力をもっているのである。近年の研究から、ラパマイシンはただの抗真菌性化合物でもなければ、単なる免疫抑制剤でもないことが突き止められている。寿命を延ばす働きをもつことが、様々な動物を使った世界中の実験によって一貫して確認されているのだ。

私自身もラパマイシンの研究を行なっている。ほかの研究がたいていそうだったように、これも当初は出芽酵母を実験生物として使った。たとえば、正常な酵母細胞を２０００個培養したとすると、６週間後にまだ生存能力のあるものは数個しかない。ところが、ラパマイシンを与えると、６週間後にもまだ約半数が元気な状態を保つ。[7] また、ラパマイシンがＮＡＤの生産を促すおかげで、母細胞から生まれる娘細胞の数も増える。

ショウジョウバエにラパマイシンを与えると、約５％長く生きる。[8] また、余命数か月のマウスに少量のラパマイシンを摂取させると、オスかメスかで差はあるものの余命は９～14％長くなる。人間に換算すれば、約10年分の健康寿命が手に入ったのと同じだ。[9]

ＴＯＲ阻害分子のもつ可能性

親が高齢であればあるほど、子が病気にかかるリスクが高まることは以前から知られている。それはエピゲノムの影響だ。だが、ラパマイシンの処置を受けたマウスは、この傾向に逆らう。ドイツ神経変性疾患センターの研究チームが、高齢の父親をもつマウスを詳しく調べたところ、ｍＴＯＲ（哺乳類ラパマイシン標的タンパク質）の活動が活発になりすぎていることがわかった。ラパマイシンを与えるとｍＴＯＲの働きが抑えられ、親の年齢が高いことによる悪影響の多くが消え失せたのである[10]。

　このように、ｍＴＯＲを阻害する分子は世界を変える可能性を秘めている。では、その可能性について、偉大な研究を評価する世界的な機関はどう考えているのだろうか。酵母からＴＯＲを発見したジョゼフ・ハイトマン、マイケル・ホール、ラオ・モヴァの３人は、ノーベル生理学・医学賞の最有力候補との呼び声が高い。また、川向こうのＭＩＴにいる私の研究仲間デビッド・サバティーニは、哺乳類もＴＯＲ（ｍＴＯＲ）をもつことを見出した人物で、２０１６年の「クラリベイト・アナリティクス引用栄誉賞」を受賞している。この賞は、ピア・レビュー（同分野の研究者による査読）を必要とする一流科学誌に発表された研究のなかで、最も頻繁に引用された論文の著者に贈られるものだ。この受賞者リストからは、２００２年以降40人あまりのノーベル賞受賞者が誕生している[11]。

　ただし、ラパマイシンは万能薬ではない。この薬を与えられた動物は長生きしたとしても、短命な仲間ほど健康でいられないかもしれないのだ。長期にわたって大量に摂取すると、腎臓を損なうことがわかっている。しかも、いずれは免疫系が抑制されてしまうおそれもある。だからといって、ＴＯＲ阻害分子に未来がないわけではない。少量で使うか、断続的に用いるかすれば副作用が起きない可能性がある。現に、短期間の投与でマウスの寿命を延ばす効果が確認されているし[12]、インフルエンザ・ワクチンに対する人間の高齢者の免疫反応を少量で劇的に改善してもいる[13]。

　ＴＯＲ阻害という切り口から長寿を研究している人たちは、大学やバイオテクノロジー企業に何百人もいる。彼らが目指すのは新たな「ラパログ」の発見だ。ラパログとは「ラパマイシン類似体」のことであり、ラパマイシンと同じような方法でＴＯＲに作用しながらも、標的への特異性が高くて毒性の低い化合物をいう[14]。

この方面の研究開発に携わる人々がどれだけ優秀かを見れば、健康長寿への道としてＴＯＲを阻害する方法を推したくもなる。しかし、仮にラパログがうまく行かなくても、薬で健康長寿を目指す道はもう1つある。しかもそちらは、効果が高いうえに比較的安全なことがすでに実証されているのだ。

糖尿病治療薬として手頃な価格で処方されるメトホルミン

ガレガソウはきれいな花だ。薄紫色の繊細な花弁をいくつもつけ、世界に向けてうやうやしくお辞儀をしたままのような姿をしている。

「ゴーツ・ルー」〔訳注「ヤギの後悔」の意〕というかなり残念な別名や、「フレンチ・ライラック」というはるかに愛らしい通称でも知られ、ヨーロッパでは何世紀ものあいだ薬草として使われてきた。ガレガソウになぜ薬効があるかといえば、グアニジンという化学物質が豊富なためだ。グアニジンは人間の尿にも少量が含まれ、正常なタンパク質代謝がなされているかどうかの目安になる。１９２０年代には、糖尿病患者の血糖値を下げるためにグアニジンが処方され始めた。

１９２２年、レナード・トンプソンという14歳の少年がトロントの病院に入院し、1型糖尿病で生死の境をさまよっていた。そのとき、糖尿病患者としては初めてトンプソンに注射されたのが、発見されたばかりの膵臓《すいぞう》ペプチドホルモン（インスリン）である。このホルモンは動物実験で成果をあげ、糖尿病の治療薬として大きな期待を集めていた。2週間後に再度注射を受けると、少年の状態は劇的に改善する。この一報はまたたくまに世界を駆け巡った。1型糖尿病は、膵臓が十分なインスリンをつくれない場合に起きる病気である。インスリンがないと、体は糖に対する適切な警戒態勢をとれない。今では、インスリンを補充することで1型糖尿病は治療することができる。しかし、糖尿病との闘いはまだ終わっていなかった。

もう1つの2型糖尿病はいわゆる年齢関連糖尿病だ。膵臓は十分なインスリンをつくれるのに、体がそれを感知できないと発症する。全世界で見ると、成人全体の9%がこの病気をもっており、インスリンへの感受性を回復する薬を必要としている。その薬を服用すると、血中を流れる糖を細胞が取り込んで活用できるようになり、それには少なくとも2つの利点がある。1つは、酷使されている膵臓に休養を与えられること。もう1つは、血糖値の急上昇が繰り返されることでタンパク質の糖化が進むのを防げることだ。最近の研究からは、血糖値が高いと「エピゲノムの老化時計」が速く進むおそれのあることも示唆されている。

現代は椅子に座りっぱなしの生活習慣が増え、世界のどのスーパーマーケットにも糖や炭水化物が溢れている。そのせいで、高血糖は年間380万人もの早すぎる死を招いている。糖尿病による死は、速やかでもなければ慈悲深くもない。失明、腎不全、脳卒中、足の潰瘍や壊疽、手足の切断といった、恐ろしいものをたくさん連れてやって来る。

1950年代の半ば、薬学者のジャン・アロンと医師のジャン・ステルンはこの病気について研究した。そして、ガレガソウの主成分グアニジンの誘導体（元の化合物の分子内の一部分が変化して生じた化合物のこと）を使うことで、インスリンの効かない2型糖尿病と闘えないかと考えた。[15] どちらもフランス人だったので、ガレガソウは母国のいたるところで見られるおなじみの花である。

その誘導体はジメチル・ビグアニドと呼ばれる。それを服用すると2型糖尿病の治療に効果を発揮すると、ステルンは１９５７年の論文で発表した。今では一般に「メトホルミン」と呼ばれるこの薬は、以来、世界で最も広く使われ、最も効果の高い医薬品の1つとなっている。世界保健機関（ＷＨＯ）が策定する「ＷＨＯ必須医薬品モデルリスト」にも載っている。これは、世界中でとくに多く見られる病気の治療薬として、効果・安全性・コスト効率の面で非常に優れたものを選定したカタログだ。メトホルミンのジェネリック薬にすれば、世界のほとんどの地域で患者の負担は月5ドル未満で済む。副作用として最も多いのは胃部の不快感だ（乳酸アシドーシスという重篤な症状が起きるおそれもあるが、きわめてまれである）。この副作用に対しては、薬をコーティング錠にするか、牛乳や食事と一緒に飲み込むかして対処している人が多い。それで解消しないとしても、軽いムカムカには思わぬメリットがある。過食に走りにくくしてくれるのだ。

メトホルミンがもつ健康長寿効果の発見

なるほど糖尿病薬の話はわかったが、それが健康長寿とどう関係するのか――読者はそう思っているに違いない。確かに、何の関係もないまま終わってもおかしくはなかった。ところが今から数年前、研究者が不思議な現象に気づく。メトホルミンを服用している患者は、そうでない人より際立って健康状態がいいのである。しかもそれは、糖尿病が改善していることとは無関係のようだった。[16]

それを裏づけるように、ごく少量のメトホルミンでもマウスの寿命がほぼ6％延びることが、アメリカ国立衛生研究所（ＮＩＨ）のラファエル・デ・カーボの研究室によって示されている。もっともそれは、体重が減ったことが大きいとの声もある。[17] いずれにせよ、マウスで6％といえば、人間なら5年分の健康な寿命が追加されたことになる。この「健康な」という点が肝心だ。なにしろ、マウスではＬＤＬ（悪玉コレステロール）値が下がり、身体能力が改善したのである。[18] こうした現象を支持する証拠は、時とともに増えてきている。齧歯類にメトホルミンを与える研究26件のうち、25件でがんの予防効果が確認された。[19]

　ラパマイシンと同様、メトホルミンを摂取した場合もカロリー制限に似た効果が現われる。ただし、ラパマイシンのようにＴＯＲを阻害するのではなく、ミトコンドリアの代謝反応を制限する方向に働く。ミトコンドリアは「細胞の発電所」ともいわれ、ブドウ糖などをエネルギーに変換する仕事をしているが、メトホルミンにはこのプロセスを遅らせる作用があるのだ。[20] すると、ＡＭＰＫ（ＡＭＰ活性化プロテインキナーゼ）が活性化する。ＡＭＰＫは酵素の一種で、エネルギー量が低下したときにミトコンドリアの機能を回復させる機能をもつ。メトホルミンはＳＩＲＴ１（私たちの研究室のお気に入りの酵素）の活性も高める。ほかにも、がん細胞の代謝を抑えたり、ミトコンドリアの数を増やしたり（ミトコンドリアの機能低下を補うために細胞がミトコンドリアをより多く生成しようとするため）、折りたたみ不全のタンパク質を除去したりする効果が明らかになっている。[21]

　ある研究では、68歳から81歳までのメトホルミン服用者４万１０００人あまりを対象に、９年間の追跡調査を行なった。その結果、服用者のあいだで、認知症、心血管系疾患、がん、虚弱、うつ病になる確率がメトホルミンによって低減されることが確認された。しかも「若干」などというレベルではない。すでに虚弱になるリスクのあったグループでは、非服用者と比べて、認知症の確率が４％、うつ病が16％、心血管系疾患が19％、虚弱が24％、がんが４％減少している[22]。メトホルミンのがん予防効果については、それよりはるかに高いとした研究もある。あらゆるがんを抑えられるわけではなく、前立腺がん、膀胱《ぼうこう》がん、腎臓がん、食道がんは難しいようだ。しかし、がんのリスクをときに40％も下げることは、25件ほどの研究で示されている。予防効果のとくに高いのが、肺がん、結腸・直腸がん、膵臓がん、乳がんだ[23]。

これらの意味するところはじつに大きい。まずいコーヒーを１杯飲むより安い値段で、たった１つの安全な薬がそれだけ大勢の人の暮らしを著しく改善させたのである。

メトホルミンの効果ががんの罹患率を下げることだけだとしても、やはり広く処方する価値がある。アメリカでは、がんと診断される生涯リスクが40％を超えるのだ[24]。だが、直接がんを防ぐ以外にも間接的な予防効果がある。たいていの人は考えもしないだろうが、長生きをすると思わぬ副産物がついてくるのだ。何かというと、90歳を超えれば、がんで死亡するリスクが急激に下がるのである[25]。もちろん、それでも結局はほかの病気で亡くなるわけだが、がんに伴う大変な苦痛とコストは大幅に軽減される。

メトホルミンの素晴らしいところは、いくつもの病気に影響を与えることだ。ＡＭＰＫを活性化させる力により、ＮＡＤの濃度を上昇させ、サーチュインのような老化への防御機構全体を始動させる。病気の上流でサバイバル回路を働かせ、エピゲノムの情報が失われるのを顕著に遅らせ、代謝を抑えることで、あらゆる器官が若く健康でいられるようにするのだ。

何かの薬が老化に対して効果を発揮するにしても、それが目に見えるまでには何年もかかるのだろう——ほとんどの人がそう思い込んでいるはずだ。しかし、メトホルミンの場合は違うかもしれない。たとえばある研究で、健康な被験者にメトホルミンを服用させたところ、血液細胞のＤＮＡメチル化年齢が1週間で若返ることが確認された。しかも驚くことに、８５０ミリグラム錠を1錠飲んだだけなのに、わずか10時間後には効果が現われ始めたとしている。[26] あいにく、この研究には被験者数が少ないという難がある。メトホルミンが長期にわたって本当に老化時計を遅らせられるのかについては、もっと被験者を増やして研究を重ねることが間違いなく必要だ。

「抗老化薬《アンチエイジング》」としてのメトホルミンの未来

メトホルミンを「抗老化薬《アンチエイジング》」として処方する国は現時点ではほぼない。だが、糖尿病にかかっている世界の何億という人々にとっては、入手の難しい処方薬ではない。タイのような一部の国ではメトホルミンが市販されており、しかも1錠がたったの数セント相当だ。それ以外の国々では、いわゆる糖尿病予備軍であっても、医師を説得してメトホルミンを処方させるのはかなり困難な場合がある。ましてや、これまで体に気を遣ってきて糖尿病とは無縁な人なら、残念ながら手に入れるのは無理だ。それは、今紹介したようなデータを大多数の医師が知らないせいもあるが、それだけではない。仮にそれを認識していても、まだ老化を病気とは考えていないからである。

本書にも何度か登場したニール・バルジライは、イスラエルとアメリカの国籍をもつ医師で、遺伝学者でもある。自らメトホルミンを服用し、それが老化に及ぼす長期的な影響を見定めるべく先頭に立って奮闘してきた。これまでアルバート・アインシュタイン医科大学の共同研究者と共に、インスリン様成長ホルモン受容体を調べて長寿遺伝子の変異体をいくつか発見している。この受容体は、転写因子のＦＯＸＯ３や、ＣＥＴＰ（コレステロールエステル転送タンパク）や、サーチュインの一種であるＳＩＲＴ６酵素を調節する働きをもつ。一部の幸運なアシュケナージ系ユダヤ人が１００歳を過ぎても健康でいられるのは、その遺伝子の変異体をもつおかげのようだ。

こと老化に関しては、遺伝子（デジタル情報）の果たす役割はエピゲノム（アナログ情報）の陰に隠れて目立たない。それでも、デジタルのレベルで長寿へのお膳立てが整っている人もなかにはいる。そういう人は、どんな生活を送っていようがほとんど関係なく長い人生を享受できる。もっている遺伝子変異体のおかげでエピゲノムが安定しており、時間が経ってもアナログ情報が失われないためだ。だが、バルジライはこうした人々を「勝者」と捉えているわけではない。むしろ1つの指標として、ほかの人も長く健康な人生が送れるという可能性を体現した存在と見ている。バルジライがよく指摘するのは、たとえ私たちが１２０歳を超えて生きるのが無理だとしても、１２０歳が不可能ではないのはわかっているということだ。一度私にこう話したことがある。「だからほとんどの人にとって、健康な余命があと40年追加される夢が消えたわけではない」

現在、「メトホルミンによる老化の標的化（ＴＡＭＥ）」という研究が進められている。これは、老化に伴うごく一般的な病気をその根本原因から対処する初の薬として、メトホルミンを認可させようという取り組みだ。その根本原因とはもちろん、老化そのものである。バルジライを中心とするチームはこの研究を通して、測定可能な利点がメトホルミンにあるのを示すことを目指している。それができれば、老化を治療可能な病態とみなすとアメリカ食品医薬品局（ＦＤＡ）はすでに同意している。実現すれば、１つの重大な転換点となるだろう。老化が「仕方がないもの」だった世界の終わりが始まる。バルジライはその日がかならず来ると信じている。「あなたが１２０歳まで生きますように」というのはユダヤ人の伝統的な祈りの文句だが、近いうちに見直しが必要になるだろうとバルジライは予言する。それが長く生きる願いではなく、ごく平均的な生涯を送る願いにすぎなくなるからだ。

サーチュインを活性化させる化学物質の発見

１９９０年代の後半、ＭＩＴのレニー・ガレンティの研究室で、私たちはサーチュインから長寿へと至る道筋を発見した。そして１９９９年、サーチュインはますます熱い注目を集めようとしていた。すでに私たちは酵母細胞で、分子レベルでの老化の原因の１つをついに突き止めていた。これは、あらゆる生物種を通じて初めてのことである。科学者が新しい研究成果を発表し、自分たちの賢さを示したときはいつもそうだが、私たちもまた高揚感に浸っていた。科学界の注目を浴びた一連の論文のなかで、私たちは酵母が老化する原因について報告した。原因とはすなわち、Ｓｉｒ２酵素が接合型遺伝子を離れてＤＮＡの修復に向かい、結果としてゲノムが様々なかたちで不安定になることである。[27]また、*ＳＩＲ２*遺伝子のコピーを増やせば、ｒＤＮＡ（リボソームＤＮＡ）を安定させて寿命を延ばすことができるのも示した。さらには、遺伝子の不安定さとエピゲノムの不安定さを結びつけて考え、世界初の本物の長寿遺伝子の1つを発見していた。しかも、その遺伝子のメリットを享受するのに、酵母は腹をすかせなくていい。

しかし、遺伝子の余分なコピーを単細胞生物に挿入するのと、複雑な生物に同じことをするのとではわけが違う。前者のほうがずっと簡単だし、ややこしい倫理的な問題もはるかに少ない。だから私はほかの数人の研究者と共に、遺伝子操作なしに哺乳類のサーチュインの活動を高める方法を見つけるべく、研究競争に加わった。

この段階になると科学というよりは、論理に基づく当て推量と、昔ながらの幸運に恵まれるかどうかが物をいうことになる。なにしろ、既知の化学物質は1億種類を超えるのだ。いったいどこから手をつけたらいいのか。

ありがたいことに、この問題に取り組む研究者のなかにコンラッド・ホーウィッツがいた。ホーウィッツはコーネル大学出身の生化学者で、当時はバイオモル社で分子生物学部門の責任者を務めていた。この会社はペンシルベニア州に本拠を置き、生命科学の研究者向けに色々な分子を供給するのを仕事にしている。ホーウィッツは、SIRT1酵素の働きを妨げるような化学物質を探していた。サーチュインの研究を始める科学者の数が増えていたので、そういう物質を販売できないかと考えたのである。様々な候補を検討するうち、2つの化学物質に目が留まった。どちらも、SIRT1を抑制するのではなく、それを刺激して「活性化」する作用をもつ。その物質が存在すると、SIRT1は10倍速く働くのだ。これはじつに思いがけない発見だった。というのも、はなから何らかの阻害作用を期待していたからである。じつは、そもそも自然界には活性作用をもつ物質がきわめてまれなのだ。あまりにも少ないので、仮にそういうものが見つかっても、たいていの製薬会社はどうせ間違いだろうと判断して、追跡調査の手間すらかけないほどである。

最初のサーチュイン活性化化合物（略してＳＴＡＣ）は、フィセチンというポリフェノールの一種だった。これはイチゴやカキなどの果物の発色を助ける成分で、今では老化細胞を死滅させることでも知られている。次に見つかったのはブテインという分子である。これは様々な植物の花や、有毒なウルシにも含まれている。どちらもＳＩＲＴ１にかなりの影響を及ぼしはしたものの、さらなる研究の価値ありと思わせてくれるほど劇的な効果とはいえなかった。

ホーウィッツは、その時点までの研究結果をロバート・ジプキンに見せた。ジプキンはバイオモル社の創業者で、科学部門の責任者でもある。化学者や起業家として優秀なだけでなく、物質の化学構造に関しては百科事典並みの知識をもっていた。「フィセチンとブテイン？　その２つがどういう構造か知っているよね？　どちらも２つのフェノール環がつながってできている。そういう構造のものがほかにもあるだろう？　レスベラトロールだよ」

Ｓｉｒ２酵素を活性化させるレスベラトロール

２００２年、巷《ちまた》では抗酸化物質が一大ブームになっていた。結局は一部でいわれていたようなアンチエイジング薬でも万能健康薬でもなかったわけだが、そのことはまだ明らかになっていなかった。キ

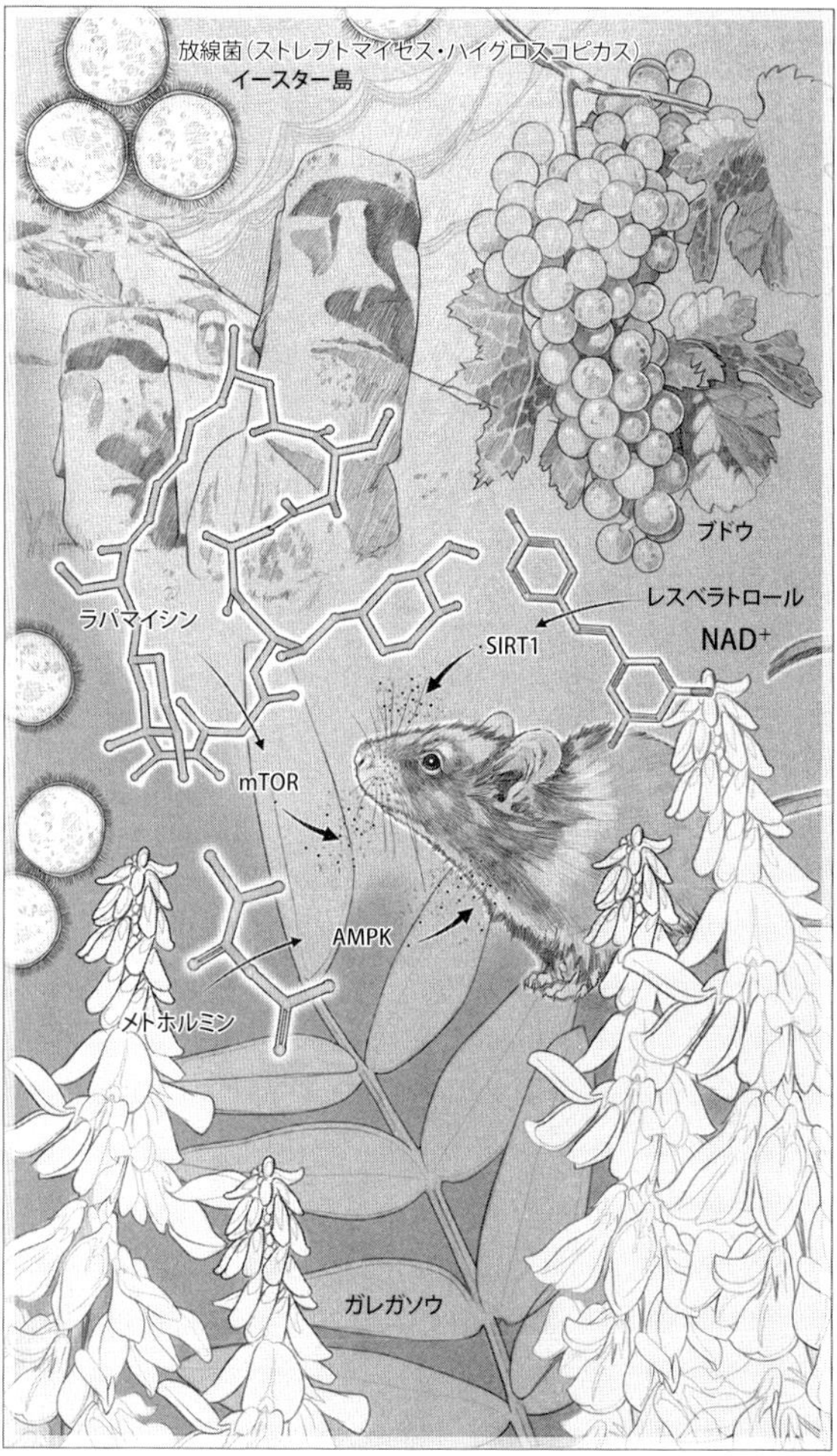

mTOR、AMPK、およびサーチュインは、長寿へと至る3つの主要な経路であり、環境が厳しいときに生き残りメカニズムを作動させて体を守る機能をもつ。低カロリー食や低アミノ酸食、あるいは運動によってこれらの活性が高まると(mTORの場合はその活性が弱まると)、生物は健康になり、病気に強くなり、長く生きるようになる。ラパマイシン、メトホルミン、レスベラトロール、NAD増強分子などは、3つの経路を調節する役割を果たし、カロリー制限や運動をしたのと同じ効果を発揮して様々な生物の寿命を延ばす。

ヤロル・マルチンコウスキー医科学大学（ポーランドの現ポズナン医科大学）の研究チームは、その抗酸化物質の1つがレスベラトロールであることを突き止めていた。これは、様々な植物がストレス時に生み出す天然の分子であり、赤ワインにも含まれている。[28]いわゆる「フレンチ・パラドックス」もレスベラトロールで説明できるのではないかと、指摘する研究者もわずかながらいた。「フレンチ・パラドックス」とは、フランスの食事にはバターやチーズなどの飽和脂肪がかなり多いにもかかわらず、フランス人の心疾患罹患率が低いことを指す。

レスベラトロールにもフィセチンやブテインと同様の効果がありそうだとジプキンは推測し、それはまさしく的を射ていた。私自身、ハーバード大学の自分の研究室でレスベラトロールを調べたことがあるが、実際にこの2つの分子より格段の効果を発揮する。

第2章でも見たように、酵母の老化は細胞分裂の回数で測られることが多い。ほとんどの場合、1個の酵母細胞はおよそ25回分裂を終えたら死ぬ。これを確認するには、1週間のあいだ顕微鏡を覗きながら微細な操作をしなくてはいけない。ひと眠りしたくなったら細胞を冷蔵庫に入れるのだが、その回数が少なければ少ないほど酵母は長生きしてくれる。そこで私は、自宅のダイニングテーブルを急ごしらえの実験室に変えた。

そして、酵母にレスベラトロールを与える実験を行なったところ、信じがたいものを目の当たりにした。その酵母は普通よりやや小さく、成長も少し遅かったものの、一生を終える前に平均34回も分裂したのである。まるでカロリー制限をさせたかのようだった。人間でいえば、寿命が50年増加したことになる。しかも、最大寿命が延びるのも確認できた。35回以上分裂する個体が次々に現われたのである。

*SIR2*遺伝子を欠く酵母で同じ実験をすると、何の効果も得られなかった。また、カロリー制限中の酵母でレスベラトロールを試しても、寿命がさらに追加されることはなかった。だとすれば、レスベラトロールとカロリー制限では同じメカニズムが使われていることになる。つまり、どちらもＳｉｒ２酵素を活性化するかたちで作用しているのだ。

まるでジョークのオチみたいな話である。カロリー制限と同じ効果を発揮し、空腹なしに寿命を延ばせるものが見つかってみたら、それが赤ワインの瓶の中に入っていたというのだから。

ブドウにしろほかの植物にしろ、ストレスにさらされているものほどレスベラトロールを多量に生成する。ホーウィッツと私はその点に大きな興味を抱いた。レスベラトロールに限らず、健康増進に役立つ様々な分子とその誘導体も、やはりストレスを受けた植物によって大量につくられる。ブドウからはレスベラトロールが、ヤナギの樹皮からはアスピリンが、ガレガソウからはメトホルミンが、緑茶からはエピガロカテキンガレートが、果物や野菜からはケルセチンが、ニンニクからはアリシンがそれぞれ得られる。サバイバル回路は動物だけの専売特許ではなく、植物にも備わっている。これらの化学物質はその回路が働いた結果として生み出され、厳しい環境に耐えて生き残れと自らの細胞に伝えているわけだ。だとすれば、人間の体はそれを感知できるように進化したのではないか。それが人体にとっても早期警戒警報となり、私たちもまた過剰な細胞活動を抑えて生き延びる必要があると警告してくれるのではないか。ホーウィッツと私はそう考えており、この考え方を「ゼノホルミシス（xenohormesis）仮説」と呼んでいる。[29]

これが正しいとすれば、自然界から新薬を見つけたいときには、ストレスのたまった生物を探せばいいことになる。ストレスにさらされた植物でもキノコでも、ストレスを受けた人間の腸内細菌でもいいかもしれない。ゼノホルミシス仮説からは、私たちがどんな食物を口にすればいいかも見えてくる。ストレス下にある植物では、人間のサバイバル回路を働かせる助けになりそうなゼノホルミシス的な分子の濃度が高いのだ。色のとくに濃いものを探すといい。ゼノホルミシス的な分子は黄色、赤色、オレンジ色、青色であることが多い。もう1つおまけがあって、そういう食物は味も良い傾向にある。世界最上級のワインは、日がじかに当たって乾いた土壌や、ピノ・ノワールのようなストレスに弱い品種から生産される。お察しの通り、そういうワインにはレスベラトロールの含有量もとりわけ多い[30]。イチゴの場合も、水を制限してストレスを与えたものほどおいしくなる。また、葉野菜を栽培したことがある人ならわかるように、暑さと寒さのダブルパンチに見舞われたレタスほど質が良くなる[31]。有機農産物が体にいいとされるのも、通常よりストレスの多い環境で栽培されるからだと考えれば合点が行くのではないだろうか。

レスベラトロールの効果を検証する

レスベラトロールは、単細胞である酵母の寿命を延ばした。では、ほかの生物の場合はどうか。研究仲間であるブラウン大学のマーク・テイターが、ボストンの私の研究室を訪ねてくれたときのこと。私は白くふわふわしたレスベラトロール粉末の小瓶《バイアル》（それには「R」としか書いていなかった）を1本譲り、マークの研究室の昆虫で試してもらうことにした。マークはそれをロードアイランド州にもち帰ると、少量の酵母ペーストと混ぜて自分のショウジョウバエに与えた。

数か月後、マークから電話が来る。「おい！　この『R』ってやつは何だ？」

一般に、研究室の環境ではショウジョウバエの寿命は平均40日前後である。「寿命が1週間延びたし、もっと長いこともあった。平均すると50日以上生きているんだよ」

人間に換算すれば、寿命が14年延びたことになる。

私の研究室でも線虫にレスベラトロールを与えたところ、やはり通常より長生きした。線虫のサーチュイン遺伝子が働いた結果である。また、ヒトの培養細胞にレスベラトロールを加えると、細胞のＤＮＡが損傷しにくくなった。

のちに、生後1年の肥満マウスにレスベラトロールを与える実験を行なったとき、注目すべきことが起きた。マウスの体重が減らなかったのである。そこで、博士研究員のジョゼフ・バウアー（現在はペンシルベニア大学教授）はこう考えた。私のせいで1年あまりの時間を棒に振り、浅はかな実験のおかげで研究者としてのキャリアに傷がついた、と。ところが、共同研究者だったＮＩＨのラファエル・デ・カーボと一緒にバウアーがそのマウスを解剖してみると、衝撃的な事実が明らかになる。レスベラトロールのマウスは、普通の餌のマウスとまったく変わらないように見え、心臓も肝臓も動脈も筋肉も健康だったのだ。しかも、ミトコンドリアの数が通常より多く、炎症が少なく、血糖値が低かった。同じレスベラトロールの処置をしていた（そして解剖されなかった）ほかのマウスは、結局約20％長生きしたのである。[32]

その後も何百件という研究結果が発表され、レスベラトロールが数十種類の病気（種々のがん、心臓病、脳卒中、心臓発作、神経変性、炎症性疾患、創傷《そうしょう》治癒など）に対して予防効果を発揮するほか、マウスの健康と回復力を全般的に高めることが報告されていった。[33] 私たちとデ・カーボとの共同研究では、レスベラトロールを間欠的断食と組み合わせると、断食のみでは達成できない長さまで平均寿命と最大寿命を共に延ばせることを発見した。50匹のマウスのうち1匹は3年あまり生きた。人間でいうとだいたい１１５歳に相当する。[34]

レスベラトロールが老化にどう影響するかを初めて示した私たちの論文は、２００６年の最も頻繁に引用された論文の1つになり、[35] 主流メディアでも広く取り上げられた。私たちは数々のテレビ番組に出演し、私個人の名も少しずつ世間に知られ始めた。取材を避けようと、妻の生まれ故郷であるドイツの小村に避難したら、そこにもニュースが伝わっていたくらいである。赤ワインの売上は30％伸びたらしい。読者が赤ワイン愛好家で、それを飲むうまい口実が欲しかったのだとしたら、ロバート・ジプキンに感謝するといいだろう。[36]

わが家のキッチンの壁には、当時描かれた様々な漫画が掛かっている。私のお気に入りはトム・トールズ作のものだ。その漫画では、ソファいっぱいを占める巨体の夫がニュースで見たといって、肥満のマウスを健康でいさせる赤ワインの成分を摂りたがる。だが、妻は冷や水を浴びせようとする。

「でも、人間がマウスと同じ量を摂るには、毎日赤ワインを７５０杯から１０００杯くらい飲まなきゃだめだっていうじゃないの」

「それならますますありがたいね」

のちに明らかになったのだが、レスベラトロールは飛び抜けて効力が高いわけでもなければ、人間の消化管内でよく溶けるわけでもなかった。この２つの条件を満たさないと、病気を治療する薬としての効果はあまり期待できないことになる。しかし、薬としては限界があっても、レスベラトロールの価値は大きい。空腹にならずともカロリー制限のメリットを１種類の分子で得ることができるという、最初の重要な証拠を与えてくれたからだ。この発見が引き金となって、老化を先延ばしにできそうな化学物質をもっと見つけ出そうと、世界レベルで研究競争が始まった。少なくとも科学界では、薬で老化を遅らせることがようやく狂気の沙汰とはみなされなくなったのだ。

サーチュインの燃料となるＮＡＤ

レスベラトロールを通じて研究者たちがもう１つ学んだのは、サーチュインは化学物質で活性化できるということである。これを機に、レスベラトロールより何倍も効果が高いサーチュイン活性化化合物（ＳＴＡＣ）を探そうと、いっせいに研究がスタートした。発見されたＳＴＡＣは「ＳＲＴ１７２０」「ＳＲＴ２１０４」といった名称で呼ばれる。ちなみに、今挙げた２つはどちらも、すでに高齢になったマウスに与えても健康寿命を長くする効能がある。[37] 今では、レスベラトロールより強い作用の確認されたＳＴＡＣが何百とある。なかには、すでに臨床試験の段階に進み、脂肪酸値やコレステロール値を下げたり、人間の乾癬《かんせん》を治したりする効果が実証されているものもある。[38]

先ほども触れたＮＡＤ（ニコチンアミドアデニンジヌクレオチド、ＮＡＤ$^+$と表記されることもある）もＳＴＡＣの一種だ。[39] ＮＡＤには、ほかのＳＴＡＣにはない利点がある。７種類あるサーチュインすべての活動を高めてくれるのだ。

ＮＡＤは、アルコール発酵を促進する化学物質として20世紀初頭に発見された。それは幸運な偶然だった。酒造りを改良する力がＮＡＤになければ、科学者がこれほど夢中になることはなかったかもしれない。おかげでＮＡＤに関する研究は何十年も続けられ、１９３８年には1つの大発見に突き当たる。ＮＡＤにイヌの黒舌病《こくぜつびょう》（人間でいうナイアシン欠乏症）を治す効果が見つかったのだ。のちに解明されたように、ＮＡＤはナイアシン（ビタミンB_3）から生成される。これがひどく欠乏すると、皮膚炎、下痢、認知症、皮膚のただれなどが生じ、放置すれば死に至る。しかも、ＮＡＤは体内で５００種あまりの酵素に利用されているため、ＮＡＤがなければ私たちは30秒と生きていられない。

しかし、１９６０年代に入る頃には、ＮＡＤに関する興味深い研究はすべて終わったという空気が科学界を支配していた。以後数十年のあいだ、ＮＡＤは「細胞内の家事をこなす化学物質」として、十代の子どもが生物の授業で教わるだけの存在となる。そして、十代の子どもが家事をする程度の熱意しか注がれることがなかった。風向きが変わったのは１９９０年代である。ＮＡＤがたんに家事にいそしんでいるだけではないことが浮き彫りになり始めたのだ。実際には、数々の重要な生体プロセスを調節するうえで鍵を握る物質だったのである。そのプロセスには、老化や病気も含まれる。なぜそれがわかったかというと、ＮＡＤがサーチュインの燃料になることを今井眞一郎とレニー・ガレンティが突き止めたからだ。十分な量のＮＡＤが存在しなければ、サーチュインはうまく仕事ができない。ヒストンからアセチル基も外せなければ、遺伝子も抑制できず、寿命も長くできない。レスベラトロールがサーチュインを活性化させて寿命を延ばせるのも、そのことに私たちが気づけたのも、ＮＡＤがあればこそだったのである。また、私たちやほかの科学者の研究によって、NAD濃度が年齢とともに低下することもわかった。しかもその現象は、脳、血液、筋肉、免疫細胞、膵臓、皮膚など全身で見られ、微細な血管の内側を覆う内皮細胞でさえ例外ではなかった。

これだけ多くの重要な細胞プロセスで、これだけ中心的な役割を果たしている物質である。そのため、NAD濃度を高めたらどうなるかを検証してみたいと思った研究者は、20世紀にはただの1人もいなかった。「NADに手を出したら、良からぬことが起きる」と考えたわけである。人為的な調節を試みることすらしなかったため、仮に調節したらどうなるかの見当もつかずにいた。

しかし、相手が酵母なら話は別である。酵母で実験すると何が得かというと、最悪のシナリオが起きたとしても酵母が大量死するだけで済むことだ。

酵母であれば、NADを増量する方法を探すのにリスクはほとんどない。だから研究室のメンバーと私は実験に踏み切った。一番の近道は、酵母のNADをつくる遺伝子を突き止めることである。最初に発見したのは*PNC1*という遺伝子だった。この遺伝子からは、ナイアシンをNADに変換するための酵素が生み出される。そこで、酵母細胞に*PNC1*遺伝子のコピーをさらに4つ導入し、全部で5つにすることで、PNC1酵素の生産量を増やしてみることにした。すると、その処置をした酵母は通常より50%長く生きた。ただし、*SIR2*遺伝子を取り除くと同じ結果は得られなかった。5つの*PNC1*遺伝子をもった酵母は普通より多くのNADをつくり、サーチュインのサバイバル回路を働かせていたのである。

同じことが人間でできるだろうか。理屈のうえでは可能だ。私の研究室には、すでにそれを行なえるだけの技術がある。酵母の*ＰＮＣ１*遺伝子に相当するのは人間では*ＮＡＭＰＴ*遺伝子であり、その余分なコピーをウイルスを使って体内に運ばせればいい。だが、人間に遺伝子を導入するには酵母の場合より事務手続きがたくさんいるし、安全面に関しても理解すべきことがまだ相当に多い。問題が起きたら、酵母の大量死では済まないのだ。

　だから私たちは、同じ結果が得られるような安全な分子を再び探し始めた。

ＮＡＤを増加させるＮＲとＮＭＮ

　現在はアイオワ大学の生化学部長を務めるチャールズ・ブレナーは、ビタミンB_3の一形態であるＮＲ（ニコチンアミドリボシド）が、きわめて重要なＮＡＤの前駆体の１つであることを２００４年に発見した（前駆体とは、生化学反応において特定の生成物の前の段階にある一連の物質をいう）。そしてのちには、ＮＲがＮＡＤを増加させ、結果的にＳｉｒ２酵素の活動を高めることで、酵母細胞の寿命を延ばせることを見出した。ＮＲは牛乳に微量が含まれるだけで、かつては希少な化学物質だった。今や機能性食品として毎月トン単位で販売されている。

　一方、ＮＲとは別の前駆体に狙いを定める研究者たちもいた。私たちもそちらのグループだ。その前駆体はＮＭＮ（ニコチンアミドモノヌクレオチド）と呼ばれている。これは、人間の細胞内でもつくられているし、アボカド、ブロッコリー、キャベツなどの食物にも含まれている。体内では、ＮＲがまずＮＭＮに変換され、次にそれがＮＡＤに変わる。ＮＲかＮＭＮを入れた飲み物を動物に与える[40]と、体内のＮＡＤ濃度はそれから2〜3時間で約25%上昇する。まるで、それまで絶食か相当な運動をしていたかのような上がり方だ。

今井眞一郎は同じガレンティ研究室にいた友人だ。２０１１年に今井は、ＮＭＮがＮＡＤ濃度を回復させることで、高齢マウスの2型糖尿病のいくつかの症状を治療できることを示した。その後、ハーバード大学の私の研究室メンバーが、高齢マウスにＮＭＮの注射を1週間続けただけで、ミトコンドリアが若いマウスのものと比べて遜色なく機能するようになることを見出した。

２０１６年、オーストラリアのニューサウスウェールズ大学にある私のもう1つの研究室が、同じ大学の薬理学教授マーガレット・モリスと共に、メスの肥満マウスとその子マウス（糖尿病になりやすい）にＮＭＮを投与する共同研究を行なった。すると、2型糖尿病の1つのタイプをＮＭＮで治療できることがわかった。また、本拠地であるハーバード大学の研究室では、ＮＭＮが高齢マウスに若いマウス以上の持久力を与えられることを発見した。このとき、しまいには例の「２０１７年マウス用ランニングマシンの大いなる悲劇」を引き起こしたわけだ。このせいで、ミニ・ランニングマシンの距離追跡プログラムの設定を変更せざるを得なくなる。というのも、高齢のマウスが、いや、どんなマウスであれ、3キロ近く走るとは誰も想定していなかったからだ。

ＮＭＮは、たんに高齢マウスをウルトラマラソンのランナーに変えるだけではない。私たちはマウスにＮＭＮを与えて、平衡感覚、協調運動能力、俊敏さ、体力、記憶力を調べたこともある。ＮＭＮを使ったマウスと使わなかったマウスとの違いは目を疑うほどだった。人間ならとっくにシニア割引を受けられるようなマウスが、『アメリカン・ニンジャ・ウォリアー』（訳注　日本のテレビ番組

『ＳＡＳＵＫＥ』のアメリカ版〕』の挑戦者に変貌していたのである。ほかの研究室の研究によれば、腎臓損傷、神経変性、ミトコンドリア病、およびフリードライヒ運動失調症を防ぐ効果もＮＭＮにはある。フリードライヒ運動失調症は遺伝病で、元気に動き回っていた20歳の若者に車椅子生活を余儀なくさせてしまう。

この文章を書いている時点で、老年期に入ってからＮＭＮを与えたマウスのグループは大変な高齢になりつつある。実際、初めにいた40匹のうち、まだ生きているのは7匹だけだ。それでも、いずれもみな健康で、いまだにケージのなかを楽しげに動き回っている。では、ＮＭＮをもらわなかったマウスで、今も元気なのは何匹か。

ゼロだ。

私は毎日、一般の人たちから「ＮＲとＮＭＮではどちらの効果が高いですか?」と訊かれる。ＮＭＮはＮＲより安定しており、マウスの実験では、ＮＲを使った場合には見られない健康効果がＮＭＮには確認されている。ただ、マウスの寿命を延ばすことが実証されているのは、前述の通りＮＲだ。ＮＭＮについては試験を進めている最中なので、決定的な答えは出ていない。少なくとも今はまだ。

現在、人間を対象にして、ＮＡＤ濃度を高める様々な分子（これをＮＡＤ増強分子と呼ぶ）を使った研究が進められている。今のところ毒性は見当たらず、害が生じそうな気配もない。筋肉疾患や神経系疾患に対する有効性を検証する研究は、現在進行中のものもあれば、近々開始されるものもある。２～３年後には、ＮＡＤ濃度を大きく上昇させるスーパー増強分子の開発も続くだろう。

とはいえ、研究を待つだけでは飽き足らない人も多い。結果が出るまでには何年もかかる場合があるからだ。だが、そういう人たちがいるおかげで、人間がＮＡＤ増強分子を摂取したらどうなりそうなのか、興味深い手掛かりがいくつか得られている。

ＮＡＤ増強分子による生殖能力回復の可能性

ＮＡＤ増強分子は、マウスの様々な病気を治す効果をもつとともに、老年期に与えてもマウスの寿命を延ばすことができる。また最新の研究からは、ＮＡＤ増強分子が人間に対しても似たような健康効果を（マウスとまったく同じでないにせよ）もたらすことができると強く示唆されている。

　さらには、それがエピゲノムの観点から見てどのような原理によるものかも明らかになっている。ＮＡＤ増強分子（メトホルミンやラパマイシンも含む）が適度なストレスをつくり出すことで、長寿遺伝子が働いてエピゲノムの変化を抑制し、若々しくいられるプログラムを維持する。おかげで、老化の原因となる「雑音」の蓄積が減り、プログラムが回復する。

　このように原理はわかっているものの、エピゲノムの雑音が分子レベルでどのように抑えられているのかについてはまだ解明の途上だ。遺伝子抑制作用をもつサーチュインのようなタンパク質を実験で活性化させると、ＤＮＡの損傷が起きてもエピゲノムを若い状態に保つのが確認できる。まるで、*SIR2*遺伝子のコピーを余分にもらって長生きした酵母細胞のように。具体的な仕組みは不明ながら、ＤＮＡの損傷にうまく対処できるのだ。もしかしたら、ＤＮＡを修復する能力がたんにことのほか高くなるために、道に迷う前に元の場所に戻れているのかもしれない。あるいは、サーチュインの半分が駆り出されても、残りの半分で十分に砦を守れるようになるのかもしれない。

いずれにしても、サーチュインの活動が高まると、第2章で紹介したウォディントンの「ビー玉」が谷から逃げ出すのを防ぐことができると考えられる。仮にビー玉が谷を離れかけても、NMNのような分子がプラスアルファの重力として働き、それをまた谷に押し戻してくれている可能性がある。その結果、いわば体の一部が若返るわけだ。わずかにせよ、若返ることに変わりはない。

同じことは、マウスより大きい動物についても当てはまるのではないか。そう思わせる1つの手掛かりが得られたのは、ハーバード大学の私の研究室で学ぶ留学生が、ある日の午後に私のオフィスを訪ねてきたときだった。

「すみません、ちょっといいですか？　話があるんです。母のことなんですが」。留学生は小声で切り出す。

その表情や声の調子から、とっさに思った。遠い祖国に暮らす母親が病気にかかったということに違いない。私自身、母が危篤になったときに地球の反対側にいたから、どういう気持ちかは痛いほどわかる。

「できることがあれば何でもいって」。つい、そんな言葉が口をついた。

留学生はきょとんとしている。そういえば、まだ肝心なことを訊いていなかった。「お母さん、大丈夫なの？」

「はい、その……元気といえば元気で……まあ……だいたいは」

留学生は続ける。「母もＮＭＮのサプリメントを飲んでいるんですが……」。確かにそうだった。ほかの学生も、その家族も、何人か同じようにしている。「それがですね、あの……」。ここで一段と声をひそめる。「母のがまた始まったんです。つまりその……周期が」

何の周期かに気づくのにしばらくかかった。

閉経期の女性では、月経周期がかなり不規則になることがある。だから、最後の月経から1年が過ぎないと、たいていの医師は閉経と断定しない。

閉経後なのに出血があるとしたら心配だ。がんや、類線維腫や、感染症の徴候かもしれないし、薬の副作用のおそれもある。

「ちゃんと病院で診《み》てもらった？」

「はい、どこも悪いところはないそうです。普通の生理と変わらないようだ、って」

それは面白い。「わかった。でも、もっと情報がいるな。お母さんに電話して、もう少し質問してみてくれる？」

顔から血の気が引くとはこういうことに違いない。

「そんな！　だめです、無理です、お願いですから、そんなこと訊かせないでください！」

これは２０１７年の秋のことである。以来私は、同じような経験をしたという女性を何人か知り、同様の体験談を読んだこともある。プラセボ（偽薬）効果が働いたせいということも考えられなくはない。つまり、効くと思って飲んだために効果が現われたのだ。しかし、２０１８年に行なわれた試験では、あるＮＡＤ増強分子が老馬の生殖能力を回復させることに成功し、疑いの目で試験を監視していた獣医師を驚かせた。私の知る限り、ウマにプラセボ効果は起きない。

それでも、すべてはまったくの偶然ということもあり得る。今後はもっと詳しく調べられることになるだろう。だが、人間の女性やメスのウマが生殖能力を取り戻せることがいずれ実証されれば、生物の生殖に関する私たちの理解は根底からくつがえる。

授業で習った通りだとすれば、女性は決まった数（おそらくは約２００万個も）の卵子をもって生まれてくる。卵子の大多数は思春期前に死滅する。残ったもののほぼすべては月経時に放出されるか、たんに時とともに死んでいくかのどちらかだ。やがては卵子が底をつき、そうなったらもはや女性に生殖能力はない。それが学校で教わったことだ。それでおしまいだ、と。

月経が再開したとか、ウマが生殖能力を取り戻したというのは、あくまで事例証拠にすぎないし、まだ同様の事例の数も少ない。それでも、衰えた卵巣の機能を回復させる力がＮＡＤ増強分子にあるかもしれないと、示唆している点ではじつに興味深い。それに、化学療法剤で卵子をすべて破壊されたマウスや、すでに閉経した高齢のマウスを使った実験では、ＮＭＮによって生殖能力が甦《よみがえ》ることが実際に確認されているのだ。ちなみに、同じ実験結果は複数回得られており、別の２つの研究室の別々の研究者によっても再現されている。にもかかわらず、あまりにも議論を呼びそうな結果であることから、研究チームのほぼ全員が発表しないことに賛成した。私だけが例外だった。研究論文は今もって未発表のままである。

私たち生物学者は何かを見落としているに違いない。それも重要な何かを。そう思えてならない。

ジョナサン・ティリーは、生殖生物学の分野で何かと物議を醸す研究者である。そのティリーが

２００４年、ヒト幹細胞は卵巣にも存在し、高齢になっても新しい卵子をつくり出せると主張した。この説には異論も多いものの、仮にそれが真実なら、高齢のマウスや化学療法剤を投与されたマウスでさえ生殖能力を取り戻せる理由が説明できそうだ[41][42]。

「卵子の前駆体」ともいうべき細胞が卵巣に存在していようといまいと、私には明確なことが1つある。それは、女性が今よりはるかに長く生殖能力を維持し、たとえそれを失ってもまた取り戻せるような世界が、信じがたいスピードで近づきつつあるということだ。

子どもが欲しいのに、様々な理由（社会的、経済的、医学的理由など）でそれが叶っていない人にとっては、いうまでもなく朗報である。しかし、これが老化とどう関係するのだろうか。

老化研究にとって卵巣機能の回復が意味するもの

その疑問に答えるため、まず卵巣とは何かを振り返ってみたい。たいていの学校で教わる通りだとすると、卵巣はあたかもただの装置であって、卵子をゆっくり放出するだけが仕事のように思える。だがそうではない。卵巣は1個の臓器だ。心臓や腎臓や肺と同じように日常的な機能をもっている。胚の発達過程でつくられた卵子を保持するだけでなく、後年には前駆細胞から新たな卵子を生み出してそれを蓄えている可能性すらある。

もう1つ指摘したいのは、主要な臓器のうちで、老化によって機能が最初に低下するのが卵巣だということだ。この点は、人間でも疾患モデル動物でも変わらない。たとえばマウスの場合、「高齢」に達するには2年かかるのに対し、平均的なメスのマウスはおよそ1年で生殖能力を失う。研究者からすれば、その段階から老化が観察でき、またその原因や治療法の究明を始められることになる。

さらには、ＮＭＮが何をしているかも思い出す必要がある。ＮＭＮはＮＡＤを増加させ、そのＮＡＤが今度は細胞質内のＳＩＲＴ２酵素（酵母のＳｉｒ２に相当）の活動を高める。私たちの発見によれば、ＳＩＲＴ２は減数分裂のプロセスを調節する働きももつ。減数分裂とは、未成熟な卵母細胞が細胞分裂を2度繰り返し、最終段階である成熟卵に母親の染色体のコピーが1組だけ残るようにすることだ。これにより、父親由来の染色体と合体できるようになる。ＮＭＮやプラスアルファのＳＩＲＴ２がない限り、高齢マウスの卵子は使い物にならない。減数分裂の際に、2本の染色体が1本ずつきれいに分かれず、娘細胞に不均等に配分されてしまうためである。ところが、メスの高齢マウスに数週間にわたってＮＭＮを与える実験を行なったところ、卵子は本来の姿を保ち、若いマウスのものとまったく変わらないように見えた。[43]

こうした理由があるために、たとえ体験談のレベルであってもきわめて興味深いのだ。人間の卵巣機能が回復したことを示唆する事例が、早くも得られていることを意味するからである。それが事実なら、卵巣の老化を遅らせ、修復し、若返らせるように働くメカニズムを利用して、ほかの臓器でも同じことをするのが夢ではなくなる。

頭に置いておきたい重要なことがもう1つある。この方面で有望なＮＡＤ増強分子はけっしてＮＭＮだけではないということだ。メトホルミンはすでに、多嚢胞性卵巣症候群の女性の排卵機能を改善するために広く使われている。[44] この病気になると、月経の間隔があいたり、1回の月経が長引いたりする。また、最新の研究からはｍＴＯＲ阻害分子が、化学療法を受けている女性の卵巣機能や生殖能力を保護する働きをもつことが示されている[45]。また、別の研究からは、その同じ遺伝子経路が男性の生殖能力においても重要な働きをしており、精子の生産と発達に中心的な役割を果たしていることが指摘されている[46]。

メトホルミンとＮＭＮを摂取している父親に起きた変化

正式に人間を対象にした研究は、齧歯類を使った研究よりずいぶんあとになるのが普通だ。ＮＡＤ増強分子の場合も同じだった。しかし、酵母や線虫や齧歯類でその安全性や有効性が早い段階から示唆されたことから、すでに自分の体で私的な実験を始めている人が大勢いる。

私の父もその１人だ。

父は初め生化学者になる教育を受けた。ところがコンピュータにのめり込み、ある病理検査会社でコンピュータ担当者として働いた。当然ながら、画面の前で長時間椅子に座って過ごすことになった。それは、恐ろしく体に悪いと専門家が指摘する生活習慣である。喫煙と同じくらい有害だとする研究者までいるほどだ。

２０１４年に母が亡くなる頃、父は七十代半ばだったものの、まだかなり活動的ではあった。すでに67歳で退職しており、旅行や庭いじりを趣味にしていた。しかし、父にも容赦のない衰えが始まっているように見えた。境界型糖尿病（いわゆる糖尿病予備軍）と診断され、耳が少し遠くなり、視力も落ちてきた。疲れやすく、同じ話を何度も繰り返す。不機嫌になることが多くもなった。生き生きした老後とは程遠い。

父は境界型糖尿病の治療のために、メトホルミンの服用を始めた。翌年からはＮＭＮも摂るようになった。

父はもともと物事を疑ってかかる性分である。反面、好奇心旺盛でもあるので、マウスを使った研究の話を私から聞いて大いに興味をそそられた。ＮＭＮは法律で規制された薬物ではなく、サプリメントとして買える。そこで父はまず少量から試すことにした。

とはいえ、マウスと人間では大きな違いがあることも重々承知していた。最初のうちは、私やみんなから体調を尋ねられても決まってこう返したものである。「何も変わらないよ。わかるわけないだろう」

だから、ＮＭＮを試して半年ほど経ったときにあんなことをいい出すのは、よほどのことだったに違いない――「大騒ぎしたくはないんだけどね、確かに何かが起きているよ」

あまり疲れを感じにくくなり、イライラが減り、頭もはっきりしてきたという。

「友だちと足並みが揃わなくなってきたんだ。みんなは年を感じるとこぼしているし、ブッシュウォーキングにも出てこられなくなった。私はもうそんなことはないね。痛いところもつらいところもない。ジムのボート漕ぎ運動じゃ、ずっと若い連中に勝つくらいだ」。一方、父のかかりつけ医は、20年も異常だった肝臓の数値が正常になったことに驚いていた。

そのあとで父がアメリカに来たとき、ほかにもほんの少し変わったところがあるのに気づいた。母が亡くなってから初めて、笑顔が戻っていたのである。

最近の父は十代の若者のように動き回っている。風雪のなかを6日間も歩いてタスマニア島の最高峰に登ったり、三輪バイクでオーストラリアのブッシュを駆け抜けたり、アメリカ西部で秘境の滝を巡ったりもしている。ドイツ北部の森では、木々に渡したロープを滑車で滑るツアーに参加する。アメリカのモンタナ州では、急流いかだ下りを楽しむ。オーストリアでは氷穴の探検までした。

いわゆる「エイジング・イン・プレイス〔訳注　住み慣れた土地で老後を過ごすこと〕」を実践してはいるが、住み慣れた土地にじっとしていることがほとんどない[47]。

さらには、働くことが恋しくなったので、オーストラリア最大級の大学で新しい仕事を始めた。シドニー大学の倫理委員会の一員として、人間を対象にした研究を審査・承認する役についたのである。科学の厳密性、医療の実践、データの安全性に関する知識をもつ父には、まさにうってつけの職務といえる。

今までもずっとそんな風に生きてきたのなら、こういう姿を見ても別段驚きはしない。しかし、断じてそういう人間ではなかった。老後など少しも楽しみではないとよく話していたし、もともと人づき合いのいいほうでもなければ、朗らかなほうでもない。どちらかといえばネガティブな性格で、『くまのプーさん』に出てくるロバのイーヨーに似ている。だから人並みに10年ほど隠居生活を送ったあとは、介護施設に入るつもりでいた。行く末がどうなるかも知れていた。自分の母親に起きたことを見ていたからである。七十代、八十代になって母親はめっきり衰え、最後の10年間は痛みと認知症に苦しんだ。それを父はなすすべもなく眺めていた。

そういう記憶がまだ新しかったから、70歳を超えて長く生きたいとは思っていなかった。むしろ、それだけはいやだと恐れていた。ところが、いざそうなってみると、自分の人生が大いに気に入っている。毎朝目が覚めるたびに、今日も刺激的な体験をたくさんしたいと楽しみで仕方なくなるほどだ。そのために、毎朝欠かさずメトホルミンとＮＭＮを飲み、残り少なくなってくると不安になる。活力が甦り、人生を楽しみ、年をとることを前向きに捉えているその姿は、驚異としかいいようがない。もちろんどれも、服用している分子とは何の関係もない可能性はある。年をとってからこういう心身の変化を見せる人も、世の中にはいるというだけの話かもしれない（もっとも、親類にはそういう人がほかに1人もいないのだが）。

父自身もこれをどう受け止めればいいのか、考えあぐねている。なんといってもわが家は科学者の家系だ。「ＮＭＮが原因かどうかは確信がもてない」と、先日そう語った。それからしばし自分の人生を振り返り、笑って肩をすくめてみせた。「でも、確かにほかの説明が見当たらないね」

少し前のこと、父はアメリカ東海岸のかなりの地域を見て回ってから、オーストラリアへ帰国する準備をしていた。私はおそるおそる、翌月の行事のためにまたアメリカに来られないかと訊いてみた。私は「オーストラリア勲章」を受章することになったのである。「老化の生物学的仕組みに関する医学研究と、バイオセキュリティに関する取り組みにおいて、また科学研究の擁護者としての活動において、傑出した功績」が認められてのことだ。授与式はワシントンＤＣのオーストラリア大使館で行なわれることになっていた。

「また来てもらうのは申し訳ないとサンドラはいうんだ。あと4週間しかないし、父さんはもうじき80歳だし、また長旅になるし、それに……」

「もちろん来たいに決まってるよ。ただ、その予定を入れられるかどうか、ちょっとまだわからないんだ」

結局、父はいくつか会合をキャンセルし、アメリカ行きをしっかり予定に組み込んでくれた。サンドラや子どもたちと一緒に父が式に出席してくれたことは、間違いなく人生最高の日の1つとなった。家族と並んで立つ父を見ながら、こんな思いが込み上げてきた。「人生の大事な瞬間を親に立ち会ってもらえるなんて。長い人生とはこういうことのためにあるんだ」

父があとで教えてくれたところによると、やはりあの場に立ちながらこんな感慨にふけったのだという。「子どもの大事な瞬間に立ち会えるなんて。長い人生とはこういうことのためにあるんだ」

父が若返ったという話は、もちろんただの事例証拠にすぎない。だから、近いうちにこのことをどこかの科学誌で発表するつもりはない。なんといっても、プラセボ効果は強力な薬となり得るからだ。父の気分が良くなったのは、メトホルミンとＮＭＮを組み合わせたおかげなのか。それとも、そろそろ自分の生き方を大きく変えてみようと無意識のうちに決めたときに、たまたまそれらを飲み始めただけなのか。知るすべはない。

いずれは人間を対象にして、入念な計画に基づく臨床試験が実施されるだろう。その結果が出たとき、老化の時計は巻き戻せるという強力な証拠が得られるに違いない。それまでは、ひたすら父を誇りに思うに留めることにする。ごく普通の人間が、七十代後半で人生に敢然と立ち向かい、新たな生き方を歩み始めたのだから。老化を「仕方がないもの」として受け入れるのをやめれば、人生はどれだけ素晴らしいものになるか。父は身をもって示している。

とはいえ、誰であれ父の変化を目にしたら、何か特別なことが起きているんじゃないかと勘繰らずにはいられない。

それと同時に、誰であれ私と同じことを知り、私と同じものを見れば（つまり、世界中の様々な実験や臨床試験の結果を世間より何年も前に知ることができれば）、人類に何か重大な変化が訪れようとしていると信じずにはいられない。

さらなる老化の治療薬の発見に向けて

疑似的な脅威をつくり出してサバイバル回路を働かせることが、今よりはるかに長く寿命を延ばす道なのだろうか。もしそうなら、それを実現するための最良の方法は何だろう。高馬力のＡＭＰＫ活性化分子？　ＴＯＲ阻害分子？　ＳＴＡＣ？　ＮＡＤ増強分子？　それとも、それらに加えて間欠的断食と高強度インターバルトレーニングを併用する？　可能な組み合わせはほぼ無限にある。

どれか1つの分子だけでも、健康な寿命をあと5年ほど追加してくれるかもしれない。最適な生活習慣と分子を組み合わせれば、寿命を数十年延ばす霊薬になってくれる可能性もある。あるいは、時が経つにつれ、新たな発見によってこの種の分子への関心が薄れていくことも考えられる。

本章で紹介してきた様々な分子は、いくつもの幸運な偶然が重なって発見されたといっていい。だが今や私たちは、人間の防御機能を働かせる分子を自ら進んで探している。だとしたら、この先どれだけの発見が待っていることか、想像してみてほしい。エピゲノムの雑音を抑えたり、ウォディントンの

「地形」をリセットしたりする能力がさらに高いものを見つけるべく、今まさに大勢の化学者が天然分子の分析や人工分子の合成に取り組んでいる。

高い能力を期待させる化合物はすでに何百種類もあり、まだ研究の始まっていない化合物も数十万種類に上る。そのうえ、放線菌のような微生物やガレガソウのような花の中に、未知の化学物質がまだ潜んでいるかもしれないのだ。その物質がまた違った道筋で、私たちを長く健康でいられるようにしてくれる可能性も大いにある。しかもそれは天然の化学物質にすぎない。天然のものより、それをもとに製造される合成薬のほうが何倍も効果が高いものだ。事実、本章で取り上げた分子からは新たに類似分子がつくられており、それは人間を対象にした臨床試験の初期段階で途方もない効力を発揮しつつある。

どの分子を、いつ、どういう人が服用するのが一番いいのか、見極めるにはまだ少し時間がかかるだろう。それでも、私たちは日々その答えに近づいている。わずか数錠の薬を飲むだけで、健康寿命が大幅に延びる時代は間違いなく来る。これだけ有望な手掛かりがあり、これだけ大勢の優秀な研究者が取り組んでいて、これだけ機運が高まっているのだ。そうならないほうがおかしい。

すでに見つかっているものの1つが老化の「治療薬」になるのかといえば、そうではない。おそらく研究者はこの先も、エピゲノムの雑音を減らして細胞組織を若返らせる力のできるだけ高い分子を探し続けていくだろう。そうしながら、やはり健康寿命を大幅に延ばしてくれそうな別の進展を待つことになりそうだ。

だが、仮にそうはならないことにしてみよう。話の都合上（そしてもちろん、次の段落でいいたいことを強調する必要上）、こうした分子が1つも発見されたことがなく、薬で老化をどうこうしようなど誰も考えたことがないと仮定してみよう。

それでもやはり、人がより長く健康に生きる未来がかならず来ることに変わりはない。なぜなら、原初の生き残りメカニズムを薬で働かせるというのは、科学者や技術者や起業家が切り開いている数ある道筋の1つにすぎないからだ。どの道も目指す先は同じである。そこにたどり着くことができたら、人類の進化における一大転換点となるだろう。これほど重要な節目が訪れるのは……

……訪れるのは……

……あれ、いつ以来だろうか？　ともあれ、ずっとずっと昔以来であることは間違いない。

第6章　若く健康な未来への躍進

問題が何かを理解すれば、老化と闘うのはがんと闘うよりやさしい

「老化は変えられないものであり、仮に変えられるとしても一筋縄ではいかないに違いない」――それが私たちのこれまでの考えだった（そもそも老化について考えることがあればの話だが）。

確かに、人類の歴史が始まって以来、老化は季節の移り変わりと同じものとして捉えられてきた。春から夏へ、次いで秋へ、そして冬へと向かう季節の移ろいは、幼年期から青年期へ、次いで中年期へ、そして「老後」へという、人生の段階を表わすたとえとして広く用いられていた。すると、20世紀の後半になって新しい発想が生まれる。老化は避けて通れないにしても、老後を不快にする病気の一部に対してなら手を打てるかもしれないとみなされるようになったのだ。もっと最近では、第1章で紹介した「老化の典型的特徴」の1つ1つに個別に対処できる可能性があり、2～3の症状なら一度に治療できるのではないかと考えられるようになっている。とはいえ、そうするにはとてつもない努力がいるかに

思えた。

だが、いいことを教えよう。じつはそこまで大変なことではないのだ。

酵母から線虫、マウス、ヒトに至るまで、あらゆる生物に共通する酵素が老化を調節しているのを知れば……

……また、ＮＭＮのような分子を摂取したり、強度の高い運動を数時間したり、食事を数回抜いたりすることで、その酵素の働き方を変化させられるのだとわかれば……

……そして、すべての根っこは「老化」というたった１つの病気であることに気づけば……

……何もかもが明確になる。

老化はきわめて取り組みやすいものになるのだ。

がんと闘うより簡単である。

そんな馬鹿な、と思うことだろう。

だがその反応は、かつて微生物に対して向けられたものと同じだ。１６７１年、オランダのアマチュア科学者アントニー・ファン・レーウェンフックは、手製の顕微鏡で「ちっぽけな小動物たち」の世界を初めて観察した。ところがその後も数百年にわたり、医師は手術前に手をきれいにするという考え方に反発した。今や病院スタッフは、感染症を避けるために手術室で徹底した注意を払っている。患者が術後に死亡する主な原因の１つが感染症だとわかったからだ。手術前に手を洗うだけで、患者の生存率は劇的に改善してきた。問題が何かを理解すれば、解決は少しも難しくなかったのである。

なにしろ、必要なのはただの石鹸だったのだ。

ワクチンという発想も同じである。たくさん病気になるのを防ぐために少し病気を与えるなど、狂気の沙汰だと（それどころか人の命を奪いかねないものだと）受け止めた人は大勢いたはずだ。だが、1796年にイギリスの医師エドワード・ジェンナーが牛痘《ぎゅうとう》の水疱《すいほう》から内容液を採取し、それをジェームズ・フィップスという8歳の少年に接種して命を救った。現在なら、倫理基準に反する言語道断の実験と非難されるところだが、当時はそのおかげで免疫医学の新時代が幕をあけた。今やワクチンは、命を助けて寿命を延ばすうえで、人類史上最も有効な医学的介入であるのを私たちは知っている。ここでもまた、問題が何かを理解すれば、解決は少しも難しくなかったのである。

ＳＴＡＣ（サーチュイン活性化化合物）、ＡＭＰＫ活性化分子、ｍＴＯＲ阻害分子は様々な成果をあげている。それを見れば、このプロセスが主な老化関連疾患の上流に位置していることがよくわかる。また、これらの分子は、実験対象となったほぼすべての生物の寿命を向上させている。だとすればそれは、太古の昔からの強力な長寿プログラムが働いている証拠にほかならない[1]。

しかし、薬で寿命を延ばすうえでは、ターゲットにできるプロセスがもう1つある。それは、長寿分子が作用していると見られる場所から少しだけ下流にあるものの、様々な老化の症状よりはやはり上流に位置している。

未来の選択肢①老化細胞を除去する

老化の典型的特徴の1つが「老化細胞の蓄積」だったのを思い出してほしい。老化細胞とは、増殖するのを永久にやめてしまった細胞のことだ。

若いヒト細胞を培養すると、40～60回ほど分裂したところでテロメアが致命的な短さになる。この限界点は、発見者である解剖学者のレナード・ヘイフリックにちなんで「ヘイフリック限界」と呼ばれている。テロメラーゼという酵素があればテロメアを伸ばすことができるのだが（この発見によってエリザベス・ブラックバーン、キャロル・グライダー、ジャック・ショスタクの３人が２００９年のノーベル賞を受賞した）、細胞ががん化するのを防ぐために、幹細胞以外ではこの酵素のスイッチが切られている。だが１９９７年、驚くべき事実が明らかになった。培養した皮膚細胞にテロメラーゼを注入すると、細胞が老化しないのである。

テロメアの短縮がなぜ老化を引き起こすかについては、ほぼ解明されている。テロメアが非常に短くなると、その部分ではヒストンへの巻きつきが緩み、まるで靴紐の先の金具が取れたかのように染色体末端のＤＮＡがむき出しになる。細胞はその状態をＤＮＡが切断された結果だと判断する。だからＤＮＡの末端を修復しようとするが、そのとき別々の染色体の末端同士を融合させてしまうことがある。こうなると、細胞分裂の際に染色体が引きちぎられたり再結合したりしてゲノムがきわめて不安定になり、それが繰り返されるうちに細胞ががん化するおそれが出てくるのだ。

テロメアが短くなったときには、もっと安全な解決策がある。細胞の機能を止めてしまうことだ。それは、サバイバル回路を働きっぱなしにさせる結果として起きると私は考えている。テロメアがむき出しになって、ＤＮＡが切断したとみなされると、サーチュインなどのエピゲノム調節酵素は本来の持ち場から駆り出されたままになる。しかし、修復しようにも、つなぐべきもう一方のＤＮＡ末端が見当たらない。結果的に細胞の複製能力は停止する。それはちょうど、高齢の酵母のＤＮＡが損傷することでＳｉｒ２が接合型遺伝子から離れ、生殖能力が失われるのとよく似ている。

ＤＮＡが損傷したときと同じ反応が生じ、エピゲノムに大きな変化がもたらされる現象は、ヒトの老化細胞で実際に起きることが確認されている。ＩＣＥマウスの細胞にエピゲノムの雑音を加えた場合も、通常の細胞より早く老化が進むことがわかっている。だとすれば、私の考え方には見るべきところがありそうだ。神経細胞や筋肉細胞（ほとんどないしまったく分裂しない）が老化するのは、エピゲノムの雑音が原因であり、そのせいで細胞は本来のアイデンティティを失って活動を停止するのではないか。私はそう思っている。この反応は、ＤＮＡを損傷しても細胞が生き残れるようにするために進化したものなので、もともとは有益なものだ。しかし、負の側面も併せもっている。細胞が絶え間ないパニック状態に陥り、辺りにシグナルを送って、周囲の細胞をもパニックに陥れるのだ。

老化細胞によるダメージのメカニズム

老化細胞はよく「ゾンビ細胞」と表現される。いっそ死んでくれればいいのに、死ぬのを拒んでいるからだ。薄い組織片を凍らせて特殊な染色剤を加えると、ゾンビ細胞のところだけが青色に染色されてくっきりと見える。これは、ゾンビ細胞がつくるβ-ガラクトシダーゼという珍しい酵素が染料と反応するためだ。組織の老化が進んでいるほど、青い細胞が増える。たとえば、二十代の白色脂肪細胞は白いが、中年では淡い青に、老年では濃い青に染まる。ぞっとするではないか。老化細胞の数が多いとすれば、体が老化の魔手に落ちている証拠なのだ。

老化細胞はたとえ数が少なくても、広い範囲にダメージを及ぼしかねない。分裂をやめているとはいえ、サイトカインという小さなタンパク質を放出し続けて炎症を起こし、免疫細胞のマクロファージを引き寄せて組織を攻撃させるのだ。慢性的な炎症は体に良くない。多発性硬化症や炎症性腸疾患、あるいは乾癬にかかっている人に訊いてみたらわかるはずだ。こうした病気は、すべてサイトカインが多すぎるために引き起こされる。[2]炎症はまた、心臓病、糖尿病、認知症の引き金にもなる。エイジング（老化）に伴う病気の発症にインフラメーション（炎症）が中心的な役割を果たすことから、科学者はこのプロセスをよく「インフラメイジング（炎症性老化）」と呼ぶ。しかも、サイトカインは炎症の原因になるだけではない。生物界の黙示録さながらに、ほかの細胞までをもゾンビ化させる。こうなると、さらに周囲の細胞を刺激してがん化させ、それが広がるおそれさえ出てくる。

マウスの老化細胞を破壊すると、マウスが格段に健康になってかなり長生きすることがすでにわかっている。腎臓が健全に機能する期間も長くなるうえ、心臓のストレス耐性も高まる。メイヨー・クリニックの研究では、結果としてマウスの寿命が20〜30%延びるのが確認された。[3]疾患モデル動物で老化細胞を除去すると、線維性肺疾患の肺は柔軟性を増し、緑内障や変形性関節症の進行が遅くなり、あらゆる種類の腫瘍が小さくなる。

なぜ生物は老化するようになったのか、それを理解するのは学術的な研究のためばかりではない。老化細胞を防いだり破壊したりするうえで、より良い方法を編み出す役に立ってくれるからだ。細胞が老化するのは、私たちが原初のサバイバル回路を受け継いだ結果である。サバイバル回路とは、ＤＮＡ

の損傷が感知されたときに細胞の分裂や生殖を止めるよう進化したものだ。ＤＮＡの切断があまりに頻繁に起きたり、サバイバル回路に対する負荷が大きすぎたりすると、ヒトの細胞は分裂をやめ、パニックに陥ったままダメージを修復しようとする。高齢の酵母細胞の場合とまったく同じだ。そのせいで自らのエピゲノムを乱し、サイトカインを分泌する。これが細胞老化の最終段階だ。お世辞にも有終の美とはいえない状態である。

私たちの体が老化細胞を始末しない理由

ゾンビ細胞がそれほど厄介なら、なぜ私たちの体はそれを始末しないのか。どうして老化細胞に何十年ものあいだトラブルを起こさせておくのだろう。進化生物学者のジョージ・ウィリアムズは、早くも１９５０年代にその問題に取り組んでいた。ウィリアムズの研究をさらに発展させたのが、カリフォルニア州にあるバック加齢研究所のジュディス・キャンピージである。キャンピージは、老化は三十代や四十代でがんにならないための巧妙な予防策として進化したのではないか、と主張している。老化細胞とは、要するに分裂しない細胞だ。つまり、遺伝子が変異を起こしても、細胞が増殖して腫瘍を形成することがない。しかしそうだとしたら、老化に伴う様々な症状のみならず、結局は周囲の組織にがんの発生を促すのはどうしてなのか。

ここで関係してくるのが、第1章でも触れた「拮抗的多面発現説」だ。おさらいをすると、若い時期の生き残りに役立つメカニズムであれば、たとえそれが年をとってから仇《あだ》をなすとしても、プラス面が

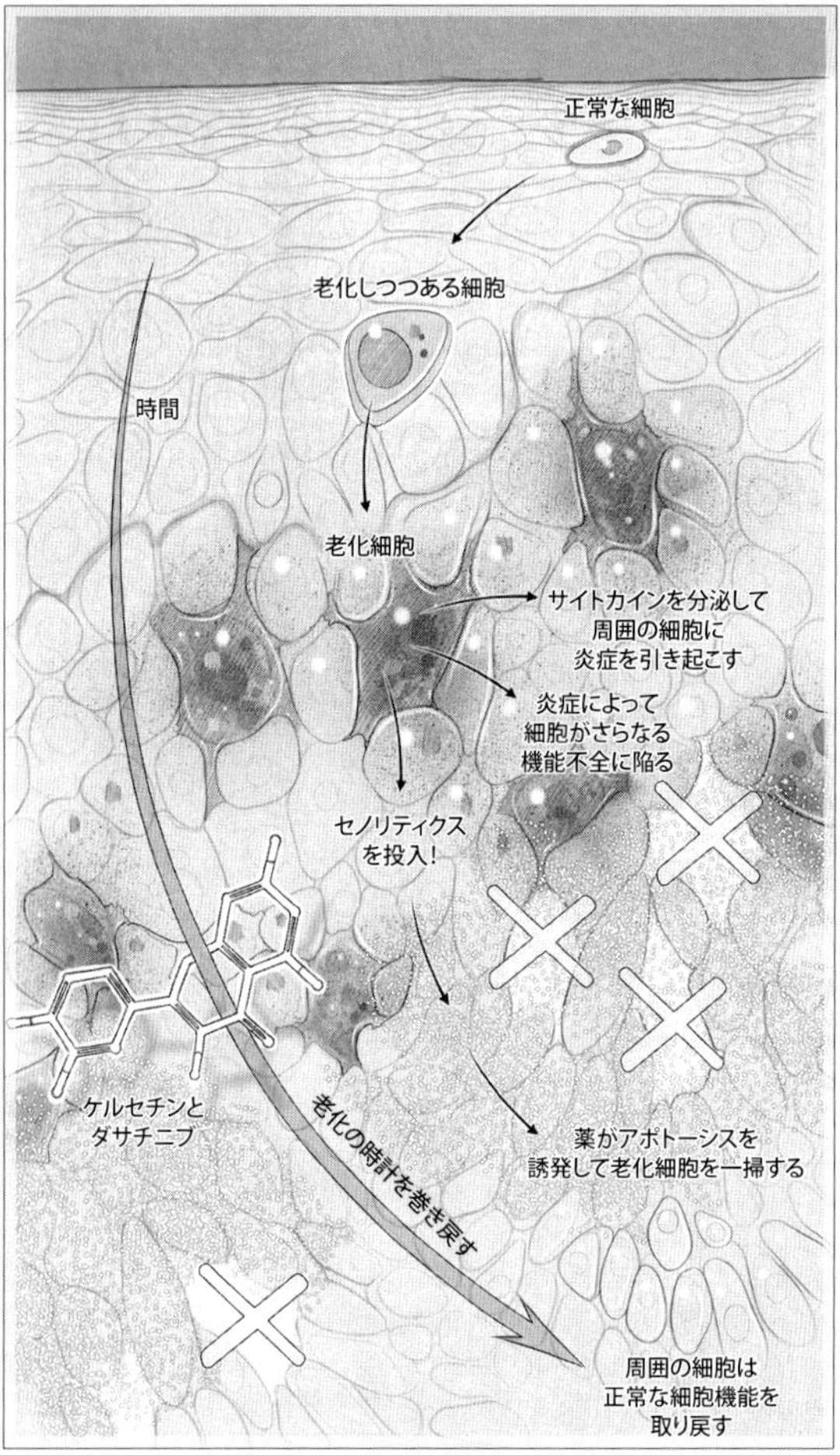

老化組織内のゾンビのような老化細胞の除去。祖先から受け継いだ原初のサバイバル回路が過剰に働きすぎると、細胞は最終的にアイデンティティを失って分裂をやめ、何十年もそのまま組織内に居座る場合がある。ゾンビ細胞はがん化や炎症を促進するうえ、ほかの細胞をゾンビ化させる一因ともなる。老化細胞を若返らせるのは難しいため、死滅させるよりほかに手がない。そのために現在開発が進められているのが、セノリティクスと呼ばれる老化細胞除去薬だ。これを用いると、私たちは短期間で若さを取り戻せる可能性がある。

マイナス面を大きく上回るために進化の過程で淘汰されることがない、という考え方である。そう、自然選択は無情ではあるが、間違いなく生存の役に立っているのだ。

大型類人猿の１５００万年にわたる歴史を考えてみよう。私たちヒト科動物は誕生して以来、捕食、飢餓、病気、妊娠・出産による死亡、感染症、天災、そして仲間うちの暴力に命を脅かされる時期が圧倒的大部分を占めてきた。当然ながら、10年か20年しか生きられない個体がほとんどである。ホモ属が登場する比較的新しい時代になってからも、今の私たちが「中年」と呼ぶ現象が現われるのはごくごく最近になってからのことだ。

つまり、50歳を超える寿命を期待するなど夢物語以外の何物でもない時期が、進化の歴史のほとんどを占めてきたわけである。だから、がん細胞の増殖を遅らせるメカニズムが、最後にはさらなるがんやほかの病気を発症させるとしても、何も問題にはならなかった。何人か子を産んで育てられさえすれば、おおむねそれでよかったのである。その先どうなるかはサーベルタイガーしだいだ。

もちろん現代では、腹をすかせた動物に連れ去られる心配をしなければならない人間はほとんどいない。飢えと栄養失調は、悲しいかなまだ少しも珍しくないとはいえ、悲惨きわまる飢餓はしだいに少なくなっている。小児期の病気を予防する技術は向上し、いくつかの疾患はほぼ根絶された。出産は安全になりつつある（もっとも、これもまたとくに発展途上国では大いに改善の余地がある）。近代的な公衆衛生が普及したおかげで、感染症による死亡率は大幅に減少した。最新の科学技術は、ハリケーンや火山の噴火など差し迫った自然災害の予知にも役立てられている。そして、この世は悪と暴力だらけだと思いたくなることが多々ありはしても、殺人発生率と戦争の数は数十年前から地球規模で減少の一途をたどっている。

こうして私たちは長く生きるようになった。問題は、進化がまだそれに追いついていないことである。そのせいで私たちは、まるで放射性廃棄物のような老化細胞に悩まされている。試しにごく少量の老化細胞を若いマウスの皮下に注入したらどうなるか。すぐに炎症が広がって全身がゾンビ細胞だらけになり、早期老化の徴候が現われる。

老化細胞除去薬「セノリティクス」

この方面で老化と闘うためのゾンビキラーとして期待されているのが、「セノリティクス」と呼ばれる老化細胞除去薬である。これは低分子の薬剤であり、老化細胞だけを死滅させるように設計されている。どうやって殺すのかというと、老化細胞内で細胞死のプログラムを誘導するのだ（そもそもこの細胞死プログラムが最初から発動してくれていれば、何も問題はなかったわけである）。

セノリティクスの開発に成功したのは、メイヨー・クリニックのジェームズ・カークランドである。それは、老化細胞除去効果のある2種類の分子を短期間投与するというものだった。1つはケルセチンで、ケーパーやケール、あるいは紫タマネギにも含まれている。もう1つは、白血病の標準的な化学療法剤であるダサチニブだ。この2種類をマウスに与えたところ、老化細胞が除去されて寿命が36％延びた。[4] この研究の意味するところがいかに大きいか、どれだけ強調しても足りない。セノリティクスが有効ならば、まず1週間の投薬治療で若返り、2度めの投薬治療を10年後に受けに来るという未来が実現するかもしれないのだ。また、変形性関節症になった関節や、失明のおそれがある眼球にセノリティクスを注入したり、化学療法の副作用で硬く線維化した肺に吸入させたりすることで、それぞれの部位の老化を逆転させられる見込みもある（イースター島で見つかった長寿分子のラパマイシンには、老化細胞を死滅させる効果はないものの、炎症性分子を放出させないようにする働きがある。同じくらいありがたい作用だ）[5]。

人間を対象にしたセノリティクスの初の臨床試験は２０１８年に始まった。変形性関節症と緑内障に効果があるかどうかを検証するのが狙いである。どちらの病気においても老化細胞が蓄積している公算が高い。セノリティクスをすべての人に提供するためには、効能と安全性について十分な知識を得る必要があり、それにはまだ数年はかかるだろう。だが、有効とわかれば、その潜在性は途方もなく大きい。

とはいえ、選択肢はほかにもある。これより少しばかり上流へ遡ったところに作用し、さらに高い効果の見込める方法が。

未来の選択肢②レトロトランスポゾンを封じ込める

第３章の思考実験で登場した利己的なＤＮＡ配列「ＬＩＮＥ-１」を思い出してほしい。これは実際に存在し、ゲノム全域を移動することができる。そういった可動性のＤＮＡ配列を「レトロトランスポゾン」という。レトロトランスポゾンと、それが移動したことを示す原初からの痕跡（いわば化石のようなもの）が、ヒトゲノムの約半分を占めている。この領域はしばしば「ジャンクＤＮＡ」と呼ばれる。

約半分というのだから、相当な遺伝子のお荷物だ。しかも、ひそかに事を行なうのでたちが悪い。若い細胞であれば、クロマチン構造（ＤＮＡがヒストンに巻きついた状態で何重ものループ状になったもの）がしっかりしている。だから、レトロトランスポゾンを封じ込めて、ゲノムから飛び出してＤＮＡを壊さないように、そして別の場所に入り込まないように防いでいる。私たちの研究室やほかの研究室では実験を通して、ＬＩＮＥ-１配列がサーチュインによって身動きできない状態にされ、大人しくさせられているのを示してきた。[6]ところが、マウスが年をとるにつれ（たぶん人間の場合も同じだろうが）、サーチュインはＤＮＡの修復のために別の場所に駆り出されることが増える。結果的にゲノムのあちこちに散らばり、その多くが元の居場所を見つけられなくなる。ただでさえ困った状況なのに、加齢とともにＮＡＤ濃度が低下するのでなおさら問題は深刻だ。これはまさに、私たちが高齢の酵母で最初に見出したのと同じ現象である。サーチュインの働きがなければクロマチンは緩み、細胞はレトロトランスポゾンのＤＮＡ配列（ウイルス由来の配列も少なくない）を読み取ってコピーをつくろうとする。

これはまずい。おまけにまだ恐ろしい続きがあるのだ。

マウスが老化するにつれ、かつては囚われの身だったＬＩＮＥ-１がＲＮＡにコピーされ、そのＲＮＡをもとにＤＮＡがつくられてゲノムの別の場所に組み込まれる。このせいでゲノムが不安定になり、エピゲノムに雑音が生じて、それが炎症を引き起こす。しかも、ＬＩＮＥ-１は核から漏れ出して細胞質に入り込む。すると細胞はそれを異物の侵入とみなし、さらに多量のサイトカインを放出して体中に炎症をもたらす。

*SIRT6*遺伝子に変異のあるマウスは、急速に老化することが確認されている。ブラウン大学のジョン・セディヴィとロチェスター大学のヴェラ・ゴーバノーヴァの新しい研究からは、その主な理由の1つについて新たな可能性が浮かび上がっている。何かというと、こうしたレトロウイルス的な地獄の番犬が鎖を解かれるせいで、多数のＤＮＡ切断が起き、エピゲノムが（ゆっくりではなく）急激に劣化するのではないか、というものだ。現に、ある実験で、ＨＩＶ（ヒト免疫不全ウイルス）の治療に使われる抗レトロウイルス剤を用いたところ、*SIRT6*遺伝子変異マウスの寿命が約2倍に延びるという強力な証拠が得られた。もしかしたら、加齢とともにＮＡＤ濃度が低下するにつれ、サーチュインがレトロトランスポゾンを沈黙させておけなくなるということなのかもしれない。将来的には、動き回るＤＮＡを大人しくさせておくために、安全な抗レトロウイルス剤やＮＡＤ増強分子が使われるようになる見込みもある。[7] そうなったからといって、老化を根本原因から完全に食い止められるわけではない。それでも、どうしようもない混乱が続いたあげくに老化という魔物が瓶に戻れなくなるような、そんな恐ろしい状況になる前に闘うことができる。

未来の選択肢③免疫系を活用するワクチンを使う

２０１８年、スタンフォード大学の研究チームが、マウスの乳がん、肺がん、および皮膚がんの発症率を大幅に下げる予防接種を開発したと発表した。まず、放射線で不活性化した幹細胞をマウスに注射する。その後、人間のある種のワクチンと同じように、追加免疫を獲得させるために2度めの接種をする。これによってマウスの免疫系は、通常なら感知できないようながん細胞を攻撃できるようになるのだ[8]。がんの免疫療法はほかにも開発されており、さらに大きな前進を遂げつつある。その1つが、第1章でも取り上げた「免疫チェックポイント阻害療法」だ。PD-1やPD-L1と呼ばれる阻害剤を用いると、がん細胞の隠れ蓑が剝がされる。おかげで、免疫系のT細胞がそれを見つけて破壊できるようになるという寸法だ。また、「キメラ抗原受容体発現T細胞療法（CAR-T［カーティー］療法）」は、患者自身のT細胞を改造して体内に戻し、がん細胞をやっつけるという治療法である。わずか数年前であっても、退院して身辺の整理をするしかなかったようながん患者の命が、今ではこうした免疫療法によって救われ始めている。なかには、すっかり元気を取り戻した人もいる。

がん細胞を死滅させるのに免疫系が使えるのなら、同じことが老化細胞にできると考えてもおかしくはないだろう。事実、一部の科学者はそれに取り組んでいる。バック加齢研究所のジュディス・キャンピージと、バルセロナ大学のマヌエル・セラーノがそうだ。2人によると、老化細胞はがん細胞と同じように、「ここにゾンビ細胞はいませんよ」という小さなタンパク質の標識を掲げている。それによって、免疫系に認識されないようにしているという。

2人が正しいとすれば、その標識を取り除いて、老化細胞を破壊する許可を免疫系に与えることができるはずだ。今から数十年先には、赤ん坊に各種ワクチンを打つだけでなく、中年を迎えたときに老化の予防注射をするのが普通になるかもしれない。

老化の予防接種は自然に反する行為なのか

老化に伴う症状を治療したり、老化を遅らせたりするだけならまだしも、老化を防ぐための予防接種をするなどという話を人にしたらどうなるか。「神にでもなったつもりか」とか、「母なる自然に反している」といった反応が返ってくることが珍しくない。だが、百歩譲ってそうだとしても、人類が闘っているのは老化だけではないではないか。私たちは、母なる自然や神が与えたもうたあらゆる病《やまい》をなくそうとしている。昔からそうだったし、これからもずっとそうしていくだろう。

１９８０年に天然痘の根絶が宣言されたとき、当然ながら世界はそれを称えた。同じようにマラリアが地上から一掃されれば（数十年のうちにそうなると私は確信しているが）、国際社会は再び喜びに沸くに違いない。仮に私が、ＨＩＶのワクチンを今すぐ世に出せると発表したらどうなるだろうか。「自然に任せるべきだ」と考える人はけっして多くないはずである（少なくとも、まともな人なら絶対そんな風に思わないだろう）。もっとも、今挙げたような病気は、以前から病気とみなされていたものだ。老化もまったく同じだとみなが納得するまでには、ある程度時間がかかるのは私も認める。

そこで、こんな思考実験をしてみたい。エアバスＡ３８０がロサンゼルスに近づいていると想像してほしい。これは2階建ての「スーパージャンボ」で、６００人の乗客を満載している。この飛行機には着陸装置がなく、乗客はパラシュートを使って降りるしかない。ただし、飛行機の扉は1つを除いてすべて壊れている。そのため、乗客は1人ずつ順に扉から出るしかなく、アメリカでも有数の人口密集都市の全域に散らばることになる。

そうだ、いい忘れたが乗客は全員病気だ。ひどい病気なのだ。しかも、その病気は感染力が強い。まず倦怠感と関節の痛みに始まり、やがて耳が聞こえなくなり、目も悪くなる。骨は骨董品のティーカップのごとくもろくなり、耐えがたい痛みを伴う心不全が起きる。脳の信号伝達もうまく行かないため、自分が誰なのかもわからなくなることが多い。この病気を克服して生き延びる者は1人もおらず、苦痛のない死は無きに等しい。

さて、あなたはアメリカ合衆国に長いあいだ誠実に仕《つか》えてきて、ついにホワイトハウスの大統領執務室で執務机の前に座るまでになった。と、電話が鳴る。アメリカ疾病対策センター（CDC）の感染症担当の責任者代理からだ。ロサンゼルス広域都市圏にたった1人でも乗客のパラシュート降下を許せば、何万人もの人々がこの病気にかかって死亡するだろうと告げる。ロスに降り立つ乗客が1人増えるごとに、予測される死者数は指数関数的に増加する、と。

受話器を置いたとたん、また電話が鳴る。今度は統合参謀本部長からだ。太平洋上を旋回中のエアバス機を、6機のF-22戦闘機が追跡しているという。すでに標的に照準を定め、いつでもミサイルを発射できる状態になっている。エアバス機の燃料は尽きかけている。乗客の命も、合衆国全体の運命も、あなたの命令にかかっている。

さて、どうすればいいか。

ご存じとは思うが、これはいわゆる「トロッコ問題」の一種だ。「トロッコ問題」は倫理問題を扱った思考実験であり、哲学者フィリッパ・フットによって一般にも広まった。平たくいえば、できるだけ多くの命を救わなくてはいけないという社会的責任と、他者に危害を加えてはならないという道徳的義務を対置させて、どちらを選ぶかを迫るものだ。しかも、私にとっては使い勝手のいい比喩でもある。というのも、すでに読者も間違いなく気づいている通り、乗客がかかっている感染力の強い病気というのは老化にほかならないからだ。普通の老化より進行が速いだけである。

大勢の人に感染して命を奪ううえ、身の毛もよだつような症状まで伴う。そんな病気だと聞かされたら、飛行機を撃ち落とす命令を下さない人はまずいないだろう。苦渋の決断ではあるが、数百万の命を救うためなら数百人を犠牲にするのはやむを得ない。

その点を念頭に置きながら、次の問いを考えてほしい。数百万人への感染を防ぐために数百人を犠牲にするつもりがあるなら、地球上のすべての人を襲う病気を防ぐためなら何でもしたいと思うのではないだろうか。

心配はいらない。これから説明するようにそのための手段はあり、しかもそれは人の命を無駄にしなくてもいい。数百人どころか数十人の犠牲者も、いや、たった1人の犠牲者も出す必要はない。ただ、普通なら思わずたじろぐような発想を受け入れてもらうことにはなる。何かというと、自らにウイルスを感染させて体内のあらゆる細胞に速やかに入り込ませ、自分を遺伝子組み換え生物に変えるのだ。このウイルスが命を奪うことはない。それとは正反対のことをしてくれる。

未来の選択肢④細胞のリプログラミング

ここまで見たように、健康寿命を延ばすための道筋には、老化細胞を防ぐワクチンの接種や、カロリー制限と同じ効果を発揮する分子の使用、そしてレトロトランスポゾンを抑え込む化学物質の投与などが考えられる。だが、そのどれもが必要ないとしたらどうだろう。老化の時計をリセットすることができ、そもそも細胞が自らのアイデンティティを失うことも、老化することもないようにできるとしたら？

　そう、老化を克服する解決策には「細胞のリプログラミング」というやり方もあるのだ。いわば細胞のプログラムを初期化して、ウォディントンの「地形」を最初の状態に戻すことである。たとえば、一部のクラゲは体を切り刻まれてもそこからポリプを再生し、そのポリプが新たに何匹ものクラゲを産む。それと同じようなものだ。

　結局、若くあるためのＤＮＡの青写真は、私たちが年をとってもけっしてなくなるわけではない。だとしたら、どうやってその青写真を細胞に再読み込みさせればいいのか。ここではまたＤＶＤのたとえに戻るのがわかりやすいだろう。ＤＶＤ表面のアルミニウム層には凹凸があり、デジタル情報はその窪んだ部分（ピットという）に記録されている。しかし、長年のあいだに使用を（そしてたぶん誤用も）繰り返すうちに、表面に大小様々な傷がついて劣化が進む。そのせいで、ＤＶＤプレーヤーはディスクを読み取りづらくなる。１枚のＤＶＤには、ディスクの端から中心に向けて渦を巻きながら長さ約50キロ分の情報が収められている。このためディスクが傷つけば、特定の曲の歌い出し部分を見つけるのはきわめて難しい。

　同じことが年をとった細胞にも当てはまるが、状況ははるかに悪い。細胞のＤＮＡにはＤＶＤ１枚とほぼ同じ量の情報が入っているものの、長さ約２メートル分の情報が個々の細胞に詰め込まれているところがＤＶＤとは違う。細胞1個の小ささたるや、塵粒1個の10分の1程度しかない。体内のＤＮＡをすべてつなげたら、太陽系の直径の2倍にも達するのだ。しかも、単純なＤＶＤとは異なり、細胞内のＤＮＡは湿っていて3次元で振動している。そして曲数は50どころか2万を超える。年を重ねるごとに遺伝子の読み取りが難しくなるのも、これでは無理もないだろう。そもそも、それぞれの細胞が正しい遺伝子を見つけ出せること自体、奇跡といいたくなる。

傷のついた古いＤＶＤを正確に再生するには2つの方法がある。1つは、傷で隠された情報にまで届くように、普通より強力なレーザー付きの高性能ＤＶＤプレーヤーを買うこと。もう1つは、傷のついた部分を研磨し、その下にある記録層を露わにすることで、ディスクを新品同様にすることである。聞くところによると、柔らかい布に歯磨き粉をつけてこするだけでいいらしい。

老化はリセットできる

生物の若さを取り戻す場合、歯磨き粉で磨くようなわけにはいかない。とはいえ、最初のやり方、つまり傷ついた古いＤＶＤを新しいプレーヤーに入れるという方法は、すでに試されている。オックスフォード大学教授のジョン・ガードンが、初めてこれを成功させたのは１９５８年のことだった。ガードンはカエルの未受精卵から核を取り除き、成体のカエルの体細胞の核をそこに移植した。すると、卵からは無事にオタマジャクシが生まれたのである。その後、１９９６年には、エジンバラ大学のイアン・ウィルムットとその研究チームが、ヒツジの卵子の核を（別のヒツジの）乳腺細胞の核に置き換

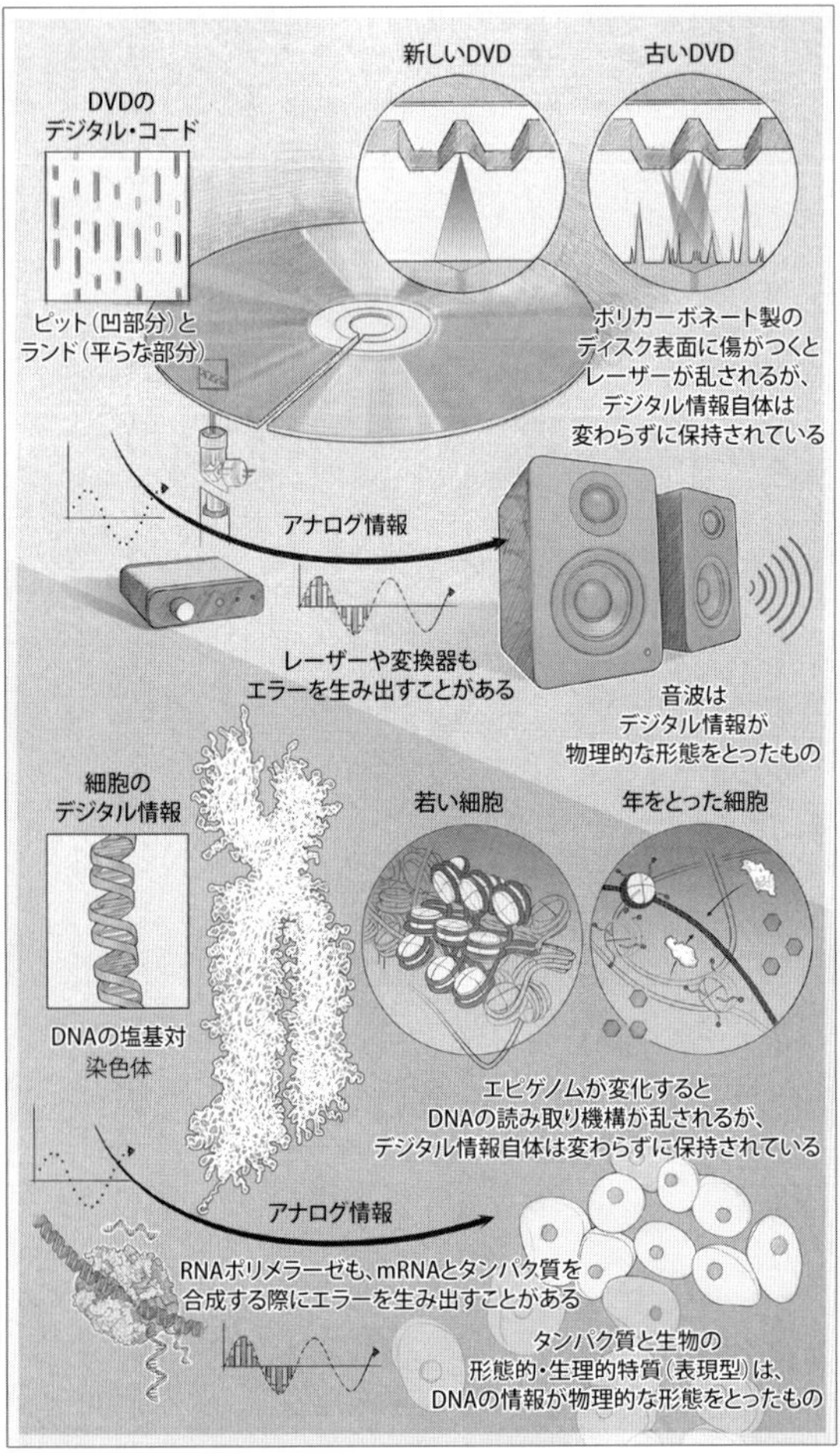

われらアナログ、ゆえにわれら老化す。「老化の情報理論」によれば、私たちが年をとって病気にかかりやすくなるのは、若くいるための情報を細胞が失うからだ。DNAは堅牢なデジタル式で情報を保存しているが、エピゲノムはアナログ式であるために「雑音」が入りやすい。1990年代のDVDプレーヤーでたとえるとわかりやすい。情報はデジタルだが、情報をあちこち読みに行くリーダーはアナログだ。ディスクに傷が増えすぎると、もはや情報が正確に読み取れなくなる。それが老化だ。情報を復元するための研磨剤はどこにある？

えた。その結果がドリーである。ドリーが誕生すると、クローニングは危険だとして世間で議論が過熱した。この議論のせいで、一番肝心な点がかすんでしまった。何かというと、老いたＤＮＡであっても、再び若くなるための情報を保持しているということである。

以後、バッシング的な議論は下火になり、世界の関心は別の方向に向いている。今やクローニングは、家畜や競走馬、さらにはペットを再生するためにも行なわれるようになった。２０１７年には、クローン犬1匹を4万ドルという「お買い得価格」で注文できるようにもなっている。少なくとも、アメリカの歌手バーブラ・ストライサンドはそうやって、亡くなった愛犬サミー（巻き毛のコトンドテュレアール犬）のクローン２匹を手に入れた[9]。サミーが死んで細胞を提供したのは14歳のときであり、人間でいえば75歳くらいの年齢にあたる。それでも、クローニングには何の支障もなかった。

こうした実験はきわめて重要なことを告げている。つまり、老化はリセットできるということだ。ＤＶＤのひっかき傷は取り除かれ、元の情報が甦る。エピゲノムに雑音が生じるプロセスは、けっして一方通行ではないのだ。

しかし、クローンにならずに体をリセットするにはどうしたらいいのだろうか。

シャノンの通信理論と私の老化理論の類似性

貴重な手掛かりを与えてくれるのが、ベル研究所の技術者だったクロード・シャノンである。シャノンは、データの伝送中に情報が失われないようにするにはどうすればいいかを考察し、その結果を論文にまとめて１９４８年に発表した。
シャノンは論文のなかで、情報の喪失とはエントロピーの増大にほかならないと述べ、その考えを裏づける見事な方程式を提示した。「エントロピー」とは抽象的な表現であるが、要はメッセージを復元する際の不確かさのことである。シャノンの研究は、やはりベル研究所の２人の技術者ハリー・ナイキストとラルフ・ハートレーが考案した数学を土台にしている。１９２０年代、２人は情報伝送に対する従来の考え方に一大変革をもたらした。２人が示した「理想的な符号化」という概念は、シャノンが自身の理論をつくり上げるうえで重要な鍵を握っている。

１９４０年代にシャノンは、雑音のある通信路を介して情報を送ることについて取り憑かれたように考えた。この場合の情報とは、受信者が再構築する必要のあるメッセージ一式をいう。

シャノンは「通信路符号化定理」を編み出す。これによれば、通信路の最大容量を超えない限りは、ほぼ誤りのない情報を送信できる。しかし、通信路の容量を超えたり、雑音の干渉を受けたりしたら（アナログ情報には起こりがちだ）どうすればいいのか。その場合、受信者に確実に届くようにするには、バックアップデータ一式を保存しておくのが最善の策だ。そうすれば、当初のデータがいくらか失われたとしても、「観測者」が「訂正データ」を「訂正装置」に送って元のメッセージを復元できる。インターネットはこのようにして機能している。データ・パケットが喪失しても、「伝送制御プロトコル／インターネット・プロトコル（ＴＣＰ／ＩＰ）」のおかげでデータ一式が復元され、すぐに再送されるのだ。

シャノンはこう記している。「この観測者は、復元されたメッセージの誤りに気づくと、『訂正通信路』を介して受信点にデータを伝送し、受信者が誤りを訂正できるようにする」

はるか昔の難解な言葉のように聞こえるかもしれない。しかし私は２０１４年になって、シャノンの論文「通信の数学的理論」が私の「老化の情報理論」と密接に関係していることに気づいた。

シャノンの描いた図（２７８ページ参照）には、生物学に応用できる類似点が3つある。

・「情報源」……自分の両親から来た卵子と精子
・「送信機」……時間と空間を介してアナログ情報を伝送するエピゲノム
・「受信機」……未来の自分の体

卵子が受精すると、エピゲノムの情報（いわば生物学的な「電波信号」）が送信される。それは分裂していく細胞から細胞へと伝わり、時を超えて発せられ続ける。すべてがうまく行けば、卵子は健康な赤ん坊になり、それから健康な十代に育つ。だが、細胞分裂が繰り返され、ＤＮＡの損傷に対してサバイバル回路が過剰に反応しているうちに、信号はしだいに雑音を生じる。やがて、受信機であるあなたの体が80歳を迎える頃には、元の情報の多くが失われている。

すでに年を重ねた成体の細胞からクローンをつくっても、ちゃんと新しいオタマジャクシや哺乳動物が生まれてくるのはわかっている。つまり、雑音のせいでエピゲノムの情報が曖昧になり、その多くが高齢になって失われるにせよ、リセットの方法を細胞に伝える情報がどこかに残っているということだ。このきわめて重要な情報は早い時期に貯蔵され、再び若くなるにはどうすればいいかを体に伝えること

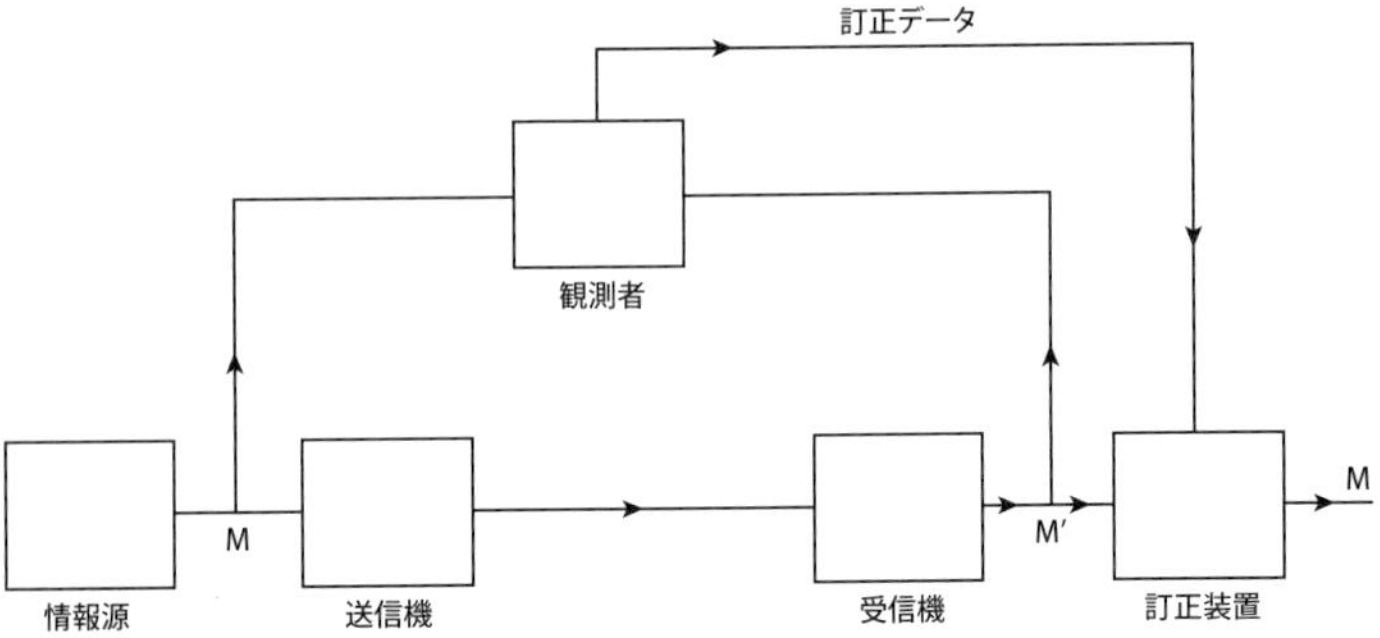

図8—訂正システムの模式図

1948年にクロード・シャノンは、データ伝送中に失われた情報を復元する方法を考案し、それが携帯電話とインターネットの誕生につながった。この原理は、若返るための方法ももたらしてくれるかもしれない。

出典：C. E. Shannon, "A Mathematical Theory of Communication," *Bell System Technical Journal* 27, no. 3 (July 1948): 379-423 and 27, no. 4 (October 1948): 623-66.

ができる。元データのバックアップのようなものだ。

今あるような老化に終止符を打つには、雑音のせいで曖昧になった「生物学的な電波信号」を復元できるようにならないといけない。そのためには、シャノンが記したようにあと３つの要素が不可欠だ。

- 元データを記録する「観測者」
- 「訂正データ」
- 元データを復元する「訂正装置」

そして、この「訂正装置」がついに見つかったのではないかと私は考えている。

山中伸弥が突き止めた老化のリセット・スイッチ

２００６年、日本の幹細胞研究者である山中伸弥は、世界に向けて重大な発表を行なった。遺伝子の組み合わせをいくつも試した結果、４つの遺伝子（*Oct4*、*Sox2*、*Klf4*、*c-Myc*）が成熟細胞を「人工多能性幹細胞（ｉＰＳ細胞）」に変えることを発見したというのである。ｉＰＳ細胞は未成熟な細胞であり、誘導すればどんな種類の細胞にも変身できる。４つの遺伝子からつくられるのは、転写因子という種類の強力なタンパク質だ。４つの転写因子は、それぞれが別の遺伝子群を制御しており、その遺伝子群は、胚の発生時にウォディントンの「地形」のなかで細胞をあちこちに動かす働きをしている。４つの遺伝子は、チンパンジー、サル、イヌ、ウシ、マウス、ラット、ニワトリ、魚、カエルなど、ほとんどの多細胞生物で存在が確認されている。要するに山中は、細胞を若返らせることが培養皿の中でできるのを示したわけだ。この発見により、山中はジョン・ガードンと共に２０１２年のノーベル生理学・医学賞を受賞した。今では、この４つの遺伝子は「山中因子」と呼ばれている。

一見すると山中のしたことは、気の利いた実験室芸にすぎないように思えるかもしれない。だが、老化との関係はじつに深い。その理由としては、山中のおかげでありとあらゆる血液細胞や、臓器や組織を移植用に培養できるようになるから、というのももちろんある。だが、それだけではない。

山中が突き止めたものは、ガードンの実験でオタマジャクシを生むことができたリセットのスイッチだ。つまり、生物の世界における「訂正装置」だと私は考えている。

この種のリセット・スイッチを用いれば、人の細胞を培養皿で初期化できるだけでなく、全身のエピゲノムの「地形」を初期状態に戻すことができるはずだ。私はそう予想しているし、教え子たちもそれを実証すべく取り組んでいる。それは、「ビー玉」を本来あるべき谷に戻すことであり、たとえばサーチュインを当初の持ち場に返すことでもある。そうすれば、老化の過程でアイデンティティを失った細胞は元の姿を回復する。これこそが、私たちの探し求めてきたＤＶＤの研磨剤だ。

私の研究室では現在、リプログラミングのための遺伝子を体内に導入することで、マウスのエピゲノムを若返らせる研究を行なっている。週を追うごとに研究は進展し、その発見のペースたるや目まいがするほどだ。私もメンバーも、一晩ゆっくり眠れる日がますます少なくなっている。

１９９０年代には、ヒトに遺伝子を導入するのにはまだ安全上の重大な懸念があった。しかしその後、承認される遺伝子治療用製品の数は急速に増えつつあり、何百という臨床試験が進行中である。たとえば、*RPE65*遺伝子に変異があると最終的に失明に至るが、今では安全なウイルスを注射するだけで治療できる。変異のない*RPE65*遺伝子をそのウイルスに運ばせ、それを網膜に感染させればいい。そうすれば、その遺伝子がこの先ずっと正しく機能できるようになるのだ。

私の予想では、体細胞リプログラミングの第1号は、老化に伴う眼の病気を治療するために行なわれることになるだろう。たとえば、緑内障や黄斑変性などである（眼は全身の免疫系から切り離されているため、遺伝子治療を試すには恰好の器官だ）。しかし、リプログラミング療法の安全性がさらに高まって、全身を対象にできるようになれば（私の研究室で実施しているマウスの長期的研究を見る限りはいつかそうなりそうだが）、いずれは次のような遺伝子治療が当たり前になるかもしれない。

未来の私たちが享受しうる夢の若返り治療薬

未来の私たちが30歳になったら、特別な遺伝子操作を施したアデノ随伴ウイルス（ＡＡＶ）の注射を1週間のあいだに3回受ける。これを打っても、ごく軽微な免疫反応しか引き起こされない。インフルエンザワクチンを打ったときより弱いくらいだ。このウイルスは１９６０年代から科学者のあいだで知られており、増殖したり病気の原因になったりしないように改良されてきた。未来のＡＡＶが運ぶのは少数の遺伝子である。おそらくは山中因子をいくつか組み合わせたものに、確実に作動するスイッチ役の遺伝子を付加したものになるだろう。このスイッチは、体への負担の少ない何らかの化学物質を体内に取り込んだときに「オン」になるよう設計されていて、ほかの遺伝子を活性化させる役割をもつ。この目的でよく使われる化学物質の1つがドキシサイクリンだ。これは抗生物質の一種で、錠剤として服用できるので楽だし、しかも完全に不活化したものが使用されるので安心だ。

ＡＡＶの注射を受けた時点では、私たちの遺伝子の機能には何の変化も起こらない。しかし、たぶん四十代半ばくらいになって老化の気配が忍び寄ってきたり、その影響が目に見えるようになったりしたら、ドキシサイクリンを処方してもらって1か月間服用する。これによって、リプログラミング遺伝子のスイッチが入るわけだ。

服用中は、自宅のバイオトラッキング装置（次章参照）に血液を1滴落とすか、病院で血液検査をしてもらう。これは、リプログラミング・システムが期待通りに機能しているかどうかを確かめるためである。だが、することといえばそれくらいなものだ。服用が終わったら、体は1か月かけて若返りのプロセスをたどっていく。ウォディントンの「ビー玉」は、若かりし頃にあった本来の場所に戻される。白髪は消え、傷の治りが早くなる。しわは目立たなくなり、各器官の機能が甦る。頭の回転も速くなり、高い音が聞こえ、メニューを読むのにもはやメガネはいらない。体は再び若々しく感じられるようになる。

きっとベンジャミン・バトンさながらに、35歳に戻ったような気がするだろう。それから30歳に、やがて25歳に。

ただしベンジャミン・バトンとは違って、そのあたりが若返りの終点だ。薬の服用はそこで中止される。ＡＡＶは活動をやめ、山中因子も休止する。こうして、生物学的にも、肉体的にも、精神的にも数十歳若返るが、知識や知恵や記憶はすべてそのまま保たれる。

若返るのは見た目だけではない。実際に若くなる。だからその先も数十年のあいだ、中年特有の痛みやつらさに悩まされることがない。また、がんや心臓病になったらどうしようと思い煩うこともない。やがて数十年が経ち、再びあの白髪が現われだしたら、スイッチをオンにする薬をまた始める。

これでおしまいではない。バイオテクノロジーは急速に進歩している。細胞をリセットする遺伝子の操作方法が向上していけば、ウイルスなどなしにただ薬を1か月飲めばいいだけになるかもしれない。

ＳＦみたい？　どうせ遠い未来の話だろう、って？　はっきりいわせてもらうが、それは違う。

バルセロナの生物医学研究所にある細胞可塑性・疾患研究室のリーダー、マヌエル・セラーノと、サンディエゴにあるソーク生物学研究所のフアン・カルロス・イスピスア・ベルモンティは、生まれながらに4つの山中因子をすべてもつ遺伝子組み換えマウスをすでにつくっている。このマウスにドキシサイクリンを注射すると、その4つのスイッチを入れることができるのだ。また、今や有名になったベルモンティの２０１６年の研究では、通常より早く老化するように遺伝子操作をしたマウスの系統に、週に2日だけ山中因子を働かせる処置を生涯にわたって施した。すると、同じ処置を受けていないきょうだいマウスに比べて若さを保ち、40％長く生きた。[10] ベルモンティはさらに、通常の高齢マウスの皮膚と腎臓の損傷が早く治ることも報告している。

とはいえ、山中因子を用いる処置は有害性が非常に高い。ベルモンティの研究で、マウスにドキシサイクリンを投与する日数を増やしたところ、マウスは死んでしまった。セラーノの研究でも、ウォディントンの「地形」のなかで「ビー玉」を高く押し上げすぎると、奇形腫が発生することが確認されている（奇形腫とは、見るも不快な腫瘍の一種で、毛、筋肉、骨など複数種の組織でできている）。この技術がまだ実用化の段階にないのは間違いない。少なくとも今はまだ。しかし、ゴールは着実に近づいている。いずれは「ビー玉」を安全にコントロールして、元いた場所に確実に戻せるようになる。がんの発生を誘発しかねない山の頂上には、「ビー玉」を置かないようにできる日も来る。

一方、私の研究室ではＩＣＥマウス実験の成功を受け、今度はエピゲノムの老化を遅らせて逆転させる方法を探し求めていた。すでに様々な方法を試していた。Ｎｏｔｃｈタンパク質、Ｗｎｔタンパク質、４つの山中因子。多少の効果を示したものもいくつかあったものの、ほとんどは腫瘍細胞ができる結果に終わっていた。

マウスの視神経を再生させ、高齢マウスの視力回復にも成功するという快挙

私の研究室には、ウェンチェン・ルーという優秀な大学院生がいる。ウェンチェンは高齢の細胞をがん化させずに若返らせようと、２年にわたって模索しながらも失敗を繰り返していた。そんな

2016年のある日、ウェンチェンは私のオフィスに顔を出すと、もうそろそろこの研究はやめようかと思うと切り出した。最後の試みとして、山中因子のうち*c-Myc*遺伝子を除外してみたいという。それが奇形腫の原因である可能性が高いからだ。私はぜひやってみるよう勧めた。

ウェンチェンはウイルスを介して、山中因子のうち3つの遺伝子だけをマウスに導入した。3つ（*Oct4*、*Sox2*、*Klf4*）はそれぞれの頭文字を取って「OSK遺伝子」と呼ばれる。それからドキシサイクリンを使って遺伝子のスイッチを入れ、マウスが残らず病気にかかるか死んでしまうかするのを待った。ところが、そうなるマウスが1匹も現われない。みな、まったくもって元気なのである。観察を続けて数か月が過ぎても、腫瘍はいっさい生じなかった。私たちのどちらにとっても、これは驚きだった。思いもよらぬ結果である。

するとウェンチェンは、1年待ってマウスが長生きするかどうかを確かめる代わりに、老化の逆転と若返りをマウスの視神経でテストしてみるのはどうかと提案してきた。私は素直には頷けなかった。

「それはどうかな。視神経というのは、生まれ変わらない限り再生しないものだ」

体中に張り巡らされた神経細胞と神経線維の複雑なネットワークは、大きく2種類に分けられる。末梢神経系と中枢神経系だ。手足にあるような末梢神経は、仮に切れても（時間はかかるが）元に戻ることが以前から知られている。しかし、中枢神経（視神経や脊髄神経など）の場合はけっしてそうはならない。定説に囚われない研究者もいて、中枢神経系の一部の機能を甦らせる新しい治療法を提案してはいる。だが、大々的な再生の可能性についてはおおむね慎重な姿勢を崩していない。緑内障や脊髄損傷の治癒を目指して数十年前から研究が進められているものの、この分野を勢いづかせるような成果はほぼ皆無といっていい。

「よりによって生物学で一番難しい問題を選んだね」

「でも、もしその問題を私たちが解決できたら……」

マウスの若返り効果を測りたいなら、視神経でなくてもほかにいくらでも方法はあっただろう。だが、手にしたばかりの成功に意を強くして、ウェンチェンは「一か八かに賭けよう」と決めたのだ。私はそこが気に入った。

「リスクを恐れてたら世界は変えられない。試してみたらいい」

数か月後、メールで送られてきた画像を見て、私は息を呑んだ。あまりのことに、目にしているものが現実なのかどうか、確かめなくてはと思ったほどだ。

すぐウェンチェンに電話をする。「これって、幻じゃないよね」

「たぶん。何が見えます？」

「未来だ」

ウェンチェンは大きく安堵のため息をつく。「1時間前までは、失敗したかと思っていたんですよ」

研究者にとって、疑うのは悪いことではない。結果がどう転ぶかもわからないままに、敢えて大胆なことに挑んでいるのだ。疑念を抱きたくもなるし、それが人間というものである。

だが、この日は本当にうまく行っているようだった。ウェンチェンが最初に送ってきた画像には、オレンジ色に輝くクラゲのようなものが写っていた。画像の一番上にクラゲの頭があり（そこはマウスの眼がある場所）、そこから下（脳）に向かって長い触手がゆらゆらと伸びている。その2週間前、ウェンチェンと共同研究者たちは、眼球から数ミリ後ろのところで視神経をピンセットで潰し、そこから脳へと続く神経細胞の軸索、つまりクラゲの触手をほぼすべて死滅させていた。それから、オレンジ色の蛍光染料を眼に注入した。この染料は、生きている神経細胞に取り込まれる性質をもつ。だから、損傷させた個所から先を顕微鏡で見ても、蛍光発光している神経は1つもない。ただ、死んだ細胞の残骸がひとかたまりになっているだけだった。

送られてきた2枚めの画像は、神経を損傷させたあとでリプログラミング・ウイルスのスイッチを作動させた部位を示したものだ。死んだ細胞の代わりにあったものは、細長く健康な何本もの触手である。もつれ合うようにしながら、脳につながろうと伸びていた。ここまで見事に神経を再生してみせたのは、史上初といっていい。しかも、ウェンチェンの研究は始まったばかりだったのだ。

リプログラミングがこれほどうまく行くと、本当に思っていた者は1人もいなかった。最初は、実験対象として生後1か月のマウスを選んでいた。成功の確率をできるだけ高めるためであり、ほかの研究者もみな同じことをしている。だが、ウェンチェンは、ハーバード大学付属小児病院のジガン・ヘ研究室の熟練研究者と手を携え、今度は生後12か月の中年マウスを対象にして同じ実験を行なった。このマウスの神経もやはり再生した。

この文章を書いている時点で、私たちは通常の高齢マウスの視力を回復させることにも成功している。マウスの場合、生後12か月で視力は著しく低下する。ハーバード大学付属マサチューセッツ眼科・耳鼻咽喉科病院のブルース・クサンダーとメレディス・グレゴリー＝クサンダーは、そのことをよく知っていた。網膜が神経インパルスを十分に発しなくなるからだ。高齢のマウスは、動く線を目の前で見せられても頭を動かさないことが多いが、それはたんにその線が見えないからである。

ブルースは私にこう打ち明けている。「ほんとのことをいうと、普通に老化した眼にもこのリプログラミングってやつが効くとは少しも思っていなかったよ。あんまり君がすごいっていうもんだから、ウイルスを試してみただけなんだ」

その前日の朝、ブルースは実験の結果を目の当たりにしていた。それは、研究人生で最も胸躍る1日となった。私たちの開発したリプログラミング・ウイルスが、ブルースのマウスの視力を回復させていたのである。

数週間後には今度はメレディスが、緑内障（眼圧が異常に高くなって視力が低下する病気）に対してもリプログラミングが視力回復効果を発揮することを確認した。

ブルースは興奮を隠さない。「わかってる？　これはとんでもない発見だよ。ほかのみんなは、緑内障の進行を遅らせる研究をしてきたっていうのに、この治療法は視力を回復させるんだ！」

リプログラミングのメカニズムを探る

成人の体細胞や、老化した神経までもが、リプログラミングによって若々しいエピゲノムを取り戻せる。だとすれば、若くあるための情報のすべてが失われるわけではないことになる。どこかに「訂正データ」の保管庫のようなものがあって、バックアップデータとなる分子の標識がしまわれているはずだ。それは成人になってからもずっと保持されていて、山中因子によってアクセス可能になる。そして、細胞版のＴＣＰ／ＩＰを介してエピゲノムが初期化されるのである。

若さをもたらすその標識が何なのかはまだわからない。少なくとも、ＤＮＡのメチル基が関与している可能性は高い。メチル基は、第2章で取り上げた「ホーヴァスの老化時計」において、生物の年齢を推定するために使われる目印だ。メチル基以外にも、何らかのタンパク質や、ＲＮＡや、ＤＮＡに結合する未知の化学物質が関わっているとも考えられる。何であれ、重要なものであるのは間違いない。なぜならその標識こそが、細胞が生涯保持し続ける大事な「訂正データ」であり、何らかの方法によって再起動を指揮しているからだ。

さらには、「観測者」も見つけなくてはいけない。つまり、私たちが若いときにもともともっていた「信号」を記録している存在のことだ。そこにＤＮＡのメチル化だけが関わっているとは思えない。というのも、リプログラムされた細胞がどうやって若々しいメチル基だけを残し、加齢の過程で蓄積したメチル基（いわばＤＶＤについた傷）を剝ぎ取ることができるのか、メチル化だけでは説明がつかないからだ。「観測者」はもしかしたら特殊なヒストンか、転写因子かもしれない。あるいは、胎児が成長する過程でメチル化ＤＮＡに結合するタンパク質とも考えられる。このタンパク質は、「訂正装置」からの信号を受け取って本来の情報を再現するときが来るまで、80年間じっと待っているのだ。

クロード・シャノン風に表現すれば、３つの山中因子（ＯＳＫ遺伝子）を細胞に導入することによって「訂正装置」が起動されると、細胞は何らかの方法で「観測者」に接触して「訂正データ」を使い、若い細胞がもつ大元の信号を復元する、ということになる。

ウェンチェンは、新しい神経を再生して視力を回復させるだけでは満足せず、さらに考えを進めた。

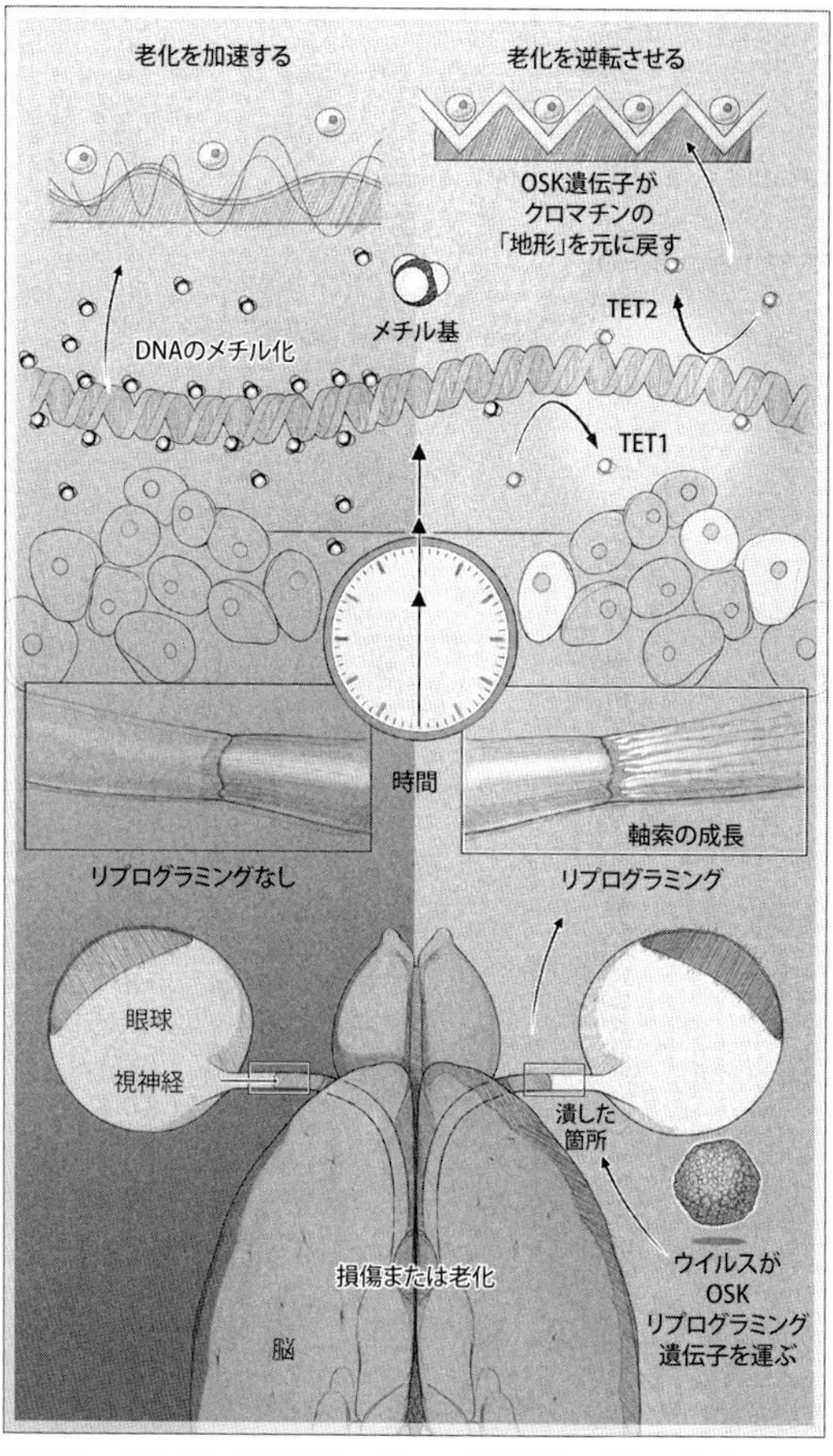

エピゲノムのリプログラミングが高齢マウスの視神経を再生し、視力を回復させる。「老化の情報理論」によれば、遺伝子変異のかたちで遺伝情報が喪失することではなく、エピゲノムの情報が失われることが老化を引き起こす。リプログラミングのためのOSK遺伝子（*Oct4*、*Sox2*、*Klf4*）を導入すると、TET酵素の働きによって細胞が若返る。TETはDNAの正しいメチル基の標識だけを取り除くため、老化の時計が巻き戻され、細胞は生き延びて、生まれ変わったかのように成長できる。TET酵素がどうやって若い頃の標識とそうでない標識を見分けているのかは明らかになっていない。この謎を解くことが、クロード・シャノンのいう「観測者」（元データを保持している存在）を発見することにあたる。

損傷した神経細胞のＤＮＡを調べたとき、老化が急速に進行しているように見えた。にもかかわらず、リプログラミング遺伝子を受け取ると、老化は食い止められた。しかも、以後の神経細胞は老化せず、死滅もしなかったのである。だとすれば、こういうことではないか――細胞が激しく損傷するとサバイバル回路に大きすぎる負荷がかかり、細胞の老化が加速される。普通ならそのまま死に至るが、何らかの方法で「時計」が巻き戻されれば死が回避できる、と。思い切った考え方だが、じつに理にかなっている。

老化の時計を進ませるものは何か、また、どうすればそれを巻き戻せるのか。私たちは一連の発見を通じて、それを突き止める一歩手前まで行っているのかもしれない。実験からは、「訂正装置」を働かせるには「ＴＥＴ（テンイレブン・トランスロケーション）」と呼ばれる酵素が必要であることもわかった。これはＤＮＡを脱メチル化する酵素であり、つまりＤＮＡからメチル基を除去する役割をもつ。そしてこのメチル基こそが、「ホーヴァスの老化時計」が進んだことを表わす化学物質の標識だ。これは偶然ではない。しかも、この時計が老化の度合いを示すだけでなく、老化をコントロールしていることを意味している。そこが、物理学的な時間や腕時計との違いだ。

ＴＥＴ酵素が「訂正装置」の一部として働くとき、ゲノムからすべてのメチル基を外すことはあり得ない。細胞が原始幹細胞に戻ってしまうからだ。そうなれば、高齢マウスは視力が回復するどころか、腫瘍のできた盲目のマウスになっていただろう。ＴＥＴ酵素が元からあったメチル基を残しつつ、加齢の過程で加わったメチル基をどうやって見分けているのか。まったくもって謎である。

リプログラミングは老化研究の次のフロンティア

生物における「ＴＣＰ／ＩＰ情報復元システム」を突き止めるにはまだ10年はかかりそうだ。また、ほかにも多数の研究室が取り組む必要もあるだろう。しかし、それが何であれ、回復するはずのなかった視力が今や回復し、再生されるはずのなかった細胞が再生されつつある。

これまで、老化自体や老化に伴う病気をほんのわずか遅らせるための研究に、数十年が費やされてきた。それを思えば、リプログラミングの研究は比較的短い期間で順調に進んできている。大胆な着想と、定説に囚われない勇気さえあればよかったのだ。

どう控えめにいっても未来は面白くなりそうである。最も治しにくいものを治し、最も再生困難な体細胞を再生できるのなら、再生できる細胞の種類に限りはないのかもしれない。そう、損傷したばかりの脊髄を修復できるのはもちろん、老化によってダメージの加わった体組織なら何でも元に戻せることになる。肝臓、腎臓、心臓から脳に至るまで、対象から外れるものは1つもない。

ＯＳＫ遺伝子をマウスの体内で働かせて1年になるが、今のところ安全性に問題はないようだ。とはいえ、まだまだ数多くの研究が必要なことに変わりはない。答えの出ていない疑問は山のようにある。3つをすべての細胞に届けられるのか。最終的にがんが発症しないのか。3つのスイッチをつねにオンにしておくべきなのか、それとも細胞を休ませるためにオフにすべきなのか。この方法がとくに効果を発揮する組織はあるのか。心臓病予防のためにコレステロールを抑える薬を服用するように、病気になる前に中年の人々に対してこの処置を行なっていいのか。

老化研究では、細胞のリプログラミングがまず間違いなく次のフロンティアになるだろう。いつの日か、ＯＳＫ遺伝子やＴＥＴ酵素を働かせる錠剤を飲むだけで、細胞をリプログラミングできるようになるかもしれない。これは、思いのほか簡単に行なえる可能性もある。天然由来の分子にもＴＥＴを活性化するものがあって、たとえばビタミンＣやα-ケトグルタル酸塩などがそうだ。α-ケトグルタル酸塩はミトコンドリア内で生成される分子であり、カロリー制限によって濃度が高まる。これを線虫に与えると、寿命が延びることも確認されている。

しかし、差し当たっての最善の方法はやはり遺伝子治療の手法を用いることだ。

リプログラミング技術の倫理問題に取り組む

細胞のリプログラミングは社会に大きな影響を及ぼすおそれがあるため、この技術を巡る倫理問題については早いうちに議論を始めたほうがいい。実用化されてからでは遅すぎる。まず浮かぶ疑問は、誰に対してこの技術の使用を許すべきか、だ。選ばれし少数の人々？　富裕層？　重病患者？　あるいは末期患者への例外的な救済措置として、未承認の段階で試させるべきなのか。１００歳を過ぎた人はどうか？　それとも80歳超？　もしくは60歳超？　メリットがリスクを上回るのは何歳からだろう。

世の中には、「思い切った一歩を踏み出す」のを厭わない人が大勢いる。つまり、老化に伴う病気によって体を壊してはいるが、健全な精神を有した九十代、百代の有志だ。そういう人たちは、いや増す痛みと衰えのなかで余生を過ごさねばならないと悟り、たとえ数年でも安楽に暮らせるならいつでもチャンスに賭けてみたいと思っている。さもなければ、自分の子どもや孫やひ孫たちに、より長く健康な人生を与えてやりたいと願っている。どのみち、失うものなど何もないのだ。そういう高齢者はいくらでもいると断言できる。

しかし、リプログラミングの安全性が高まって、予防目的でも使用できるようになると、倫理問題はより一層複雑になってくる。何歳でリプログラミングが行なわれるべきなのか。リプログラミングのスイッチを入れる抗生物質を処方されるには、まず何らかの病気を発症しなければだめなのか。主流の医師たちが支援を拒んだ場合、人々は海外を目指すことになるのか。この技術によって医療費が著しく削減されるなら、リプログラミングを義務化すべきなのか。

また、より長く健康な人生を子どもたちに与えてあげられるのなら、私たちにはそうする道義的責任があるのか。子どもの眼を治したり、脊髄の損傷を回復させたりするのにリプログラミングが役立つのなら、何も事故が起きないうちからリプログラミング遺伝子を体内に導入しておくべきなのだろうか。そうしておけば、いざというときにも救急車の中で抗生物質の点滴をするなどして、ただちにリプログラミングのスイッチを入れることができる。

仮に地球に天然痘が舞い戻ってきたとして、子どもにワクチンを打たせない親がいたら、最低の烙印を押されて社会のつまはじきになるだろう。それに、子どもがよくかかる病気に対して安全で有効な治療法が存在する場合、親が子の救命を拒んだら親権よりも「国親《くにおや》思想」の原則（つまり、未成年者に対しては国が保護者としての地位に立つとする考え方）が優先される。リプログラミングも、いずれそうなるのだろうか。

疑問はまだある。敢えて老化することを選ぶ権利もすべての人に与えるべきなのか。それともその選択は、ほとんどのワクチンがそうであるように、個人と人類双方の利益を考えて判断されるべきものなのか。若返る選択をした人たちは、そうではない人たちのためにやはり医療費を支払わなくてはいけない？　人より早く家族の重荷になるのを承知のうえでリプログラミングを受けないのは、倫理にもとる行為になるのだろうか。

こうした疑問は、今はまだ理論の域を出ていない。だが、理論に留まっているのもたぶんそう長いことではないだろう。

科学界はなぜ「デザイナーベビー」を否定したか

２０１８年11月、中国の研究者へ・ジャンクイが、遺伝子組み換えをした子どもを世界で初めてつくり出したと発表した。双子の女の子である。その誕生を機に、ゲノム編集で「デザイナーベビー」を生み出すことの是非を巡って科学界に議論が巻き起こった。

胚のＤＮＡに損傷を誘発するとどんな副作用が起きるかや、ゲノム編集がどれくらい正確に行なえるかついては、まだ不透明な部分が大きい。だからこそ科学界は、あれほど激しく否定的な反応を示したのだ。それに、はっきりとは口にされないものの、理由はもう1つある。ゲノム編集技術が乱用されて、遺伝子組み換え作物の二の舞になるのを恐れているのだ。つまり、真価が発揮されないうちに、政治的な圧力で、もしくは不合理な理由によって、禁止されてしまうのを危惧している。

もっとも、こうした懸念は杞憂に終わるかもしれない。世界初のデザイナーベビー誕生のニュースが２０００年代に報じられていたら、世界中で議論を呼んで何か月もその話題でもちきりになっただろう。抗議のデモ隊が研究所になだれ込み、各国の元首はこの技術を胚に用いることを禁じたに違いない。ところが、今や時代はすっかり変わった。インターネット上ではニュースが数時間ごとに入れ替わり、政治の話題にも事欠かない。結局、デザイナーベビー誕生のニュースは数日しかもたなかった。そして世界はほかのもっと面白い話題へと移っていったのである。

ヘ・ジャンクイの狙いは、双子にＨＩＶへの耐性をもたせるためだったとされている。ずいぶん立派な理由に聞こえるが、私が計算するに、そこまでする価値はなかった。中国でＨＩＶに感染する割合は１０００人に１人にも満たない。リスクに見合うよう、できるだけ大きな健康効果を得たいなら、なぜ心臓病の原因遺伝子を編集しなかったのか。中国ではほぼ２人に１人が心臓病で亡くなっている。[11] さもなければ老化でもいい。老化で死亡する確率なら90％だ。ＨＩＶへの免疫を得るようにするのは最も単純な編集にすぎず、最も広範な影響を及ぼすものではなかったのである。

今やこうした技術は珍しいものではなくなった。しかも世の親は、少ない元手でできるだけ価値の高いものを手に入れようと心を砕いている。だとすれば、いずれまた不届きな科学者が現われて、目的のためなら手段を選ばない世界一過保護な親と手を組み、老化の影響に耐性をもった遺伝子組み換え一家をつくるのではないか。

そんな日は、案外遠くないのかもしれない。

第7章　医療におけるイノベーション

個人に特化した精密医療へ

クーン・ラワンは4種類の薬を処方されて飲んでいた。ラワンは高齢のタイ人女性で、肺がんの診断を受けていた。処方薬はいずれも、その診断内容に適したものである。ところが薬はいっこうに効き目を現わさず、肺がんは消えてくれない。ラワンの人生は一段と崖っぷちに押しやられているようだった。当然ながら子どもたちは取り乱す。当初、医師は請け合っていたのだ。早期に発見できたと見られるので、がんは治癒する見込みが大きい、と。おかげで、母ががんだと告げられたときの不安と恐怖は薄れ、希望が取って代わっていた。それなのに、再び不安と恐怖へ逆戻りである。

バイオテクノロジー企業の最高医療責任者を務めるマーク・ボーガスキー博士は、長年ラワンのようなケースについて考えてきた。現代医学は依然として、同様の大勢の患者を救えていない。とくに高齢の患者の場合にそれが顕著である。

「医学界の一般的な考え方に照らせば、ラワンは適切な治療を受けていました」。ある日ボーガスキーは私に話してくれた。「主治医はタイでもトップクラスの医師です。でも、問題は私たちの医療のやり方にあるのです」

命に関わる病気の診断や治療を行なうときでも、たいていの医師は相も変わらず20世紀前半のテクノロジーを使っている。ボーガスキーはそう指摘する。綿棒で粘膜をこすり取って細胞を培養する。膝の腱をハンマーで叩いて反射を待つ。息を吸い、息を吐く。左を向いて咳《せき》をする〔訳注　患者が脱腸の検査をされるときの様子〕。

がんの場合、医師は腫瘍がどの場所にできたかに注目し、そのうえで組織のサンプルを切り取って臨床検査所に送る。検査所では、サンプルをパラフィンに浸けてから薄くスライスし、染料で赤や青に染めて顕微鏡で覗く。これはうまく行く……場合もある。正しい医療が提供されることもある。

だが、そうはならないケースもある。なぜかといえば、腫瘍をこういう風に調べるのは、車のコンピュータにつながずにエンジンの故障の原因を突き止めようとするのと同じだからだ。経験に基づいて推測しているだけである。患者は患者で、生死に関わりかねない決断を下される場面でも、たいていはこうしたやり方を受け入れている。しかし、じつはアメリカだけでも、年間でがん患者の５％ほど〔約８万６５００人〕が誤った診断を受けているのだ。[1]この国の医療システムは世界でもかなりましなほうだというのに。

１９８０年代の初めに計算生物学の道に進んで以来、ボーガスキーは医療をもっと正確なものにしたいという思いに衝き動かされてきた。現在はゲノム科学の権威の１人であり、かつてはヒトゲノム計画にもいち早く参加した。

「ほとんどの場面でほとんどの人に効果を発揮しているとき、私たちはそれを良い医療と呼びます。ですが、ほとんどはすべてではありません」

そういうわけで、クーン・ラワンには間違った医療が施されている可能性が少なからずあった。しかも、そのせいでかえって状態を悪化させているおそれもあったわけだ。

だが、ボーガスキーは新しい医療のやり方に期待を寄せている。より良いやり方に。それは、新しいテクノロジーを用いて、医療システムの焦点を個人に当て直すことを目指すものだ。そのテクノロジーの多くはすでに利用されているものの、もてる力が余すところなく活かされているわけではない。個人に特化した医療が実現すれば、数百年かけて深く根づいてきた医療の風土や原則をくつがえすことができる。ボーガスキーはその新しい医療を「精密医療」と名づけた。次世代型の健康モニタリングやゲノム解析などを通して患者の状態を把握し、診断マニュアルではなくその患者のデータに基づいて治療をする。そうした手法に対する期待を込めた名称だ。

ＤＮＡ解析やウェアラブル機器も、巨大な計算能力や人工知能も、その価格は急速に下がっている。おかげで、治療に関する決断を下す際、それが「ほとんどの場面でほとんどの人に効果を発揮する」かどうかをもはや考慮しなくていい世界が近づいてきた。これらのテクノロジーはすでに一部の患者のために使われている。だが、この先20～30年のうちには地球上の大多数の人々が利用できるようになり、何百万という命が救われるだろう。また、最大寿命が長くなるかどうかはさておき、健康寿命の平均は確実に延びるはずだ。

しかし、ラワンのような大勢の患者にとって、こうした進展を悠長に待っている時間はない。家族はセカンドオピニオンを求め、生検で得た肺の腫瘍をＤＮＡ解析してもらった。すると、ラワンがどれだけ危険な状態にあるかが白日の下にさらされた。なるほど肺には攻撃的ながんができてはいたものの、それは今治療を受けている種類のものとは違っていた。肺がんではなく、白血病細胞が固まって肺に腫《しゅ》瘤《りゅう》をつくっていたのである。

ラワンと同じ場所に腫瘍が見つかった場合、その圧倒的大多数が肺がんであるのは間違いない。しかし、今ではいくつかの種類のがんについて遺伝子の特徴を読めるようになっている。がんのできた場所だけで治療内容を判断するのは、生息地域に基づいて動物を分類するようなものだ。海に暮らしているからクジラは魚だというのと同じで、まったくもって馬鹿げている。

新しいオーダーメードのがん治療法

自分たちが相手にしているがんの種類がより明確になれば、新しい手法をもっと上手に利用して対処できるようになる。１人の患者の特定のがんだけのためにオーダーメードの治療法を開発し、がんが増殖や転移を起こす前に死滅させるのも夢ではない。

実際、この考え方に基づく新しいがん治療法の１つが、前章でも触れたＣＡＲ‐Ｔ（カーティー）療法だ。具体的にいうと、患者の血液から免疫細胞を取り出し、そこに遺伝子を付加して、免疫細胞が腫瘍上のタンパク質に結合できるようにする。それを大量に培養して患者の体内に戻してやれば、

ＣＡＲ－Ｔ細胞は仕事を始める。体自身の防御システムを使ってがん細胞を見つけ出し、そして破壊するのだ。

もう1つのがん免疫療法が、やはり何度か紹介した免疫チェックポイント阻害療法である。がん細胞が免疫系の目を欺けないようにするのがその狙いだ。この療法の開発段階で多大な貢献をしたのが、ハーバードで私の上の階に研究室を構えるアーリーン・シャープである。この治療法では、免疫チェックポイント阻害剤を使用する。この薬剤を用いると、がん細胞は通常の細胞のふりができなくなる。いうなれば薬の力で偽造パスポートを取り上げて、敵か味方かをT細胞が見分けられるようにするわけだ。元アメリカ大統領ジミー・カーターの脳と肝臓にメラノーマができたとき、放射線療法と併用してこの薬剤の投与が行なわれた。この革新的な治療法がなかった時代に同じ診断を受けていたら、その先には例外なく死が待っていたものである。

ＣＡＲ－Ｔ療法と免疫チェックポイント阻害療法は、誕生してからまだ10年も経っていない。現在では、ほかにも何百というがん免疫療法の臨床試験が進行している。今のところ、その結果は期待のもてるものだ。いくつかの研究では、寛解率が80%を超えることが報告されている。研究人生のすべてを捧げてがんと闘ってきた科学者は、これこそが待ちに待った革命だと語っている。

ＤＮＡ解析技術は、特定の患者のがんについてその発生の過程を把握するのにも役立つ。どうするかというと、まず腫瘍片の複数箇所から1個ずつ細胞を取り出す。次に、中に含まれるＤＮＡの塩基配列をすべて読むとともに、その細胞のクロマチンの立体構造を調べるのだ。すると、腫瘍の部位によって年齢が異なることがわかる。それを確認することで、時間とともにどのようにして腫瘍が成長し、変異を続け、アイデンティティを突き止めることができる。これは重要だ。腫瘍の一部（たとえば古い部分）にしか目を向けていないと、最も攻撃的な部分を見逃すおそれがあるからだ。そのせいで、効果の低い治療法を選んでしまいかねない。

ＤＮＡ解析を利用すれば、腫瘍に入り込んでいる細菌の種類までわかる。じつは、細菌は抗がん剤から腫瘍を守る働きをする場合があるのだ。ＤＮＡ解析を通して細菌の種類が判明すれば、どの抗生物質が効くかを判断でき、細菌のもつ保護効果を打ち破ることができる。

私たちにはこうしたことがすべて実行できる。今すぐにでも。にもかかわらず、世界中の数々の病院では、「ここにあるならこれに違いない」式や、「こういう症状ならあれだろう」式の診断が依然としてまかり通っている。だから、手順上のことを見る限り、ラワンの主治医は何一つ間違ったことをしていない。ただ、世界中の医師がやっていることに倣ったまでだ。これまでがそうだったように、「ほとんどの場面でほとんどの人に」効果を発揮する診断と治療を目指したにすぎないのである。

「現に医療はそうなっているんだから仕方がないし、たいていは正しい結果が得られているんだから別にいいじゃないか」――あなたがそう思うのならそれでもいい。しかし、仮にあなたの母親に間違ったがん治療が与えられ、命を救ってくれる治療薬がすぐそばの棚で眠っているとしたらどうだろう。たぶん、「仕方がない」では済まなくなるはずだ。

医師も看護師も、そのほかの医療専門家も、毎日労を惜しまず患者のために懸命に死と闘っている。そのかたわら、国の計画や保険会社の求める医療標準から外れないように気を配る必要もあるのだから、そもそも完璧を期待するのが酷というものだ。それでも、医療スタッフにもっと情報を与えてやることができれば、落とさなくていい命をたくさん救えるはずである。ラワンの主治医たちがそうだった。ようやく自分たちの相手にしているものの正体を知り、ラワンを新しい治療計画に移すことができたのである。

ラワンはＤＮＡ解析に基づく診断を受けたあと、すぐに新しい治療を始めた。実際にできていたがんの種類に合った治療法である。数か月後、ラワンの状態は見違えるほど良くなり、希望が戻ってきた。

希望は私たちすべてにある。人間は男女を問わず、１１５歳より長く生きられるのを私たちは知っている。過去にはいたし、これからだって現われる。たとえ１００歳の誕生日までにしか届かないにしても、八十代と九十代を素晴らしい時代だったと振り返れる人生を送るのは夢ではない。

そこまで行く人の数を増やすには、新しい治療法やテクノロジーのコストを下げることが重要だ。また、けっして患者本人を置き去りにしないようなやり方で、それらを利用することも大切である。ただし、新しいテクノロジーは、何か問題が起きたときに診断を下すためだけにあるのではない。そもそも不調が生じる前の段階で、各人が自分のために何ができるかを知る手段ともなるのだ。

自分の遺伝子を知ることで可能となること

「自分の遺伝子を知る」ことで、のちにどんな病気にかかりやすいかが明らかになり、長生きするためにどんな予防策を講じればいいかもわかる。新しい千年紀が幕をあけてからというもの、私たちはそうした話をよく耳にしてきた。確かにその通りである。だがこれは、現在進行中のＤＮＡ解析革命のほんの一部にすぎない。

人間のゲノムには、全部で32億３４００万個ほどの塩基対（つまりＡ、Ｇ、Ｃ、Ｔの文字）がある。１９９０年に「ヒトゲノム計画」がスタートしたとき、わずか1文字を読むだけでおよそ10ドルかかったものだ。計画が完了するまでには約10年の歳月と数千人の科学者を要し、数十億ドルの費用がかかった。しかも解読したのは1個のゲノムだけである。

今では私であっても、約2万５０００個の遺伝子をもつ人間の全ゲノムをほんの数日で読める。しかも費用は１０００ドルもかからない。ただ、ＭｉｎＩＯＮ（ミナイオン）という名のキャンディバー・サイズのＤＮＡ解析装置《シーケンサー》を、ノートパソコンに挿《さ》すだけでいい。たったそれだけで、１個のヒトゲノムのほぼ完全な塩基配列と、ＤＮＡ上のメチル基の標識（生物学的年齢を示すもの）が手に入る。[2]特定の疑問（「これはどういう種類のがんか？」「自分はどんな病原体に感染しているか？」など）を解決するために的を絞って解析するだけなら、もはや24時間もかからない。たぶん10年もしないうちにその時間は数分足らずにまで短縮されるだろう。そうなれば、一連のプロセスで一番金がかかるのは、血液のサンプルを採るために指を突く器具になっているはずだ。[3]

ＤＮＡが答えてくれる疑問はそれだけではない。どんなものを食べるべきか、腸内や皮膚表面にどのような微生物叢《そう》を維持すればいいか、できる限り長く生きるにはどんな療法が最適かといったことも、しだいにＤＮＡから学べるようになってきている。私たちの体は、ほかに２つとない特別なマシンだ。そのマシンをどう扱えばいいのか、ＤＮＡが道を示してくれる。

薬に対する反応の仕方が人によって異なることは、よく知られた事実だ。ときにはその違いの度合いが大きく、影響を受ける人数も多い場合がある。たとえば遺伝病のＧ６ＰＤ（ブドウ糖‐６‐リン酸脱水素酵素）欠損症は、アジア系とアフリカ系を中心に約3億人もの保因者をもつ。人類で最も患者数の多い遺伝病だ。頭痛薬や抗マラリア薬、あるいはある種の抗生物質を一定量飲むと、Ｇ６ＰＤの保因者はいきなり溶血を起こすおそれがある。いってみれば赤血球の集団自殺だ。[4]

　ある種の遺伝子変異をもっていると、特定の食物に対して過敏になることもある。たとえばＧ６ＰＤ保因者にとってソラマメは命取りだ。かと思えば、グルテンを受けつけない人もいる。本来は無害なタンパク質だし、グルテンを含む食品には食物繊維やビタミン・ミネラルなど大切な栄養素が豊富ではあるのだが、セリアック病の患者にとっては毒でしかない。

　何らかの変化を及ぼすことを目的に行なわれる医学的介入についても、同じことがいえる。どれが患者により適しているのか、何をすると患者を利するよりも害してしまうのかが、遺伝子を調べることで見えてくるのだ。このことは、大勢の乳がん患者の状況を大きく変えつつある。「オンコタイプＤＸ」と呼ばれる遺伝子検査で特定範囲のスコアが得られた患者は、化学療法とまったく同じ反応をホルモン療法に対して示すことが発見されたのだ。副作用が圧倒的に強いのはもちろん前者のほうである。[5]残念なのは、この発見がなされたのが２０１５年だということだ。オンコタイプＤＸ自体は２００４年から使われていて、「低リスク」のスコアが出た患者にはホルモン療法のみが施されていた。しかし、とある研究チームが乳がんの様々な治療法とその結果を新たな角度から調べ直して初めて、「中間リスク」の患者でも同様の処置でいいことが確認された。つまり、医学界が大きな過ちを犯してきたことが露わになったわけである。効果より害のほうが大きい治療法を、何万人もの女性に受けさせてきたのだ。

先ほどのラワンのケースからも、今紹介した事例からも、「いつもそうやっているから」という理由だけで患者の治療法を決めてはいけないのがよくわかる。医療マニュアルが前提としている物事に、私たちは絶えず疑いの目を向けなくてはいけない。

そうした誤った前提の１つが、男も女も本質は同じ、という考え方だ。医学の歴史のほとんどを通じて、私たちの治療法や療法は「男性にとって何が最適か」という基準で決められてきた。[6] そのせいで、女性にとっては良好な臨床結果が出にくい状況も生まれている。その恥ずべき事実に、医学界は遅ればせながらようやく気づき始めた。男性は、ゲノムの数か所だけが女性と違っているのではない。女性には存在しない染色体を丸々１本もっているのだ。

男性への偏りは医薬品開発の初期段階から始まる。最近になるまで、オスのマウスだけを研究対象にしても何も問題はなかった。けっして性差別主義だからではない。統計上の雑音を減らして貴重な助成金を大事に使いたいというのが、科学者たちの絶えざる思いだからである。寿命の実験でメスのマウスがごく普通に使われるようになったのは、アメリカ国立衛生研究所（ＮＩＨ）がそういう規定を定めたおかげによるところが大きい。以来、長寿遺伝子や長寿分子の効果に関しては、男女差が大きいことが示されてきた。[7] インスリンやｍＴＯＲの働きを利用する処置は、概してメスに効果を発揮する。一方、化学療法の効果が高いのはオスのほうだ。なぜそうなるのか、本当のところは誰にもわからない。[8]

オスとメスを同じ環境に置くと、たいていメスのほうが長く生きる。これは動物全般に共通する事実だ。違いをもたらしているのはＸ染色体なのか、それとも卵巣なのか、確かめるための研究も行なわれたことがある。卵巣や精巣はそのままに、遺伝子操作のトリックで、Ｘ染色体を１本もったマウスと2本もったマウスをつくったのだ[9]。すると、精巣ありでもX染色体が2本のマウスのほうが長く生き、同じく2本だが精巣のないマウスがとりわけ長生きをした。こうして、強い性はメスであることが疑問の余地なく証明されたのである。

遺伝子が異なれば薬への反応も異なる

医療への反応の違いを決める遺伝的要因は、X染色体以外にも数十が確認されている。なかでもゲノム解析がことのほか役に立ちそうな場面が、薬がどう代謝されるかを予測することだ。遺伝子型が違うと、薬の作用が異なる場合がある。近年、ゲノム薬理学上の注意の付された薬が増えているのはこのためだ（ゲノム薬理学とは、個人の遺伝子の特徴が薬の作用にどう影響するかを研究する分野をいう[10]）。たとえば、血液をさらさらにするクマジン（一般名ワルファリン）とプラビックス（一般名クロピドグレル硫酸塩）、化学療法剤のアービタックス（一般名セツキシマブ）とベクティビックス（一般名パニツマブ）、抗うつ剤のセレクサ（一般名シタロプラム）などがそうした薬に該当する。いずれは患者のエピゲノム的年齢も割り出し、薬への反応の仕方を予想する材料として使われるようになるだろう。この新しい分野は「エピゲノム創薬」と呼ばれる。これらの分野の技術は急速に進展しているものの、一部のゲノム薬理学的な検査はすぐには実用化されそうにない。

植物のジギタリスから抽出したジゴキシンという薬は、少量が心不全の治療に（そして多量が殺人犯によって）200年あまり前から用いられてきた[11]。だが、医師の監督下にあっても、ジゴキシンを服用していると死亡率が29%上昇するとの研究報告がある。[12]

私の母もジゴキシンを処方された。心機能の低下のせいで体に余分な水分が溜まっていたので、それを減らすのが目的である。薬にどんなリスクが伴うのか、私はまったく聞かされていなかったし、母にしても同じだったと思う。ところが、母はジゴキシンに過敏に反応する体質だった。その結果、比較的普通の生活が送れていた状態から徐々に悪化して、しまいにはほとんど歩けなくなる。幸いにも、生化学の素養があって相当に賢い男でもある父が問題を見抜いた。父は主治医に血中の薬剤濃度を調べてくれるよう頼み、医師は渋々同意した。すると、実際に薬の過剰投与が確認される。処方量はきわめて少なかったにもかかわらず、薬が母の心臓に蓄積していたのだ。

ジゴキシンはすぐに中断され、母はものの数週間で元通りになった。もちろん、医師は定期的に血液検査をして、薬剤の濃度をチェックしておくべきだった。しかし、ジゴキシンへの反応の度合いを事前に確かめる検査があれば、さすがに気づくことができたはずである。あいにく、その種の検査はすぐには実現しそうにない。ジゴキシンの血中濃度と死亡リスクを予測できる遺伝子の変異体については、いくつかの研究によって特定されてはいる。ただし、同じ研究結果が再現されていないという難がある。[13] ジゴキシンにしろ、ほかの様々な薬にしろ、ゲノム薬理学的な検査が一刻も早く利用できるようになってほしいと思う。そういう検査は切実に求められているのだ。本当は人によって反応の仕方が違うのに、みんな同じであるかのようにして薬を処方し続けるのは許されることではない。

製薬会社も手をこまぬいていたわけではない。最近ではゲノムの情報を利用することで、特定の遺伝子変異体をもつ人のために新薬を見つけたり、失敗に終わった薬を甦らせたりする研究を進めている。

前者の薬の1つがバイエル社のビトラクビ（一般名ラロトレクチニブ）だ。これは、特定の遺伝子変異のある患者のがんを治療するだけのためにつくられた薬である（特定の場所にできたがんを治療するのではなく）。その種のものとしては第1号だが、同様の薬はほかにもたくさんある。また、一度は失敗に終わった降圧剤のジェンカロ（一般名ブシンドロール塩酸塩）についても、似たような物語が進行中だ。これも、一部の患者には効果のあることが確認されていたのだ。アメリカ食品医薬品局（FDA）によって復活が承認されれば、遺伝子検査を必要とする初の心臓病薬となる。

これが未来だ。いずれはすべての薬が、ゲノム薬理学的な影響を網羅した巨大データベースの一部となり、そのデータベースは拡大を続けるだろう。患者のゲノムを事前に把握せずに薬を処方することが、時代遅れに思える日もそう遠くはない。

ゲノムの情報をもとに症状の先回りをする

ゲノムの情報が医師の判断を助ける時代が来たら、何より重要なことがある。病気になるまで待たなくても、そもそもその病気にかからないようにするための最善の処置がわかるようになるのだ。

フロリダ大学で個別医療プログラムを率いるジュリー・ジョンソンが指摘するように、私たちは新しい世界に足を踏み入れようとしている。その世界では、自分のゲノムが解析されてその情報が保存され、同じような遺伝子型（や遺伝子の組み合わせ）への悪影響が実証されている治療は最初から受けなくていい[14]。逆に、効果が確認されていれば、たとえそれがほとんどの場面でほとんどの人に効果を発揮しなくてもその治療にゴーサインが出る。これはとくに発展途上国にとって大きな意味をもつ。なぜなら、その地域住民の遺伝子の特徴や腸内環境は、薬剤の試験対象となった人々とは大きく違うからだ。[15] この差異が医学界の話題に上ることはめったにない。しかし、それが薬の効き目や患者の生存を大きく左右していても少しもおかしくはなく、効能が実証済みとされるがんの化学療法剤であっても例外ではないのだ。[16]

私たちはゲノムに続いて、ヒトの「プロテオーム」を読む研究も進めている。ヒトプロテオームとは、ヒトの体内に見られるタンパク質の全体のことだ。私の研究チームをはじめとする数々の科学者たちが、これまで人間の血液中に数百種類もの新種のタンパク質を発見してきた。その1つ1つが、語るべき物語をもっている。詳しく調べれば、それらがどういう種類の細胞由来のものかもわかるし、体内に潜む病気が表面化するはるか前にそれを把握する手掛かりにもなる。そういうことが可能になれば、医師は患者の直面している問題をより短時間で、より明確に捉えることができる。かつてないほど的を絞って、その問題に対処できるようにもなるだろう。

私たちは体調を崩してもすぐには医者に行かずに、まず「自然とどうにかなる」のを待つことが多い。とくに高齢者にその傾向が目立つ。なかなか症状が引かなくて初めて、ようやく電話をかけて診察の予約を取る。それから、実際に診てもらえるまで待つ。２０１７年の調査によれば、予約から実際の診察までの期間はほぼ1か月近くだ。近年ではこの期間が長くなってきており、その背景には医師不足と、ベビーブーマー世代の患者が増えていることがある。地域によってはもっと長いケースもある。たとえば私の住んでいるボストンは、世界トップクラスの病院が24軒も集まっているのに、診察までの期間は平均52日だ。[17] いくらなんでもひどすぎる。

これはアメリカだけに限った話ではない。アメリカでは民間医療保険制度が中心だが、カナダの公的な医療保険制度も待つ期間の長さで悪評を得ている。つまり、医療費がどう支払われるかは関係がない。問題は、診断を与えてくれるのが医師しかいないこと、また、プライマリケアの場合は、患者を専門医に紹介してくれる人が普通は家庭医しかいないことにある。

しかし、こうした診察待ちの渋滞は遠からず解消することが期待されている。遠隔医療技術が進んできているおかげで、医師はテレビ電話を通じて相談を受けられるようになるからだ。あと10年もすれば、患者は自宅にいながら、ガムのパッケージ大のデバイスを使って必要なサンプルを集め、そのデバイスをコンピュータに挿すだけで、自分の代謝産物や遺伝子の読み取り結果を医師と一緒に見ることが技術的に可能になる。そういうデバイスは、ことによると使い捨てになるかもしれない。

現在、アメリカだけでも１００社以上が、的を狭く絞った超高速ＤＮＡ検査の開発にいそしんでいる。この種の検査を利用すると、様々な不調について正確な早期診断が可能になるほか、生物学的な老化の速度まで推測できる。[18] なかには、がんなどの疾患の遺伝子の特徴を、通常より何年も前の段階で検知することを目指した検査もある。腫瘍が大きくなりすぎ、不均一に変異しすぎると、広がるのを抑制できなくなるが、そこまで待たなくてもよくなる時代は近づいている。しかも、コンピュータ・アルゴリズムの助けを借りるために、何千人ものがん患者のサンプルで機械学習させてそれを最適化するような、そんな七面倒くさいことをしなくてもいい。単純な血液検査だけで、細胞外を循環する遊離ＤＮＡ断片を見つけ出し、がんを診断できるようになるからだ。この遊離ＤＮＡは、がんにかかっているかどうかだけでなく、がんの種類や、どうすればそれを死滅させられるかについても手掛かりを与えてくれる。それだけではない。普通なら確認できないレベルの小さな腫瘍が、体のどこで成長しているかも教えてくれる。というのも、腫瘍のもつゲノム（およびエピゲノム）の特徴は、それができる体の部位によって大きく異なる場合があるからだ[19]。

こうした数々の研究開発は、1つのことを指し示している。私たちは、病気の発見・診断・治療のやり方が根本から新しくなる世界に向かって進んでいるということだ。「まず症状ありき」という欠陥あるアプローチはまもなく変わろうとしている。私たちは症状の先回りをするのだ。ずっとずっと先まで。さらには、「なんとなく調子が悪い」の先も行く。明確な症状として現われる前に、遺伝子を調べることで判明する病気はたくさんある。きわめて近い将来には、事が起きる前に個人のＤＮＡをスキャンしておくことが、歯を磨くのと同じくらい当たり前のものになるだろう。いつのまにか医師たちは、「もっと早く見つかっていれば」という言葉をあまりいわなくなっているのに気づく。ついには、そんな言葉をいっさい口にしなくなる日が来る。

だが、来たるべき長寿革命にとって、こうしたことはまだほんの序章にすぎない。

センサーの活用

インテリジェント・テクノロジーの搭載された車のダッシュボードは、まさしく驚異と呼ぶにふさわしい。走行速度はいうに及ばず、あとどれくらい走ったら給油が必要かも教えてくれる。しかもその数値は、道路の状況や運転の仕方に応じて刻々と修正されていく。車の外や中、それからボンネットの下の温度も表示されるし、ほかの車や自転車や歩行者の存在を告げ、それらが近づきすぎれば警告してくれる機能もある。何か問題が起きたら（タイヤの空気が少ない、ギアチェンジに不具合がある、など）、それも知らせてくれる。運転手が少しぼんやりして、センターラインからはみ出し始めたら、車は自動的にハンドルをコントロールして元の進路に引き戻すことができるし、そのまま自動運転に切り替えることもできる。その際、ハンドルに載せた手には力を入れる必要がない。ただ、万が一に備えてそこに人間がいることを車にわからせる程度で十分だ。

１９８０年代の車にはセンサーがほとんど付いていなかった。２０１７年の時点では、新車１台につきセンサーが１００個近く搭載されるまでになっている。その数は、わずか数年前と比べても倍増だ。[20] タイヤセンサー、乗客センサー、気象センサー、夜間歩行者警告センサー、ステアリング角センサー、接近警報装置、環境光センサー、ウォッシャー液量センサー、自動ハイビーム、雨センサー、死角検知センサー、自動サスペンションリフトアップ、音声認識、自動リバースパーキング、アクティブ・クルーズ・コントロール、自動緊急ブレーキ、自動操縦。車を買う人は、こうした機能が付属していることをますます期待するようになっている。

ダッシュボードなどまったく見ずに運転したい人もなかにはいるかもしれない。走っているスピードも、給油やバッテリー充電のタイミングも、問題が起きたときにどこを直せばいいかも、すべて己《おのれ》の直感と経験のみで判断するのだ。しかし、圧倒的大多数の人間にとっては、少なくとも何らかの数値をフィードバックしてくれる車でないと絶対に乗る気はしないだろう。消費者は購買行動を通して、もっともっと賢い車を求めていることを自動車メーカーに知らしめてきた。

それはそうだ。車には自分を守ってほしいし、長もちもしてほしい。

不思議なことに、私たちは自分の体に対してはそれと同じ要求をしたことがない。それどころか、体の健康よりも車の健康についてのほうが詳しいくらいだ。こんな馬鹿な話はない。だが、それも変わろうとしている。

パーソナル・バイオセンサーの時代へ

すでに私たちは、パーソナル・バイオセンサーの時代に向けて大きな一歩を踏み出している。センサー付きのウォッチは、心拍数を記録したり睡眠サイクルを測定したりするほか、こんな物を食べたほうがいいとか、こんな活動をしたほうがいいといった提案までしてくれる。健康意識の高い人やアスリートのあいだでは、センサーを24時間装着する人が増えてきている。食事、ストレス、トレーニング、競技への参加などに応じて、バイタルサイン（呼吸、脈拍、体温など）や体内の主要な化学物質がどう変動するかをモニターするためだ。

また、最近では血糖値や血液細胞のモニタリングが非常に簡単になり、測定時の痛みもますます少なくなっている。糖尿病やＨＩＶの患者であれば、きっとそれを実感しているはずだ。体をまったく傷つけない、もしくは最小限度しか傷つけないモニタリング装置が、より手頃な価格で手に入るようになっており、その正確さも高まってきている。

２０１７年、アメリカのＦＤＡはある血糖値センサーを承認した。これはもともと２０１４年にヨーロッパで発売されたもので、センサーを皮膚に貼るだけでいい。すると、血糖値を絶えず測定して、結果をスマートフォンやスマートウォッチに表示してくれる。糖尿病患者が指先を突いて血液を採っていた時代は、今や30の国々で記憶の彼方へと遠ざかりつつある。

ロンダ・パトリックは、寿命研究から転じて健康管理のエキスパートになった人物だ。この種の血糖値センサーを絶えず身につけて、何を食べると血糖値が急上昇するかを調べている。血糖値の大幅な急上昇は、長生きしたいなら避けたほうがいいというのが広く信じられていることだ。これまで明らかになったところによると、少なくともパトリックにとっては白米がだめで、ジャガイモはそうひどくはない。急上昇に一番驚いた食物は何だったか、と私が尋ねると、間髪を容れずに声を上げた。

「ブドウね！　あれは食べちゃだめ」

マサチューセッツ工科大学（ＭＩＴ）の研究グループは、『スター・トレック』から抜け出てきたようなスキャナーの開発を進めている。それを用いると、数千種類のバイオマーカーを読むことができるという。一方、シンシナティ大学はアメリカ軍と協力し、汗を通して様々なデータ（病気や食事の変化、怪我やストレスの有無など）を検知するセンサーをつくろうとしている[21]。少数ながらいくつかの会社では、手持ち式の呼気分析器で、がん、感染症、および炎症性疾患の診断をすることを目指している。「10万人の命と15億ドルの医療費を救え」というのが彼らのスローガンだ[22]。ほかにも色々な企業が、センサー付きの衣服でバイオマーカーを追跡する技術に取り組んでいる。自動車産業では、車の座席にバイオセンサーを取りつける研究を進めている。運転者の心拍数や呼吸パターンに異常が現れたら、ダッシュボードに警告を表示したり、医師に緊急連絡したりする仕組みだ。

この文章を書いている今、私は平均的な大きさのリングを指に嵌《は》めていて、これで心拍数や体温、それから体の動きをモニターしている。毎朝目覚めると、よく眠れたかどうか、どれくらい夢を見たか、日中はどれくらい冴えた頭でいられるかをこのリングが教えてくれるのだ。こうしたテクノロジーはけっして目新しいものではなく、バットマンのブルース・ウェインや００７のジェームズ・ボンドなども使っていた。それが今や数百ドルで手に入り、誰でもネット経由で注文できる。[23]

少し前、妻と長男がおそろいのピアスをして帰ってきた。そのときふと思った。小さいアクセサリーであっても、とくに皮膚を刺すものなら何千種類ものバイオマーカーを追跡できるし、そうしていけない理由など見当たらない、と。それを身につけて家族全員の数値を測定する。祖父母も両親も、子どもたちもだ。赤ん坊や４本足の家族にもモニターを装着してやる。なぜなら、自分の気持ちを最も伝えられないのが彼らだからだ。

いずれは、こうしたモニタリング装置なしに暮らしたいと思う人がほとんどいなくなるんじゃないだろうか。スマートフォンが手放せないように、センサーなしでは家を出たくなくなる。次世代のセンサーは無害な皮膚パッチ型になり、やがては皮膚下に埋め込むインプラント型が主流になるだろう。未来のセンサーはただたんに血糖値を測定するだけではない。基本的なバイタルサインや血中酸素量、ビタミンのバランス、さらには何千種類もの化学物質やホルモンも監視・追跡するようになる。

日々の活動の様子や声の調子からも色々なデータが読み取れるようになれば、[24]体内で起きつつある変化の兆候を察知する手段となる。たとえばあなたが男性で、トイレでいつもより長い時間をかけていたらどうなるか。あなたを守るＡＩセンサーが前立腺特異抗原と前立腺由来の血中ＤＮＡをチェックし、前立腺検査の予約をとってくれる。話をしているときの手の動かし方や、パソコンのキーボードの打ち方でさえ[25]、アルツハイマー病やパーキンソン病のような神経変性疾患を診断する手掛かりとして使われるようになる。それが実現すれば、本人や主治医が症状に気づく何年も前に診断が可能になるだろう。

バイオテクノロジーが１つ前進するたびに、こうした未来が急速に近づく。自分の体をリアルタイムでモニターするなど、前の世代には想像もつかなかったことだ。しかし、いずれは生きるうえで欠かせないものになっていくだろう。運転するときにダッシュボードがなくてはならないように。そして私たちは史上初めて、健康に関する日々の決断をデータに基づいて下せるようになる[26]。

バイオモニターが生活習慣についての決断を助ける

どれだけ長く生きられるかを左右する決断のうち、一番大きいのは何を食べるかだ。朝食時の血糖値が高いことがわかれば、朝のコーヒーには砂糖を入れないという選択ができる。昼食時に鉄分の値が低ければ、ホウレンソウサラダを頼んで補うことができる。日中は仕事で屋内にいて、日を浴びていないためにビタミンＤ不足であれば、それもセンサーが知らせてくれる。そうしたら、仕事から帰ったあとでビタミンＤの豊富なスムージーをこしらえればいい。旅先でビタミン○○やミネラル△△が足りなくなったら、どこで何を手に入れたらいいかもパーソナルＡＩアシスタントが知らせてくれる。すでにそうしたＡＩアシスタントは、欲しい情報をインターネットで検索したり、次の会議の予定を思い出させたりしてくれている。それが今度は、必要な食事のできる一番近くのレストランを教えてくれるのだ。場合によっては、今いる場所にドローンで届ける手配もしてくれるかもしれない。まさに、天からの贈り物ならぬ、空からビタミンである。

バイオモニターと分析を利用して、いつ、どれだけ運動すればいいかを判断するのはすでに行なわれている。だが、しだいに運動の影響（あるいは運動不足の影響）を知るための手段としても用いられるようになっていくはずだ。ストレスレベルも把握できるだろう。また、飲んだ液体や吸った空気が、体内の化学反応や機能をどう変えるかまで理解できるようになる。血液のバイオマーカーをモニターして、数値が適正な範囲を下回っていた場合、問題を緩和するためにこの種の装置からアドバイスをもらうことも増えていくに違いない。たとえば、歩け、瞑想せよ、緑茶を飲め、エアコンのフィルターを交換せよ、といったことだ。この種のテクノロジーの力を借りれば、自分の体や生活習慣についてより良い決断を下せるようになる。

こうした時代は遠からずやって来る。現在、いくつかの企業では面白いサービスを行なっている。数十万件の血液検査データを解析し、そのデータと顧客のゲノムを比較することで、何を食べるべきか、自分の体を本当の意味で最適な状態にするにはどうすればいいのかをフィードバックするのだ。企業は、このテクノロジーを毎年アップグレードしていきたいと考えている。

幸いにも私は、まだこうした技術が広まる前からその実力を垣間見る機会に恵まれてきた。というのも、ＭＩＴからスピンアウトした地元企業「インサイドトラッカー社」の科学顧問を務めているからである。[27]私自身、この会社の通常の検査サービスに申し込んで、これまで7年にわたって数十個の血液バイオマーカーを追跡してきた。検査項目は、ビタミンD、ビタミンB_{12}、ヘモグロビン、亜鉛、血糖値、テストステロン値、炎症マーカー、肝機能、筋肉の健康状態を示すマーカー、コレステロール、中性脂肪などである。検査は数か月に1回で、まだ数秒おきとはいかない（近い将来にはそうなるが）。それでも、検査報告書は私個人の年齢、性別、人種、ＤＮＡに合わせたものになっているので、様々な選択をするうえで非常に役立っている。レストランに行ったら何を注文するか、帰宅途中に食料品店に寄ったら何を買えばいいかの参考になるのだ。しかも、最新の検査結果を踏まえて私の体が何を必要としているかを、１日１回メールで思い出させてくれるサービスまでついている。

この間、私個人の体に関するデータが蓄積してきた。それを調べることで、ほかの人とは微妙に違っていそうな傾向がプラス・マイナス両面について明らかになっている。体が求める食物や、耐性のある食物、もしくは耐性のない食物が何かには、当然ながら遺伝子の特徴が大きく影響する。しかし、その遺伝子の特徴は１人１人違っている。あなたに必要なものと、パートナーに必要なものと、子どもたちに必要なものは、テーブルに並べた食事のなかにだいたいは見つかるだろう。とはいえ、細かい部分ではかなりの相違があってもおかしくない。

バイオトラッキングによって突然死を防ぐ

バイオトラッキングは、急性の重大な病《やまい》による死を防ぐ役にも立つはずだ。それによって救われる命は数百万に上る見込みがある。２０１８年、インサイドトラッカー社の研究チームと私は、同分野の

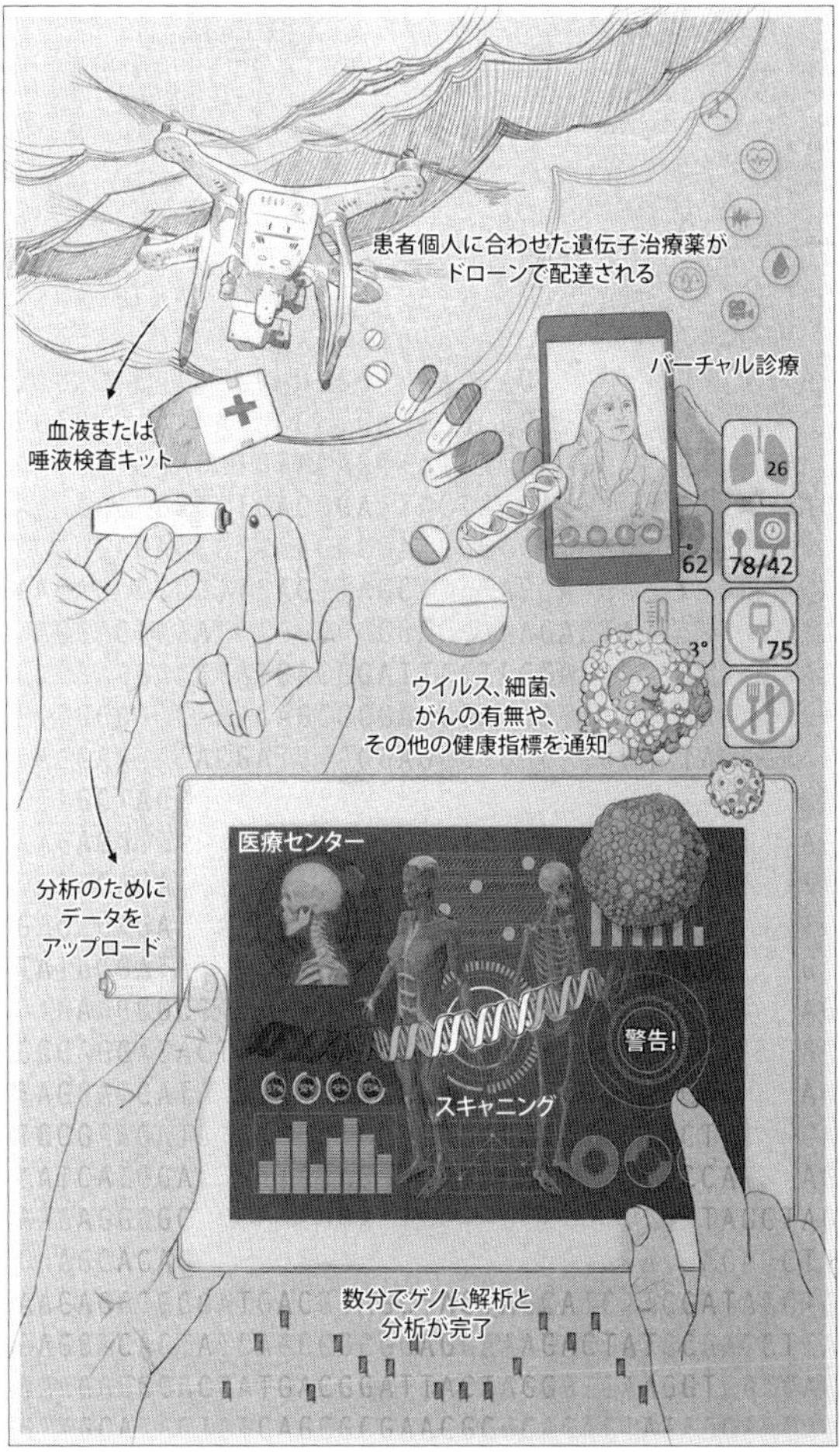

寿命を延ばすためのテクノロジー。近い将来には、ウェアラブルなバイオセンサーや、家庭に置く小型機器、そして皮膚下に埋め込むインプラントなどを通して、家族の体の状態をモニターできるようになる。こうした科学技術は、私たちに最適な食事を提案して健康を維持してくれるほか、転倒や感染、病気の発症などを検知することで命を救ってくれるものともなる。異常が見つかったら、テレビ電話でつながった主治医のもとに連絡が行く。医師はAIの力も借りながら、救急車や看護師を手配したり、必要な薬剤を患者のもとに届けたりする。

科学者の査読を経たうえで1本の論文を発表した。内容は、バイオトラッキングと、コンピュータによる食事のアドバイスを組み合わせることで、主流の糖尿病薬と同じくらい血糖値を下げるというものである。しかも血糖値だけでなく、それ以外のバイオマーカーを最適な状態にする効果もある。

頸動脈がしだいに詰まる現象は、日々の暮らしのなかではなかなか気づけない。それどころか、定期的に通院していても発覚しない場合がある。しかし、体の状態を絶えず測定してモニターしていたら、見落とされることはまずない。同じことは、心拍の乱れ、軽微な脳卒中、航空医療搬送時の静脈血栓塞栓症など、様々な問題に当てはまる。いずれも、現在はほぼ間違いなく救命救急室で処置されている症状だ。要するに、手遅れになってから、ということである。以前なら、自分の心臓がうまく働いていない気がした場合（そうでない場合でも構わないのだが）、医師のもとを訪ねて心電図をとってもらうしかなかった。今や、どこにいようと30秒あれば、自分で正確な心電図を記録することができる。ただ、ウォッチの文字盤に指を押しつけるだけでいい。

お気づきとは思うが、私は「ウォッチ」という言葉をあまり厳密ではない意味で使っている。手首に巻く昨今の装置は、たんに腕時計として時間や日付を教えてくれるだけではない。予定表、オーディオブック、フィットネストラッカー、電子メールプログラム、ニューススタンド、アラーム、天気予報、心拍数および体温モニター、音声レコーダー、フォトアルバム、音楽プレーヤー、パーソナルアシスタント、電話など、多彩な機能を兼ね備えている。だとしたら、健康上の重大な問題を避ける手助けも併せてしてくれていいはずだ。

軽い心臓発作（腕がかすかに痛むくらいの自覚症状しかない）やミニ脳卒中の場合、たとえ起きても見逃されがちだ。何年も経って本格的に検査したときに、ようやく明るみに出ることが多い。将来的には、その程度の軽微な発作や卒中であっても、本人はもとより、知る必要のある周囲の人間にも警告が伝えられる。緊急の場合は、信頼できる近隣住民やとくに親しい友人、あるいはたまたま一番近くにいた医師にも連絡が行く。救急車も駆けつける。そして、近くの救急病院にいる医師たちは、なぜ患者が搬送されてくるのかを前もって具体的に把握している。

知り合いに救急救命医がいるなら、治療時間が1分でも長いことがどれだけ大事か訊いてみるといい。あるいは、血液検査1回分の情報や最近の心電図があったら、どれだけ助かるか。いや、患者に意識があるだけでもありがたいものなのだ。痛み苦しむこともなく、脳への血流が足りている状態であれば、医師が適切な緊急処置を判断するのを患者が助けることができる。生死を分ける決断の参考にするため、救急医療隊員が最新のバイオトラッキング・データのダウンロードを当たり前のように要求するような、そんな日はさして遠くないかもしれない。

すでにバイオトラッキングは、かつてない速さで病気を特定する役に立っている。それを実感する出来事が２０１７年の夏にあった。事の起こりは、スーザンという名の52歳の女性が、月経周期の微妙な変化に気づいたことだった。無理からぬことながら、医師は閉経が近いせいだと判断する。そこでスーザンは、月経周期をモニターするアプリをダウンロードした。3か月後、アプリからメールが届き、スーザンのデータは同年齢の女性の「標準から外れている」可能性があると告げる。この情報を武器に、スーザンは再び医師を訪ねる。すぐに血液検査と超音波検査に回されたところ、中胚葉性混合腫瘍が見つかった。これは、66歳以上の閉経後の女性に多く見られる悪性腫瘍である。転移を防ぐために子宮を全摘出しなければならなかったものの、命は助かった。[28]

スーザンが使ったアプリは、現在開発中のものに比べるとかなり単純である。自分でデータを入力していくだけであり、モニターする項目もほんの数個だ。それでも1人の女性の命を救った。だとしたら、何百万個ものデータを毎日「自動的に」集めるバイオトラッキング装置なら、どれほどのことができるか。さらには、DNA解析をルーチン化して、そこから明らかになった事実とバイオトラッキング・データを組み合わせたら、どんなことが可能か想像してみてほしい。

想像はそこで終わりではない。バイオトラッキングからわかるのは、たんに心拍数が上がったとか、ビタミン濃度が下がったとか、コルチゾール値が急上昇したといったことだけではない。私たちの体が攻撃を受けているときもそれを教えてくれる。それこそが、地球上のあらゆる住民の命を救ってくれるかもしれないのだ。

「バイオクラウド」データとDNA解析を使って感染症の世界的大流行《パンデミック》を阻止する

1918年、「スペイン風邪」と呼ばれたインフルエンザが世界規模で大流行した。当時はまだ、現代のように超高速の複雑な交通網がいっさい発達していない時代である。にもかかわらず、アメリカに端を発したともいわれるこのインフルエンザの流行は、伝染病による死者の絶対数で史上最悪の記録を打ち立てた。[29] 航空機時代は幕をあけたばかりであり、ほとんどの人は自動車にすら乗ったことがない。

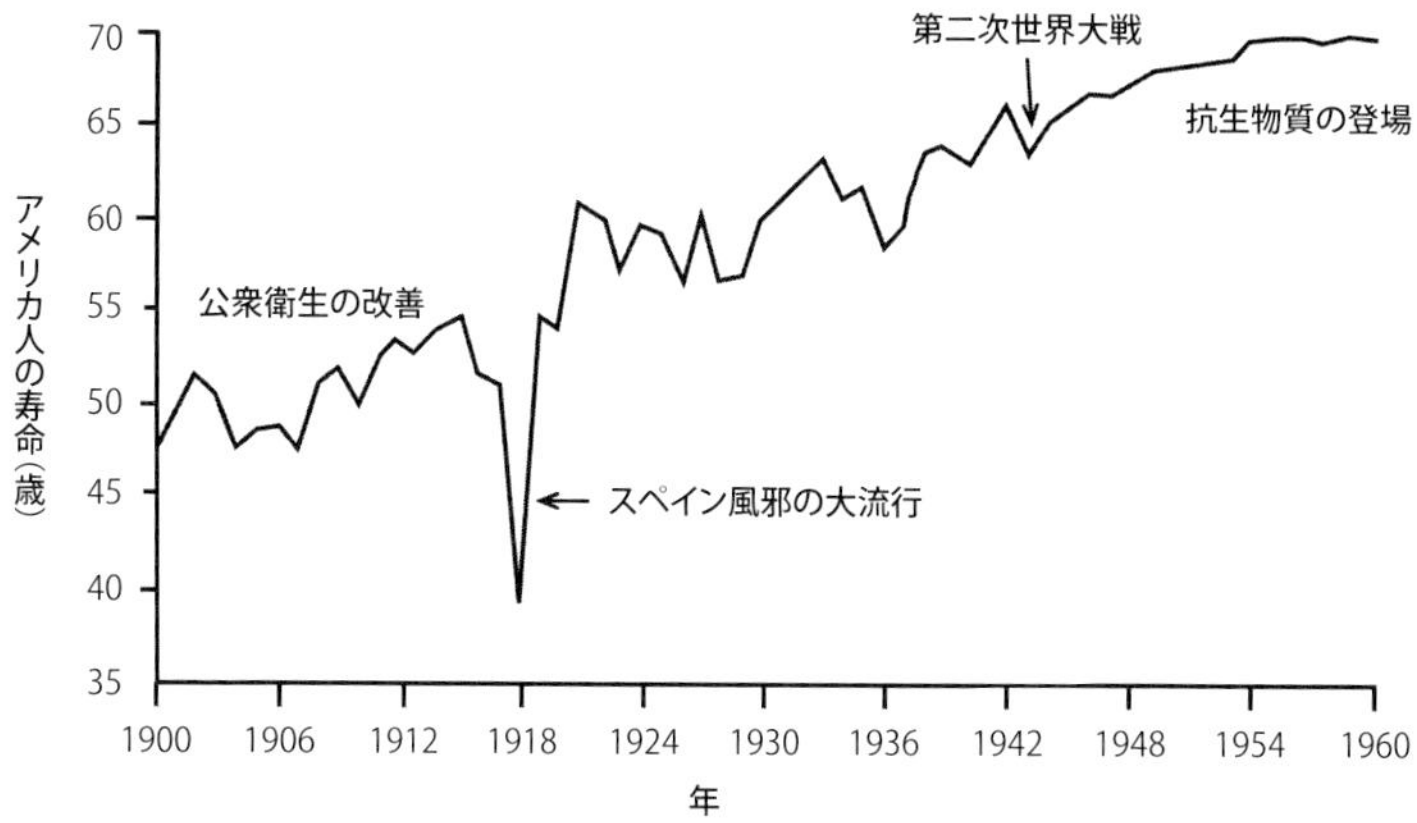

1918年のインフルエンザ大流行時の寿命の変化。

出典：S. L. Knobler, A. Mack, A. Mahmoud, and S. M. Lemon, eds., The Threat of Pandemic Influenza: Are We Ready? Workshop Summary, Institute of Medicine（Washington, DC: National Academies Press, 2005）, https://doi.org/10.17226/11150, PMID: 20669448.

それなのに、Ｈ１Ｎ１ウイルスは最辺境の地にまで入り込み、離島や北極圏の村々をも襲った。人種も国境も関係がない。まさに新たなペストのように人々の命を奪っていったのである。アメリカの平均寿命は55歳から40歳に落ち込んだ。最終的には元に戻ったものの、それまでには全世界のあらゆる年代で合計1億人以上の命が絶たれた。

こうした世界的大流行《パンデミック》は再び起きてもおかしくない。１００年前と比べると人との接触も動物との接触も増え、地球の各地が密につながっている。それを思うと、感染症が簡単に広がるお膳立ては整っているといっていい。

人類にとっての最大の脅威に手を打たなければどうなるか。過去１２０年のあいだに寿命が延びた分と、この先延びるであろう分が、１世代にわたって消え失せるかもしれない。その最大の脅威とは、私たちの命を虎視眈々《こしたんたん》と狙っている異質な生命体だ。現代人が以前と比べて何十年長く生きていようと、そんなことは関係がない。パンデミックによってみるみる数億の命が奪われてしまえば、この先期待される平均寿命の増加分は差し引きゼロになる。下手をすれば過去の水準にまで落ち込みかねない。地球温暖化は、長期的に見てきわめて重要な問題だ。だが、少なくとも私たちが生きているあいだは、感染症こそが最大の脅威との見方もある。

次なるパンデミックを絶対に起こさないようにすることが、バイオトラッキング革命最大の贈り物となるかもしれない。もちろん個人のレベルで見ても、バイタルサインや体内の化学物質をリアルタイムでモニターすれば途方もないメリットが手に入る。健康状態を最大限に高めて、緊急事態を防ぐ助けになるだろう。だが、集団のレベルで効果を発揮させれば、パンデミックの先手を打つことができるのだ。

ウェアラブル機器のおかげで、1億人以上の体温や脈拍などの生体指標をリアルタイムで把握することが、すでに技術的に可能になっている。必要性が認識されさえすれば、そして文化に根差した抵抗感が払拭されさえすれば、実際にその段階まで行くのは不可能ではない。

必要性はすでにある。かなり前から存在している。たとえばジカウイルスは、カによって媒介される致死性のウイルスで、最初に中央アフリカで記録されてからおよそ20年で南アジアでも確認されるようになった。それから約45年後の２０１３年には、南太平洋の仏領ポリネシアに達した。この65年ほどのあいだで影響を受けたのは、世界の一部地域にすぎない。ところが、その後のわずか4年間で（そう、たったの4年間で）、ウイルスは南米から中米へ、さらには北米へと野火のように広がり、ついに大西洋を越えてヨーロッパへと飛び火した。

ジカウイルスが引き起こす病気をジカ熱という。ジカ熱の広がり方は、考えようによってはまだしも節操がある。ウイルスを媒介するカに刺されない限りは発症しないうえ、人から人へ移る場合も、母から子へ、もしくは性行為のパートナーからパートナーへという具合に対象が限られるからだ。ドアノブ経由や食物を介して、あるいは飛行機の空気再循環方式の空調システムを通して感染することは、少なくとも知る限りはない。

だが、インフルエンザにはそれができるし、ほかのもっと致死性の高いウイルスも同じだ。

その１つがエボラウイルスである。２０１４年3月24日、ギニア南東部の森林ギニア地方でエボラ出血熱が発生していると、ＷＨＯが報告した。この恐ろしい感染症は３つの隣国へとまたたくまに広がり、広域のパニックを引き起こした。アメリカは11人の患者の治療にあたることになったが、統一された治療計画も何もないまま不意を衝かれるかたちになった。世界で最も豊かな国であってもそうなのである。

その年の10月、アメリカン航空45便がニュージャージー州に降り立ったとき、防護服に身を固めた人々が機内に乗り込んだ。乗客の額に赤外線熱センサーを照射して、高熱の者を探し出すためである。「国境なき医師団」で働いていた看護師ケーシー・ヒコックスは、熱があったために州知事の命によって隔離テントに強制収容された。のちにヒコックスは訴訟を起こして勝訴し、それが「検疫時の権利章典」ともいうべきものの制定へとつながる。このときも、その後数回の流行時にも、エボラウイルスは首尾よく封じ込められた。しかし、人類がこの先もずっと幸運でいられる保証はない。

「自然の気まぐれで発生するのであれ、テロリストの手でばらまかれるのであれ、空気中を高速で移動する病原体は１年足らずで３０００万人もの命を奪える。それが疫学者たちの見解です」。

２０１７年の「ミュンヘン安全保障会議」の場で、マイクロソフト社のビル・ゲイツは聴衆にそう語りかけた。「そして、世界が今後10年から15年のうちにそうした大流行を経験する確率は、けっして低くはないと研究者は指摘しています」[30]

実際にパンデミックが起きたら、３０００万人というのは相当に控えめな見積もりかもしれない。

今や、私たちの輸送ネットワークは到達範囲とスピードを拡大し続けている。世界を旅する人の数も、その行き先も移動速度も、すでに先祖たちには想像もつかなかったレベルに達した。それとともに、ありとあらゆる病原体もまた、かつてないほどの速さで移動している。しかし、正しいデータが正しい人の手に渡れば、私たちもかつてないほど迅速な行動をとることが可能だ。とくに、大量の「バイオクラウド」データと、超高速のＤＮＡ解析を組み合わせれば、病原体が主要輸送ルートを通って都市から都市へと広がっていくのを検知できる。それがわかったら、殺人病原体の先回りをして緊急移動制限措置を発動したり、医療資源を配備したりすればいい。病原体との闘いでは1分1秒が物をいう。何の手も講じないままに1分が過ぎれば、そのツケは人の命となって跳ね返ってくる。

個人情報を明け渡すことへの懸念

とはいえ、バイオトラッキングが普及する世界を誰もが歓迎しているわけではない。その気持ちはわかる。少し行きすぎではないかと感じる人は間違いなく大勢いるだろう。いや、少しどころではなく、何歩も先を行きすぎている、と。

数億人のホルモンや化学物質の量、そして体温や心拍数などをリアルタイムに追跡することで、人々が見張り番役となって公衆衛生上の危機を未然に察知する世界。そんな世界を実現するには、誰かがそのすべてのデータを管理しなくてはならない。それは誰になるのだろうか。どこか一国の政府？　国家連合？　それともすべての国々の政府？

　いや、コンピュータ会社かもしれない。あるいは医薬品メーカーか、さもなければネット通販会社か。それとも保険会社？　薬局？　サプリメントメーカー？　病院のネットワーク？

　おそらくは1つの屋根の下に、そうした企業が連携することになる公算が高い。この種の連携はすでに始まっていて、今後も続いていくだろう。なにしろ、彼らが狙っている「医療」という分野は、世界経済のなかで最も大きく、最も成長の速いセクターだ。今や世界のGNP（国民総生産）に占める割合は10％を超え、年間4・1％で拡大を続けている。

　自分の一挙手一投足がすべて筒抜けになっても、相手が誰なら許せると思えるだろうか。あなたの心臓の鼓動1つ1つに聞き耳を立て、「あなたがいつ眠っていつ起きるかを知っている〔訳注　「サンタが街にやってくる」の英語の歌詞にある言葉〕」。まるでサンタクロースみたいだ。さらには、あなたが悲しみ、車のスピードを出しすぎ、セックスをし、飲みすぎているときに、それをデータを通じて把握する。そうしても構わないと、誰だったら信用できるだろう？

　何も心配はいらないなどと、人を説得しようとするのは馬鹿げている。もちろん心配だ。クレジットカードのデータを盗まれたらまずいと思うかもしれないが、あんなのは何でもない。銀行に電話をかければ、いつでも新しいカードを再発行してもらえる。だが、私たちの医療記録は一生続くものであり、はるかに個人的な情報だ。アメリカでは２０１０年から２０１８年のあいだに、１億１１００万件あまりの医療記録が不正にアクセスされた[31]。イギリスの通信プロバイダー、メインテル社のセキュリティ部門責任者は、こうした攻撃がもっと頻繁に起きるようになると予測する。

「闇サイトでは、クレジットカード番号より医療情報のほうが10倍の高値で取引されている。盗んだデータを使って偽のＩＤカードをつくれば、医療機器や医薬品を購入できる[32]」

科学技術を活用したサービスを受けるために、すでに私たちはかなりの量の個人情報を手放している。しかも、そんなことを四六時中やっているといっていい。銀行に口座を開設するときもそうだし、クレジットカードを契約するときもそうだ。インターネットのブラウザで新しいウェブページを開くときも、かなりの頻度でそうしている。何かの講習会に申し込むときも、飛行機に乗るときもしかりだし、携帯電話を使用しているときはとくにその傾向が強い。これを妥当な交換条件と見るかどうかは、当然ながら個人の考え方の問題である。ただ、クレジットカードで支払えない、ウェブサイトも閲覧できない、講習会にも参加できない、飛行機で移動できない、そして携帯電話やスマートウォッチを使えないという状況を想像してみれば、これくらいの譲歩は許容範囲だと、ほとんどの人がすぐさま結論を下すのではないだろうか。

では、世界規模のパンデミックを食い止めるためならもう少し個人情報を明け渡してもいいと、みんなは思ってくれるだろうか。残念ながら、たぶんそういうわけにはいかないだろう。「共有地の悲劇」という寓話がある。これは、共有の放牧地で各人が銘々勝手に放牧すると、草が食べ尽くされて共倒れに陥るというものだ。この例からもわかるように、人間は全体の利益を考えて行動するのがあまり得意ではない。革命的な変化を起こす秘訣は、個人の利益と全体の利益を一致させる方法を見つけることだ。つまり、大規模なバイオトラッキングが必要だと納得してもらうには、何らかのメリットを感じさせてやらないといけない。それがないところを想像できないような何かを。

この新しい世界に向けて準備をするにはどうすればいいか。その議論はすぐにでも始めたほうがいい。

私はすでに自分なりの答えを出している。バイオマーカーを定期的にチェックしてもらうようになる前には、確かに相当に心配をした。体内で刻々と変化する化学物質のシグナルを見る人が見れば、どんなことが暴かれるのか不安だったのである。私の全データは医療系サーバー（具体的にはＨＩＰＡＡ「医療保険の相互運用性と説明責任に関する法律」準拠サーバー）上に保管され、暗号化されている。それでも、データがハッキングされるおそれがなくなるわけではない。つねに方法はあるものだ。

ところが実際に始めてみると、得られる情報の価値は懸念を大きく上回るものだった。いうまでもないが、もちろんこれは個人の選択である。ただ、自分のダッシュボードが変化したのを見た今となっては、それなしに生きるのはもはや想像ができない。「昔はよくもＧＰＳなしに運転していたものだ」と思うのと同じで、バイオセンサー・リングや血液バイオマーカーの検査報告書からの情報がなかった頃は、何を食べてどれだけ運動するかをいったいどうやって決めていたのかと不思議になるのである。それどころか、自分のデータがリアルタイムで処理される日が早く来ないかと、待ち遠しいくらいだ。それがほかの人々を守る役にも立つのなら、なおさらいうことはない。

病原体のDNAを解析して迅速に診断を下す

博士課程の研究をしていたとき、私は夜間のアルバイトをしていた。時給8ドルほどで、体液の検査をしていたのである。尿、大便、脊髄液、血液、毛の盛大に絡まった生殖器検査用の綿棒などを調べて、致死性の細菌や寄生生物、真菌などがいないかどうかをチェックする。なんと華やかな仕事だろうか。仕事中は、19世紀的な科学技術を好きなように使えた。顕微鏡、培養皿、滅菌水。1980年代の微生物検査所に1895年の技術者が連れてこられたとしても、たぶん何の違和感も覚えなかったに違いない。今でもこういう風に仕事をしている微生物検査所はたくさんある。

しかし、生死に関わる重要な問題がこのように処理されていることには、もどかしさがつきまとった。医療のほかの分野ではすべて技術が長足の進歩を遂げ、ロボット工学やナノテクノロジー、スキャナーや分光計などが活用されてきている。

だが、最近の私はもうもどかしさを感じたりはしない。それを通り越して、怒りではらわたが煮えくり返っている。

抗生物質耐性菌は広がり続けている。最近の研究からは、がんや心臓病やアルツハイマー病を細菌が引き起こしている可能性も指摘されている[33]。微生物学がもっとしっかりしてくれなければ困るのだ。

もっとも、私自身がこの問題の解決に向けて立ち上がったのは最近のことである。きっかけはライム病だった。この病気に関わると、こうした問題には冷静ではいられなくなるようである。

それは娘のナタリーが11歳のときに起きた。私たちが暮らしているアメリカ北東部では、マダニが媒介するボレリア・ブルグドルフェリという細菌によって「ライム病」と呼ばれる病気が発生する。近年の推計では、アメリカで毎年およそ30万人がこの病気にかかっていると見られている。治療しないと、ボレリア菌は皮膚細胞やリンパ節に潜み、顔面麻痺、心臓の不具合、神経痛、記憶障害、関節炎などを引き起こす。この細菌は、バイオフィルムと呼ばれる膜をつくってその下に隠れるため、死滅させるのは非常に難しい。

ライム病に感染すると、マダニに噛まれた箇所の周りに赤い環が現れるのでそれとわかる。ところが、ナタリーにはその赤い環ができなかった。代わりに、頭痛がするとか背中が痛いといった、インフルエンザらしき症状を訴える。しかし、それがインフルエンザなどではなく、もっとはるかにひどいものであることがすぐに明らかになった。

ナタリーは首を回せなくなる。視力も落ちていき、恐怖に震えた。妻と私も不安でいっぱいだった。夫婦とも、これまで生きてきてあれほど心細い思いをしたことはない。答えを求めて、２人でインターネットを検索する。考えられる病気には、白血病や、脳のウイルス感染などがあった。

ボストン小児病院の医師たちが詳しい診察を始める。一度めの検査では、ライム病に特有のタンパク質が検出された。しかし、初回の検査は偽陽性になる場合があるため、保険会社は再検査を要求した。すると再検査では陰性の結果が出る。治療方針は白紙に戻り、さらなる検査結果を待つことになった。

そのとき私は、娘の脊髄液のサンプルを１マイクロリットル（１リットルの１００万分の１）だけもらえないかと頼んでみた。私の研究室は通りを挟んだ向かいにあるし、病原体のＤＮＡ解析だってできる。病院はそれを拒んだ。

あとでわかったのだが、当時の娘の状態からすると、五分五分の確率で命を落としてもおかしくはなかった。生きるか死ぬかがコイントスで決まるところまで来ていたのである。1分1秒すら無駄にできないそのときに、医師たちは検査結果を待っていた。

ライム病に感染したことが裏づけられるまでに3日を要した。ようやく医師たちは、ナタリーの心臓の横にある大きな静脈にじかに抗生物質を注入する。この治療が1か月近くにわたって毎日続けられた。娘は今では元気になっている。だが、関わったすべての人間は、とりわけナタリー本人は、感染症の診断に21世紀のテクノロジーを活用することがいかに必要かを身に染みて感じた。その後私は、マサチューセッツ州ケンブリッジとカリフォルニア州メンローパークで、新しいグループの立ち上げを支援して優秀な研究者を集めた。感染症専門医、微生物学者、遺伝学者、数学者、そしてソフトウェアエンジニアである。目的は、感染症の正体と病原菌の撃退法を、短時間で疑問の余地なく特定できる検査法の開発だ。その際に用いるのが「高スループット解析」である。

このためにはまず、患者の血液、唾液、大便、もしくは脊髄液のサンプルから核酸を抽出する。患者自身のＤＮＡも混ざったままだと、コストが増すうえに検査の感度が下がるので、革新的な手法を使ってそれを取り除く（何を隠そうその手法は、ミイラから大昔のＤＮＡを取り出す技術を洗練させたものだ。科学の一分野が別の分野の役に立つケースはいくらでもあるが、これもその一例といえる）。次に、サンプルを不可知論的なＤＮＡ解析にかける。どういう意味かというと、何かの病原体に当たりをつけて探すのではなく、サンプル全体に含まれるゲノムを漏れなく読むということだ。すべての塩基配列を特定したら、それをデータベースと照合する。そのデータベースには、ヒトに感染する既知の病原体の塩基配列が変種レベル（「属」レベルや「種」レベルより細かい）で網羅されている。最後にはコンピュータが結果を吐き出し、サンプル中に存在する侵略者の正体はもちろん、死滅させるための最善の方法が何かも詳しく教えてくれる。

この検査も従来型の検査も、正確さでは変わらない。ただ、新しいやり方では変種レベルまで突き止められるうえ、病原体に対する予断をもたない点が違う。つまり、医師が検査を発注したり、どの治療法がベストかを考えるときに、当て推量に頼らなくてもよくなるということだ。一度の検査ですべてが判明するからである。そうなる日は遠くない。

ほんの数年前まで、こうしたプロセスはどれだけ時間をかけようと実現は望めなかった。今ならそれが数日で終わる。じきにそれは数時間に、最終的には数分間に短縮されるだろう。

しかし、感染症に対処するにはもう1つやり方がある。完全に予防してしまうのだ。

ワクチン開発のミニ・ルネサンス

過去１００年のあいだに寿命と健康寿命が延びた背景には、ワクチンの影響がきわめて大きかった。理性に基づいて考えれば、その点に議論の余地はない。世界中で幼児の死亡率が急降下したのも、天然痘のような病気を撲滅できたことが少なからずプラスに働いている。ポリオを根絶したことは、健康な子どもの数を世界中で増やした。健康な大人の数も、である。あと50年もすれば、ポリオ後症候群（ポリオから回復した成人の患者が、疲労、筋力低下、背骨の異常な湾曲、言語障害などに苦しむ症状）は地球から消え去るだろう。

ワクチンで予防できる病気の数がもっと増えれば、今後の寿命がさらに延びることはいうまでもない。とくに、高齢者の命に関わる病気（インフルエンザや肺炎など）を防げるようになることが肝心だ。というのも、集団に対して予防接種をする場合、たんに私たちの1人1人が病気にかからなくなるというだけではない。集団のなかで最も弱い者たち、つまり子どもと高齢者がその病気から守られる。かつて水疱瘡《みずぼうそう》が猛威を振るっていた頃、世界中で毎年数千人の命が失われた（そのほとんどは幼い子どもとかなりの高齢者）。さらには、数十万人が入院を余儀なくされ、働けない日は数百万日にも及んだ。そんな時代はもう終わった。

ワクチンが寿命の延長につながることを示した好例が、肺炎連鎖球菌ワクチンの登場である。肺炎連鎖球菌は、肺炎の最もありふれた原因菌だ。肺炎は高齢者の主な死因の1つであり、呼吸器感染症による死亡の最も大きな原因でもある。乳児の肺炎を予防するため、２０００年に「プレベナー13」ワクチンが導入されると、肺炎による入院患者数と死者数は全世代にわたって減少した。そのことを明らかにしたのが、『ニュー・イングランド・ジャーナル・オブ・メディスン』誌に発表された論文である。「乳児を対象に予防接種を実施した結果、ワクチンを投与されていない高齢者にまで予防効果が現われた。これは非常に注目すべきことである」。論文はそう指摘している。「間接的な防御、すなわち集団免疫の効果としては、近年まれに見る劇的な事例といえる」[34]

別の研究によれば、アメリカだけでも、ワクチン開始後最初の3年間で肺炎による死者数は半減し、3万人が発症を免れ、３０００人が死の魔手を逃れた。[35]

こうしたワクチンを用いれば、致死性の感染症をいくつも消し去ることができるのだ。

ところが数十年前から、ワクチンで世界数十億の命を救おうという機運が鈍ってきている。偽科学のせいでワクチンへの不信感が広まったせいもあるが、もっと大きいのは昔ながらの市場の原理だ。20世紀半ばはワクチン研究の黄金期であり、百日咳、ポリオ、はしか、おたふく風邪、風疹、髄膜炎と、立て続けにワクチンが開発されて並外れた効果を発揮した。

しかし20世紀後半に入ると、ワクチンの研究開発を長らく支えてきたビジネスモデルが決定的に破綻する。ワクチンの安全性に対する市民からの懸念が増し、規制団体側もリスクを嫌ったことが大きく災いして、新しいワクチンを試験するコストは急速に膨れ上がった。予防接種の世界では、「低いところに生《な》っている実」はすでに採り尽くされている。現在では、単純なワクチンを1種類開発するだけでも10年以上を要し、5億ドル以上の費用がかかる。そうまでしてワクチンを誕生させても、承認が下りずに販売できないおそれもあるわけだ。そのため、効果の非常に高いことが確認され、伝染病の予防に欠かせないワクチンであっても、販売が終了する事態が起きている。たとえば、グラクソ・スミスクライン社のライム病ワクチンがそうだった。いわれのないバッシングを受けてまで、生産を継続するだけの「価値がない」からである。[36]

ワクチンを製造するのは政府ではない。企業だ。そのため、市場に追い風が吹いていないと、市民がどれだけ必要としていてもワクチンを手に入れることはできない。慈善団体が資金不足を補うケースがないではないが、それだけで足りるはずもない。それに、こうした財団の多くは、市場と結びついた寄付収入を財源にしている。そのため、２０００年代後半から２０１０年代前半にかけてのように、世界規模で景気の後退が起きたら、たとえ命を救う特効薬であっても出資ができないか、さもなければ出資を渋る。[37]

だが、悪い話ばかりではない。現在、ワクチンの研究開発にはミニ・ルネサンスともいうべき現象が起きている。２００５年から２０１５年のあいだに開発件数は3倍あまりに増加し、今や開発中のバイオテクノロジー製品の約4分の1をワクチンが占めるまでになった。[38]

とくに注目すべきはマラリアのワクチンである。マラリアは２０１７年だけで2億１９００万人の感染者を出し、43万５０００人の命を奪った。[39] しかし、ビル&メリンダ・ゲイツ財団とグラクソ・スミスクライン社、そして「保健における適切な科学技術のための計画（ＰＡＴＨ）」のおかげで、「モスキリックス」と呼ばれるワクチンが２０１７年に初めて導入されている。あいにく１００%の予防効果とはいかないものの、感染率を著しく引き下げる効果をもつ。いつの日かマラリアを根絶する望みも芽生えてきた。[40]

また、ワクチンの生産方法にも改善が進められている。現在用いられているのは呆れるほど古めかしいやり方で、何百万個ものニワトリの受精卵に菌を植えつけるというものだ。しかし、これには時間もコストもかかるため、ヒトの細胞、カの細胞、あるいは細菌の細胞を使い、短期間でワクチンを製造する手法が研究されている。ボストンに本拠を置く研究コンソーシアムは、エボラ出血熱に似たラッサ熱のワクチン製造に着手し、わずか4か月で動物試験の段階にまで漕ぎ着けた。かかった費用も１００万ドル程度であり、開発期間の面でもコストの面でも通常のプロセスを大幅に下回っている。[41] まさに驚異というほかない。

さらには現在、長い長いレースの果てにようやく最終コーナーに差し掛かり、ゴールを目指してラストスパートを始めたワクチン開発がある。そのワクチンが予防する疾患はあまりにありふれているため、生きている以上は仕方のないものと私たちは諦めている。そう、インフルエンザだ。もちろん今もインフルエンザワクチンはあるにはあるが、一度接種すれば二度とかからないという性質のものではない。毎年1回打っていても、効果の発揮されるのが接種者の3分の1に満たない年もある。だが最近では、新しい発想で各分野を牽引する大勢のソートリーダーが、そんな一か八かの手段に頼らなくてもよくなる時代は遠くないと(多少の不安は抱えつつも)予想している。とはいえ、現行のワクチンであっても、何もしないよりは断然ましだ(自分自身や子どもに対してインフルエンザワクチンの注射をしていない人は、どうか接種を受けてほしい。インフルエンザは命に関わりかねない病気であり、私たちはせっかくその病魔から身を守れる時代に生きているのだから)。

老化とは直接の関係がなくても、毎年何百万人もの命を奪う疾患は存在する。そうした病気の発見・診断・治療、さらには予防までもが短期間でできるようになれば、私たちは今後も平均寿命を上へ上へと押し上げていけるだろう。平均寿命と最大寿命の差も狭まっていくはずだ。

それでもいずれは臓器の働きが衰え、体の色々な部位が使い古されてくる。そうなればもはや私たちに打つ手はないのだろうか。いや、革命はその方面でも進んでいる。

臓器移植のドナー問題

グレート・オーシャン・ロードは、世界有数の美しい眺めを誇る幹線道路であり、メルボルンの西から始まってオーストラリアの海岸沿いを走っている。だが、そこを車で通るたび、あの恐ろしい日の記憶がどうしても頭をよぎる。弟のニックがバイクで事故を起こしたと、電話を受け取った日のことだ。

当時ニックは23歳で、全国をバイクでツーリングしていた。運転は非常にうまかったが、油の落ちていたところで滑ってバイクから放り出された。そして金属製の防護柵の下に体が滑り込み、肋骨が数本折れたうえに脾臓が破裂した。

幸いにも一命は取り留めたものの、脾臓を摘出せざるを得なかった。脾臓は免疫系の一翼を担う重要な臓器であり、血液細胞やリンパ球の産生に関わっている。それをなくしたためにニックは生涯、大きな感染症にかからないように注意しなくてはいけなくなった。以前より明らかに体調を崩しやすく、回復に時間がかかるようにもなっている。脾臓がないと、後年に肺炎で命を落とすリスクも高まる。

臓器を傷つけるものは老化や病気だけではない。生きていれば色々なかたちで臓器はダメージを受け、脾臓を失うだけならまだ幸運なほうといえる。心臓、肝臓、腎臓、肺になると、それなしで暮らすのは相当に難しい。

視神経や視力を回復させるのと同じ「細胞のリプログラミング」を使えば、損傷した臓器の機能を取り戻せる日が来るかもしれない。しかし、臓器が完全に機能を失った場合や、腫瘍のせいで摘出を余儀なくされた場合はどうすればいいだろうか。

損傷や病気で機能を失った臓器を新しいものと交換するには、今のところ方法は１つしかない。臓器移植だ。愛する者のために新しい臓器が欲しいと家族が祈るとき、それは自動車の死亡事故を願っている面もある。身の毛もよだつような真実ではあるが、真実であることに変わりはない。

アメリカ自動車局は運転者に対して、臓器提供を希望するかどうかを尋ねている。これは、大いなる皮肉であると同時に、当然の理屈といえなくもない。なにしろアメリカだけでも、年間３万５０００人あまりが交通事故で命を落としているのだ。おかげでこの死に方は、体組織や臓器の最も信頼できる供給源の１つとなっている。臓器ドナーになる申し込みをまだしていない人は、ぜひ検討してみてほしい。１９８８年から２００６年までのあいだに、移植のための臓器を待つ人の数は６倍になった。この文章を書いている時点で、アメリカで臓器移植を希望するオンライン登録者の数は11万４２７１人。しかも10分に１人の割合でその数は増えている[42]。

日本では患者がさらに悲惨な状況に置かれている。西洋諸国と比べて、臓器移植を受けられるケースが圧倒的に少ないからだ。その理由は文化と法律の両方に根差している。１９６８年、札幌医科大学の和田寿郎《じゅろう》教授の執刀により、日本初の心臓移植手術が行なわれた。ところが、そのときのドナーが本当に「脳死」状態にあったのかという疑惑が生まれ、それをマスコミが感情的に書き立てた。「死後に体をばらばらにしてはならない」という仏教の教えも、その議論に油を注ぐ結果となった。すぐさま厳格な法律が制定され、ドナーの心臓が停止するまでは臓器を摘出できなくなる。およそ30年後に法律は緩和されたものの、この問題に関する日本人の見解はいまだに分かれ、良い状態の臓器が手に入りにくい状態が続いている。

弟のニックは円錐角膜という眼の病気も患っている。この病気にかかると、眼球の水晶体を覆う角膜にしわが寄る。ちょうど、指を食品ラップに押しつけたときのような感じだ。治療のためにニックは二度にわたって角膜移植手術を受けた。一度めは20代、二度めは30代のときであり、結果的に2人のドナーの角膜を自分のものにした。いずれの場合も、角膜の縫い目が「枝」のように見える症状に半年のあいだ悩まされはしたが、視力は失わずに済んだ。ニックは文字通りほかの人の目を通して世界を見ているわけであり、そのことは夕食のテーブルをにぎわす愉快な話題となっている。だがその陰で、亡くなった2人のドナーへの深い感謝を家族は忘れたことがない。

今や自動運転の時代が急速に近づいている。技術の面でも、社会に与える影響の面でも、これは1つのパラダイムシフトだ。自動車事故はたちまち減少するだろうと、ほぼすべての専門家が口を揃える。その一方で、ある重要な問いが浮かび上がっている。それは、臓器はどこから来るようになるのか、である。

異種移植と臓器印刷の可能性

この方面で画期的な研究を行なっているのが、ハーバードで私と同じ学部にいる遺伝学者のルーハン・ヤンと、そのかつての指導者だったジョージ・チャーチ教授だ。2人は、哺乳類細胞の遺伝子を編集する方法を発見し、それを用いてブタの体内でヒトの遺伝子の編集を始めた。何のためにかって？ヒトの臓器をもつブタを育て、臓器提供を待つ大勢の人の役に立てるためである。科学者は何十年も前から「異種移植」を普及させることを夢見てきたが、ヤンはそのゴールに向かってきわめて大きな一歩を踏み出した。何かというと、遺伝子編集技術を使って、ブタの遺伝子から数十個の内在性レトロウイルス遺伝子を除去することに成功したのである。ヒトとブタの細胞が混在すると、その内在性レトロウイルスがヒトに感染することが確認されているのだ。異種移植を阻む障壁はほかにもあるものの、現在はこのことが大きなネックとなってブタから臓器を移植できない。だがそれも、自分の32歳の誕生日までに克服できるとヤンは考えた。

　未来の私たちが臓器を入手する方法はほかにもある。2000年代前半、インクジェットプリンターを改造すれば、生きた細胞のインクを3次元の層にして出力できることが発見された。以来、生きた組織を印刷しようと世界中の科学者が研究を進めてきた。プリントアウトした卵巣をマウスに移植する実験や、プリントアウトした動脈をサルの動脈につなぐ実験もすでに行なわれ、成功を収めている。ほかにも、骨格組織をプリントして、骨折の治療に用いる研究が進行中だ。おそらくあと数年もすれば、印刷された皮膚が移植片として使われるようになるだろう。そのすぐあとには肝臓と腎臓が続き、さらに数年後には心臓（こちらは少し込み入ってはいるが）の印刷も実現するはずだ。

　遠からぬうちには、例の「身の毛もよだつ」供給源が失われても、何の支障もない時代が来るに違いない。どのみちあれだけではとうてい足りなかったのだ。将来的には、私たちが体の一部を必要としたとき、自分自身の幹細胞を使って印刷するようになる可能性が高い。幹細胞は、そうした場合に備えて予め採取し、保存しておく。もしくは、血液や口腔粘膜から採った細胞をリプログラミングして、それを用いることも考えられる。こうやって入手する臓器には競争相手がいない。だから、順番待ちをしているあいだに何かとんでもない手違いが起きて、別の人に臓器が回ってしまう、などということも起こらない。私たちはただ、プリンターに仕事を終えてもらうだけでいい。

革新の時代はかならずやってくる

そんな未来は想像もつかない？　だとしても無理はない。医療のあり方や、人間の生命のあり方については、長い年月を通して培われた固定観念がある。だから、「そんなことは起きるはずがない」といって片づけるほうが、大勢の人にとっては楽なのだ。

だが、私たちは自分で思っている以上に、物の見方を変えるのが得意だ。人生から何を期待するかや、年齢とはそもそもどういう意味なのかについてもそうである。

たとえばトム・クルーズのことを考えてみてほしい。あの『トップガン』俳優は、五十代後半に入った今も第一線で活躍している。筋肉は盛り上がり、額にはほとんどしわがなく、まっすぐな生え際から黒い髪がふさふさと生えている。ただ演技をするだけではない。長らく若い役者の領分とみなされてきたような役にも扮してみせるし、危険なスタントもたいていは自分でこなす。猛スピードのバイクで路地を駆け抜けたかと思えば、離陸する飛行機にしがみつき、世界一高いビルの屋上からぶら下がりもすれば、大気圏の上層部からスカイダイビングもする。

私たちにしたって、最近では「今の50歳は30歳と同じ」という言葉をよく口にするではないか。50を過ぎた人生はどうあるべきかというかつての見方を、私たちは忘れているのだ。それも、何百年も前の話ではなく、ほんの数十年前のことだというのに。

一昔前の50過ぎは、飛行機から飛び降りるトム・クルーズのようではなかった。その姿はまさにウィルフォード・ブリムリーだった。ブリムリーは１９９３年の映画『ザ・ファーム 法律事務所』でクルーズと共演した俳優である。当時、クルーズが30歳だったのに対し、ブリムリーは58歳。すでに白髪の生えた老人であり、セイウチのようなひげを生やしていた。

その数年前、ブリムリーは『コクーン』という作品に出演した。高齢者グループがエイリアンの「若返りの泉」を見つけ、そこから若々しいエネルギーを（若々しい外見を、ではなかったが）もらうという物語である。年寄りが十代の若者のように走り回る姿は、大いに観客の笑いを誘ったものだ。

あれほどの高齢者がそんな若々しいふるまいをするのは、恥ずかしいと当時は考えられていた。しかし、映画が公開されたとき、ブリムリーは今のトム・クルーズより7歳くらい若かったのである。『ニューヨーカー』誌のイアン・クラウチの言葉を借りるなら、クルーズはやすやすと「ブリムリーの壁」を打ち破ったのだ。[43]

壁は倒されるものである。だからこれからもまた倒れるだろう。あと30年もすれば、六十代や七十代の映画俳優が猛スピードでバイクにまたがり、高いところから飛び降りたり、高々とカンフーキックをお見舞いしたりする姿が珍しくなくなるに違いない。なぜなら、その時代の60歳は40歳と同じだからだ。じきに、未来の70歳は40歳と同じになり、そうやってどんどん続いていく。

そんな時代はいつ来るのか？ じつはすでに始まっている。今この本を読んでいるあなたは、その革命の恩恵を受けられる可能性が高い。あなたは外見も行動も若くなるだけでなく、実際に若返る。肉体の面でも精神の面でも。けっして突拍子もないたわ言などではない。あなたは今の平均よりも長く生きるようになり、しかも新たに加わる年月はより良いものとなる。

確かに、本章で紹介したようなテクノロジーは、どの1つが行き詰まってもおかしくはないだろう。だが、すべてが失敗に終わるとは考えられない。医薬品、精密医療、救急救命医療、公衆衛生の分野でこうした革新が起きれば、1つ1つ個別に見ても人命を救うことにつながり、失われていたかもしれない年月を与えてくれる効果が期待できる。ましてやそれがすべて合わさったらどうなるか。目の前に延びる道の先には、今より何十年も長く健康に生きられる人生が待っていることになる。

新たな発見が1つなされるたびに、新しい可能性が生まれる。より速く、より正確な遺伝子解析を追求する過程で、1分が短縮されるごとに命が救われることにつながる。生きられる上限の針がたとえ大きくは動かないとしても、来たるべき革新の時代には私たちはかならずやはるかに健康で、はるかに長く生きられるようになる。

「多くの場面で多くの人が」そうなるのではない。私たちのすべてが、だ。

第3部

私たちはどこへ行くのか（未来）

第8章　未来の世界はこうなる

健康寿命がどこまで延びるのか計算してみよう

それも、だいぶ控えめな計算だ。今後50年のあいだにこうした多種多様なテクノロジーが産声を上げていったとして、それぞれが健康な寿命を延ばすことにどれくらい貢献するかを考えてみたい。

DNAをモニターすることで、医師は病気が顕在化するずっと前に気づけるようになる。がんについても、何年も早い段階から見つけて闘うことができる。感染症にかかったら、その正体はものの数分で突き止められる。心拍に乱れがあれば、車の座席が知らせてくれる。呼気を分析すれば、免疫疾患を発症しつつあることがわかる。キーボードの打ち方からは、パーキンソン病や多発性硬化症が早期に発見できる。医師は自分の患者について、今とは比べ物にならないほど豊富な情報を手にすることになり、しかも患者が実際に病院に来るかなり前からそのデータにアクセスできる。医療ミスや診断ミスは大幅に減る。このうちどれか1つでも実現すれば、健康な寿命が数十年分追加されてもおかしくない。

しかしここでは控えめに見積もって、これらを全部合わせた結果として健康寿命が10年延びると仮定しよう。

また、老化が「避けて通れない人生の一部」などではないことが受け入れられれば、みんなもっと自分の体に気をつけるようになるのではないだろうか。少なくとも私はそうだし、友人や家族のほとんども同様のようだ。私自身、バイオモニタリングなどのテクノロジーを試すことに決めた時点で、すでに自分の変化をはっきりと感じ取っていた。食事のカロリーを前より抑え、動物性アミノ酸を減らし、もっと運動し、暑さや寒さのなかで活動することで褐色細胞を増やそうとするようになったのである。

こうした対策は、社会的・経済的な地位がどうあれほとんどの人が実行できるものだ。しかも、それで活力が増すことには十分な研究の裏づけがある。食事に気をつけながら活動的に暮らせば、健康寿命が10年延びると期待してもけっして無謀ではない。だが、念のためにそれを半分にして、こうした自己管理から得られる健康寿命を5年としよう。

これで合わせて15年だ。

さらに、サバイバル回路を活性化して、長寿遺伝子を働かせるような分子を摂取すると、動物実験では健康寿命が10～40％延びることが確認されている。しかし、ここでも大事をとって10％と考え、私たちの人生に8年が追加されるとする。

ここまでの合計は23年だ。

分子の摂取や、私の教え子が現在マウスで試しているような遺伝子の改変を通して、自分のエピゲノムをリセットできる時代はあとどれくらいで来るだろうか。薬やワクチンで老化細胞を除去できるようになるには、あと何年かかるだろう。遺伝子改変を施した家畜の体内で臓器を丸ごと育てたり、３Ｄプリンターで臓器を印刷したりして、それを私たちが移植できるようになるのはどれだけ先だろうか。おそらくは20年といったところではないかと思われる。30年かもしれない。いずれにせよ、今いるほとんどの人間の寿命が延びて、長くなった人生が終わるまでには、このうちのどれか、もしくはすべてが実現していることが十分に期待できる。実際にそういう時代になったら、寿命はどれだけ延長されるだろうか。最大で数百年が追加されてもおかしくはないが、ここではたったの10年ということにしておきたい。

それで合計33年である。

現時点で、先進諸国の平均寿命は80歳を少し上回るくらいだ。そこに33年を足してみよう。

答えは１１３歳である。こういった変革を拒む人が大多数を占めたりしない限り、それが控えめに見積もった未来の平均寿命だ。「平均」というからには、人口の半分はその数字を上回ることを意味する。確かに、様々な科学技術の進歩がすべて足し算になるとは限らないし、食事に気をつけて運動する人ばかりでもないだろう。しかし、忘れないでほしいのだが、私たちが長く生きれば生きるほど、まだ予見できない医療の画期的な進歩の恩恵を受ける確率は高まる。しかも、すでに成し遂げられた進歩が消えるわけではない。

だからこそ、『スター・トレック』の世界がどんどん近づくにつれて、私たちが1か月生きるごとに寿命が１週間延びるのだ。今から40年もすれば、それが２週間になっていてもおかしくない。80年たったら３週間だ。今世紀が幕を閉じる頃には、なんとも面白いことになっていそうだ。１か月間死なずにいるだけで、新たな寿命が４週間つけ足されるのである。

本書の「はじめに」で私は、人類で最も長く生きたとされるジャンヌ・カルマンも、いずれは史上最高齢のトップ10から外れるだろうと述べた。それは、こうした理由があるからだ。さらにはその後20年もしないうちに、トップ１００のリストからも滑り落ちるに違いない。そのあとはトップ１００万にすら入らなくなる。かつて１１０歳を超えるまで生涯を送った人たちが、こうした科学技術の恩恵をすべて受けることができていたらどうなっただろうか。１２０歳や１３０歳にまで達していた？　その可能性はある。

人前でそういう呑気な数字を語るのはいかがなものかと、私はよくほかの科学者からたしなめられる。「よしたほうがいいよ」。最近も研究仲間の１人が善意からそう忠告してくれた。

「どうして？」

「だって、世間はまだそういう数字に心の準備ができていないからね」

私はそうは思わない。

10年前の私は、医療を改革して患者のためになるものにしようと話しただけで、同業者のあいだで浮いた存在になっていた。ある科学者などはこう返したものである。研究者としての私たちの本分は「ただ何かの分子がマウスの寿命を延ばすことを示すだけでいい。それを受けてどうするかは市民が決めてくれるだろう」と。本当にそうならどんなにいいか。

今では、同じ分野の大勢の研究者が、私と同じくらい未来に明るい見通しを抱いている。表立って認めていないとしても、心の内ではそうなのだ。３人に１人くらいは、ＮＡＤ増強分子かメトホルミンを間違いなく飲んでいるし、少量のラパマイシンを断続的に服用している者だって何人かはいる。最近では、寿命を延ばすための医学的介入だけをテーマにして、国際会議が数週間に一度のペースで開かれるようになった。しかも、参加者はうさん臭い連中などではない。世界中の一流大学や一流研究機関から集まってくる。この種の会議では、人間の平均寿命が10年長くなるだけでも世界がどれほど変わるかが、当たり前のように話題にされる。念のためにいっておくが、そういう未来が来るかどうかはもはや議論に上らない。そうなったときに私たちが何をすべきかが話し合われる。

私は最近、政界や実業界、あるいは宗教界のリーダーたちと会う機会が増えている。その際、新しいテクノロジーのことはもちろん、それがどんな影響を及ぼすかについても話すわけだが、そういう場面でも状況は同じだ。彼ら（国会議員、国家の長、ＣＥＯ、ソートリーダーなど）は、老化研究が世界を変える力を秘めていることに、ゆっくりながらも確実に気づき始めている。そして、後れをとりたくないと考えているのだ。

彼らは間違っているかもしれない。私も間違っているかもしれない。でも私は、それを確かめるまで生きるつもりでいる。

科学技術は想像を超える速さで進歩する

私が間違っているとしたら、たぶん予測が控えめすぎたせいだ。この世には見当外れの予言というのも色々あるが（原子力掃除機や空飛ぶ車がいい例だろう）、近づきつつある未来が見えていないケースのほうが実際には圧倒的に多い。その原因は私たち全員にある。私たちは現在の延長線上で物事を推測する。「人が増えればウマが増えて、馬糞も増える」であるとか、「車が多くなれば空気汚染がひどくなり、かならず気候変動の規模が大きくなる」といった考え方だ。しかし、世の中はそうやって直線的に進んでいくとは限らない。

直線的ではなく指数関数的に科学技術が進歩すると、専門家でさえ不意を衝かれることがある。アメリカの物理学者アルバート・マイケルソンは、光速を測定してノーベル物理学賞を受賞した人物だが、１８９４年にシカゴ大学の講演で次のようにいい放った。物理学の世界ではおそらくこれ以上の新発見はほとんどなく、あとは小数点以下の部分を精緻にしていくだけだ、と[1]。ところが、マイケルソンが亡くなった１９３１年には、量子力学が花開いていた。また、ビル・ゲイツは１９９５年の著書『ビル・ゲイツ未来を語る』（アスキー）のなかで、インターネットについて一言も触れていない。だが、およそ1年後に内容を大幅に改定し、インターネットが表舞台に躍り出るのが「いかに重要でいかに迅速かを相当に過小評価していた」と謙虚に認めている[2]。

『ワイアード』誌の創刊編集長ケヴィン・ケリーは、未来を予測することにかけて定評を得ており、1つの原則を大切にしている。それは、「物事と闘おうとするのではなく、それを受け入れること。物事から逃げたり、それを禁じたりするのではなく、それと手を携えること」だ[3]。

知識は足し算ではなく掛け算であり、テクノロジーには相乗作用がある。しかし、私たちは往々にしてそのことを認識できていない。人類は自分たちで思うよりずっと、革新を生む力をもっているのだ。過去２００年間を振り返っても、新しく奇妙な科学技術が時代時代に突如として登場してきた。蒸気機関、金属製の船、ウマなしで走る4輪車、高層ビル、飛行機、パソコン、インターネット、液晶テレビ、携帯デバイス、そしてデザイナーベビー。初めのうちこそ世間は衝撃を受けるが、やがて気にも留めなくなる。ヒトの脳がまだ進化の途上にあった頃、一生のあいだに変化するものといえば季節くらいしかなかった。だから、いきなり現われた複雑なテクノロジーを何百万もの人が使う状況になったときに、何が起きるかをなかなか予測できないのも無理はない。

　変化のペースに関する私の推測が、間違っているかいないかはどうでもいい。戦争やパンデミックが起きない限り、私たちの寿命は間違いなく上昇し続ける。そして、世界のソートリーダーたちと話をすればするほど、その意味するところが途方もなく大きいことをひしひしと感じる。私は彼らに焚きつけられて、当初想定していた研究の範囲を超えたアイデアを出したり、イベントを企画させてもらったりしたことがある。しかし、懸命に考えることをそれ以上に私に迫るのは、大学で教えている若い学生たちと、電子メールやソーシャルメディア経由で毎日のようにメッセージをくれるさらに若い人たちだ。未来の労働人口や世界の医療、それから人間の道徳感の土台となるものに対して、私の研究がどんな影響を及ぼすのか。また、健康寿命が大きく延びる世界が行く手に待っているのだとしたら、その増えた寿命を公正かつ平等に、そして人間としての尊厳をもって生きたい。そのためには、どんな変革を起こす必要があるのか。若い世代の声に押されて私は様々に思い巡らせている。

　実際に医療革命が起き、これまでと同様のペースで寿命が一直線に延びていくとしたら、日本で今日生まれた子どもの半数は１０７歳以上生きるとの推計がある[4]。アメリカの場合は１０４歳以上だ。その種の見積もりは甘すぎると、眉をひそめる研究者は多い。だが、私はそうは思わない。むしろ控えめすぎる数字ではないだろうか。とりわけ有望な療法や治療法がほんのいくつか実現するだけでも、今の時点で何の病気もなければ誰でも健康な状態で１００歳を迎えられる。しかも、現在の50歳並みの活動レベルで。そう期待しても一つも無謀ではないと、私はかねてから発言してきた。今のところは１２０歳が寿命の上限とされているが、それが例外的な人のための年齢だと考える理由はどこにもない。来たるべき革新をいち早く知る立場にある者として、これだけははっきりといっておく。私たちが生きているあいだに、世界で初めて１５０歳の声を聞く人が現われても少しもおかしくはないのだと。細胞のリプログラミングが真価を発揮すれば、今世紀末までに１５０歳は手の届く年齢になっている可能性があるのだ。

　この文章を書いている時点で１２０歳を超えている人は（少なくともそう証明されている人は）、地球上に１人もいない〔訳注　２０２０年5月時点での世界最高齢は日本人女性の田中カ子《かね》さんで１１７歳〕。だから、私が正しいかどうかを確かめるには最低でも数十年かかる。ことによると、あと１５０年待たなければならないかもしれない。

　だが、次の世紀は？　さらにその次には？　１５０歳まで生きることが普通になる日がいつか来ると考えるのは、けっして無茶な話ではない。「老化の情報理論」が正しければ、上限などないのだ。エピゲノムを永遠にリセットし続けることも夢ではない。

長寿社会に対して誰もが抱く不安

こんな話を聞いたらものすごく不安になる人は多いだろうし、そう感じるのも当然のことだ。人間とはこういうものだという今までの見方が、ほぼすべてくつがえろうとしているのである。だからつい、そんなことは無理だといいたくなるし、そうすべきでないとも考えたくなる。なぜなら、その先には確実に人類の破滅が待っている予感がするからだ。

私が生涯をかけて研究している内容を批判する人は少なくない。しかもそれは、ソーシャルメディアにたむろするような、名前も顔もない人々だけではない。ときにそれは同じ科学者であったり、親しい友人であったりする。

そしてそれが血肉を分けた者の場合もある。

私たち夫婦の一番上の子アレックスは現在16歳で、政治や社会正義に関わる道に進みたいと考えている。私のように未来に明るい見通しを抱くタイプではない。「道徳世界にかかる弧は長いが、正義に向かって曲がっている」という言葉がある[5]。だが、とくに若い時分には弧を少ししか見通せないし、ましてそれが正義につながっていることなどわからないものだ。

なんといってもアレックスの暮らしてきた惑星は、悲惨なまでに急速に温暖化が進んでいる。しかもその祖国は、物心ついてからほとんどどこかと戦争にふけっている。そして、生まれ育った市は、市民が大切にしてきた歴史ある「ボストンマラソン」で、参加者を狙ったテロ事件が起きるという経験をした。おまけに、若い人がたいていそうであるように、アレックスも複雑につながり合ったネットワーク世界の住人である。罪もない民を苦しめる危機が次々と訪れるのを（シリアから南スーダンまで）、スマートフォンの画面からつぶさに見つめてきた。

だから息子の気持ちはわかる。少なくとも、わかろうとしている。しかし、少し前のある晩、意気消沈する出来事があった。私がいつも胸に抱いてきた明るい未来を、アレックスが面と向かって否定したのである。もちろん、自分の子どもがはっきりとした道徳観をもっているのは、親として嬉しいことではある。それでも、父の一生の仕事に対する息子の見方に、物事を悲観的に捉える風潮が大きな影を落としていると知って、どうしようもなく悲しくなった。こういう言葉を投げかけられたのだ。

「パパの世代もその前もみんな、地球が破壊されていくのを黙って見ていたよね。そのうえ、何？　今度は人がもっと長生きできるようにしたい？　世界をもっと傷つけられるように？」

その晩、ベッドに入ってもなかなか寝つけなかった。わが子に非難されたからではない。白状すると、それに関してはむしろ少し誇らしい気持ちになった。世界にはびこる父権的な社会を打ち壊すには、まず子どもが父親に楯突かなくては始まらない。そうではなく、以後もたびたび寝つきが悪くなったのは、息子の突きつけた問いに答えられなかったからである。

人間が今より長く生きる時代がそこまで来ていると知ったら、ほとんどの人はすぐさま不安を覚えるだろう。それほどのことが起きれば、社会も政治も経済も大きく変わらずにはいられないからだ。その不安は正しい。進化には混乱がつきものである。では、私の見る未来と、実際に世界が進んでいく方向が食い違っていたらどうなるのか。数十億の人々がより長く、より健康に暮らせるようにしたあげくに、人類が地球にも自分たちにもより大きな害をなすようになったら？　寿命が延びるのは必然である。それは疑いようがない。だが、もしもそれが否応なく人類の自滅へとつながっているとしたらどうするのか。

つまり、私の研究が世界を悪しき方向に向かわせているのだとしたら？

その通りだと考える人は大勢いる。それも、わけもなく不安に駆られたからではなく、様々な情報や知識を得たうえでそういう結論を下した賢い人たちもいる。それでも私は、私たち共通の未来への明るい希望を捨ててはいない。否定ばかりする人間には同調しないことにしている。だからといって、その意見に耳を貸さないわけではない。きちんと聴いているし、誰しもがそうすべきだ。そこで本章では、彼らがどんな懸念を抱いているかをいくつか取り上げて説明していきたい。その多くは、じつは私自身の懸念でもある。その一方で、未来に対しては違った見方ができることも示していこうと思う。

それを受けてどうするかは、読者が好きなように決めればいい。

地球が抱えきれる人口——「100年以内に人類は滅亡する」という警告

私たちの歴史が幕をあけてから最初の数十万年間、人類の数はゆっくりとしか増えなかった。絶滅しかけたことも少なくとも一度はある。古期後半から旧石器時代前半にかけての地質時代からは、若い骨がたくさん発掘されている。だが、40歳を超える個体の骨は数えるほどしかない。今の私たちが「中年」と呼ぶ年代まで生きるような贅沢《ぜいたく》は、ほとんど許されていなかったのだ。[6] 思い出してほしいのだが、これは十代の少女が母となり、十代の少年が戦士となる時代である。世代交代はどんどん進んだ。誰よりも速く、誰よりも賢く強く、誰よりも強靭な回復力をもっていなければ、生き残るのは難しい。ヒトは巧みな二足歩行と分析能力を短期間で進化させたが、その陰には、早くに失われた大勢の命と厳しい暮らしがあった。

祖先たちは体が許す限り早く子をつくった。それは、死んでいく早さをわずかに上回る程度にすぎなかったが、それでも十分だった。人類は生き延び、やがて地球の隅々にまで広がっていく。クリストファー・コロンブスが新世界を再発見する頃になって、ようやく世界の人口は5億に届いた。ところが、それからわずか３００年で人口は倍増する。今では、新しい人間の命が1つ誕生するたびに地球はますます混み合っていき、1個の惑星が養いきれる限界に向けて（ことによるとそれを大きく超えて）突き進んでいる。

いったい何人いたら「いすぎ」になるのか。ある報告書で65通りの科学的予測を突き合わせたところ、地球の「環境収容能力」、つまり抱えきれる人数の上限は80億人だとする予測が最も多かった。[7] それはおおむね、今まさに私たちがいる位置である。しかも、まともな人間なら誰しもが願うように、核戦争による大量虐殺や恐ろしい感染症の歴史的大流行が起きないとすれば、そこで人口が頭打ちになるとも思えない。

アメリカのシンクタンク、ピュー研究所は、世界最大の学術団体であるアメリカ科学振興協会の会員を対象にアンケート調査を行なった。すると、人口の急増によって食料や資源の不足が起きると回答した者が82%に上った。[8] そう答えた1人がフランク・フェナーである。フェナーは著名なオーストラリアの科学者で、「世界天然痘根絶確認評議会」の委員長として天然痘の根絶に力を尽くした人物だ。

１９８０年には、世界保健機関（ＷＨＯ）に対して天然痘の根絶宣言がなされたが、そのとき実際に宣言する栄誉を担ったのが何を隠そうこのフェナーである。かつて天然痘は、患者の3人に1人が命を落とす恐ろしい病気だった。そんな殺人ウイルスから大勢の人を守ったのだから、フェナーが多少おめでたすぎる見通しを抱いたとしても誰も文句はいわなかっただろう。人類は一致団結して自らを救うことができると、そう考えてもいいはずだった。だが、フェナーの思いは違った。

フェナーは初め、一線を退いたら静かに余生を送るつもりでいた。[9] だが、その知性は休むことを知らなかった。大きな問題をあぶり出してそれを解決したいという、やむにやまれぬ思いに衝き動かされていたのである。引退後も20年にわたって、人類が直面する数々の脅威について執筆を続けた。もっともその多くは、公衆衛生の世界的リーダーたちからほとんど黙殺された。かつて天然痘根絶に向けて共に手を携えた仲間だというのに。

フェナーが最後の警告を発したのは、２０１０年に亡くなるわずか数か月前のことである。『オーストラリアン』紙によるインタビューのなかで、人口爆発と「無節操な消費」によって人類の運命はすでに決していると語ったのだ。そして、人類は１００年以内に絶滅するだろうと予言した。「現時点でも人は多すぎるのだ[10]」

こうしたことが叫ばれるのは、もちろん今に始まったことではない。19世紀が幕をあけた頃、世界の人口がみるみる10億を突破したのを受け、イギリスの経済学者トーマス・マルサスは警鐘を鳴らした。食料の生産量が向上すれば必然的に人口増加につながり、貧困層の数が増える。そうなれば、彼らが飢えと病気に見舞われる危険性も高まると説いたのである。先進国から見ると、マルサスのいうような大惨事はおおむね避けられているように思いがちだ。農業技術が進歩したおかげで、私たちは厄災の一歩先を行くことができている。しかし、世界に目を転じれば、マルサスの予言はほぼ的中しているといっていい。マルサスの時代の全人口と同じくらいの人数が、現代の地球で飢えに苦しんでいる。[11]

1968年、世界人口が35億に近づいた時代、スタンフォード大学のポール・エーリック教授と、その妻で、スタンフォード保全生物学センターの共同所長アン・エーリックは、ベストセラーとなった著書『人口爆弾』（河出書房新社）のなかで再びマルサス流の不吉な予言を記した。私が幼い頃、この本は父の本棚の目立つところに置かれていた。ちょうど子どもの目の高さである。表紙はなんとも不気味だった。丸々と太った赤ん坊が爆弾の中で微笑んでいるのだが、爆弾の導火線には火がついているのである。何度かそれの悪夢を見たものだ。

だが、表紙の中身はさらに恐ろしかった。本のなかでエーリックは、来たるべき恐怖に「目覚めた」瞬間のことを綴っている。それはインドの首都ニューデリーでタクシーに乗っているときだった。「通りという通りが人で溢れ返っているようだった。人が食べ、人が洗濯をし、人が眠っている。人が訪ね、議論をし、叫んでいる。人がタクシーの窓から手を差し入れて、物乞いをする。人が排便して放尿する。人がバスにしがみついている。人が動物の群れを引き連れている。人、人、人、人」[12]

世界の食料生産は年とともに「人口の急増に少しずつ追いつかなくなり、人々は前の年より少しずつ腹をすかせた状態で眠りにつく。一次的に、もしくは特定の地域でこの傾向が逆転することはあっても、結局は行き着くところまで行くのが避けられないように思える。すなわち大量飢餓だ[13]」。エーリック夫妻はそう指摘している。『人口爆弾』が最初に刊行されてから現在までの数十年のあいだに、大勢の人が餓死したのは確かだ。だが、エーリック夫妻が予言した規模とは程遠い。また、その理由にしても、食料が足りないというよりは、政治的危機や軍事衝突が引き金になったケースが多い。もっとも、子どもが飢えに苦しんでいるとき、本人にとっても家族にとっても何が理由かなどほとんどどうでもいいことではある。

　こうした予言の最悪のシナリオは今のところ実現していない。しかし、マルサスにしろエーリック夫妻にしろ、食料生産と人口の関係に注目しすぎるあまり、もっと大きな長期的なリスクを過小評価していたのではないか。仮に大量飢餓で数億の命が奪われるにせよ、地球が反乱を起こしたら被害はそんなものでは済まない。私たち全員の命がなくなるのだ。

　その点に目を向けたのが、理論物理学者の故スティーヴン・ホーキングである。ホーキングは２０１６年11月、人類がこの「壊れやすい惑星」で暮らせる時間はあと１０００年も残されていないと予言した。さらに、その後数か月のあいだ思い巡らせた末に、この数字を90％下方修正する。フェナーの警告をなぞるように、人類はあと１００年のうちに新しい住みかを見つけたほうがいいと説いたのだ。「地球上では場所が足りなくなっている」とホーキングは訴えた。見つけるといってもどうすればいいのか。太陽系から一番近い地球型の惑星であっても、約４・２光年の彼方にある。ワープ航法やワームホール移動技術が大きく進展しない限り、たどり着くのに1万年はかかるだろう。

大量消費・大量廃棄という問題

問題は人口だけではない。消費もだ。消費だけではない。廃棄物もだ。食べ物が入ってくれば、排泄物が出ていく。化石燃料が入ってくれば、二酸化炭素が出ていく。石油化学製品が入ってくれば、プラスチックが出ていく。アメリカでは平均して、生きるうえで最低限必要な量の3倍あまりの食料と、約２５０倍の水が消費されている。[14] 代わりに1人あたり毎日およそ2キロのゴミを生み出し、リサイクルや堆肥化に回されるのは全体の3分の1程度しかない。[15] 車、飛行機、大きな住宅、電力を食う洗濯乾燥機。そういったもののおかげで、[16] アメリカ人1人の年間CO_2排出量の平均は世界平均の5倍にも上る。「底」の数値（修道院で暮らす修道士でさえそれ以下には下がらないという下限）までもが、世界平均の2倍なのだ。[17]

大量消費・大量廃棄はアメリカ人だけの専売特許ではない。ほかの国々でも何億という人々が同じように消費・廃棄し、アメリカよりひどい地域すらある。[18] そして、さらに数十億の人々が同じ道に向かいつつある。世界中の誰もがアメリカ人と同じペースで1年間消費を続けたらどうなるか。非営利シンクタンクのグローバル・フットプリント・ネットワークの計算によれば、使われたものを地球が再生し、排出されたものを吸収するには4年もかかる。[19] これでは絵にかいたような持続不可能性だ。私たちはひたすら使うだけで、価値あるものをほとんど自然界に返していない。

「あと１００年」の警告をする科学者が増えているのも無理からぬことだ。そこには、環境を取り巻く恐ろしい現実がある。仮に「非常に厳格で、あり得ないほど思い切ったCO_2削減策をとったとしても」[20]、世界の平均気温の上昇が２℃を超えるのをおそらくは防げないだろう。この「２℃」は１つの重大な「転換点」であり、これを過ぎると人類に破滅がもたらされると多くの科学者が考えている。[21]もしかしたらフェナーが警告した通り、本当にもう「遅すぎる」のかもしれない。

私たちはまだ２℃の転換点に達していないにもかかわらず、背筋の寒くなるような影響がすでに現われている。人間の活動が原因となる気候変動のせいで、世界中の食物網が壊れているのだ。食物網とは、生態系内の「食う・食われる／供給する・消費する」のすべての関係をいう。いくつかの推計によれば、生物の６種に１種が現在絶滅の危機に瀕している。陸上だけでなく海の被害も深刻だ。たとえば、海水温の上昇によって「サンゴがゆだってしまう」現象が起きている。[22]世界最大のサンゴ礁地帯であるグレートバリアリーフも例外ではない。面積はほぼカリフォルニア州に匹敵し、地球で最も多様性に富む生態系が築かれている場所だ。ところが今や、サンゴの90%あまりが白化している。これは、サンゴと共生してサンゴに栄養を与えている褐虫藻《かっちゅうそう》が、温暖化の影響で大幅に減少したためだ。オーストラリア政府は２０１８年に報告書を発表し、科学者が長年警鐘を鳴らしてきたことが現実になったのを認めた。つまり、グレートバリアリーフが「崩壊」に向かっているということである。[23]また、同じ年、地球温暖化による哺乳類最初の犠牲者が出たと、オーストラリアの研究者が認定した。グレートバリアリーフ北部のブランブル・ケイ島に固有の、ブランブル・ケイ・メロミスという尻尾の長いネズミの一種である。海水面の上昇で島の生態系が破壊され、絶滅に追いやられたのだ。

南極とグリーンランドで氷山が融けていることが海水面の上昇をもたらしている点についても、現時点では議論の余地がない。しかも、アメリカ海洋大気庁を初めとする様々な機関が警告する通りだとすれば、海水面上昇のせいで沿岸域の浸水被害はこの先数年で増える見込みである。被害のおそれのある都市には、ニューヨーク、マイアミ、フィラデルフィア、ヒューストン、フロリダ州南東部のフォートローダーデール、テキサス州南東部のガルベストン、ボストン、リオデジャネイロ、アムステルダム、ムンバイ、大阪、広州、上海などが挙げられている。海水面上昇の悪影響をこうむりそうな地域には、10億人以上が暮らしている[24]。一方、私たちを襲うハリケーンや洪水や干ばつは、年々激しさを増している。WHOの推計では、気候変動の打撃をじかに受けてすでに年間15万人が命を落としており、今後その数字は最低でも倍増すると見られている[25]。

こうした深刻な警告と予言の数々は、人間が平均して75～80年ほど生きる世界を前提としている。つまり、地球環境の未来を最も悲観的に捉えた主張であっても、問題の大きさを実際より過小にしか評価していないわけだ。どんな予測モデルを見ても、寿命が長くなれば人が増え、人が増えれば人口密度が高まるとしている。そして、環境破壊が進み、消費量も廃棄量も増加する。私たちが今より長く生きるようになれば、環境危機は悪化するというのがその結論だ。

しかもそれは、私たちを襲う災いの1つにすぎないかもしれないのである。

100年辞めない政治家が牛耳る世界

私たちの世界は、昔に比べれば優しく、より寛容で公正で、より多様性を受け入れる場所へと変貌してきた。それを一貫して推し進めてきた原動力があるとすれば、それは人間が長くは生きないということに尽きる。ノーベル経済学賞を受賞したポール・サミュエルソンが好んで口にしていたように、社会や法律や科学は「1つ葬式があるたびに」大きな変革を遂げるものだ。

量子物理学者のマックス・プランクも同じことを確信していた。亡くなる少し前の１９４７年に次のように記している。「科学における新しい真実は、敵対者を説き伏せて理解させることで勝利を勝ち取るのではない。むしろ、その敵対者が最後にはこの世からいなくなり、新しい考え方になじんだ新しい世代が育っていくことによって勝利する[26]」

私自身、種類の異なる革命をすでに何度か目の当たりにしてきた。ヨーロッパでベルリンの壁が崩壊し、アメリカで性的マイノリティの権利が向上し、オーストラリアとニュージーランドで銃規制法が強化された。だから私もプランクたちの言葉は正しいと請け合える。確かに人は考え方を改める場合があるし、思いやりと良識が国を動かすこともある。市民の権利、動物の権利、病気や障害を抱える人々の扱い方、あるいは尊厳死といった問題が選挙の争点になっている場合は、自由に飛び交う様々な考え方が私たちの投票行動を左右してきたのも事実だ。しかし、民主的な世界で新しい価値観を花開かせる要因としては、旧来の見方に頑なにしがみついていた者が世を去ることが一番大きい。

命が1つ終わるたびに、世界は捨てるべき思想を捨てていく。命が1つ生まれるたびに、世界はより良いやり方で物事を行なう機会を与えられる。あいにく、いつもそうまく行くわけではない。進歩に時間がかかったり、ムラがあったりするケースもままある。細菌であれば、世代交代にかかる時間は約20分だ。だから、新しい困難に直面しても短期間で進化を遂げて、それを乗り越えることができる。ところが、人間の場合はそれがおよそ20年であるために、文化にしても思想にしても進化するには数十年を要する。かえって後退することもある。
ナショナリズムは、かつては怒れる非主流派の専売特許だった。しかし、近年では世界中で強力な政治運動の原動力となっている。なぜそうなったのか、もちろんたった1つの要因だけで説明できるものではない。だが、世界銀行のシニア・エコノミストであるハルン・オンダーなどは、その理由が人口構成にあると見ている。つまり、ナショナリズム的な主張は高齢者の心に響きやすいのだ[27]。だとすれば、反グローバリズムの波はしばらく収まりそうにない。２０１５年の国連の報告書によれば、「世界中のほぼすべての国々で、人口に占める高齢者の数と割合が上昇している」からである。ヨーロッパ大陸と北米大陸は、すでに高齢者の比率が最も大きい。どちらの大陸でも、２０３０年までに61歳以上の人口が全体の25%を上回り、その後も数十年のあいだ増加し続けると同報告書は予測している。ここでも指摘しておきたいのは、この報告書もまた、今後の寿命の延びを呆れるほど小さくしか見積もっていないということだ[28]。

高齢の有権者は高齢の政治家を支持する。現状を見ると、政治家たちは七十代や八十代で引退することを頑なに拒んでいるかのようだ。アメリカでは、再選を目指して２０１８年の中間選挙に立候補した上院議員のうち、過半数が65歳以上だった。民主党指導者の1人ナンシー・ペロシは当時78歳だった。大物上院議員のダイアン・ファインスタインとチャック・グラスリーは、どちらも85歳だった。連邦議会全体でみると、議員の平均年齢は有権者の平均年齢を20歳も上回っている。

アメリカの政治家ストロム・サーモンドは上院議員を48年間務め、２００３年に亡くなったときにはすでに１００歳になっていた。議員が１００歳であることが悪いわけではない。国の指導者には経験と知恵を兼ね備えていてほしいと私たちも思う。ただし、過去にしがみつかないのなら、という条件がつく。なんとも滑稽《こっけい》な話だが、サーモンドは長らく人種隔離を支持し、黒人公民権（基本的な投票権も含む）に反対してきた実績がある。にもかかわらず、うまいこと議員の座を保ってきた。サーモンドが99歳のときに何をしたかといえば、イラクへの武力行使に賛成票を投じ、医薬品の価格を下げる法律に反対し、ヘイトクライム保護法の対象に性的指向・性別・障害を加える法案を潰すのに一役買った。[29]サーモンドは「伝統的な家族観」を重んじる政治家として知られていたが、隠し子が1人いたことが死後に発覚する。22歳のとき、家にいた十代のアフリカ系アメリカ人の家政婦に女児を1人産ませていたのだ。当時住んでいたサウスカロライナ州の州法に照らせば、ほぼ間違いなく強姦罪が適用される案件である。娘がいるのは知っていながらも、正式に認知することはなかった。[30]サーモンドは、引退してからわずか半年で永遠の眠りについた。そのときまだ選挙権がなかった若者も、この男が投じた票の結果と生涯つき合っていかなくてはならない。

　高齢者が多少偏った考えに囚われていても、「昔はそうだったから」といって私たちはたいがい大目に見ている。そこには、我慢するのもどうせ長いことではないという思いも働いている気がする。ところが、六十代の有権者が、あと20年や30年ではなく60年か70年先まで投票を続けるとしたらどうだろうか。サーモンドのような男が、半世紀どころか丸々1世紀のあいだ議員の椅子から離れなかったら？　あるいは、読者の一番嫌いな政治家が、歴代の誰より長く政権に留まっているところを思い浮かべてもいい。おまけに国家が民主的でなければ、暴君がどれだけ長く権力にしがみつこうとすることか。そして、その権力を使って何をしようとするかも想像に難くない。

そうなれば世界の政治はどう変わっていくだろうか。優しく、寛容で、公正で、多様性を受け入れる社会へと進む原動力が、突如として存在しなくなったら？　世界はどんな姿になるのだろう。しかも問題はそこで終わりではないのだ。

社会保障の危機

１９３０年代の世界大恐慌は、ほぼすべての人に痛ましい爪痕を残した。とりわけ手ひどい打撃をこうむったのが、人生最後の数十年を送っていた人々である。株価暴落と銀行倒産のあおりを受け、高齢のアメリカ人数百万人が老後の蓄えを奪われた。失業者数のあまりの多さに、数少ない雇用主は高齢者を雇い入れるのを渋る。極度の貧困が蔓延し、高齢者のほぼ２人に１人が貧しさにあえいだ[31]。

彼らは教会を助け、地域社会の柱となり、教師や農家や工員として働いてきた。祖母であり、祖父である。そんな人たちの絶望は、国を根幹から揺さぶった。１９３５年にアメリカは、ほかの20か国ほどに倣って社会保障制度の導入を決める。

社会保障は道義的に見ても納得できるものだったし、数学の観点からも理にかなっていた。当時は、21歳を迎えた男性の半数あまりしか65歳に達しなかった時代である。65歳は、ほとんどの人が年金を受け取れる年齢だ。65歳になった人は、あと13年ほど余生を送ることが期待できた[32]。若手の労働者が大勢いて保険料を払ってくれるので、高齢者の短い老後を支えるには十分である。その時代、アメリカの人口で65歳以上が占める割合は約７％にすぎない。第二次世界大戦が始まって景気が再び上向き始めた頃、受給者1人のために41人の労働者が保険料を支払う構図ができた。こうした状況のもとに、アメリカ初の年金受給者が誕生する。バーモント州在住で、法律事務所の秘書をしていたアイダ・メイ・フラーという女性だ。フラーが年金制度のもとで働いたのは3年足らずで、身銭を切った保険料は24ドル75セントである。そして、1975年に100歳で亡くなるまでには、2万2888ドル92セントを支給されていた。その頃には高齢者の貧困率は15%にまで下がり、以後も今日に至るまで低下を続けている。このように貧困率が改善したのは、社会保障によるところが大きい[33]。

現在のアメリカでは、21歳に達した人の4分の3が65歳の声を聞く。また、社会保障のセーフティネット関連の法律が改正されてきたことにより、大勢の国民が65歳より早く引退して年金生活を始めるようになっている。時が経つにつれて、新たな手当ても加えられてきた。いうまでもないが寿命も延びている。65歳を迎えた人は、あと二十数年の余生を期待していい[34]。しかも、社会保障の未来を悲観する人たちが口を揃えるように、労働者と年金受給者の比率は3対1だ。このまま制度を続けていけるとはとうてい思えない。

だからといって、社会保障制度が破綻すると決まったわけではない。妥当な調整を行なえば、支払い能力はまだ何十年かはもつだろう。だが、最も推奨されている調整法にしても——もうお察しのことと思うが——私たちの寿命が今後少ししか延びないことを前提にしている。アメリカではもちろんのこと、現在何らかの社会保障制度を実施している世界170の国々でも状況は同じだ。65歳が人生の折り返し地点にすぎないような未来を想定して、政策を立てている者など無きに等しい。

たとえこの点を考えてみたとしても、知らぬそぶりを決め込む政治家が多いのではないだろうか（それが圧倒的大多数だとはいわないまでも)。１９６４年のアメリカ大統領選挙で民主党のリンドン・ジョンソンは、共和党のバリー・ゴールドウォーターを大差で破った。この圧勝の理由としては、ゴールドウォーターが社会保障に批判的だとされたことが大きい。しかし、１９８０年代に入る頃には、社会保障はアメリカの政治における「高圧電線」だと両陣営ともがみなすようになっていた。「触れたら命がない」とまでいわれた[35]。当時の年金受給者が国民全体に占める割合は15%。今日ではその数字が約20%に上がっている[36]。現在、有権者の20%が66歳以上であり、その比率は２０６０年までに60%上昇することが予想されている[37]。しかも彼らは、18~29歳の年齢層と比べて2倍も投票率が高い[38]。

圧力団体のＡＡＲＰ(前身はアメリカ退職者協会)が、社会保障制度のいかなる修正にも反対するのは理解できる。定年が数年遅くなるのは、ホワイトカラーの職業についている人や、好きな仕事をしている人にとってはそう悪いものではないかもしれない。だが、組み立てラインや食肉加工工場で、きつい肉体労働を45年も続けてきた人にとってはどうか。彼らにさらに長く働いてもらおうとするのは酷ではないか? 長寿をもたらす薬や、健康寿命を延ばす療法を利用すれば、おそらくそういった人々の気分も良くなって、長く健康でいられるようになるだろう。だからといって、骨の折れる仕事に人生の大半を捧げてきた人たちを、過酷な職場に戻していい理由にはならない。

簡単に答えの出る問題ではない。だが、過去が現在を映す鏡だとするなら(人間の行動は往々にしてそうだが)、この「ゆっくりと進む大惨事」が「急速に進行する大惨事」になるまで政治家は見て見ぬふりをするだろう。しかも、そうした事態に至ってもなお、すぐには手を打たないに違いない。西欧諸国をはじめとする多くの国々で、社会保障制度は受給者に対してかなり手厚く、政治的右派からも左派からも支持されてきた。しかし、近年に入って制度にひずみが生じている。国の財政赤字が重くのしかかり、老後を迎えようとする労働者に対して長年の約束が果たせなくなってきているのだ。[39] このため、侵すべからざる聖域はどの権利なのかを巡って争いが生じている。教育vs.医療、医療vs.年金、年金vs.障害者給付といった具合だ。制度のひずみがさらに大きくなれば、争いは激しくなる一方である。しかも、抜本的な改革がなされない限り、制度がひずむのは避けて通れない。なにしろ、制度が生まれた20世紀半ばにはめったにいなかったような高齢の人間が、退職者のなかに溢れる時代がまもなく到来しようとしているのだ。

私は少なくとも2~3か月に一度は政治家から電話をもらい、生物学や医学、あるいは国防について最新の動向を伝えている。最後はほぼ決まって、人間がますます長生きするようになったら経済に何が起きるのかという話で終わる。伝統的な定年年齢のあとに40年も50年も人が生きるようになったら、世界経済はどうなるのか。だが、そんな予測モデルなど存在しないと私は説明している。１００歳をゆうに超えても大勢の人がきわめて健康に暮らした場合、働き方のパターンや退職時の取り決めはどう変わるのか。また、消費の傾向や医療に対するニーズ、貯蓄や投資などはどう変化するのか。データは文字通り皆無だ。

現在私の研究室では、世界的に有名な経済学者であるロンドン大学のアンドリュー・スコットや、オックスフォード大学のマーティン・エリソンと手を組んで、未来の姿を予測するモデルづくりを進めている。変数の数は非常に多く、肯定的なものばかりではない。人々は仕事を続けるだろうか。労働市場がロボットに席巻されつつあることが予想される世界で、どんな職につくことができるのか。それとも、半世紀以上の年月を退職したままでいるのだろうか。国が高齢化すると、経済成長のペースが鈍ると指摘する経済学者もいる。退職した人はあまり金を使わなくなるというのがその理由の１つだ。だとしたら、みなが長い人生の半分を働かずに過ごし、生きるための最低限の物事にしか支出しなくなったらどうなるだろう。

不確定要素はそれだけではない。寿命が大幅に延びたらみんなは今より貯蓄をするのか。もっと投資をするのか。退職後すぐに暇をもて余し、新しい仕事を始めるのか。仕事の途中で充電のための長期休暇をとり、何十年かして金が尽きたら戻ってくるのか。今より格段に健康になるから医療費は少なくなる？　それとも寿命がはるかに長くなるから医療費はかさむ？　早い時期に、もっと教育に時間と予算をつぎ込むようになる？

１つでも答えを知っていると豪語する者がいたら、とんだ大ぼら吹きだ。そんなことは些細な問題だといい張る者は、大馬鹿野郎である。何が起きるのか、現時点で私たちには本当に見当がつかない。世界の歴史をひもといても、これほど経済を揺るがしかねない出来事はそうないといえる。なのに、私たちはそこに向かってわけもわからぬまま飛び込んでいこうというのだ。

だが、最悪なのはそこではない。

かつてないほど広がる格差

仮にあなたが１９７０年代のアメリカで中の上の階級に属しているとしたら、暮らし向きが豊かなだけでなく寿命も長いはずだ。当時、収入で見た場合の人口の上位半分は、下位半分より平均して1・2年長く生きていた。

ところが、21世紀に入るとこの数字は大きく上昇した。上位半分は6年も長い人生を期待できるようになったのだ。２０１８年の時点ではその差がさらに開き、アメリカ人の上位10％が下位10％より13年も長く生きるようになっている[40]。

この格差がどれほどの影響をもたらすか、どんなに強調しても足りない。なにしろ、長生きをしているだけで、金持ちはもっと金持ちになっていくのである。そしてもちろん、もっと金持ちになればさらに長生きするようになる。たとえば、寿命が延びれば、同族経営の企業を取り仕切る時間が長くなる。その分、投資の結果として得られる一族の資産も指数関数的に増えていく。

その資産は事業に対してつぎ込まれるだけではない。世界トップクラスの医師（アメリカでは5人ほどの医師が金持ち御用達のようだ）、栄養アドバイザー、パーソナルトレーナー、ヨガインストラクターを雇うほか、最新の医学療法（幹細胞注射、ホルモン療法、長寿薬）を利用するのにも使われる。ということは、金持ちは健康を保ったままより長く生き、一生のあいだにより一層の富を蓄積する結果となる。これまでの例からいって、富の蓄積が好循環をもたらすのは、幸運にもその富に触れることのできる一族に対してだけだ。

しかも、富裕層が金をかける対象は自身の健康だけではない。政治にも金を惜しまない。そのことが少なからず影響して、アメリカにおける一連の税法改正では富裕層が圧倒的に優遇されてきた。

ほとんどの国では、人が死んだときに何らかの税金がかかる。それは、財産が世代を超えて蓄積されるのを制限するためだ。しかし、あまり知られていないことだが、アメリカで遺産に関わる税が制定されたのはそれが目的ではなかった。戦費を調達するためだったのである。[41] １７９７年、迫り来るフランス軍の侵攻を海上で食い止めるべく、艦隊を建造するために連邦税が課された。１８６２年には、南北戦争の戦費に充てるために相続税が導入された。１９１６年に定められた遺産税（現行の遺産税とほぼ同じ）も、第一次世界大戦の戦費を賄うのに役立てられている。

最近では、戦費を支払う重荷の担い手は富裕層以外にシフトしてきている。アメリカでは税の抜け道がいくつもあるおかげで、相続税と遺産税を真面目に支払っている富裕層は5分の1に減少した。つまり現代は、「財産を残して死ぬ」ことに最もコストがかからない時代といえる。[42]

こうしたすべてが意味するのは、金持ちの家に生まれれば尋常ではなく暮らし向きが良くなるということだ。富裕層からもっと金を取るような税法改正がなされない限り、彼らはますます恵まれた状況に置かれることになる。相続する金額の面でも、ほかより断然長生きできるという面でもそうだ。

さらに忘れないでほしいのだが、老化を病気とみなす国はまだどこにもない。国の規制当局が承認していない病気に対しては、治療薬があってもその費用は保険の対象外である。たとえそれが人類のためになり、国家の利益につながるとしても、だ。すでに糖尿病でメトホルミンを飲んでいるような場合は別だが、老化が病気と認定されない限り長寿薬は選ばれし者のための贅沢品だ。当然、自費で賄わねばならない。その認定がなされないうちは、老化研究の成果を手にする余裕があるのは当初はほぼ富裕層に限られる。本当の意味で医療の個別化を可能にする最先端のテクノロジー（バイオトラッキング、ＤＮＡ解析、エピゲノム解析など）についても、ほとんどが同じ道をたどるだろう。いずれは価格が下がるにしても、政府が迅速に動いてくれないと、しばらくは非常に裕福な層とそれ以外とが大きな溝で隔てられることになる。

中世以降には例がないほど、もてる者ともたざる者とに分かれた世界。その世界では、特定の身分のもとに生まれる幸運に恵まれた者だけが、その他大勢より30年長く生きることができる。なぜなら彼らは、寿命を延ばす療法を受け、働き盛りの時期を長く維持し、投資に対する収益も今以上に大きくできるからだ。

１９９７年のＳＦ映画『ガタカ』が予言した世界へと、すでに私たちは不確かな一歩を踏み出している。つまり、もともとは人の生殖を助けるための技術が、「不利な条件」を排除するために使用される社会へ、だ。ただし、その道は金銭に余裕のある者だけに開かれている。安全上の問題が生じたり、未知のものに対する反発が世界中で起きたりしない限り、この先数十年で遺伝子編集の技術はさらに進歩し、おそらくは世界中で受け入れられていくだろう。そうなれば世の親には選択肢が与えられる。生まれてくる子のゲノムを編集するのだ。そうすれば、病気へのかかりやすさを減らすことも、特定の身体的特徴を選ぶことも、さらには知的能力や運動能力を高めることまでできるようになる。『ガタカ』のなかで医師がカップルに向かって話すように、子どもに「できる限りいいスタート」を切らせてやりたいなら、金さえあればその願いは叶う。長寿遺伝子を操作することで、「できる限りいいエンディング」を迎えさせてやるのも夢ではない。遺伝子強化を受ける人間はただでさえ数々のメリットを得ることになる。おまけに、長寿薬や臓器移植や、現時点では想像もつかないような療法を利用できる財力があるわけだから、そのメリットは何倍にも膨れ上がっていく。

平等を確保する手を打たない限り、私たちは暗澹《あんたん》たる世界へと堕《お》ちていくことになるだろう。そこでは超のつく金持ちだけが、自分の子どもやペットまでをも、貧しい子どもより格段に長く生きさせることができるのだ。

そうなれば、富める者と貧しい者は経済の面だけで隔てられるのではない。人間としてのありようそのものに差が現われてくる。なにしろ、富裕層だけが進化を許され、貧困層は取り残されるのだ。

それでも……。

人間の寿命を延ばすことによって、現時点での深刻な問題の一部がさらに悪化を余儀なくされ、新たな問題までもが私たちを待ち受けているのだとしても……それでも私は未来への希望を失わない。世界をより良い方向に変える力が長寿革命にはあると、信じているからである。

なんといっても、私たちはすでに同じような経験をしてきているのだ。

過去から学べること――人口過密都市ロンドンが経験したコレラの大流行

未来を理解したいと思うなら、過去に旅をすると往々にしてヒントが得られるものだ。迫り来る絶望的な世界をもっと正しく把握するには、別の絶望的な時代を覗いてみるのがいい。

ロンドンは名所に事欠かない。ロンドン塔にトラファルガー広場、バッキンガム宮殿にビッグベン。だから、キャノン・ストリート鉄道橋のことなど、じっくり考えたことのある人はロンドン子のあいだでさえ少ない。それも仕方がないといえる。

鉄道橋は歌にも登場しない。少なくとも私の知る限りでは。この錆びた手すりの橋を舞台にして、物語を書いた作家もいない。街並みの風景画にこの橋が描かれるときは、たいてい脇役と相場が決まっている。

確かに、見栄えがするとはいいがたい。緑色に塗られた鋼鉄とコンクリートの構造は、凝ったところがなく実用一点張りだ。もっとはるかに魅力あるサザーク橋に上がり、街灯の並ぶその歩道から東を眺めても、鉄道橋はすぐそこにあるのに目に入ってこない。なにしろその少し先の右側には、建築家レンゾ・ピアノの設計した有名なビル「ザ・シャード」があるし、その向こうにはもっと有名なロンドン橋がテムズ川に架かっている。テムズの下流域ではほかにも見どころが満載だ。

キャノン・ストリート鉄道橋が開通したのは１８６６年のことであり、当時のロンドンは３００万人近い人口を抱えていた。その後も大勢の人がこの街に足を踏み入れ、外国から来る者も多かった。外国人はまず船で、テムズ北岸のキャノン・ストリート駅に着く（アメリカの移民局施設があったハドソン河口のエリス島に似ている）。そこから汽車に乗って慎ましやかな鉄道橋を渡り、日に日に人で溢れゆく街なかへと散っていく。町外れに到着した人の群れを目にして、市民はいったい何を思っただろうか。私には想像もつかない。ロンドンはただでさえ人口過密で、それ以上の人間をとても養えそうにない。なのに、よその国からも人の波が押し寄せ、さらには新しい命も次々に誕生している。

南北アメリカ大陸やオーストラリアの植民地に移住する者がいても、人口爆発を食い止める役には立たなかった。１８００年の時点で約１００万人だったロンドンの人口は、その後の60年間で3倍に膨れ上がり、大英帝国の首都に深刻な影響を及ぼしつつあった。

なかでも悲惨だったのがロンドン中央部である。通りはともすると泥と馬糞で足首まで埋まり、さらにそこに新聞紙や割れたガラス、タバコの吸い殻や腐りかけの食べ物などが散らばっている。港湾労働者も工員も、洗濯女も、土の床の小さなあばら家に家族と共に詰め込まれた。夏の空気は煤《すす》で汚れ、冬の空気は煤だらけの霧に閉ざされる。硫黄、木材、金属、土、塵が粒子となって酸に覆われ、その有害な汚染物質が息を吸うたびに市民の肺を満たしていった。

ロンドン中央部にも高級住宅街はあり、そこから排泄物を運び去るために下水道がつくられてはいた。だが、運び去ってどうするかといえば、テムズ川に送り込むだけだ。川はそこから東に進み、アイル・オブ・ドッグスと呼ばれる地域で南に大きく湾曲したあと、貧しい地区へと流れていく。そこでは、洗濯用や飲用に川の水が使われていた。[43][44]

これだけ不衛生な環境なら当然といえば当然だが、コレラが発生すれば恐ろしいスピードで広がる。事実、すでに19世紀には、１８３１年、１８４８年、１８５３年の3度にわたってコレラの大流行が起こり、3万人あまりの命が奪われていた。それ以外の年にも小規模な流行があって、さらに数千の命が失われていた。

この3度めの大流行では、被害はウエストエンドのソーホー地区にほぼ限られた。ソーホーでは、１つの井戸から１０００人以上に水が供給されており、その井戸が汚染されていたのだ。今でも、コレラの原因となったブロード・ストリート（現在のブロードウィック・ストリート）の井戸が保存されていて、周りにはパブやレストラン、高級衣料品店などが建ち並ぶ。花崗岩《かこうがん》でできた井戸の台座は、何も知らない観光客の恰好の腰掛け代わりだ。近くのビルの入り口に銘板が嵌め込まれていなければ、ここで大惨事が起きたことを偲《しの》ばせるものは何もない。

1866年には、のちに「最後の大厄災」と呼ばれることになる4度めの大流行が、今度はイーストエンドで起きる。患者は下痢、吐き気、嘔吐、脱水に苦しみ、7月7日から14日にかけての最初の1週間で20人が亡くなった。またもやコレラの発生かと医師たちが色めき立つや否や、流行の第2波が始まる。7月21日までにさらに300人余りが命を落とした。そこから先は悪化の一途をたどる。7月21日から8月6日までのあいだには毎日100人以上が死亡し、11月にかけて死者数が膨れ上がっていった。

ロンドンにおける公衆衛生の改革

この地獄の光景が広がるなか、コレラ発生地からわずか10キロほど南に離れた地で、元メイドのサラ・ニールは4人めの子どもを産んだ。1866年9月21日のことである。サラはその息子を「バーティ」と呼び、夫のジョゼフ・ウェルズもそれに倣った。だが、当の少年は最終的に、自分の本名「ハーバート・ジョージ（Herbert George）」の頭文字だけを取って、H・G・ウェルズと名乗るようになる。人口急増の重みで崩壊しつつある都市の絶望と不潔の真っ只中で、理想郷としての未来を描くことになる男が誕生したのである。

現代におけるウェルズは、未来を暗黒郷として捉えた『タイムマシン』（光文社）のような小説のほうで知られている。だが、『世界はこうなる』（明徳出版社）などの作品では大胆な「未来史」予測をしており、そこには遺伝子操作、レーザー、飛行機、オーディオブック、テレビなどが登場する。[45] ウェルズはまた、未来には科学者と技術者が手を携えて果てしない戦争から私たちを遠ざけ、暴力、貧困、飢餓、病気のない世界へ導くだろうとも予言している。[46]『スター・トレック』の生みの親であるジーン・ロッデンベリーも、多くの点でこれによく似た考えをもっていた。そして、それを青写真にして未来の地球を描いた。その地球は、「最後のフロンティア」たる宇宙への理想郷的な探検基地なのである。[47]

あれほど悲惨な世界から、少なくともそんな夢を見ようと思える世界へと、私たちはどうやって移行したのか。

じつは、解決策をくれたのもまたコレラだったのである。

「最後の大厄災」がロンドンを襲い、世界がH・G・ウェルズという宝を得たのと同じ年、キャノン・ストリート鉄道橋が開通した。過去のロンドンがいかにして今日のロンドンになったか、人口と進歩がいかに分かちがたく結びついているか、そして絵空事のようだった夢がどうやって実現したのか、この鉄道橋がつぶさに見てきたといっていい。というのも、19世紀の人口爆発を受けて、ロンドンは深刻な課題と向き合わざるを得なくなったからだ。ほかに選択肢はない。適応するか滅びるかの２つに１つである。[48]

そこでロンドンは、世界でもまだ例の少ない公営住宅の整備計画を立ち上げた。土の床のあばら家は、給排水設備の付いた共同住宅へと姿を変えていく。「労働者階級住宅法」が１９００年に改正されてからは、共同住宅で電力を使えるようにもなった。同じ時期には公立の教育機関が数と質を大幅に増し、5歳から12歳までの子どもに学校教育を義務づける制度も始まっている。これにより、ロンドンの街頭で危険な仕事をさせられて搾取される子どもは、しだいに少なくなっていった。

だが、改革の最も重要な成果が現われたのはおそらく公衆衛生の分野だろう。かつて医学界では、コレラは「瘴気《しょうき》」が原因で起きると固く信じられていた。瘴気とは、沼などから立ち昇って病《やまい》を引き起こす「悪い空気」のことである。ところが、1853年に始まったコレラの大流行を受け、翌54年に医師のジョン・スノウがこの見方に反旗をひるがえした。被害地域の住民に話を聞いて問題の在《あ》り処《か》を突き止めると、スノウはブロード・ストリートの井戸ポンプの取っ手を取り外させた。すると、流行はすぐに終束する。政府の役人は間髪を容れずに取っ手を新しいものと交換した。便から口へという感染経路が、考えたくもないほど恐ろしいものだったせいもある。ついには波乱に富んだ1866年に、もう1つ重要な出来事が起きる。瘴気説の主唱者の1人だったウィリアム・ファーが新たな流行を調べ、スノウが正しかったことを認めたのだ（このときスノウはすでに他界していた）。コレラの原因を巡る対立が解決したことが、世界最大の帝国の首都における水道と下水道の改善へとつながった。

この改革はすぐに他国にも広まっていった。世界の公衆衛生における史上最大級の成果といっていいだろう。以後、世界中の人々の健康寿命を延ばすうえでは、きれいな水とまともな下水道を整備することが大きな力を発揮してきた。生活習慣を変えたり医学的介入を施したりするよりも効果は絶大である。そして、すべての始まりであるロンドンが、そのことを何よりも雄弁に物語っている。19世紀前半に活躍したイギリスのジャーナリスト、ウィリアム・コベットは、かつてこのロンドンに「大きなこぶ《グレート・ウェン》」という仇名をつけた。それは、膿《うみ》が詰まって膨れ上がった嚢腫《のうしゅ》にこの都市をなぞらえたものである。過去150年のあいだにイギリス人の寿命が2倍あまりに延びたのはなぜか。それは、この「大きなこぶ」

の人口過密をどうにかしようとして、新機軸を生み出したことが少なからず功を奏している。

また、瘴気説から細菌説への移行は、コレラに限らずあらゆる疾患との闘い方を根本から変えた。これが序章となって、やがてルイ・パスツールが発酵、殺菌、ワクチン接種の研究で画期的な成果をあげていく。これらの影響は多方面へと波及し、誇張ではなく数億の命を救うことにつながった。この時代に起きた進展がなければ、何十億もの人が今この世に生きていなかったかもしれない。あなたか私かのどちらかが生きていてもおかしくはないが、どちらもがこの世に存在する確率は非常に低かっただろう。

結局、問題はロンドンの人口ではなかったのである。

どれだけの人が暮らしているかではなく、どう暮らしているかが重要だったのだ。

人口が多いからこそロンドンは繁栄した

現在のロンドンは約９００万の人口を擁する。１８６６年と比べるとおよそ3倍であり、今なお増え続けている。それでも、死も病気も絶望もはるかに少なくなった。

さらにいえば、現代のロンドンの様子を１８６０年代のロンドン子に話して聞かせたとしたら、驚かない者を探すのが至難の業だろう。きっと彼らは口を揃えるに違いない。21世紀のロンドンは、自分たちがどんなにバラ色に描いた夢の未来をもはるかに上回っている、と。

とはいえ、誤解しないでほしい。人間が今より2倍（あるいはもっと）長く生きると聞かされたら不安に思うのは当然のことだし、それに対する懸念が尽きることもない。昔のロンドンの話をもち出したところで、不安や懸念を軽んじていい理由になるはずもないのだ。今現在のロンドンにしても、もちろん完璧というわけではない。ワン・ベッドルームのアパートがロンドンでいくらするかを調べたことがある人なら、きっと大きく頷いてくれるだろう。

ただ、現代のロンドンが繁栄しているのは、「人が多いにもかかわらず」ではなく「人が多いから」だというのもはっきりわかるはずだ。イギリスで最も人口の多いこの都市には、数々の博物館や美術館、レストランやクラブが建ち並び、多様な文化が息づく。サッカー・プレミアリーグに所属するクラブが5つあり、世界で最も格式のあるテニス選手権を開催し、世界トップクラスのクリケットチームを2チーム擁する。世界を代表する証券取引所の1つもここにある。ハイテクセクターは活況を呈し、世界最大級の規模と影響力を有する法律事務所がいくつも本拠を構える。高等教育の一大中心地でもあり、40校あまりの大学で数十万人が学ぶ。

そして、世界最古の国立科学団体としてその格式を誇る王立協会も、ここロンドンで誕生した。王立協会は17世紀の啓蒙時代に設立された。かつての会長には、オーストラリア入植のきっかけをつくった植物学者のジョゼフ・バンクスのほか、アイザック・ニュートンやトーマス・ヘンリー・ハクスリーといった伝説の知の巨人たちが名を連ねる。王立協会の紋章の下の部分には、「*Nullius in Verba*」と記されている。それは、協会のいささか不敵なモットーであり、私たちの座右の銘にしてもいいような文句だ。ラテン語で「言葉によらず」、つまり誰の言葉も鵜呑みにせずに、科学的な証拠によって物事を判断せよという意味である。

本章ではここまで1つの見方を提示してきた。つまり、今後数十年で寿命がわずかしか延びない前提の控えめな人口増加であっても、ただでさえ許容量オーバーの地球にとっては負担だということ。また、私たちの近年の暮らし方が状況を悪くする一方だということである。このうえ寿命と健康寿命が大幅に長くなれば、社会がすでに直面しているいくつかは著しく悪化するおそれがある。これは、多くの優れた科学者が支持する見方でもある。

しかし、未来については別の捉え方もできる。健康寿命も人口もかならず増加しはするが、それが世界の破滅にはつながらない未来があるのだ。その未来では、来たるべき変化が私たちの救世主となる。ここから先は、そのもう１つの見方で未来を眺めてみたい。

ただし——くれぐれも私の言葉を鵜呑みにすることのないように。

人類は限界を超えることができる
——地球で生きていける人口に上限などない

オランダのアマチュア科学者レーウェンフックが話題にされるときには（そんなことがあればの話だが）、判で押したように「微生物学の父」と称される。だが、実際にはありとあらゆる大きな謎に首を突っ込んでいた。そのなかには、微生物学に劣らず世界に深甚な影響を与えるような研究も含まれている。１６７９年、目に見えない世界に多数の微生物がひしめいていることを王立協会にわかってもらおうとして、レーウェンフックは地球で生きていける人間の人数を計算してみた（「非常に大まかな」ものだとすかさずつけ加えるのを忘れなかったが）[49]。当時約１０００万人だったオランダの人口を参考に、地球のサイズと総陸地面積をきわめて大雑把に見積もったうえで、地球が抱えられるのはおよそ134億人だというのがレーウェンフックの結論である。

急いで計算したにしては悪くない。同じ問いに挑んだ科学者はもっと最近にも大勢いて、17世紀当時よりはるかに豊富なデータをもとに推測している。だが、その答えにはかなりばらつきがある。レーウェンフックの計算結果は数値が高いほうだとはいえ、そのばらつきの範囲から逸脱してはいない。

国連環境計画は2012年に報告書を発表し、地球の環境収容能力を推測した65通りの科学研究を詳しく紹介した。それによると、上限を80億人とする答えが最も多く、20件あった。その通りだとすれば、私たちはすでに限界を超えているか、まもなく限界に達するかのどちらかになる[50]。

しかし、80億より小さい数字を上限としたものも含めると全部で33件だったのに対し、ほぼ同数にあたる32件の研究が80億より大きな数字を挙げた。内14件が上限を160億人だとしているほか、1000億人以上と推計したものも数件ある。

誰かの数字が大きく外れているのは間違いない。

想像に難くないと思うが、これだけ数字がばらつくのは、人口を制約する要因をどう定義するかにかなり差があるためだ。レーウェンフックのように、非常に基本的な要因しか考慮していない研究もある。1平方マイル（約2・59平方キロメートル）あたりに暮らせる人口の上限を推測し、地球の居住可能な陸地面積である約2500万平方マイルでその人数を掛けるだけだ。

もっとしっかりした推計では、基本的な制約要因に水や食料などを含めている。それはそうだ。たとえ1平方マイルに数万人を詰め込めたとしても（マニラ、ムンバイ、モンルージュといった人口過密地域では現にそうなっている）、住民が飢えや渇きで死んでしまったら何にもならない。

もっと綿密な推計では、制約要因同士の相互作用や、人間が資源や土地を開発することで世界の環境にどんな打撃を与えているかも考慮に入れる。私たちの生存を支える森林や生物多様性を、増える一方の人口がさらに破壊していけば、ただでさえ深刻な気候変動の影響はなおさらひどくなる。そうなれば、いくら面積や水が十分にあってもやはり何にもならない。

とはいえ、手法や数字がどうあれ、許容人数を割り出そうとする行為自体が、どこかに決定的な上限が存在することを前提にしている。私と同じハーバード大学の生物学者で、ピュリッツァー賞を受賞したエドワード・O・ウィルソンは、著書『生命の未来』（角川書店）のなかでこう書いた。「人類が何をしようとしまいと、地球が私たちを養える限界は近づいている。異常なまでの多幸感で躁《そう》状態に陥っているのでない限り、誰の目にもそのことは明らかなはずだ[51]」。この本が刊行された２００２年には、地球の人口はわずか63億だった。その後の15年間で、さらに15億人がそこに加わっている。

一般に科学者というものは、何事につけ「明らかなはずだ」などと断定しないことに誇りを抱く人種である。明らかかどうかより、証拠があるかどうかが私たちの研究を動かしていく。だとしたら、科学的な概念に対してはかならずそうするように、限界が存在することが本当にそれほど確かなのかどうかを、少なくとも議論しておいて損はないだろう。

まず指摘したいのは、地球の環境収容能力を推測するモデルには、人間の創意工夫の才を勘案したものがほとんどないということである。本書でもすでに見たように、物事が「起きる」と考えるより「起きない」と考えるほうが簡単だ。だから、今現在のありようをそのまま延長して未来を予測しがちである。それは不幸なことだし、私にいわせれば科学的にも間違っている。なぜなら、方程式から重要な要素を排除してしまっているからだ。

　未来に関しては、肯定的な見方よりも否定的な見方のほうが受けがいい。しかし、メリーランド大学の環境科学者アール・C・エリスは、悪意はなくてもぬかりだらけの推測を拒絶する。そして、地球の環境収容能力には科学的に予測可能な上限などないと説いて、大きな非難を浴びてきた。根強い定説に科学者が異を唱えれば、当然ながらそういう目に遭う。だが、エリスは批判ごときにはびくともしない。それどころか、『ニューヨーク・タイムズ』紙向けに署名入りの特集記事を書き、許容人数を割り出せると思うこと自体が「馬鹿げている」と切り捨てた[52]。

「地球の自然環境の許す範囲内で生きねばならないと考えるのは、人類の歴史全体を通して実際に起きてきた事実に反することである。また、おそらくは未来に起きるであろう現実をも否定している。……地球が抱えきれる人数に上限があるとすれば、それは私たちの社会制度や科学技術の能力の限界から生じるのであって、環境の制約によるものではない[53]」

「自然の許せる限界」というものがあるのなら、人類は何万年も前にそれを超えているとエリスは指摘する。狩猟採集民だった祖先が、増えゆく人口を支えるために治水システムや農業技術を用いるようになり、しだいにそれを高度に発達させていった。以後の人類が発展を遂げることができたのは、自然の恵みに頼るだけでなく、技術を通して自然に適応する能力も組み合わせてきたからにほかならない。

「人類は、生態系内で自分に適した位置を自力でつくり出す生物だ」とエリスは述べている。「私たちは生態系を変容させることで自分自身を養っている。今もそうだし、これまでもずっとそうしてきた」

寿命を延ばすことは「不自然」なのか

こういう視点に立てば、自分たちを生かし続けるために私たちが行なってきた工夫に「自然な」ものなどほとんどない。水道は自然ではない。農業は自然ではない。電力は自然ではない。学校も病院も、道路も衣服も自然ではない。そういう橋なら、比喩としても文字通りとしても、すべてとっくに私たちは渡ってきた。

少し前にボストンから飛行機で東京に向かっていたとき、私は隣の席の男性に自己紹介をして互いの仕事のことをおしゃべりした。私が、人間の寿命を延ばすために頑張っているのだと伝えると、男性は口を歪めた。

「よくわからないけど、なんだか不自然な感じがしますね」

私は身振りで、辺りを見回すように促した。「リクライニング式の椅子に座って、夜間に時速１０００キロ近いスピードで北極の上空1万メートルあまりを飛び、加圧された空気を吸い、ジントニックを飲んで、自分のパートナーにメールを打ちながらオンデマンドの映画を見ている。これのどこが自然なんでしょうか」

飛行機に乗っていなくても、私たちは十分に自然界から切り離されている。辺りを見渡してみればいい。自分の今ある状況のどこが自然だろうか。

イギリスの哲学者トーマス・ホッブズは、１６５１年に主著『リヴァイアサン』（光文社）のなかで、いわゆる「自然状態」にある人間がいかに悲惨かを綴った。「学問も芸術もなく、文字もなく、社会もない。そして最も忌むべきは、むごたらしく死ぬことへの危険と恐怖に絶えずつきまとわれることだ」。人間の圧倒的大多数がそんな一生を覚悟していた世界から、私たちはとうの昔に決別したのである。

ホッブズのいうような状態が本当に自然だというなら、私は自然に生きることになど何の興味もないし、それは読者の願うところでもないはずだ。

では何が自然なのか。より良い暮らしを送りたい、恐怖も危険も暴力もできるだけ少なくして生きられるようになりたい――私たちにそう思わせるやむにやまれぬ衝動こそが自然なのだ。人間は地球で生き延びるために、数々の変化を遂げてきた。その変化は、素晴らしきサバイバル回路と長寿遺伝子も含め、ほとんどが自然選択の産物であるのは間違いない。数十億年をかけて、環境が厳しいときに大人しくしていられなかった者は淘汰されていった。しかし、人類が過去50万年のあいだに蓄積してきた様々な技術が、私たちの生存を大いに助けてきたのもまた事実である。チンパンジーが小枝を使ってシロアリの巣の中を探るのも、鳥が貝に石を落として貝殻を割るのも、サルが日本の温泉につかるのも、すべては自然なことなのだ。

幸運にもヒトという生物は、学習して技術を習得し、それを他者に伝えるのに長《た》けている。２００年ほど前からは、科学的手法と呼ばれるプロセスを編み出して活用し、それがさらなる学習を加速させてきた。こう考えると、文化も科学技術もどちらも「自然」である。より多くの人に食料を行き渡らせ、病気を減らし、そして、そう、健康でいられる時期を長くしようとする。そのための新しい工夫をするのは自然なことだ。自動車に飛行機。ノートパソコンに携帯電話。家で飼われているイヌやネコ。眠るときのベッド。病気のときに人が人の世話をする病院。みんな自然である。ホッブズの有名な言葉を借りるなら、人生が「孤独で貧しく、不快きわまり、獣じみて短い」状態に留まることで維持されていた人口を、私たちははるか昔に突破した。そんな生物にとっては、どれもが自然なのである。

私が思う「不自然な」ものは1つしかない。「より良い暮らしを送るためにできることには限界がある」という考えを受け入れることだ。そんな不自然な発想は、人類の歴史が始まって以来一度も現われたことがない。私たちはいつだって、限界とされるものを押し広げてきた。というより、生物としての本能がそう命じるのである。

元気で暮らせる期間を延ばそうとするのも、このプロセスの延長線上にあるものにすぎない。もちろんそれには困難とリスクと、重大な結果を伴う。その1つが人口の増加だ。しかし、それが問題を生じさせる可能性があるからといって、確実にそうなるわけではない。人間という生き物は、何かが起きたら新しい工夫で対応せずにはいられない。それが私たちの自然な本能だ。だとすれば問題は、地球の自然な恵みや不自然な恵みで支えられる人数が、80億か、160億か、200億かということではない。そんなのは不毛な議論だ。肝心なのは、私たちがこれからも科学技術を開発して時代の先を行けるのかどうか。人口増加に直面しても、むしろすべての生物が暮らしやすい場所へと地球を変えていけるかどうかなのである。

さて、私たちにはできるのだろうか。

当たり前だ。過去100年を振り返ってみればいい。

人口増加のペースは着実に落ちている

およそ7万4000年前、人類は絶滅の寸前まで追い込まれた。以後、西暦1900年までのあいだ、毎年微々たるペースで人口を増やしながら（そして少なくとも別の2種類のヒト科生物と交雑しながら）、地球上の居住可能な地域すべてに広がってきた。1930年の時点では、公衆衛生の発達と母子死亡率の減少により、人類の数は年間1％のペースで増加するまでになる。1970年の時点では、予防接種が普及したうえに食料生産量が世界規模で向上したことにより、増加率は年2％に上昇していた。

2％と聞くとたいしたことがないように思うかもしれないが、積み重なれば数は急速に膨れ上がっていく。10億人から20億人になるには120年あまりを要したのに対し、1927年にその節目に達してからはわずか33年で30億人へ、さらにはそれから14年で40億人にまで増加した。

こうして、2010年代末の地球には77億人あまりが暮らすまでになった。しかも、1平方キロメートルあたり毎年1人の割合でその数は増え続けている。[54] 一歩下がってこの状況を眺め、過去1万年の人口推移をグラフにしたらどうなるか。希少な生物だった人類が、他を圧する存在になるまでの道のりは、ほとんど垂直の壁を登っていくように見えるはずだ。爆弾の中に赤ん坊を描きたくなるのも、一見すると無理はないかに思える。

ところが、ここ数十年は人口増加のペースが着実に落ちてきている。主な原因は、基本的人権や経済的・社会的機会が向上するにつれて、女性が以前ほど子どもを産まない選択をするようになったことだ。

１９６０年代の後半になるまで、女性は世界平均で１人あたり５人あまりの子どもをもうけていた。以後、その平均値は急速に減少し、人口増加の割合もそれとともに低下してきている。世界の平均人口増加率は、１９７０年頃には年間２％だったのに対し、最近では約１％にまで落ち込んでいる。２１００年の時点ではそれが０・１％になると予想する研究者もいる。この傾向を受けて国連の人口統計学者は、世界人口が２１００年までに１１０億人に達してから横ばいになり、以後は減少に転じると予測している。[55]

すでに見たようにこの種の予測は、人間の平均寿命が現状通り八十代で終わりを迎えることを前提としている。だが、そうはなりそうにない。とはいえ、私の経験からいって、死亡が人口増加に及ぼす影響をたいていの人は過大に評価しすぎている。だから、人がなかなか死ななければ人口が大幅に増えると恐れているのだ。もちろん、死は人口を抑制する方向に働くが、程度はそれほど大きくはない。

ビル・ゲイツは、人間の健康状態を良くすることは賢い予算の使い方だと指摘し、それが実現しても人口過剰につながるわけではないと考えている。それがなぜかを説得力ある議論で訴えたのが、２０１８年に公開した動画「より多くの人命を救ったら人口過剰につながるのか？（“Does Saving More Lives Lead to Overpopulation?”）」[56]だ。答えを一言でいうなら、「ノー」である。

仮に今すぐ世界中の死を１つ残らず止めたとしたら、地球には毎日約15万人ずつが増えていく。１年間に換算すればおよそ５５００万人だ。多いように思うかもしれないが、その増加率は１％にも満たない。その割合であれば、人口があと10億人増えるのに18年かかる。今の人口の最後の数十億人がつけ足されたときを思えば、かなりのスローペースといっていい。しかも、子どもの数が世界レベルで減っているので、その増加分は簡単に相殺される。

人口が増えることに変わりはないものの、老化を遅らせると聞いて真っ先に心配するような指数関数的な増加にはならないわけだ。

それに、忘れないでほしいのだが、今の話はすべての死をすぐに止めた場合である。健康寿命が延びることに関しては楽観的な私でも、さすがにそこまでおめでたくはない。まっとうな科学者なら誰しもそうだろう。

今現在、地球に暮らしている人のほとんどは、１００歳まで届くのを十分に期待していい。１２０歳は今のところ寿命の上限とされているが、開発中のテクノロジーが実を結べば、多くの人がその年齢まで、しかも健康な状態で到達する可能性がある。さらには、エピゲノムのリプログラミングが真価を発揮するか、細胞に若いままでいてもらう別の方法を誰かが思いつくかすれば、今一緒に生きている仲間のなかから１５０歳に達する者が現われてもおかしくはない。最終的には、生物学的な上限の存在しない段階に入る。特定の年齢で死なねばならないと定めた法則など存在しないのだ。

とはいえ、こうした節目は段階を追ってゆっくりと実現していくものだ。死はまだまだかなり長いあいだ、人生の一部であり続けるだろう。もっとも、その時期については今後数十年でさらに遠くへと押しやられていくはずだ。

寿命が延びるという変化が起きる一方で、数十年前から出生率の低下が続いている。差し引きすれば、人口が増え続けるにしてもペースは遅く、過去１００年のあいだに経験したような爆発的な増加にはけっしてならないと考えられる。人口の増加が想像より緩やかなものになりそうなのなら、それを恐れるより歓迎したほうがいい。この１００年で起きたことを思い返してみてほしいのだ。人類は指数関数的な人口爆発を生き延びただけでなく、見事な繁栄を手にしたではないか。

人口が増加したこの世界での暮らしは確実に良くなっている

そう、繁栄である。もちろん、私たちが地球に与えた大規模な破壊は忘れていいものではないし、互いに対して働いた邪悪な行為はいうに及ばない。そうした失敗には当然ながら注意を向ける必要がある。失敗から学ぶにはそれしかないからだ。しかし、負の側面にばかり注目し続けていると、世界の現状や未来を考えるときにもそれに引きずられてしまう。イギリスのネット世論調査会社ユーガブが興味深いアンケート調査を行なった際に、先行きを悲観する回答が多かったのはそのためだ。ユーガブは先進9か国の住民に対し、「様々なことを勘案して、この先世界は良くなっていくと思うか、悪くなっていくと思うか、あるいは良くも悪くもならないと思うか」と質問した。すると、「良くなる」と答えた者は18%しかいなかった。

いや待て。18%というのはオーストラリアの回答者である。調査の対象となった西洋諸国のうち、オーストラリアはこれでも一番未来に希望をもっていた。アメリカなどは、世界が良くなるという確信がもてたのが6%にすぎない。

このアンケートでは、回答者個人の生活が良くなるか悪くなるかを尋ねたわけではない。これは注目すべきポイントである。質問したのは世界についてだ。しかも調査の対象となったのは、世界でも上位を占める豊かな国々である。[57] 回答者個人の生活水準であれば、近年にやや低下した気がしているとしてもおかしくはない。所詮それは最近まで、奴隷制と植民地支配による経済的利益によって支えられていたものだからだ。だが、世界に関してであるなら、膨大な情報にいくらでもアクセスできる立場にあるのだから、率直にいってもっと物の道理がわかっていてよさそうなものである。

一方、それ以外の国々では、未来を暗澹たるものとして捉える見方は少ない。むしろ正反対だ。世界の人口の約5分の1を占める中国で、イギリスの市場調査会社イプソス・モリが２０１４年にアンケート調査を行なった。すると、回答者のおよそ80%が、若い世代の暮らしは自分たちより良くなると答えた。同じ調査はブラジル、ロシア、インド、トルコでも実施され、やはり未来を明るいものと捉える傾向が同じくらい高い比率で現われている。これらの国々には、生活水準が向上してきているという共通点がある。[58] 生活水準が上向けば消費の増加を伴うのは確かだが、同時に出生率が低下し、貧困率が減少し、きれいな水や電気が利用しやすくなる。食料や住居も安定して確保できるようになり、医療も受けやすくなる。

要するに、未来を悲観するのは、現状が並外れて恵まれていることの裏返しである場合が多いのだ。だが、広く世界を眺めてみれば、世界がますます悲惨になっているという言い分は通用しそうにない。実際にそうではないからだ。

過去２００年は、人類の歴史が始まって以来の爆発的な人口増加を見た時代である。その間に、君主と植民地の総督以外はほぼ貧しい暮らしをしていた世界は終わった。今や社会はグローバル化し、極貧率は10%を切ってさらに急速に低下しつつある。また、地球の人口が数十億人増えたのと同じ世紀に、世界中で教育機会が向上した。１８００年、世界の識字率は12％だったのに対し、１９００年には21％になり、現在は85％である。私たちが今生きているこの世界では、５人中４人以上が文字を読むことができ、その大半は世界に関するほぼすべての情報に即時にアクセスできる状況にある。

過去１００年にこれほど人口が増加したのは、子どもの死亡率が低下したことが大きい。１９００年には36％だったものが、２０００年には８％を切るまでになっている。[59] 子どもの３人に１人が５歳の誕生日を待たずに命を終える世界のほうがいいなどと、まともな人間なら絶対に思わないだろう。

このように、人間の暮らしが様々な面でより良いものになったのは、人口が急増したにもかかわらず、なのか、急増したからなのか。私は後者だと考えているが、実際はどちらでもいい。要はその改善が人口の急増と同時期に起きたということだ。現代において、人間の不幸が増大することと人口のレベルに相関関係があるという証拠も、ましてや人口増加が不幸の原因になっているとする証拠も、今のところいっさい見つかっていない。むしろ、それとは反対の現実がある。世界はかつてないほど人で溢れていながら、かつてないほど多くの人にとって暮らしやすい場所となっているのだ。

ハーバード大学の心理学者スティーブン・ピンカーは、著書『21世紀の啓蒙――理性、科学、ヒューマニズム、進歩』（草思社）のなかでそれをこう表現している。「死ぬより生きるほうがいい。病気より健康がいい。飢えるより食べられるほうがいい。乏しいより豊富なほうがいい。戦争より平和がいい。危険より安全がいい。圧政より自由がいい。偏狭や差別より平等な権利がいい。字が読めないより読めるほうがいい。これらの点には、ほとんどの人がそうだと頷いてくれるはずだ[60]」。１００年前の地球は今よりずっと人が少なく、人生もはるかに短かった。その頃と比べると、現代はピンカーが挙げたすべていて大幅に改善されている。

だから、今よりもっと人で混み合った惑星がどうなるかを思い描くとき、かつてないほど良い暮らしを送る人の割合が増えていると考えるほうが、私にとってはよほどしっくり来る。科学的に捉えれば、そういう夢を見る以外の選択肢がないのだ。

では、なぜそういえるのか。人口が増加し、長く生きる人の数が増えてもなお、暮らしが良くなると断言できるのはどうしてなのか。

そこには数々の要因が関わっている。あらゆる世代の人的資本が絡み合うことで、プラスの効果が生まれるというのもその1つだ。しかし、たった一言で説明しなければならないとしたら、その一言とは――「高齢者」である。

高齢者が活躍できる社会へ

2014年6月、カリフォルニア州のサンディエゴはうららかな陽気に恵まれていた。マラソン大会に参加するため、何千人ものランナーがずらりと位置につく。そのなかに、70歳頃と思しき女性が1人交じっていた。ランナーの大多数が二十代から四十代であることを思うと、女性はそれだけでも例外的な存在といえる。

ただし、その女性ハリエット・トンプソンは七十代ではなかった。91歳だったのである。そしてその日、トンプソンは九十代女性の全米記録を2時間近く更新してみせた。

翌年も同じ大会に参加したときにはタイムを少し落としたものの、完走した最高齢女性の記録を塗り替えた。「行け、ハリエット！」の声援に応えてゴールテープを切ったとき、赤、白、青の紙吹雪が降り注いだ。[61]

　トンプソンは走ることを通して、白血病リンパ腫協会向けに10万ドル以上の寄付金を集めた。その行動力においても、心の大きさにおいても、凡人にはとうてい真似のできない並外れた存在といえる。しかし、その肉体で成し遂げたことまでが、真似できないものである必要はない。将来的には、スタート地点で若い参加者のなかに九十代のマラソンランナーの姿があっても、誰も二度見をしなくなるだろう。というより、ベテランランナーたちの年齢を当てるのが難しくなっているに違いない。

　同じことは暮らしのあらゆる場面で起きる。教室では九十代の教師が前に立ち、私の父のように新しい仕事を始めようとする七十代の生徒を指導する。家では高齢の夫婦が、自分の孫の孫と取っ組み合って遊んでいる。職場では高齢の労働者が敬われ、雇用者は競って彼らを雇おうとする。この最後の点については、経験が物をいう職業ですでにそういう状況が生まれているのを目にするはずだ。

　鍵を握るのは、過ごしてきた時間の長さである。

　古《いにしえ》の文化では、高齢者が知恵袋として尊ばれていた。それはそうだ。文字もない、ましてやデジタル情報などあろうはずもない時代には、古老たちだけが知識の源泉だったからである。それが短期間で大きく変わるきっかけをつくったのが、15世紀ドイツの金細工師ヨハネス・グーテンベルクだ。活版印刷を発明し、それが「印刷革命」をもたらしたのである。その後、19世紀から20世紀にかけて「教育革命」が起こり、情報が入手しやすくなったのに呼応して識字率が向上する。長く伝えられてきた情報を得るのに、もはや長老たちばかりに頼らなくてもよくなった。高齢者は、かつては社会が適切に機能するために欠かせない財産とみなされていたのに、しだいに厄介者扱いされるようになる。

ノーベル文学賞を受賞したアイルランドの詩人シェイマス・ヒーニーは、老いゆく親との複雑な関係を「纏《まと》わりつく者」（『シェイマス・ヒーニー全詩集』〔国文社〕所収）という詩に綴っている。見たところ、自身の父親を題材にした作品のようだ。かつて父は、いっぱいに張った帆のような肩をしていて、幼いシェイマスは「つまずき転びながら」父のあとを追いかけた。詩は次のような一節で終わる。「ところが今は／つまずいてばかりいるのは父のほうで／私の後ろを離れようとしない」

この切ない詩と同じ心情を綴ったのが、１９５９年の『ライフ』誌に掲載された「高齢――個人の危機、アメリカの問題」という記事だ。[62]

「問題がこれほど大きく、また解決策がこれほど不適切だったことはかつてない。１９００年以来、医療が向上したおかげで平均寿命は20年延びた。現在では、１９００年当時の5倍もの高齢者がいる。
……男性が引退し、女性の夫が亡くなると、高齢問題はほとんど一夜にして訪れる」

私がケープコッドの古書店で、かび臭いこの雑誌を見つけたとき、初めは現在と１９５９年とで男女平等の概念がいかに隔たっているかに驚いた。だがすぐに、高齢者が社会に溢れることを災いと捉える考え方が、昔も今もほとんど変わっていないことに愕然とした。年寄りをどうすればいい？　連中のせいで病院はいっぱいになってしまうのでは？　いつまでたっても働きたがったらどうする？

こうした見方がとりわけ顕著なのが、仕事の現場においてだ。年齢による差別が蔓延している。雇用担当者などは、自らの偏見を隠そうともしない。高齢の労働者は病気になりやすく、仕事が遅く、新しいテクノロジーを扱えないと決めてかかっている。

もちろん、これはすべて間違っている。とくに指導者の立場にある人や経営者についてはまったく当てはまらない。

高齢者の能力は非常に高い

確かに昔は、テクノロジーを習得するのに時間がかかったかもしれない。しかし、現代の教養ある高齢者は、65歳より若い世代と同じくらいテクノロジーを使いこなしている。忘れてはいけない。彼らの世代が月にロケットを送り、超音速旅客機やパソコンを発明したのだ。

「職務を遂行する能力は、あらゆる面において年齢を重ねるほど向上する」。そう語るのは、ペンシルベニア大学ウォートン校の人材センター所長を務めるピーター・カペリ教授である。カペリは、高齢者に向けられがちな固定観念について調査した結果、そういう結論に達した。「もっと構図が不明瞭になるかと思っていたが、そうではなかった。高齢の労働者がこれだけ優れた職務能力を有していながら職場で差別を受けているというのは、まったく理解に苦しむとしかいいようがない[63]」

２０１２年から２０１７年にかけて、アメリカの大手企業で新しくＣＥＯに就任した人の平均年齢は、45歳から50歳に上昇した。なるほど肉体労働であれば、高齢者が20歳の頃と同じように働くのは無理だろう。だが、経営やリーダーシップに関しては逆である。著名な企業のトップを何人か思い浮かべてみるといい。本書執筆時点で、アップル社のＣＥＯティム・クックは58歳。マイクロソフト社の共同創業者ビル・ゲイツは63歳。最近ペプシコ社のＣＥＯを退任して、今はアマゾン社の取締役を務めるインドラ・ヌーイも63歳だ。投資会社バークシャー・ハサウェイのＣＥＯウォーレン・バフェットなどは、87歳である。いずれも、いわゆる「テクノロジー恐怖症」とは無縁だ。

誤った固定観念のせいで、企業が優れた労働者を失うに任せているのは、なんとももったいない限りである。しかもそれが国レベルのみならず世界レベルで起きていて、まだまだ働き盛りの何百万という人々を一線から退かせている。それもこれもすべては、年齢に対する旧態依然とした見方のせいだ。そんな捉え方は現時点でも間違っているし、近い将来にはなおさら見当外れになる。アメリカでは１９６７年に「雇用における年齢差別禁止法」が制定された。おかげで41歳以上の市民は、年齢を理由にした雇用差別から法律で守られている。ところがヨーロッパでは、ほとんどの労働者が六十代半ばで引退を余儀なくされている。大学の教授であってもそうだ。仕事に脂が乗り始めたばかりだというのに。結局は、革新を続けるために、とびきり優秀な頭脳がアメリカに流出する事態を招いている。

これはヨーロッパ全体の損失であり、時代錯誤も甚だしい。

たとえばあなたが大企業の運送部門の責任者で、数十万ドルを出して新しいトラックを購入するとしよう。25万キロ近く走ることが実証されているモデルと、その倍は行けることがわかっているモデルがあったら、どちらにするだろうか。ほかの条件がすべて同じだとしたら、長もちするほうを選ぶのはいわずもがなだ。それが正しい金の使い方である。

しかし、人間が相手だと私たちはなかなかそういう風に考えられない。確かに人間は製品ではなく、組み立てラインから転がり出てくるわけではないのだから、そんな捉え方は人情に欠けるように感じられるのだろう。だが、人間は投資対象にほかならない。世界のどんな社会も、住民の1人1人に投資しているのと同じだ。主に教育や訓練を施すことで、その投資が「生涯にわたる税金」というかたちをとって返ってくるようにする。この投資は、すでに社会に途方もない恩恵をもたらしている。というのも、政府が教育に1ドル支出するたびに、国家のGDP（国内総生産）が平均して20ドルほど上昇するからだ。[64] しかもこれは今現在の話である。老化に伴う疾患と死によって、生産性の高い年月が人生から奪われている現代であってもそうなのだ。だとすれば、働き盛りの年数をもっと長くできたら、社会はどれだけの見返りを得られることか。想像してみてほしい。

現在のアメリカとヨーロッパでは、50歳から74歳までの約2人に1人が運動障害を抱え、およそ3人に1人が高血圧である。心臓疾患か糖尿病と闘っている人は10人中1人を上回り、20人に1人あまりががんか肺疾患に苦しんでいる。[65] 複数の疾患にかかっている人も少なくない。それでも、思考力を要するほとんどの課題と、文章作成、語彙、リーダーシップの面で、彼らの能力は若者を大きく引き離している。

健康な寿命を延ばすことができれば、社会の投資は何倍にもなって戻ってくる。労働力として貢献できる期間が長ければ長いほど、その見返りは大きい。だからといって、人が仕事をし続けなくてはいけないといっているわけではない。社会からの投資を返し終えたら、そして自活できるなら、気の済むまで好きなことをすればいいと思う。ただ、今よりずっと長く健康でいられる生物へと私たちが進化していくにつれて、どういう人が働くべきかという古い固定観念がたちまち改められていくのは間違いない。

高齢の労働者が労働市場を圧迫するという誤った考え

定年退職する人がいなければ、若い労働者が仕事から「締め出される」のではないか。そう心配する人は大勢いる。私は違う。国家が停滞するのは、仕事が足りないからではない。新しい発想を取り入れたり、人的資本を活用したりするのを怠るからである。定年年齢の低い国でＧＤＰが少ないのはそのためだ。オランダ、スウェーデン、イギリス、ノルウェーでは定年年齢が66〜68歳なのに対し、モルドバ、ハンガリー、ラトビア、ロシア、ウクライナでは60〜62歳である。[66]私は若者に対して何も含むところはない（彼らを毎日教え、訓練している）。だが、科学と技術がますます複雑になっているのを思うと、何十年も経験を重ねた者の知恵から若者が学ぶべきことは大いにあると考えている。

古い雑誌をめくっていると、昔の人が何を恐れていたかがよくわかる。それはいつの時代も変わらない。「人が多すぎて資源が不足する」か、「人が多すぎて仕事が足りなくなる」だ。

先ほどと同じ『ライフ』誌の１９６３年版を見ると、１つの記事がこう訴えていた。自動化は「人間に取って代わるものだ。すでに数十万人がそのせいで仕事を失い、この先もっと多くの人が職を追われるだろう[67]」

続けて記事は、このテーマに関する当時としては最新の研究結果を引用する。「今後20年のあいだには、独創的な思考の面でも信頼に足る仕事をする機械が登場し、それが研究室の外でも利用できるようになる。その仕事ぶりは、十人並みに『頭を使える』はずの人間の大半と確実に同等のものになる」

記事は、不吉な予言を綴ったあとでこう締め括っている。「私たちは急速に人間を使わなくなっている一方で、皮肉にもかつてないほどの速さで人間を生み出している」

この恐れが現実のものとなることはなかった。現状を乱すもう1つの大きな変革に直面したときにも、やはり予言が成就することはなかった。何かというと、女性の就業率が向上したことである。１９５０年、アメリカにおける女性の労働参加率は約33%だった。20世紀が終わる頃には、その数値が2倍近くになっていた。その間の数十年で、何千万人もの女性が働き始めたが、何千万人もの男性が職を失うことにはつながっていない。

労働市場はピザではない。切り取れるピースの数が決まっているわけではないのだ。誰もが1切れもらうことができる。それどころか、男女を問わず高齢者の労働参加が増えることは、社会保障制度の破綻という懸念を解消する特効薬になるかもしれない。制度を維持するための答えは、人々を無理やり長く働かせることではなく、働きたい者が働くのを許すことである。元気なまま数十年間長く仕事をし、それに伴う給与と敬意とメリットを得ることができるなら、そうしたいと願う人は大勢いる。しかも、意味ある仕事を通して、人生の目的を見出すことができるのならなおのことだ。

いつまでも働き続けられれば経済のあり方は根本から変わる

今現在であっても、伝統的な定年年齢を超えて（たとえパートタイムではあれ）働くことを考えているアメリカ人はたくさんいる。それは、そうする必要があるからというより、そうしたいからであるケースが多い[68]。また、一般には「老後」とみなされる年齢になっても、仕事で疲れを感じたり、職場でまごついたり、ぞんざいに扱われたり、通院のためにたびたび休みを取ったりしなくてもいいのだと気づく人が増えれば、ますます多くの人が職業人としての自分を失いたくないと思うはずだ。年齢による差別はなくなる。なにしろ、そもそも誰が年上かを見極めるのがどんどん難しくなっていくのだから。

もしもあなたが政治家で、意味と実りのある仕事をすべての人に提供するにはどうすればいいかと悩んでいるなら、ボストンの例を考えてみればいい。私の住んでいる街だ。ボストンはアメリカ初の大学を１７２４年に、アメリカ初の特許局を１７９０年に開いて以来、数々の発明を生む舞台となってきた。電話、レーザー、レーダー、電子レンジ、インターネット、フェイスブック、ＤＮＡ解析、それからゲノム編集もだ。２０１６年だけでも、ボストンには１８６９社の新興企業《スタートアップ》が誕生し、マサチューセッツ州全体では特許の出願件数が７０００件を超えた。これは、人口１人あたりの件数で行くとカリフォルニア州の約2倍に相当する[69]。これまでアメリカや世界のためにボストンがどれだけの富を生み出し、どれだけの仕事をつくり出してきたかは知るすべもない。だが、２０１６年に関していえば、ボストンのロボット産業だけでも１２２社のスタートアップを世に送り出し、４７００人あまりの雇用を創出した。そして、16億ドルの税収を州にもたらしている[70]。

年齢にかかわらず、場合によっては熟練度すら問わず、働く能力のある人々のために仕事を生み出す。そのためには、高い技術をもった人材を雇うような企業を設立・誘致するのが一番だ。市民が豊かになり、諸外国から羨まれるような国にしたいなら、定年年齢を引き下げたり、高齢者に治療を思い留まらせたりするようなことをしてはいけない。たとえそれが、予算を節約して若者の場所をつくるためだとしても、である。逆に、市民が健康で生産性の高い状態を続けられるように努力し、教育と革新を阻むあらゆる壁を打ち壊せばいい。

ボストンに暮らし、大好きな仕事をしていられるのがどれだけ幸せか、私は努めて意識するようにしている。体の面でも頭の面でも健康だと思える限り、私は引退などしたくない。80歳の自分を思い描くとき、50歳の頃とたいして変わらない気分でいる人物が見えてくる（リプログラミングがうまく行っていれば、外見もそれほど違わない）。その人物は、今の私と同じようにほとんど毎朝ハーバードの研究室に入っていき、種々雑多な研究者たちからエネルギーと前向きな信念を浴びせられる。どの研究者も、何十億という人々の暮らしを良くするための発見をしようと奮闘している。ほかの科学者たちを導き教えるうえで、自分の60年なり70年なりの経験を活かせるなら、こんなに素晴らしいことはない。

人が80年でも90年でも、あるいは１００年でも働き続けることを選ぶようになれば、経済のあり方は根本から変わるだろう。比喩としても文字通りとしてもタンスにしまい込まれた資金は、すでに数兆ドルに上る。こうなるのは、体が弱って仕事ができなくなったときに金がなくなるのを恐れているからだ。だが、仕事をしたい人や仕事の必要な人が、いくつになっても活躍できる選択肢があれば、わずか数年前ですら考えられなかったような自由が手に入るだろう。夢を叶えたくても、新しいことを始めたくても、事業を興したくても、あるいは新たな学究の旅に出たくても、そのために貯蓄を崩すのにはリスクが伴う。だが、長い期間働くようになれば、それはもはやたいしたリスクではない。長く充実した人生を送るための投資の１つにすぎなくなる。

しかもその投資は、別のかたちでも報われることになるのだ。

老化を遅らせることによる経済効果

デイナ・ゴールドマンは否定的な見解をいやというほど耳にしてきた。

ゴールドマンは南カリフォルニア大学の経済学者として、過去数十年に医療費が大幅に上昇したことを人一倍理解していた。それも母国のアメリカだけでなく、世界中でその傾向が現れている。なぜ増えたかといえば、人間の寿命が延びたために、長い期間病《やまい》に苦しむ患者の数が増加したためだ。また、公共の福祉を目的にした年金のような制度が、いつか破綻するのではないかという絶えざる悪夢についてもゴールドマンは十分に認識していた。数十億もの人々が今以上に高齢化したら、確かに経済が壊滅的な打撃をこうむるかに思える。

その一方で、ゴールドマンが数年前から気づき始めたのは、寿命を長くするのと健康寿命を延ばすのとでは違いがあるということだ。現状では、高齢化は経済にとって二重の打撃以外の何物でもない。病気になった成人は、金を生み出すこともやめるうえに、ただ生きるがために多額の医療費を必要とするようになるからである。

だが、高齢者がもっと長く働けるようになったら？　医療費を今より使わないとしたら？　ボランティアや後進の指導や、ほかの何らかの奉仕活動というかたちで、社会に利益を還元できるとしたら？　あくまで仮定の話ではあるが、健康な年月が長く延びることで大きな価値がもたらされ、経済面での打撃が緩和されるのではないか？

そこでゴールドマンは計算をしてみることにした。老化を遅らせることによる経済効果を予測してみようと考えたのである。

その際は、優れた経済学者の例に漏れず、厳密かつ慎重な見積もりを心掛けた。やがて、ゴールドマンはチームと共に4通りのシナリオを作成する。1つは、支出と貯蓄のパターンが現状と変わらないという前提のもの。2つは、特定の病気の発症を遅くすることに多少の進展があるとしたもの。もう1つは、老化を遅らせ、老化特有の症状をすべて減少させられるようになったと仮定したものである。どのシナリオについても50回ずつシミュレーション・プログラムを走らせ、その結果を平均した。

得られたデータを精査してみると、あることが明確になる。どれか1つの、あるいはどれか数個の病気を減らしたくらいでは、大勢《たいせい》にあまり影響がないということだ。ゴールドマンのチームはオンライン医学誌『コールド・スプリング・ハーバー・パースペクティブ・イン・メディスン』に次のように報告している。「1つの病気を食い止めることに前進が見られても、いずれは代わりに別の病気が現われる。しかしながら、老化自体を遅らせれば、大きな後遺症を残す病気や命に関わる病気のリスクが、すべて一度に低下することがデータから示唆されている」[71]

改めてはっきりいっておくが、それはまさしく私が訴えていることにほかならない。老化を遅らせ、さらには若返りすら図れるようになれば、病気の重荷が全体として軽くなるのである。結果として医療システムは大幅に向上するだろう。かつては数十万ドルもかかっていたような治療法はすたれ、錠剤を飲むだけで対処できるようになる。しかもその薬も、いずれはわずかなコストで製造されるようになる。人生最後の日々は自宅で家族と共に過ごせる。いわゆる「エイジング・イン・プレイス（住み慣れた土地で老後を過ごすこと）」を実践するだけのために、地域の高齢者施設に大枚をはたくこともない。現在は、すでに死の淵へ落ちかけている命をどうにか数週間つなぐだけのために、数兆ドルが費やされている。しかしそれは、考えるだに忌まわしいこととみなされるようになるだろう。

私たちは長いあいだ個々の病気と闘い続けてきた。しかし、そうしなくてもよくなれば、その「戦費削減」は非常に大きいものになるはずだ。[72] ゴールドマンの推計では、老化を遅らせることによる経済効果はアメリカだけでも50年間で7兆ドルを超える。しかもこれは慎重な見積もりだ。体の不自由も病気もなしに暮らせる高齢者の比率が、多少改善するという前提にすぎない。だが、具体的な金額はどうあれ、経済効果は「急速に高まり、未来のあらゆる世代に広がっていく」とゴールドマンのチームは指摘する。なぜなら、老化の治療法をひとたび突き止めれば、その知識が消えてなくなることはないからだ。

医療費の削減で浮いた予算を科学研究や教育に回す

戦費削減で浮いた予算のほんの一部だけでも研究に回せば、新たな黄金時代が到来する。そこには、胸躍る数々の発見が待ち受けているだろう。才気溢れる大勢の研究者が、人間の健康寿命を延ばす闘いを続けるのみならず、現在私たちが直面している数々の難題に取り組めるようになるからだ。たとえば地球温暖化、感染症の増加、クリーンなエネルギーへの移行、良質な教育の利用機会の向上、食料の安定確保、生物の絶滅防止などである。老化に伴う病気を1つ1つ叩くために毎年何十兆ドルもつぎ込んでいるうちは、こうした課題を効果的に解決することなど望めない。

現時点では、私たちの知的資本の多くがモグラ叩き式の医療に振り向けられている。しかし、世界には何千という研究室があり、何百万もの研究者がいる。多いように思うかもしれないが、世界で見れば研究者の人口は全体の0・1％を占めるにすぎない[73]。モグラ叩き式の病院や医院に縛りつけられている物的・知的資本を、一部だけでも解き放つことができれば、世界の科学はどれだけ速く進展するだろうか。

　この解き放たれた力をさらに高めるのが、女性だ。妊娠、出産、子育てができる期間を延長することができれば、女性は強力な戦力となる。私の研究室で行なった動物実験からは、人間の女性の生殖可能期間を最大で10年延ばせることが示唆されている。それが事実なら、じつに素晴らしい可能性が開ける。なにしろ、アメリカでは働く女性の43％が一定期間仕事をやめており、それはほぼ決まって子育ての重責を担うためだからだ。仕事に戻らない者も多い。女性の寿命と生殖可能期間が長くなれば、仕事を離れることの影響は相対的に小さくなる。今、私たちが暮らしているこの世界では、大勢の人が、とりわけ女性が、仕事の成功と子育ての二者択一を迫られている。今世紀が終わる頃には、かつてそんな時代があったことを悲しく振り返れるようになっているに違いない。

　さらにここに戦力として加わるのが、今は年齢差別のせいで活躍できていない男女の知的能力だ。「そろそろ引退すべき」という固定観念を社会から押しつけられ、あるいは病気のせいで仕事への気力と体力をかつてほど維持できなくなった人たちである。健康寿命が増加すれば、七十代や八十代の大勢の高齢者が再び働き始め、ずっとやりたかった仕事についたり、若いとき以上に稼いだりするようになる。あるいは私の父のように、地域社会に役立つ仕事をしながら孫の子育てを手伝うのもいいだろう。医療費の削減で浮いた予算を回せば、70歳以上の高齢者に再訓練のための奨学金を数年にわたって支給することもできる。高齢者はそれを使って、また学校に戻るもよし、ずっとやりたかったができなかった仕事を新たにスタートするのもよしだ。誤った決断を下してしまったために、あるいは単に人生がうまく行かなかったために、望んでいた道を諦めるのはよくあることだからだ。

70歳を過ぎても元気で働く人が増えれば、職場では彼らの様々な経験を分け与えてもらえる。長年尊ばれてきた信頼できる知識も教えてもらえるし、ベテランらしいいぶし銀のリーダーシップも発揮してもらえる。今は乗り越えられないように思える幾多の問題も、健康寿命が延びて経済的・知的資源が途方もなく大きくなれば、様相がまったく違って見えてくるはずだ。

いや、女性や高齢者だけではない。私たち全員が最高の自分として世界と関わることができれば、こうしたことはなおさら夢ではなくなるのである。

一番重要なこと——長い人生がもたらす人間らしさ

1970年代の初め、2人の心理学者が「善《よ》きサマリア人《びと》のたとえ」を検証してみることにした。ご存じの通り、これは聖書のなかでイエスが語るたとえ話である。追いはぎに襲われて傷を負わされた人が道で苦しんでいたとき、聖職者たちは見て見ぬふりをしたのに対し、異邦人であるサマリア人だけが助けてやったというものだ。日頃このたとえ話を胸に刻んでいる者なら、困っている人を見たときも通り過ぎずに親切にするに違いない。心理学者たちはそう考えた。そこで若い役者を1人雇い、プリンストン神学校グリーンホール別館の玄関脇にある小道に連れていった。そこで、体を折り曲げて咳き込ませ、苦しむ芝居をさせることにする。

心理学者たちはまた、別館でスピーチをしてもらうという名目で40人の神学生を募った。学生たちはまず、キャンパス内のとある建物に向かうように告げられる。そこでアンケート調査に答えたあと、1人1人が次の3つのうち1つの指示を受ける。1つめは、まだ時間が十分にあるので慌てず別館に向かえばいいというもの。2つめは、今すぐ出ればちょうど間に合うというもの。そして3つめは、遅れそうなので急いだほうがいいというものだ。

「急ぐ度合いの大きい」グループでは、立ち止まって病人を助けたのが10%しかいなかった。改めていっておくが彼らは神学生である。それなのに困っている同胞を見捨てたのだ。1人などは、苦しむ病人の上をわざわざまたいだほどである。

一方、「急ぐ度合いの小さい」グループのほうは、60%あまりが足を止めて救いの手を差し伸べた。つまり、この実験で違いを生んだ要因は、個人の道徳心でもなければ宗教に関する学識でもない。急がなくてはいけないと感じているか否かだけだったのだ。[74]

もちろん、この発見自体が目新しいわけではない。イエスが最初に「善きサマリア人」の話をしたのと同じ時代には、古代ローマの哲学者セネカが、どんなに忙しくても足を止めてバラの香りを嗅ぐ余裕をもてと自らの信奉者たちを諭していた。こう記している。「過去を忘れ、現在をおろそかにし、未来を恐れる者には、人生は短く、不安に満ちている」[75]

人生の素晴らしさを味わえぬ者にとって、時間は「非常に安価なものとみなされている……それどころか何の価値もないとされている」。セネカはそうも嘆いている。「こうした人々は、時間がどれだけ貴重かわかっていないのだ」

健康寿命が延びたときに社会がどんな恩恵を受けるかを考えるとき、この側面が注目されることはほとんどないかもしれない。しかし、これこそが最も大きなメリットとなる可能性を秘めている。時間が刻々と過ぎていくのがそれほど怖くなくなれば、ことによると私たちは急ぐのをやめ、深呼吸をするようになるのではないか。私たちは目先のことに動じないサマリア人になれるのではないか。

ここでは「ことによると」を強調しておきたい。今述べたことは科学というより仮定であると、誰よりも自分がわかっているからだ。しかし、サンプル数の少ないこのプリンストン神学校の実験だけでなく、その前にもあとにも様々な研究がなされていて、どれも同じ結論に達している。つまり、時間があるとき、人間は格段に人間らしくなるということだ。ただ、こうした実験では、数分ないし数時間の余裕があった場合の人間のふるまいを調べているにすぎない。

では、数年の猶予があったらどうなるだろうか。数十年だったら？　数百年だったら？

２００年や３００年余分にあったところで、誰一人行動を変えない可能性もある。所詮、宇宙という壮大な枠組みのなかでは３００年など物の数ではない。私の最初の50年は瞬《また》きするまに過ぎていった。もしかしたら、１０００年といえどもたかだか瞬き20回分で、短いように感じられるかもしれない。

具体的な長さはどうあれ、そうしたプラスアルファの年月が実際にもたらされたとき、大事なのは私たちがそれをどう使いたいかである。危険をはらんだ道をたどって暗黒郷へと堕ちていき、結局は破滅を迎えたいのか。それとも一致団結して、どんなバラ色の夢をも凌駕する理想郷を築いていきたいのか。

今、どんな決断を下すかによって、私たちのつくり上げる未来がどちらになるかが決まる。この決断は重要だ。気候変動、経済に深刻な負荷をかける様々な問題、この先予想される社会の激変。こうした要因によって世界が危機を迎えるのを回避するには、病気や、体の不自由を防ぐことこそが何にも増して大きな効果をもつ。失敗は許されない。

人類の歴史が始まって以来、これほど重大な選択はないのだから。

第9章　私たちが築くべき未来

科学者による未来予想

１９０８年、ライト兄弟が空を飛び始めてからわずか5年後に、Ｈ・Ｇ・ウェルズは『空中戦争（*The War in the Air*）』という作品を発表した。ドイツ軍が、イギリス、フランス、アメリカに対して空中戦を仕掛けるという内容である。

これは見事に現実となった。「ウェルズには先見の明がある」などという単純な言葉では、とうてい片づけられないくらいである。

１９１４年に万国国際法学会は、空飛ぶ機械から爆弾を落とすのを禁止しようとした。[1] だが、そんな決議では効力が小さすぎ、しかも遅きに失した。１９１７年には巨大なドイツの軍用機「ゴータ」が、イギリスへの空爆を開始する。その年、ロンドンから西に３００キロ近く離れた町で、アーサーという名の赤ん坊が生まれた。のちに20世紀を代表するＳＦ作家となる人物、アーサー・Ｃ・クラークである。有名になるにつれて、しだいにクラークは未来を予言することを「気の滅入る危険な仕事」とみなすようになっていった。確かにそうかもしれない。それでもクラークはその仕事がじつに得意で、人工衛星、家庭用コンピュータ、電子メール、インターネット、グーグル、ライブ動画配信、スカイプ、それからスマートウォッチの登場を予見している。

　クラークは科学者に対して手厳しい見方をしていた。いわく、30代の物理学者は年をとりすぎていて使い物にならない。ほかの分野の科学者は、おそらく40歳ですでに「老衰」が始まっている。50歳を超えた科学者は「役員会議に出る以外の存在価値はなく、どんな手を尽くしてでも研究室から締め出さなくてはならない！」

　晩年になって、クラークはシリーズ物のインタビューに臨んだ。そのほとんどは録音されたうえで、公表前に編集されている。というのも、ポリオ後症候群の影響で言葉が滑らかに出てこなかったからだ。1つのインタビューのなかでクラークは、用済みになった科学者にも使い道があることに気づいたと明かしている。「輝かしい経歴をもつ年配の科学者が『何かが可能だ』と語るとき、その言葉はほぼ確実に的中する。その人物が『何かが不可能だ』と語るとき、その言葉は十中八九外れる[2]」

　私は現在50歳の科学者だ。輝かしい経歴の持ち主と呼ぶ人もいるかもしれない。少なくとも、教え子たちは絶対に私を研究室から締め出したいはずだ。だとすれば、自分の予言に自信があるとはいえないものの、未来を予想してもいいだけの資格は十分にもっているように思う。

　私はときどきアメリカ連邦議会の議員などから、これからの科学技術について質問を受けることがある。どのような飛躍的進展があるか、それはどのように活用ないし悪用されるおそれがあるか。数年前には、未来における生命科学の進歩のうち、国家の安全保障に関係するもの上位5つについて意見を述べた。内容は教えられないが、あの場にいたほとんどの人はサイエンスフィクションだと思ったに違いない。おそらくは２０３０年を待たずに実現するだろうとそのときは説明したが、半年と経たずに5つのうち2つが科学的事実《サイエンスファクト》となった。

１２５歳のハードルを超える人がいつ現れるのか、具体的なところはわからない。だが、先駆けとなる人がつねにそうであるように、最初の1人は間違いなく例外的な存在だろう。しかし、わずか数年で仲間が1人増える。それからさらに数十人、数百人と続いていく。そうなればもはや注目するほどの出来事ではない。そして、それよりもっと長い寿命がしだいに普通になっていく。22世紀のどこかの時点では、世界初の１５０歳が登場してもまったくおかしくはない（そんな馬鹿なといわれそうなので伝えておくが、今日アメリカで生まれる子どもの半数は２１２０年の大晦日を祝うと考える研究者もいるのだ。例外どころではない。半数だ[3]）。

そんなことが起きるわけがないと思う人は、科学を知らない。さもなければ信じたくないのだ。どちらにしても、ほぼ確実に間違っている。物事の進展が非常に速いので、生きているうちに自分の誤りを悟る人も少なくないのではないだろうか。

何歳までなら生きられると定めた生物学の法則など存在しない。死亡時の平均年齢が80歳でなければならないと、科学が命じているわけではないのだ。それをいうなら、神がそう命じているわけでもない。なんといっても、旧約聖書の「創世記」35章28節には、「イサクの生涯は百八十年であった」と記されているのだから[4]。

来たる健康長寿社会に向けてなすべきこと

本書で説明してきた様々な科学技術のおかげで、人間の健康寿命が延びることに疑いはない。具体的な時期と方法についてはそこまで確かではないものの、大まかな道筋はかなりはっきりと見えている。ＡＭＰＫ活性化分子とＴＯＲ阻害分子、そしてサーチュイン活性化化合物（ＳＴＡＣ）に実効性があることについては、幅広く強固な証拠が集まっている。すでに、メトホルミン、ＮＡＤ増強分子、ラパログ（ラパマイシン類似体）、セノリティクス（老化細胞除去薬）については効果が確認されている。そのうえ、あらゆる病気の母である老化を治療すべく、世界中の優れた研究者がどんどんこの地球規模の闘いに加わりつつある。それにつれて、さらに効果の高い分子や遺伝子治療の発見される確率が、日を追うごとに高まっている。

ほかにも、細胞リプログラミングのように、寿命をさらに延ばして健康を高めるテクノロジーの開発も進んでいる。また、本当の意味で個別化された医療が普及すれば、私たちの体をうまく機能させ続け、病気を防ぎ、先々厄介の種になりそうな問題に先回りして手を打つことができる。もちろん、長寿遺伝子をプラスの方向に働かせるために、今すぐできる簡単な方策も色々ある。

健康寿命の大幅に延びる未来がかならず訪れるのだとすれば、その未来の世界をどういうものにしたいだろうか。

裕福な者が貧しい者よりもはるかに長生きし、そのおかげで年を追うごとにますます裕福になっていく――そんな未来でもあなたは平気だろうか。増え続ける人口が、残り少ない資源をむさぼり尽くし、世界はしだいに住むに適さない場所へとなり果てる——そんな未来をあなたは生きたいだろうか。

もしそうなら、何もする必要はない。現状通りを続けていけば、人類の寿命が延びようが延びまいがきっとそこにたどり着く。あとは椅子に深々と腰かけてくつろぎ、世界が滅びるのを眺めていればいい。

しかし、未来の可能性はもう1つある。若々しくいられる時期を延ばすことによって、すべての人の繁栄と、世界の持続可能性と、人間の尊厳を大きく高めることへとつながる未来だ。その未来では、モグラ叩き式の医療産業複合体から膨大な資源を解き放つことで、ほかの課題に大々的に取り組むことができる。この惑星に長く生きてきた人々が、その知識と技能によって敬われる未来。そして世界中が「善きサマリア人」となる未来だ。

ただし、その未来は保証されているわけではなく、闘ってつかみ取らなくてはならない。

私たちにはいくつかなすべきことがある。

医学研究に公的資金が欠かせない理由

私は起業家としていくつものバイオベンチャー企業を立ち上げ、革新を信奉して実践してきた。私とチームが難しい問題を解決しようとしていることに対し、人々が投資してくれるのをありがたく受け取ってもいる。つまり、自由市場の恩恵にあずかってきた。

しかし、こと医療に関しては、優れた研究や公正な結果が自由市場から魔法のように湧いて出るわけではない。私はそのことも重々承知している。どんな研究分野であれ、何より重要なのは公的資金と私的資金のバランスだ。うまくバランスがとれていれば、制約のない探求が可能になり、発見の初期段階に対しても出資が促される。また、研究に対する世間の当事者意識も高まるおかげで、新たに得られた知識をできるだけ大勢の人に利用してもらいやすくもなる。

ところが、近年ではこのバランスがますます危うくなっている。第二次世界大戦以降、アメリカにおける基礎科学研究の大半は連邦政府によって資金が助成されていた。それなのに、２０１７年からはそうではなくなったのである。

科学研究に連邦政府の助成金を支給する制度は１８８０年代に始まった。アメリカ国立衛生研究所（ＮＩＨ）の前身であるニューヨーク海兵隊病院に対し、議会が1つの仕事を委託したのが発端である。船で到着する乗客たちに、コレラなどの感染症の症状が出ていないかどうかを調べる仕事だった。[5]１９０1年、新しい建物の建設に3万５０００ドルを投じることが通常の補正歳出予算法によって決まり、それがＮＩＨの設立につながった。しかし、予算が適切に使われるかどうかに議会は半信半疑だったため、助成金の支給は毎年議会の裁量で決定されることとなった。それが今日まで続いている。ＮＩＨの助成金は、競争的助成金（つまり助成金を受けたい機関が提案書を提出し、それが審査されて認められれば助成金が下りる）として何万件も支給され、アメリカ中の科学者に利用されている。これが賢い予算の使い道であると、議会がこれからも納得してくれることを願うばかりだ。なぜなら、ＮＩＨの助成金に基づく研究がなければ、現在私たちが頼りにしている医薬品や医療技術の大多数は発見できなかったからである。今も発見を待っている何千という新薬についてはいうまでもない。

とりあえず現時点では、病院や大学での医学研究資金に連邦助成金は大きな割合を占めている。おかげで、研究開発が利益のみの主導にならずに済んでいる。これは重要なポイントだ。それがあるからこそ私のような研究者たちは、具体的な成果が出なくても想像力と本能を信じて走り続けることができる。その期間はときに10年にも及ぶ。というのも、商品化への道が見えてくるまでには時間がかかるし、その「死の谷」の時期を乗り越えさせてやろうと投資家が支援に乗り出すのにも長い時間を要するからだ。

研究の世界という生態系には政府の存在が絶対に欠かせない。だが、助成金を巡る競争がかつてないほど激しくなっている今、老化研究者たちは民間の資金援助への依存度を強めざるを得なくなっている。世界を変えるような研究は当然ながら安価にはできないが、短期的目標を追求する企業の支援を受けると自由がなくなる。だからこそ、医学研究に対する公的な資金援助の減少傾向（２００３年から２０１８年までのあいだに実質ドル価値にして11％減少）を逆転させる必要があるのだ。[6]

なぜ老化研究に割かれる予算は少ないのか

老化の研究者にとって、状況はことのほか厳しい。「老化の生物学的仕組み」を解明するための研究には、アメリカの医学研究予算全体の１％も振り向けられていないからだ。[7] 人口が高齢化し、医療費の増加が留まるところを知らないというのに、なぜ政府は健康長寿を目指すための研究に予算を増やさないのだろうか。

その理由は、医学研究に民間の資金を投じている国ならどこでも同じだ。病気をどう定義するかによって、研究のあり方が縛られてしまうのである。

がんの進行を遅らせるため、あるいはアルツハイマー病を根絶するための革新的な方法を研究しているのなら、ＮＩＨにせよ、世界中にある同様の国立の研究助成機関にせよ、支援の手を差し伸べてくれる。ＮＩＨの役割は途方もなく大きい。予算の80％以上をほぼ５万件の競争的助成金に振り分け、全米２５００か所あまりの大学や研究機関で働く約30万人の研究者に支給している。その資金がなければ、医学研究という車輪は軋《きし》みながらゆっくりと停止してもおかしくない。

ＮＩＨの予算について掘り下げ、研究対象となる２８５の病気のうちどれが最も注目されているかを調べてみると、興味深いことがわかる。[8]

・心臓疾患は、全人口における有病率が約11・７％であり、年間約18億ドルを受け取っている。
・がんは、有病率が約９・４％であり、年間約63億ドルを支給されている。
・アルツハイマー病は、有病率がせいぜい３％であり、年間約19億ドルの予算を得ている。[9]

では、人口の30％に影響を及ぼし、10年あまりも寿命を縮めている肥満には、どれくらい割り当てられていると思うだろうか。なんと10億ドル足らずだ。

誤解しないでほしい。国が多額の予算をどこに使っているかに比べれば（たとえばＦ−22ステルス戦闘機は１機だけで３億３５００万ドル以上する）、これらはすべて正しい金の使い道だ。ただ、もっと大きな構図に当てはめてみてほしい。アメリカの消費者は、コーヒーに年間３０００億ドル以上をつぎ込んでいるのである。[10]

もちろん、コーヒーのない人生なんて人生じゃないと思う気持ちもわかる。しかし、その人生をもっと良くしようとしている老化研究者からすると、つい嘆きたくもなるというものだ。そこまで多額な公的資金がこの研究分野に振り向けられることがないからである。

２０１８年、連邦議会は老化研究に対して約40億ドルの支出を承認した。だが内訳をよく見てみると、そのほぼすべてがアルツハイマー病の研究と、ホルモン補充療法の臨床試験、それから高齢者の生活を調査することに充てられている。「老化研究」と銘打っておきながら、老化の生物学的仕組みを研究するための予算は全体の３％足らずだ。

老化は、51歳以上の人々の93％に不具合を生じさせている。にもかかわらず、２０１８年にＮＩＨが老化にかけた予算はがん研究の10分の１にも満たなかった。[11]

予算が個別の疾患にばかり振り向けられていることに、とりわけ憤慨しているのがレナード・ヘイフリックである。ヘイフリックといえば、培養されたヒト細胞には分裂できる回数に限界があり、それを超えると老化することを発見した研究者だ。その限界は「ヘイフリック限界」と呼ばれる。

「死因としてのアルツハイマー病を解決したところで、人間の平均寿命は19日程度しか延びない」。ヘイフリックは２０１６年にそう指摘した。[12] さらに、ＮＩＨ傘下の国立老化研究所は「国立アルツハイマー病研究所」に改名したほうがいいとも述べている。

「なにも、アルツハイマー病の研究などやめてしまえといっているわけではない。それは断じて違う。しかし、アルツハイマー病や治療法を研究しても、老化を引き起こす根本的な仕組みについては何もわからない」

だが、これでもまだアメリカは恵まれているほうだ。ほかのほとんどの先進諸国では、老化自体の研究に対する予算など無きに等しい。なぜこんな状況になっているかといえば、「生きている以上老化は避けて通れない」という見方に体制側がくみしているからであり、そのことがじかに予算にも響いている。実際には、人口の約90%の命を奪う病気以外の何物でもないというのに。

老化は病気だ。これほどわかりきったことを何度も繰り返さなければならないなんて、ほとんど常軌を逸している。だが、そうするよりほかに手がないので、もう一度声を大にしよう。老化は病気だ。しかも、ただの病気ではない。あらゆる病気の母であり、私たちの誰もがその魔手から逃れられない。

あいにく、老化を病気と分類している公的助成機関は世界に1つもない。なぜか？　それは、幸運にもある程度長く生きられれば、私たちの全員に降りかかってくるものだからだ。結果的に、健康寿命を延ばすための研究予算はかなり少なく、すでに認められた病気に今なお最も多額の公的資金がつぎ込まれている。この文章を書いているまさに今も、老化は病気とは認定されていない。どこの国でも。

健康寿命を延ばす研究分野の革新を加速し、薬品やテクノロジーの発見につなげるには、いくつか方策がある。しかし、一番手間がなくて簡単なのは、老化を病気と位置づけることだ。それ以外は何も変えなくていい。そうすれば老化の研究者も、ほかの個別の病気に取り組む世界中の研究者と対等に競えるようになる。どの研究活動に助成金を出すかが決まる際にも、提案書の内容が科学的に見て価値あるものかどうかが基準にされるようになる。もちろん、革新と競争を推し進めるために民間の資金援助は今後も必要だ。

私の研究室のように、老化を治療し、食い止め、逆転させる革新的な療法を開発することに特化している場所は、もはや珍しくなくなる。健康科学部門を抱える世界のどこの大学でも、1つや2つはこうした研究室を擁するようになるだろう。

そうでなくてはおかしい。というのも、この分野で闘いたがっている科学者が足りないわけではないのだ。最近では、私のもとにもほかの老化研究者たちのもとにも、一緒に働きたいという若者が殺到している。いずれも熱心で経験豊富で、間違いなく才気に溢れ、老化を食い止める闘いに一生を捧げることしか考えていない。研究室を運営する側からすれば、まさしく買い手市場だ。ただ、希望者の人数に比して研究室の数が圧倒的に足りない。そのため、素晴らしく賢くてやる気に満ちた大勢の研究者が、別の研究分野や別の仕事に向かわざるを得ないのが現状だ。だが、これもまもなく変わる。

今すぐ国は老化研究に資金を投じるべきだ

老化が病気だということを、慣行のうえでも書類のうえでも最初に規定する国が、未来の方向性を変える。急増しつつある民間からの資金援助に加えて、多額の公的資金をこの分野に振り向ける地域の第1号が、実のある繁栄を手にするだろう。まず恩恵を受けるのは市民だ。医師は、患者が取り返しのつかないほど弱ってしまう前に、ごく普通にメトホルミンのような薬を処方する。雇用が創出され、科学者や医薬品メーカーが大挙してその国に拠点を置く。産業が栄える。国が投じた資金は、大きな利益となって返ってくる。その国の指導者たちは歴史に名を残す。

特許を保有する大学や企業は、使い道に困るほどの額を手にするだろう。

嬉しいことに、老化を治療可能な病気と定めることに現時点で一番乗り気なのが、オーストラリアである。先日、私はキャンベラに赴いて会合に参加した。そこには、保健相や医薬品局の事務次官のほか、オーストラリアを代表する老化研究者15人ほどが顔を揃えていた。そのときに学んだのは、老化の治療薬を開発するなら、アメリカよりオーストラリアのほうがはるかに簡単かもしれないということである。アメリカの場合は、病気が治癒または緩和することの証拠《エビデンス》を求められるのに対し、オーストラリアでは「個人の生理学的プロセスに影響するか、もしくはそれを抑制ないし修正するか」すれば医薬品の承認が下りる可能性があるのだ。それなら、私たちはやり方を知っている。

シンガポールやアメリカも、法規制の変更を真剣に検討している国の1つだ。どこになるにせよ、最初に実行する国が歴史的に重要な決断を下すことになる。その決断こそが、何よりも自国に利益をもたらすだろう。

現在、航空宇宙産業はほとんどアメリカの独占状態だ。２０１７年の輸出額は１３１０億ドルを超えていて、それは2位から4位までの国の金額を合わせたより大きい。そこにはわけがある。「First in Flight（飛行第1号）」は、ライト兄弟が初飛行を成功させたノースカロライナ州のナンバープレートに書かれた文字というだけではない。他に先駆けることがいかに重要かを示す言葉でもあるのだ。アメリカ人は、「できないことなど何もない」という祖先たちの先駆者精神を今なお受け継いでいる。ライト兄弟がキティホークの地で史上初の飛行機を飛ばしてから1世紀あまり、フランスとイギリスに追い抜かれそうになる時期もありはしたが、飛行の世界ではアメリカが依然としてトップの座に君臨している。世界最強の空軍を擁し、史上初の有人月面着陸を成し遂げ、火星に人類を送る官民のイニシアチブでも他を大きくリードしている。

だが、人類の歴史に及ぼす影響の大きさでいえば、老化は病気だと宣言することの右に出るものはない。

人の命を守るために開発された革新的な工夫は、賢く利用され、全体の利益に資するものであってほしい。少なくともどこの政府もそう考えるはずだ。寿命を延ばす新しいテクノロジーが個人のプライバシーにどう影響するか、また倫理上の問題は何かについて、議論するなら今である。ひとたび瓶の蓋があいたら、外に出た魔物を元に戻すのはどんどん難しくなっていくからだ。たとえば、ＤＮＡベースで特定の病原体を検知する技術にしても、その気になれば特定の人物を探し出すのにも使えなくはない。より丈夫で、より長く生きる人間を生み出す技術も既に存在する。親は子どもに「できる限りいいスタート」を切らせてやることを選択するだろうか？[13] 市民や軍隊を遺伝子強化することを国連は禁止するだろうか？

もっとも、人々の命を守って寿命を長くする研究に資金を提供し、その悪用を禁止するだけでは、生きるに値する未来とはいえない。確実に誰もが利益を得られるようにする必要もある。

高齢者差別の上に築かれた医療制度

女性歯科医は退屈そうな様子だった。私の口の中を覗き込みながらこう告げた。「歯に問題はありません。正常な摩耗が見られるだけです。あとは歯科衛生士にクリーニングをしてもらいますからね。そうしたら終わりです」

指が口から離れるか離れないかのうちに、歯科医は向こうを向いた。

「先生、ちょっとすみません。正常な摩耗ってどういうことですか?」

「年をとってくると、それが歯にも現われるんです。前歯の2本がすり減っていますね。まったく正常なことです。十代なら治すところでしょうが、でも――」

「だったら治してください」

最後には歯科医も折れた。だがそれは、私がどんな仕事をしているかを話し、この先まだかなり長いあいだ歯を使いたいのだと説明したあとのことである。保険適用外でも構わないからと念を押して、安心させてやる必要もあった。

二の足を踏む気持ちがわからないではない。これまでなら、四十代や五十代の患者の口の中を覗き込んだとき、すでに仕事を半ば終えた歯がそこにあった。しかし、これからは違う。私たちの歯も、ほかの様々な体の部分も、もっと長もちしてくれなければ困る時代が来る。

私が歯科医から受けた対応は、中年の人間が医療のあらゆるところで遭遇する場面の縮図といえる。今現在50歳の人間を医師が診るとき、念頭にあるのは「具合の悪い状態を緩和する」ことだ。この先何十年も健康かつ幸せに過ごせるようにすることではない。40歳を超えている人なら、医者から「でももう20歳じゃないんだから」といわれたことがきっと一度はあるはずだ。

現代の医学は主に2つの要因によって治療の方向性を決めている。年齢と経済状態だ。前者のせいで、ともすると検討に上る治療の選択肢までが狭められる。なぜかといえば、人はしだいに活力が鈍り、多少の痛みが珍しくなくなり、やがて体の様々な部分や機能が少しずつ衰えていくのが当然だとみなされているからだ。後者は治療の方向性をなおさら限定する。何かの処置が患者の暮らしをどれだけ改善してくれようと、経済力のない者にその話をするのは意味がないし、残酷ですらある。

率直にいって、私たちの医療制度は高齢者差別の上に築かれている。若いうちは、高齢になっても健康でいられるような処置をしてもらえるわけではない。年をとったらとったで、若い患者にはごく普通に用いられている治療を施してもらえない。

こうしたことはすべて変わる必要がある。年齢や収入で医療の質が決まるようなことがあってはならない。患者が90歳であれ30歳であれ、同じ熱意と支援のもとに治療が施されてしかるべきだ。そのための財源は十分に確保できる。健康寿命が延びることで、保険会社も政府も、もちろん市民も、慢性疾患の治療費として何千兆ドルもの金を支払わなくてよくなるからだ。[14] 出生証明書にどんな年月日が記されていようと、生活の質を向上させる治療や療法を誰もが受けられるようでなければおかしい。私たちが向かっていく世界では、年齢がかつてないほど意味をもたなくなる。だとすれば、患者がどんな治療に値するかを決める前提や、規則や法律を、改めていかなくてはいけない。

個々の病気を治療するコストと老化を治療するコストの比較

寿命がどれだけ長くなっても医療が公平に与えられるようにする――そう聞いて身震いする人は大勢いる。とてつもなく金がかかりそうな響きがするからだ。無理もない。現状では公的医療保険制度が世界中でひずみをきたしている。それは治療費が右肩上がりで増大しているからであり、とくに重病の患者や高齢の患者に対する治療費の負担が大きい。そこまでしても、結局はあと数年命を引き延ばすのがせいぜいという場合もままある。

だが、未来の医療はそんな状況にならなくていい。今現在、私たちが支払う医療費の圧倒的大部分は、病気と闘うために使われている。しかし、老化を治療できるようになれば、あらゆる病気をもたらす最大の要因に取り組めることになる。個々の病気を治療するコストに比べれば、それを効果的に予防する長寿薬のコストなど微々たるものだ。

２００５年、南カリフォルニア大学のデイナ・ゴールドマンは、カリフォルニア州のランド研究所のチームと共同でこれを実際に数値化してみた。前章で見たように、新しい発見によって社会にどれだけの経済効果がもたらされるかだけでなく、人の寿命を1年延ばすために社会が負担しなくてはならないコストも病気別に計算したのだ。[15] 糖尿病を防ぐ新薬のコストは14万７１９９ドル。がんの治療薬は49万８８０９ドル。ペースメーカーは１４０万３７４０ドル。そして、健康寿命を10年延ばす「アンチエイジング化合物」のコストはわずか８７９０ドルとの答えが出た。ゴールドマンの数字が示すように、医療費危機に取り組むには大本の老化を解決するのが一番安上がりなのである。この見方が世間の常識になってほしいものだ。

だが、その薬が健康を維持してくれるわけではなく、ただ寿命を延ばすだけだとしたら？　がんの化学療法剤にはそういうものが多い。延命効果があるから承認されたのであって、生活の質を高めるからではないのだ。より健康にするのではなく、より長く生きさせるだけの延命薬である場合、それを認可するかどうかは社会で議論する必要がある。その種の延命薬がまかり通れば、病気や体の不自由を抱えた高齢者が今よりもっと増えることになる。その場合、ゴールドマンによると30年間での医療費支出は今より70％高くなる。

幸い、科学的データから判断する限り、この悪夢のシナリオが実現することはない。老化を遅らせる効果の高い安全な薬が誕生すれば、それは健康寿命も延ばしてくれる。あとはいかに健康な状態を維持するかであり、それに要する医療費は著しく安価で済む。救急救命医療は高額ではあるがめったに発生しない。伝染病は科学技術を利用して、追跡・治療・予防が今よりはるかに効果的かつ効率的にできるようになる。たとえるなら、ガソリン車を電気自動車に切り替えるようなものだ。ガソリン車は、オイル交換、ベルト交換、チューニング、定期点検が必要だが、電気自動車はときどきウォッシャー液を補充するだけでいい。

オーストラリアにおける健康保険・医療サービス制度の成功

私はこれまで、オーストラリア、イギリス、アメリカで暮らしたことがある。3つの国は歴史や言語の面でも、文化や貿易の面でも密接に関係し合っている。非常に似ているところもあれば、かなり違っている部分もあるのが面白い[16]。大きく異なる点の1つが、オーストラリア人とイギリス人は自分たちのやり方が一番正しいと思うことがめったにないのに対し、アメリカ人は往々にして自分たちのやり方こそが最善だと信じて疑わないところだ。

なにも、アメリカのやり方がまずいと非難しているわけではない。国内外の政策の様々な面で、独自の道を切り開くのをやめろといっているのでもない。ただ、前々から不思議でならないのは、ほかの国でうまく行っていることをどうしてアメリカ人は試そうとしないのか、ということだ。

それは科学では実験と呼ばれ、私たちの文明を前進させる原動力となっている。実験をすればするほど私たちの知識は増えるし、実際に大きな成果をあげる実験もある。

オーストラリアは流刑植民地として誕生したこともあって、世界でも宗教色の非常に薄い国の１つだ。しかし、国民をどう養っているかということに関しては、聖書にあるイエスの言葉通り、世界の模範になるような「山の上の町」といえる。[17]もちろん、アメリカと同様、オーストラリアにもオーストラリアならではの問題はある。交通渋滞がひどく、生活費は高い。また、命を守るために厳しい規則が定められているせいで、人生の楽しみが削《そ》がれることも多々ある。

しかし、１つの統計データについては、オーストラリア人がしだいに胸を張るようになっている。それは、社会における地位や教育や収入にかかわらず、あらゆる国民を守るための50年に及ぶ実験が実を結んだものだ。厳しい法律とべらぼうに高額な罰金のおかげで、自動車事故と喫煙で死亡する人の数が世界で最も少ないのである。その法案が可決する前から、もっと大きな変化が進んでいた。１９７０年代の半ばに、国民皆保険制度が制定されたのだ。当時は世界でもまだ例が少なかったが、以後オーストラリア人の寿命は急上昇を始める。２０１０年代のアメリカと同様に、新政権はこの進歩的な改革の範囲を狭めようとしたが、結局は失敗に終わった。

オーストラリアでは２００３年から２０１３年まで、独立行政機関の「保健・老化局」が設立されていた。予算はおよそ３６０億オーストラリアドルであり、健康の増進や疾患の予防のほか、高齢者向けの医療サービスに主眼を置いていた。

この間、オーストラリアは上昇軌道に乗り続けた。国の富を使って労働者の健康と生産性を高め、その健康と生産性がさらに国に富をもたらす。まさに、道義的に見ても文句のつけようのない好循環である。

１９７０年から２０１８年にかけて、オーストラリアの男性は寿命が12年延びた。健康寿命は73歳であり、世界平均より10年長い。これは、体を不自由にするような病気を患う人の割合が著しく低下したおかげである[18]。

ほかの国々と比べて、オーストラリアの高齢者はあまり老人然としていない。お荷物扱いされることも少なく、生産性もはるかに高い。オーストラリアを訪ねてみれば、アメリカとの違いは一目瞭然だ。かたや、健康で活動的な高齢者。かたや、肥満や糖尿病や体の不自由を抱えた高齢者である。

私の父は、つねづね自分の向かう先は墓場だと考えていたのに、最近ではコンサートや山に向かうことが一番多い。週に何度かは友人と夕食に出かけ、コンピュータやハイテク機器も使いこなす。オーストラリアではまだ珍しいうちから、バーチャルアシスタント付きのスマートスピーカーを自宅用に購入した。海外旅行も平気なので、私たち家族はアメリカにいながら頻繁に父に会える。父は再び働き始めてもいる。祖母が同じ年齢だった頃と比べると、肉体の面でも精神の面でも少なくとも30歳は若い。

父が素晴らしく健康なのは、摂取している分子のせいかもしれないし、そうでないかもしれない。その答えは、父の今後の人生を見ていくことで手掛かりが得られるだろう（ただし科学的な証明は、プラセボ対照二重盲検比較試験を実施してからでないと得られない。これは、医薬品の臨床試験でよく行なわれる手法で、薬効のある薬と薬効のない偽薬《プラセボ》のうち、どちらを被験者が飲んでいるかを本人にも医師にもわからないようにして実施する）。だが、父が頻繁に運動し、優れた医療を受けられることも、また、その医療が予防を重視していることも、間違いなくプラスに働いている。オーストラリアには、父のような新しい七十代、八十代が誕生している。彼らは単に長く生きているだけでなく、先人たちよりはるかに充実した暮らしを送っている。２０１８年、オーストラリアは世界の「人的資本指数」で7位にランクされた。人的資本指数とは、国民が生涯のあいだに蓄積する知識、技能、健康を測る尺度であり、オーストラリアより上位にはシンガポール、韓国と日本（同点）、香港、フィンランドとアイルランド（同点）がある。アメリカは24位、中国は25位だった。

オーストラリアは上昇軌道に乗っており、オージーたちは後ろを振り返らない。

他国での成果を見て、ヨーロッパを中心とするほかの国々も似たような健康保険制度を採用してきた。今やオーストラリアは様々な国（イギリス、スウェーデン、オランダ、ベルギー、フィンランド、イタリア、アイルランド、ニュージーランド、マルタ、ノルウェー、スロベニア）と互恵的な取り決めを結んでいる。つまり、これらの国の国民は母国と同じ医療をオーストラリアで受けることができるし、その逆も可能だということだ。世界中がそうなったところを想像してみてほしい。

健康保険制度が不十分なアメリカでは平均寿命が短い

その一方で、立ち遅れている国々もある。なかでも、とある1つの国はむしろ後退している。それがアメリカだ。カロリーと麻薬への依存が急激に高まっているうえに、医療保険制度が不十分である（未加入の国民も多い）。そのせいで、近年のアメリカでは１９６０年代前半以来初めて平均寿命が低下した。その寿命の落ち込みは、１９１８年にスペイン風邪が大流行したときを近々上回りかねない勢いである。アメリカはＧＤＰの17％を医療に支出しており、それはオーストラリアの2倍近くだというのに。

今住んでいる国を悪くいうつもりはない。家族も私も非常に温かく迎えてもらってきた。それでも私は歯がゆくてならない。人類を月に送った国に初めて着いて以来、比較的少ない資金で多くの人を救える機会があっても、それが繰り返し無駄にされるのを見て衝撃を受けてきたからだ。

アメリカは公共部門でも民間部門でも、人命を救う医学研究への出資で先頭に立ってきた。ある推計によれば、世界の医薬品の57％がアメリカで開発されている（世界はますます密接につながり合っているので、あらゆる薬の起源をたどるのは難しくはあるが）。医学研究にそこまでの資金を投じていない国は、アメリカが薬を発見・開発してくれていることに感謝すべきだろう。そのおかげで自分たちの寿命がますます長くなっているのだから。

これが公正な世界であれば、アメリカの国民こそが、どこよりもその恩恵を受けていなくてはおかしい。ところがそうはなっていない。

オーストラリア人は恩恵を受け取っている。イギリス人もしかりだ。スウェーデン人もオランダ人も、アイルランド人もスロベニア人も同じである。寿命や健康寿命の増加に関しては、これらのどの国民もメリットを得ている。なぜかといえば、国民の誰もが健康保険制度を利用できるからだ。なのにアメリカではその制度を、民主党員の15%と共和党員の半数が恐れている[19]。アメリカ人全体の平均寿命はオーストラリア人より4年短い[20]。だが、そう指摘するだけでは真実は伝わらない。アメリカの最も貧しい地域では、寿命がそれよりさらに10年少ないのである[21]。

オーストラリアの例からもわかるように、誰もが長く健康に生きるようになれば、誰もがより良い暮らしを送れるようになる。それなのに、なぜこのことがアメリカで議論されないのだろうか。鋤《すき》や鍬《くわ》やプラカードを掲げて連邦議会議事堂に突入し、もっと支出を、誰もが利用できる健康保険制度を、地球で一番健康な寿命をと、どうして市民は叫ばないのか。ほかの国々の健康寿命がどんどん延びていくのを見れば、さすがのアメリカ人も目を覚まして格差を嗅ぎつけるかもしれない。しかし、そんなことは起こらない気もする。２０１８年に世界保健機関（ＷＨＯ）が「世界の医療制度ランキング」を発表したとき、アメリカは37位だった。ドミニカ、モロッコ、コスタリカといった国々より下であり、スロベニアの1つ上である[22]。それでも、アメリカの政治家からしきりに聞こえてくるのは、やはりアメリカの医療制度は世界一だという声なのだ。なんら正当な理由もないままに。そしてそれを大勢の市民が信じ込んでいる[23]。

誰もが等しく医療を受けられるようにすべきである

年齢や支払い能力にかかわらず万人が医療を受けられる道を選ばないとしたら、世界はどうなっていくか。富裕層が今以上に長く健康な人生を享受する一方で、貧困層は病気だらけの短い生に耐えねばならない。これは、もたざる者にとってはもちろんのこと、もてる者たちにとっても恐ろしい未来だ。

私は仕事の関係で、世界でも指折りの大富豪と何人か知り合いになった。当然ながらみんな、より長く、より健康な人生を送る秘密を知りたがっている。だが、そんな格差が現実のものとなるのを望むような人には、これまで一度も出会ったことがない。そうした方向に進んでいけば、結局は革命の種がまかれることになる。そして、革命が支配者階級に有利に運ぶことはまずないといっていい。ベンチャー投資家で「巨大クルーザー」を所有するニック・ハノーアーは、「同胞の超大金持ちたち」に宛てた２０１４年の覚書のなかで次のように記している。「人類の歴史を振り返ってみても、これほどまでに富が蓄積されていて、民衆が蜂起しなかった例は一度としてない。きわめて不平等な社会は、警察国家につながると相場が決まっている。さもなければ暴動だ。例外はない。１つとして。……いつそうなるかを予測することはできないが、それが起きたら恐ろしいことになる――誰にとっても。だが、とりわけ私たちにとって[24]」

ハノーアーがこの警告を発したのは、まだ長寿遺伝子があまり注目されていなかった頃である。寿命と健康寿命が大幅に延びたら貧富の差にどんな影響が及ぶかなど、ほとんどの人が考えていなかった。健康寿命を長くするテクノロジーを誰もが利用できるようにしたところで、収入の格差に伴う問題が残らず解決するわけではない。しかし、きわめて重要な一歩となる。

人生の終え方を考える

宇宙の基準からいって、天の川銀河のこの領域は、生命が進化するのに適していないわけではない。現にこうして私たちが存在している。だとすれば、同じような渦巻き銀河の外縁部には、生命を育める惑星がいくつかあってもおかしくないように思える。[25]少なくとも、宇宙で一番数の多い矮小銀河に比べたら、見込みは大きそうだ。

だが、天文学者のプラティカ・ダヤルによれば、生命が誕生して繁栄する場所として最も可能性の高いのは、もっと数が少なく金属に富んだ楕円銀河だという。楕円銀河は少なくとも天の川銀河の2倍の大きさがあり、それをはるかに超えるものも珍しくない。天の川銀河の10倍以上の恒星を擁し、生命の居住可能な惑星の数は1万倍にもなると見られている。[26]ちなみに、地球を駄目にしてしまったら新しい惑星に移住すればいい、などという思い違いをしてはいないだろうか。念のために伝えておくと、既知の居住可能な太陽系外惑星は、一番近いものでも直線距離にして約4・2光年離れている。近そうに聞こえるかもしれないが、とんでもない。宇宙のワームホールが発見されるか、小さな宇宙ヨットを太陽光に載せて光速近いスピードで走らせられるようにならない限り、数人の人間を送り込むのに最低でも1万年はかかる[27]（前章でも説明した通り、これも寿命を延ばす方法を考え出さねばならない立派な理由の1つだ）。

地球から最も近い楕円銀河は「マフェイ1」と呼ばれ、約１０００万光年の彼方にある。マフェイ1からの探検隊が地球を訪れることができるとすれば、彼らの社会は途方もなく進んでいるに違いない。きっと私たちの進歩の度合いも知りたいだろうから、いくつか質問をしてくるはずだ。

最初は簡単な事柄から尋ねてくるのではないだろうか。円周率を小数点第１００万位まで計算できているか。光の速さはどれくらいか。質量とエネルギーが等価であることを知っているか。「量子もつれ」とは何か。宇宙の年齢は？　進化とは？

次に、もう少し手ごわい質問をぶつけてくる。自分の惑星がもつ資源を賢く使えるようになっているか？　これについては、とりあえず及第点をもらえるんじゃないかと思う。鉛管や、核爆弾や、ファービー人形のことを黙っていさえすれば。その資源を持続可能なかたちで利用してきているのか？「うーん……その質問はパス」

たぶんそれから、私たちがどんな天体を訪ねたことがあるかを知りたがるだろう。「月に12人の男を送りました」「それはどこ？」私たちは、夜空にかかる大きな白い球体を指差す。「ははあ……君たちの種族の男たちだけ？」私たちは頷き、彼らは呆れた様子で１４６個の目玉を天に向ける。

それから寿命のことを訊かれる。進化が与えてくれた時間をはるかに超えて、生きるすべを見出しているか？「えーとですね、その研究に価値があるということに、数年前やっと気づいたばかりでして……」。宇宙人たちは異様に熱のこもった励ましをくれる。人間の大人が、固形食を始めたばかりの赤ん坊に向かってするように。

次に投げかけられるのは、いささか深遠な問いだ。「君たちはどうやって死ぬ？」そして、その問いにどう答えるかが、私たちが本当の意味でどれだけ進んでいるかを推し測る重要な物差しになる。
現時点では、私の母の最期が物語るように、人の死に方はたいていむごたらしいものだ。ただでさえ長い時間をかけて衰えていったあげくに、その痛みや苦しみや、当惑や恐怖に満ちた期間をわざわざ引き延ばす方法が編み出されている。おかげで、より一層の痛み、苦しみ、当惑、恐怖を味わわねばならない。見守る家族や友人にとっては、悲しみと犠牲と混乱の時期が長引くことになり、精神的に非常につらい状況に置かれる。だから、愛する者がようやく息を引き取ったとき、周囲はむしろほっとすることが少なくないのだ。

死に方のなかで一番多いのが、もちろん病気になることである。人生の盛りに病魔に襲われることもある。50歳で心臓疾患に。55歳でがんに。60歳で脳卒中に。65歳で若年性アルツハイマー病に。葬儀の場でよく聞かれるのは、「あまりに早すぎる」という言葉だ。その病気ですぐには命を落とさないにしても、病《やまい》の度重なる攻撃を退けるために数十年のあいだ苦しみ続けなくてはならない。

どうやって死ぬかという問いへの答えがこれでは、あまりにひどすぎる。私たちが必死に（健康寿命を延ばそうとするのと同じくらい必死に）目指すべき答えは、「準備のできたときに、苦痛なく速やかに」だ。

幸いにも寿命研究からは、長生きさせたマウスほど短期間で死ぬ傾向にあるのが確認されている。やはり、ほかのマウスと同じ病気で死亡することに変わりはないものの、数か月ではなく数日のあいだ苦しむだけで事切れることが多い。おそらくは非常に高齢であるために、もともと命の終着点のすぐ手前まで行っているからだろう。

しかし、それだけが人生の終え方ではない。

自ら尊厳のある死を迎えられるようにする

「医師による自殺幇助《ほうじょ》」「尊厳死」「積極的安楽死」。呼び方はどうあれ、今ある継ぎはぎだらけの法律や慣行には終止符を打たないといけない。現状では、すでに様々なかたちで苦しんでいる人が、遠くまで旅しなければ人生を穏やかに終えることができない。

２０１８年、著名な植物学者のデビッド・グドールが１０４歳のときに、この壁が立ちはだかった。オーストラリアでは、医師による自殺幇助が法律で認められていない。そのためグドールは祖国を離れ、安楽死が合法化されて安全に行なわれているスイスにまで赴かなくてはならなかった。地球における最後の行為として、異郷で死ぬか犯罪を犯すかを選ばされるなんて、あってはならないことである。

したがって、健全な精神を有する41歳以上の人物であれば、自らの意思で命を終える権利を否定されてはならない（40歳頃というのは、社会からの初期投資分を返し終えた年齢と考えられる）。また、末期の診断を受けている人や、苦痛を伴う慢性疾患にかかっている人は、年齢を問わずに同じ権利が認められてしかるべきである。

もちろんルールがなくてはだめだ。カウンセリングを行ない、しばらく待つ時間を定める必要もある。山ほどの困難に立ち向かう代わりに、ふと思いに駆られて自らの命を絶つようなことが、簡単にできるようになっていては絶対にいけない。もし簡単なら、私もほかの大勢の人も、十代の半ばで人生を終えていただろう。しかし、最後の息を引き取る日を自分の意思で決めたいと、正気の大人が思っているのなら、その人に罪の意識や恥辱を負わせる権利は私たちにはない。

ほとんど毎日のように、下手をすると日に何度も、１００歳まで生きる気はないと誰かしらが私にいってくる。ましてや、それより数十年も長いのなどごめんだ、と。

「もしも１００歳まで行っちゃったら、撃ち殺してくれよ」

「健康で75歳まで生きるくらいがちょうどいいんじゃないかな」

「これまでさんざん我慢してきたのに、それより長く夫と一緒にいなくちゃいけないなんて、考えたくもない」。かなり著名な科学者からそういわれたこともある。

それならそれでいい。

確かに、永遠に生きたいと思う人はほとんどいないようである。最近私は、一般の市民に向けて講演をする機会があった。聴衆は全部で１００人ほどで、年齢は20歳から90歳まで散らばっている。地域社会の縮図ともいえる年齢構成だ。主催者側の大事な招待客が1人遅れていたので、私は時間を潰さなくてはいけなくなった。そこで、マイクをつかむと簡単な実験を行なった。

「みなさんはどれくらい長く生きたいと思いますか?」

手をあげさせてみると、80歳で十分だと考える人が全体の3分の1を占めた。「ここには80を過ぎている方もいらっしゃるんだから、みんなその人たちに謝らなくては」。私がそう返すと、笑いが起こった。

１２０の声を聞きたいという人も3分の1いた。「それはいい目標ですし、けっして現実離れしているわけでもありません」。私はそう答えた。

１５０歳まで生きたいと考えるのは、全体の4分の1だった。「それはもはや、馬鹿げた夢ではなくなっていますよ」

「永遠に」生きたいと答えたのはわずか数人しかいなかった。

やはり最近、老化研究者の夕食会がハーバード大学で開かれたときにも、よく似た数字が得られている。不死を目指していると語った出席者はごくわずかしかいなかったのだ。

このテーマについては、これまで何百人もの人と話をしている。不死を願う人は、死を恐れているわけではない。生を愛しすぎているのだ。家族を愛し、仕事を愛し、未来がどうなるかを是非とも見たいと思っている。

私も死が大好きというわけではない。といってもそれは、死ぬのが怖いからではない。それだけはきっぱりといえる。たとえば妻のサンドラなどは、飛行機に乗っていて乱気流の気配がしただけで腕にしがみついてくる。一方、私の脈拍は変わらない。何度も飛行機で旅をしているので、機械の不具合に遭遇したことも一度や二度じゃない。だから、命の危険に直面したとき、どう反応すればいいかを知っている。飛行機が落ちれば人生が終わるだけだ。そう悟って恐怖心を手放したのは、われながら褒《ほ》めてやりたいことの1つである。

話が面白くなってくるのはここからだ。私がこのちょっとしたアンケート調査をしたあとで、いくつになっても健康でいられるとしたらどうする、と尋ねると、永遠に生きたいと思う人の数が跳ね上がるのだ。ほぼ全員がそうしたいと答える。

結局、ほとんどの人が恐れているのは命を失うことではなく、人間性を失うことなのである。

無理もない。私の妻の祖父は長いあいだ患った末に、七十代前半で世を去った。最後の数年間は植物状態にあった（掛け値なしに恐ろしい運命だ）。だが、心臓ペースメーカーを装着していたために、体が死のうとするたびに電気刺激で生へと舞い戻るのである。

いっておくが、「生へ」であって「健康へ」ではない。これは大きな違いだ。

私が思うに、健康な状態なしに生だけを引き延ばそうとするのは、断じて許しがたい罪である。この点は重要だ。寿命を延ばせても、同じくらい健康寿命を長くできないのなら意味がない。前者を目指すのなら、後者も実現するのが私たちの道義的な責務である。

たいていの人と同じように、私も永遠に生きたいとは思わない。病《やまい》に苦しむのを少なくして、たくさんの愛に満ちた人生を送れればそれでいいのだ。この分野で研究しているほとんどの人にしても、死をなくすために老化と闘っているわけではない。ただ、健康に生きられる時間をできるだけ長くして、今よりずっといい条件で死を迎えられるようにしたいと考えているだけである。それも、できれば自ら決める条件で。準備のできたときに、苦痛なく速やかに、だ。

その方法としては、健康寿命を延ばす治療や療法があっても、それを拒む場合もあるだろう。あるいは、それは受けたうえで、機が熟したら世を去る決断を下す選択もある。いずれにしても、与えられたものをすでに返し終えた人が、この惑星に留まりたくないと願うなら、それを阻むようなことがあってはならない。その願いを叶えてあげられる世の中を実現するために、私たちは文化・倫理・法律の面で原則を定めるプロセスを始める必要がある。

大量消費の問題を技術革新で解決する

環境問題の活動家で著作家でもあるジョージ・モンビオは、未来の地球の健康を考えるときに人口の話ばかりが注目されすぎていると訴える1人だ。そうではなくて消費こそが、「人口増加の2倍の負荷を資源と生態系に与えている」[28]。モンビオは極左《レフト》なので、すべての問題について正しい《ライト》とはいえないものの、この件に関しては間違いなく的を射ている。問題は人の数ではない。消費の量なのだ。

先進国の平均的な消費量をはるかに下回っていても、人間は健康かつ幸福に生きることができる。私たちはそのことを知ってはいるが、実際にそうするかどうかはまた別の問題だ。地球の環境収容能力に絶対的な上限があると考える科学者のうち、わりとおおらかな見積もりをしている人たちは、人類には「少から多を生む」力があると仮定している。だから、少ない資源でも数十億人の生活水準を向上させられるという視点に立っている。一方、もっと悲観的な予測をする人たちは、地球全体で「共有地の悲劇」が起きると決めつけている。人類は天然資源という食べ放題バイキングをむさぼり尽くして、自らを滅ぼすに違いない、と。どこまで行っても人間は人間だ。だとすれば、私たちがどちらの方向に向かっていくかは、おおむね政治と科学技術によって決まることになる。

少なくとも「モノ」の側面でいえば、科学技術によってすでに非常に大きなプラスの変化が起きている。何かというと、世界中で「非物質化」の流れが進み、何十億トンもの商品がデジタル製品や人間のサービスに置き換わっていることだ。その結果、部屋を埋め尽くしたレコードやコンパクトディスク（CD）の棚が、音楽配信サービスに取って代わられている。ときたま旅行をするために車を所有していた人が、今ではスマートフォンのアプリを開いて相乗りの予約をする。また、かつては病院の建物のかなりの部分がカルテの保管場所に充てられていたのが、今やクラウドでつながったタブレット端末で事足りている。

心理学者のスティーブン・ピンカーが指摘するように、かつて私たちが「モノ」をつくるために費やしてきた時間・エネルギー・金は、今では「よりきれいな空気や、より安全な車や、希少疾患のために振り向けられている」[29]。また、「モノではなく経験」という風潮によって、私たちの貯蓄や支出の仕方にも変化が現われてきている（おかげで地下室のガラクタも減っている）。20世紀は、大量生産された粗悪な豪邸、いわゆる「マックマンション」へと向かう世紀だった。もはやそんな時代は過ぎ、２０１０年代後半には新築住宅の床面積が大きく減少している。それと同時に、もっと小規模な集合住宅への需要が高まっている[30]。農場を中心とした田舎暮らしから、より小さな都会の共有空間へと数百年前からシフトしてきたが、これもその延長線上にあるといえるだろう。ウィーワーク社などは、起業家向けにシェアオフィスを提供して世界各地で成功を収めている。そのことから見ても、今の時代の若い大人は、仕事や生活の空間がかなり狭くても意に介さず、オフィス、キッチン、ジム、洗濯場、ラウンジといった場所が共有でも気にしない。むしろ、そういうものをますます要求するようになっている[31]。

しかし、「モノ」がゆっくり衰退しつつあるからといって、消費に終止符が打たれるわけではない。私たちは相も変わらず取り憑かれたように、食べ物や水やエネルギーを無駄にしている。国連の警告によると、私たちが水を汚染する速さは、自然が水を再循環させて純化できるペースをはるかに超えている。世界中の食べられる食物の半分（10億トンあまり）を毎年私たちは文字通り捨てており、その一方で数百万もの人々が飢えと栄養失調のままで置かれている。[32]

人口の増加と経済の流動性が現状のペースで続いていったらどうなるか。国連の予測によれば、２０５０年までにはほぼ地球3個分の資源がないと、私たちの生活様式を1年間維持することができなくなる。しかし、消費量の議論に国連は驚くほどわずかな時間しか割いていない。ましてや、現状の科学技術レベルで地球が生産できる以上に社会が消費することのないよう、国際的な合意を形成するところまではとうてい行っていない。

この「現状の科学技術レベルで」という部分が重要だ。科学技術は私たちの「モノ」中毒を和らげる一助となったように、この消費量の問題にも一役買わなくてはならない。というのも、ほかの国が大量に消費しているのに自国民にだけ一方的に消費を減らさせるなど、自由主義の国家であればできることではないからだ。法律を制定すれば企業を従わせる誘因にはなるだろうが、それだけでは不十分だ。少なく消費することが個人にとって面倒でなく、しかも魅力あるものにする必要もある。

遺伝子組み換え作物に対する風当たり

そのためにはどこに資金を投じるべきか。もっと体にいい食物を栽培して、それをもっと効率的に輸送できるようにする研究に、だ。はっきりいっておくが、それには遺伝子組み換え作物を受け入れることも含まれる。つまり、遺伝子操作によって、野生種には存在しない特徴を作物にもたせるのだ。たとえば、害虫に強い、干ばつに耐える、ビタミンA含有量が多い、光合成でCO_2を糖に変換する効率が高い、といった特徴である。これらは、食の未来を支えるうえでなくてはならないものだ。栄養効率の高い植物をもっと増やせば、それをアメリカの中西部で栽培するだけで最大２億人に新たに食料を供給できる。[33]

遺伝子組み換え作物は「不自然な」植物だとして、世間の風当たりが強い。そう批判する人の多くは気づいていないようだが、私たちが「自然」だとする食物の大部分は、じつはすでにかなりの遺伝子操作を施されている。たとえば、食料品店で売られているトウモロコシは、祖先である野生品種とはもはや似ても似つかない。もともとは、指の長さほどの細い穂をつけたテオシントというイネ科植物だった。それが、９０００年にわたって栽培されるあいだに穂がしだいに大きくなり、そこに丸く柔らかな甘い実が何列も並ぶように変化した。その過程で、植物のゲノム自体も大きく改変されている。[34] それに比べれば、現在私たちが慣れ親しんでいるリンゴは、小さな原種の面影をまだしも多く留めている。とはいえ、この原種を見つけられたら相当にラッキーだ。野生のものは今では絶滅の危機に瀕しているからである。それでも私たちの食生活にとってはたいして困らない。というのも、現代のリンゴに最も多くの遺伝子を提供したクラブアップルは、恐ろしく酸っぱくて食べられたものではないからである。[35]

２０１６年、アメリカ科学アカデミー（ＮＡＳ）は遺伝子組み換え作物に関する包括的な報告書を発表した。そのなかで指摘したのは、地球温暖化によって伝統的な農産物が育ちにくくなれば、人の手で遺伝子改変を施した植物がない限り、増え続ける地球の人口に食料を供給することができないということである。そして、遺伝子組み換え作物は、人が食べても環境にとっても安全だというＮＡＳの立場を改めて強調した。なぜそうしなければならなかったかといえば、これまで数十年にわたって数々の報告書が訴えてきたにもかかわらず、世間の懸念が緩和されない状態が続いているからである。

疑ってかかることが悪いわけではない。しかし、すでに何千件もの研究の積み重ねがあり、その証拠にはもはや反論の余地がない。気候変動が脅威だと信じているなら、遺伝子組み換え作物が脅威だなどとはいえないはずだ。なぜなら、遺伝子組み換え作物が安全だという証拠のほうが、気候変動が起きるという証拠より強固なものだからである。

ＷＨＯも、アメリカ科学振興協会も、アメリカ医師会も同様の見解だ。ＷＨＯの言葉を借りるなら、「一般大衆がその種の食料を摂取しても、人の健康に何ら影響のないことが示されている」のである。しかもその食料は、現時点ですでに腹をすかせている数十億の人々と、今後新たに地球に加わる数十億の人々を食べさせるうえで、なくてはならないものなのだ。

今もこれからも世界に食料を供給していきたいなら、安全な新しい科学技術を受け入れていくしかない。

ユニセフ（国連児童基金）によると、ビタミンＡ含有量の多い安全な作物を貧しい家庭で食べられるようになれば、年間最大２００万人の命を救うことができる。[36] ビタミンＡの補給プログラムは今も実施されてはいるが、必要とされるほどの効果をあげていない。２０１５年から２０１６年にかけては、幼児死亡率の最も高い５つの国でビタミンＡの補給率が50%あまり低下した。

２０１６年、ノーベル賞受賞者１００人あまりが公開書簡に署名し、遺伝子組み換え作物を承認するよう各国政府に要求した。「世界中で貧しい人々がどれだけ命を落とせば、これを『人道に対する罪』とみなしてくれるのか」。書簡はそう訴えていた。気候変動に関しては、私たちにどうこうできる余地はないかもしれない。しかし、今より10億多い人々にもっと栄養のある食物を提供することなら、私たちにも打つ手はある。

人間が地球に与える打撃を和らげるためには、ほかにもすべきことがある。家畜を育てて肉を得るのは環境負荷が非常に高い。だからそんなことをせずに、タンパク質に対する世界の膨大な需要をどう満たすかを考えるのだ。現在、大豆の根粒中に見られるヘモグロビンの一種「レグヘモグロビン」を主成分として、本物そっくりな人工肉製品を開発するのがブームになっている。この革新的な（そして古き良き狂気の科学《マッド・サイエンス》の香りも漂う）技術を用いると、現状より水の使用量を99％減らし、土地の使用面積を93％減少させ、温室効果ガスの発生を90％削減できる。しかもその人工肉からは「赤い肉汁がしたたり落ちる」のだ。味の良いタンパク質を求める声に応え、なおかつ地球をこれ以上劣化させないようにするには、この技術開発のブームがこれからも続いてくれないと困る。

CRISPR作物に対する時代遅れの規制

これまでのところ、今世紀最大の技術革新の1つは「ゲノム編集」である。そのことに疑問の余地はない。ゲノム編集とは、遺伝子の狙った個所を正確に改変する技術のことである。ほかの飛躍的前進もたいていそうであるように、この技術が実を結ぶまでには数十人のきわめて優秀な研究者が関わった。[37]なかでも特筆すべきは、当時ウメオ大学スウェーデン分子感染医学研究所に所属していたエマニュエル・シャルパンティエと、カリフォルニア大学バークレー校のジェニファー・ダウドナである。この2

人が、驚くべき発見に対する功績を認められ、最も大きな名声を得ている。その発見とは、細菌由来の「Ｃａｓ９（キャスナイン）」というタンパク質がＤＮＡ切断酵素として働き、しかも「ＧＰＳ」の役目を果たすガイド鎖ＲＮＡまで備わっているということだ。[38] この発見の翌年、マサチューセッツ工科大学のファン・ジャンとハーバード大学のジョージ・チャーチが、この仕組みをヒト細胞のゲノム編集に使えることを実証した。彼らも名声を博し、非常に貴重な特許も手にしている。[39] 発見の一報は廊下を伝ってすぐさま私の研究室にも伝えられた。素晴らしすぎて信じられないように思えたが、本当だったのである。

　この技術は「ＣＲＩＳＰＲ（クリスパー）」の通称で呼ばれている。これは、「**c**lustered **r**egularly **i**nterspaced **s**hort **p**alindromic **r**epeats（クラスター化して規則的な間隔で配置された短い回文配列の繰り返し）」の略だ。自然界では細菌のＣａｓ９酵素が、この繰り返し配列を標的にしてＤＮＡを切断する〔訳注　詳細は巻末用語集「ＣＲＩＳＰＲ」の項を参照〕。Ｃａｓ９をはじめ、今では細菌由来のＤＮＡ編集酵素が数十種類発見されている。これらを用いると、外来のＤＮＡを導入することなく植物の遺伝子を正確に編集できる。自然界で起きるのとまったく同じ種類の改変を行なえるわけだ。種子に放射線を浴びせる（この処置は禁止されていない）よりも、ＣＲＩＳＰＲを使うほうがはるかに「自然」である。

　にもかかわらず、欧州司法裁判所は２０１８年、思いがけない裁定を下してアメリカを動揺させた。小規模農家の利益を守るフランスの農業団体「農民同盟」ほか8団体の主張を容《い》れ、ＣＲＩＳＰＲ作物を従来の遺伝子組み換え作物と同様の厳しい規制下に置くべきとしたのだ。[40]

科学を平然と無視した裁定である。環境負荷を低減し、貧困層の健康状態を改善し、地球温暖化に対してヨーロッパがより適切に対処できるようにする健康的な食物なのに、それを禁じようというのだ。この裁定はまた、発展途上国にＣＲＩＳＰＲ作物を敬遠させる結果も招いた。彼らの暮らしにもその土地にも、プラスの影響を与えられるものだというのに。

裁定文を見ると、これが「危険な作物」から消費者を守るための決断ではなかったことがよくわかる。アメリカが特許をもつ商品をＥＵに入れさせまいとする、世界的な貿易戦争の一環なのだ。アメリカ農務省長官のソニー・パーデューはコメントを発表し、その点をこれでもかというほど明確にした。「国の政策は科学の革新を奨励すべきであって、無用の障壁をつくり出したり、新しい科学技術に不当な汚名を着せたりしてはならない。不幸にも、今週に欧州司法裁判所が下した裁定は、この点において逆行するものといわざるを得ない。なぜなら、より新しいゲノム編集法を狭い観点でしか捉えておらず、遺伝子組み換え作物に適用される退歩的で時代遅れな規制の枠組みに押し込めているからだ[41]」

確かに、自国の農家の暮らしが脅かされているなら、国は助けてあげなくてはいけないだろう。しかし、ほかにいくらでもやりようはある。「危険な科学を防ぐ」という隠れ蓑を着て貿易制限を正当化しようとするのは、つまるところ地球上のすべての人に害を与える行為だ。とくに、その新技術を一番必要としている人たちにとっては、百害あって一利なしである。

人類は創意工夫で困難を乗り越えられる

さらに私たちは、飲用可能な真水が不足している問題も解決しなくてはならない。これに成功した１つの事例がラスベガスである。この都市は、アメリカで最も乾いた土地の真ん中にあって、水に飢えている。しかも、２０００年から２０１６年にかけて人口が約50万人増加した。にもかかわらず、水使用量の合計は3分の2に減少した。節水と新しいテクノロジーを融合させれば、無駄のない水の再循環が可能であること、また、そこから利益が生まれることを示したのである。

私たちは、新しい科学技術を採用するのが得てして遅すぎる。しかし、重い腰を上げていざ導入してみると、それが大きな問題を解決してくれるのに気づくものだ。ゼネラル・エレクトリック社の科学者ニック・ホロニアック・ジュニアが、実際に使える可視光ダイオードの第1号を発明したのは１９６２年のことだった。会社ではそれを「魔法の代物」と呼んでいた。家庭用のＬＥＤ電球が開発されるにはそれから半世紀を要したが、そのときですらなお、アメリカの消費者の多くはＬＥＤに背を向けた。ほかの国々がＬＥＤ革命に邁進するのを横目に、白熱灯の段階的廃止を遅らせる道を選んだのである。最終的には、税制上の優遇措置と、エジソン式の電球を禁止する法律を組み合わせることで、国は無理やりＬＥＤ照明の導入を推し進めた。現在のＬＥＤ電球は白熱灯より75%も電力消費量が少なく、25倍も長もちする。平均的な家庭であれば約20年は使用できる計算だ。

アメリカでＬＥＤが普及すれば、非常に大きな節電効果が期待される。２０２７年までに節約できる電力は、大型発電所44基分の年間発電量に相当する。金額にして年間３００億ドルあまりだ[42]。違った視点で捉えると、それだけの金額があればＮＩＨの予算は倍増し、人命を救う医薬品の開発に向けて4万人の科学者を働かせることができる。人間の創意工夫の才はゼロサムゲームではないのだ。

私たちがどれだけ長く健康でいられるようになっても、地球の資源を消費し尽くして身を滅ぼしてしまったら元も子もない。すべきことは明確である。人の寿命が長くなるかならないかにかかわらず、消費量を減らし、革新をさらに推進し、自然の恵みとバランスのとれた関係を築くのだ。それ以外に私たちが生き延びる道はない。

難しい注文だと思うかもしれない。確かに相当に厳しい。でも、人類は一致団結してその注文に応えられると、私は信じている。

なぜなら、私たちは色々な方面ですでにそれを実行しているからだ。

たとえば２０１８年の「地球気候行動サミット」では、CO_2排出量が27の都市でピークに達したと発表された。頭打ちではない。ピークである。つまり、排出量の急激な減少が見られているということだ。その27都市の1つがロサンゼルスであり、かつては街全体を覆うスモッグで悪名を馳せた。その街が、排出量を11％削減したのである。しかもわずか1年で[43]。

北米でも南米でも、ヨーロッパでもアジアでも、都市にはかつてないほど人が溢れている。それは間違いない。しかし今では、人間1人1人がそれぞれの地域に及ぼす影響は小さくなってきている。私たちは石油燃料から脱却しつつあり、天然ガスや太陽光、電力へと急速にシフトしている。私が初めてバンコクを訪れたとき、呼吸器の調子がおかしくなった。今では街に青空が広がる。１９９５年にオーストラリアからボストンに渡った頃には、港の水がかかっただけで病院送りになりかねなかった。下手をすれば墓場行きである。それが現在では泳げるほど安全になった。[44] 同じことはシドニー港やライン川や、五大湖にも当てはまる。

今ある危機を解決するには、後戻りはもちろん現状維持ですら許されない。前進するためには、人間の創意工夫と人的資本に頼るしかないのだ。

その絶好の例が、サウスオーストラリア州の小さな町にある。州で最後の石炭火力発電所が2016年に閉鎖されたあと、農業に適さない海岸沿いの土地で「サンドロップ・ファームズ」という農場が建設された。そして、失業したばかりの175人を雇用したのだ。[45] この農場では、太陽光と海水という無料のエネルギーを利用し、オリンピックサイズのプール180個分に相当する真水を毎年つくり出している。旧来のやり方で同じことをしようと思えば、ディーゼル燃料を400万リットル近く燃やさなければならなかっただろう。今では、農場で有機栽培された新鮮なトマトが、かつて石炭が運ばれてきた港から毎年約15トン出荷されている。

サンドロップ・ファームズは、経済学者のシュンペーターがいうところの「創造的破壊の風」の好例だ。長寿と繁栄の時代の幕を切って落とすには、科学技術におけるこの種のパラダイムシフトがなくてはならない。そのパラダイムシフトを実現するには、洞察と先見性に満ちた科学者、技術者、投資家がもっと大勢必要だ。地球を救うテクノロジーの採用を促すような（阻むのではなく）、今以上に賢い法律制定も求められる。こうした未来が訪れれば、現在は無駄にされている資金と人的資本が自由に使えるようになる。浮いた資金は、意味のない「モノ」ではなしに、人と科学技術に再投資すればいい。そうしてこそ、人類と地球が共に困難を乗り越え、さらには共に繁栄する道が確かになるのである。

健康長寿社会に向けて働き方を考え直す

ペンシルベニア州フィラデルフィアにあるペンシルベニア大学は、神学と古典を学ぶには素晴らしい学校と評判をとっていた。医学部も立ち上げたばかりだった。フィラデルフィア出身で億万長者の実業家ジョゼフ・ウォートンは、この地元の大学が自慢だった。しかし、何か重要なものが欠けているとの思いも強かった。

「今や、産業は蒸気と鋼鉄で動くようになっている。事業に精通した未来の世代を生み出したければ、もはや徒弟制度だけに頼っているわけにはいかない」。ウォートンは１８８０年12月６日に、友人と同業者に宛てた手紙にそう記した。そしてそのわずか数か月後には、世界初のビジネス専門カレッジであるウォートン校を大学内に開校した。「事業活動という来たるべき闘争がいかなるものか、また、この現代的な闘争においては無能な兵士にどれほど激しい浮き沈みが待ち受けているか。その感覚を叩き込むための教育機関が必要である」[46]

だが、迫り来るその「闘争」が実際にどれほどのものになるか、さすがのウォートンにも読めなかっただろう。ヨーロッパで始まった労働運動はまもなく世界に広がり、労働者の権利に革命的な変化がもたらされようとしていた。

その変化の１つは、労働の歴史において前代未聞のものが誕生したことである。週末の休みだ。現代の私たちは週５日労働を当たり前と思いがちだが、じつはそれは非常に新しい発明である。19世紀の終わりになるまで、概念としても用語としても存在していなかった[47]。１日の労働時間の法的上限や、児童労働の廃止、あるいは医療費補助や安全衛生に関する規制についても同様である。これらはすべて、労働者の必要と要求に応えて生まれたものだ。その一方で、実際にはウォートンのような事業主の利益にもつながるものだった。

そして今、「創造的破壊」による世界規模の変容が近づきつつある。それは、産業革命にも劣らぬほど世界を根本からつくり替えていくだろう。世界中のどのビジネススクールでも、迫り来る激変に備えて学生を教育したほうがいい。労働者の権利を擁護する団体も準備を進めるべきだ。というのも、退職を個人の実年齢と結びつけるやり方は、ごく近い将来に時代錯誤になるからである。また、社会保障の場合と同じく、労働者年金を支える構造についても見直しが求められるだろう。

今後は、スキル習得のための長期休暇をとることが労働文化のなかで認められ、いずれは法律でも義務づけられていくはずである。20世紀に誕生した新しい働き方は、多くがそうした道をたどった。たとえば、政府の支援のもと、勤続10年ごとに1年の有給休暇が労働者に与えられるという制度が考えられる。これを利用すれば、きつい仕事に疲れた者がもっと「賢く働ける」よう、学校に戻ったり職業訓練を受けたりすることができる。その費用を負担するのは雇用主か国だ。ヨーロッパの一部地域やアメリカで現在議論されている、ユニバーサル・ベーシックインカムの一種といえる。

一方、現在の仕事に満足と安定を感じているのなら、いわゆる「ミニ・リタイアメント」を楽しんでもいい。1年間仕事を離れて旅行をしたり、語学や楽器を習ったり、ボランティア活動をしたり、リフレッシュしたり、生き方を考え直したりするのだ。

これはけっして荒唐無稽な話ではない。長期の有給休暇は「サバティカル」と呼ばれ、大学の教授職などではごく普通に取得されている。確かに、今の世界における働き方にしか目を向けていなければ、馬鹿げた考えとしか思えないだろう。そんな福利厚生の財源を誰が負担するのか。何十年も勤め上げて最後にご褒美が待っているような、そういう定年退職プランなしに企業はどうやって労働者を長期間引きつけておけるのか。

だが、議論は今から始めておいたほうがいい。右肩上がりの保険料とピラミッド構造の年金を廃止し、結果として浮いた財源をどこに振り向け直すかが決まったとき、早くからこの問題を検討していた者が有利になるからだ。ところが、ウォートンのようなビジネススクールでは、来たるべきこの変化について考えている教授がわずかしかいない。このテーマに関する講座となれば、なおのこと少ないのが現状だ。また、労働組合の指導者はといえば、退職の条件や手当を求めて闘うという考えに凝り固まっている。以前であれば、40年、50年と苦労して働いて退職したあげく、隠居生活がそう長くないうちに人生を終えていた。だから、それが問題になるのも頷ける。しかし、年齢が単なる数字にすぎなくなったときに労働の世界をどうしたいかは、ほとんど争点になっていない。だが、それを視野に入れていないと、結局は不毛な闘いに終わることになる。

その時代は迫っている。ほとんどの人が、ほとんどの教育機関が思っているより早く。

孫の孫にも会える社会における責任とモラル

「よかったよ、そんなことになる日まで生きていなくって」

こうした言葉をよく耳にする。たいていは、すでに引退した人や、まもなく定年退職を迎える人から聞こえてくるようだ。そういう人たちは、自分の人生があと20年くらいで終わるものと決めている。当然ながらその間は健康でいたいし、できればそれよりもう何年かは余生を楽しみたくはある。だが、それを超えてずっと長く生きるとは考えていない。彼らにとっては、今世紀の半ばも次の千年紀も同じこと。完全に視界の外にある。

これこそが世界最大の問題だ。未来を他人事だと思っているのである。

その理由の一端は、私たちが過去とどうつながっているかを見ればわかる。自分の曾祖父や曾祖母をじかに知る機会に恵まれた者はごくわずかしかいない。その名前すら知らない人も多いはずだ。曾祖父母との関係は概念上のものである。それと同じで、自分のひ孫のことを考えるときも、ほとんどの人は具体性のないおぼろげな存在としか捉えられない。

もちろん、自分の子どもたちの生きる世界がどうなっていくのか、心配ではある。彼らを愛しているからだ。だが、老化や死というものを今の常識に照らして考えれば、自分が世を去って何十年かすれば子どもたちもまたいなくなる。孫のことだって、気にかけていないわけではない。しかし、そういう存在がこの世に登場する頃には、私たちは往々にして出口のかなり手前まで行っている。所詮、その子の未来のために自分にたいしたことができるとは思えない。

私はこれを変えたい——ほかの何にも増して。自分の孫はもちろん、その子どもにも孫にも間違いなく会うのだと、すべての人が思えるようにしたい。いくつもの世代が共に暮らし、共に働き、共に決断を下す。私たちは今の生に対して責任を負うのだ。なぜなら、過去に下した決断が未来に影響を与えていくからである。私たちには、家族の、友人の、そして隣人の目をまっすぐに見て、彼らが生を享ける前に自分たちがどう生きてきたかを説明する務めがある。

本書で説いてきたように老化が治療されて必然的に健康寿命が延びたとき、それこそが何より世界を大きく変える力になるはずだ。私たちは、先送りにしている問題と否応なく向き合わざるを得なくなる。今現在だけでなく、１００年後の人類のためになる研究に投資し、２００年後の地球の生態系と気候を心配するのだ。そして寿命が長くなった結果として、富める者だけがますます贅沢な暮らしを謳歌し、中流階級が貧困へと転がり始めることのないように、対策も講じなくてはならない。新しい指導者が、公正かつ合法的に古い指導者と入れ替われる仕組みもつくる必要がある。私たちが消費して廃棄するものの量と、世界が耐え得る量とのバランスもとる。それも、今だけでなくこれから何世紀にもわたって。

簡単なことではない。とてつもない挑戦だ。政治が敢えてさわらずにいる問題（社会保障）に触れるだけでなく、水をかぶってからその高圧電線の上に寝そべろうというのだ。さらには仕事や定年退職について、あるいは誰がいつ何を受け取るべきかについて、これまでの期待を改めていかなくてもいけない。偏見の目を向けてくる人間がいても、以前ならそいつが死ぬのを待てばよかった。でも、もうそうはいかなくなる。これからは正面から向き合って相手の心を解きほぐし、考えを変えてもらう努力をするしかない。また、人新世（人間の活動が自然界に大きな影響を及ぼすようになった今の地質時代）には生物の絶滅が自然状態の数千倍のペースで進行している。だが、それもこれ以上見過ごすわけにはいかない。絶滅のペースを著しく遅らせ、できれば完全に止めるのだ。

次の世紀を築くには、みながどこに住み、どのように暮らし、どういった規則のもとに生きていくかも考えなくてはいけない。健康寿命が延びれば、社会や経済は大きな利益を受け取ることになる。それがかならず賢く使われるような、仕組みづくりも求められるだろう。

今以上に共感と思いやりの心をもち、人を許し、より公正になる。

友よ、私たちはもっと人間らしくならねばならないのだ。

おわりに――世界を変える勇気をもとう

気鋭の研究者たちの取り組み

ボストンのハーバード大学医学大学院にある私の研究室を案内させてほしい。研究室があるのは新研究棟の遺伝学部の中だ。ここに集まっている生物学者はおそらく世界最高峰といっていいだろう。この同じ建物で、コニー・セプコは哺乳類の眼球を培養する研究を進めている。さらには、失われた視覚を回復するために遺伝子治療の可能性も探っている。同じ階では、科学者で作家のデビッド・ライクが専用のクリーンルームにこもり、2万年前の歯のＤＮＡを解析している。人類の祖先はほかの原人と好んで交雑していたと、明らかにしたのがこのライクだ。1階下ではジョージ・チャーチが驚異の研究の数々を行なっている。たとえば全ヒトゲノムを印刷したり、ケナガマンモスを蘇《よみがえ》らせたりするのもその1つだ。向かいの建物にはジャック・ショスタクが研究室を構えている。テロメアの研究で２００９年のノーベル生理学・医学賞を共同受賞したあと、最近では40億年前に生命がどのように誕生したかという謎に挑んでいる。このショスタクもときどき新研究棟に顔を出す。

そう、エレベーターの中の会話といったら、それはもう大変なものだ。

私の研究室は新研究棟の9階にある。事務室に入ると真っ先に出迎えてくれるのが、アシスタントのスーザン・デステファノだ。14年前から、研究室も私の人生もこの女性に取り仕切られてきたといっていい。スーザンは敬虔なクリスチャンで、「創世記」を文字通りに信じている。私たちの研究についても、神の命に従って病める者と貧しき者を助ける行為と捉えている。神を敬う心と科学を信奉する心が共存していても、おかしい理由は何もない。どちらも世界をより良い場所にしたいと思っている。

スーザンの左には、ラボマネージャーを務めるルイス・ラジマンのデスクがある。ルイスは細胞分子生物学で博士号を取得し、かつては大手バイオテクノロジー企業で遺伝子導入《トランスジェニック》マウスを扱う施設の運営を担当していた。だが、私と初めて会ったときには高級額装会社を経営していた。私の家より、いや、たぶん近所の家を全部合わせたより高額な絵画に額装を施す仕事をしていたので、並外れた几帳面さが求められる今の仕事にはもってこいの男である。ルイスに背を向けて座っているのがカロリーナ・フファレクだ。再生医療で博士号を得ており、今はいわば私たちの参謀長である。厳格だが公正なマネージャーとして、30〜40人からなる私たちの研究チームが助成金を確実に受け取れるように、また助成金が支給され続ける価値を失わないように心を砕いてくれている。

ルイスの隣に座って、よく何枚ものコンピュータ画面をにらんでいるのがダニエル・ヴェラだ。研究室におけるデータのエキスパートであり、フロリダ州立大学でゲノム科学センターを立ち上げた経歴をもつ。ＩＣＥ（アイス）マウスのエピゲノムの変化を、全ゲノムにわたって分析して私に見せてくれたのはこの男だ。あの日のことは一生忘れないだろう。おかげで「老化の情報理論」が確かな裏づけを得たのである。

　廊下を進み、私たちの発表済み論文が額に入れて飾られている横を過ぎていくと、ドアの上に「作戦室」と表示された部屋がある。ウィンストン・チャーチルの中央司令部をイメージしたものだ。一歩足を踏み入れればそこは研究室であり、世界でもとびきりの頭脳が入れ替わり立ち替わりここに集結している。先日、研究室の中を一回りしたときに（私はこれが大好きなのだ）、見かけた面々は以下の通りだ。

　まず私の左側にいたのは、メキシコ出身の細胞生物学者イスラエル・ピチャード＝カサスと、ウクライナ出身の物理学者ボグダン・ブドニックである。2人は「ジャンクＤＮＡ」の領域内から５０００個あまりの新しいヒト遺伝子を発見してきた。いずれもサイズの小さい遺伝子であり、小さなタンパク質をつくる指令を携えている。そのタンパク質は血流に乗って体内を巡っている。どのタンパク質ががんや糖尿病の治療薬になってもおかしくないし、高齢のマウスを若返らせるような作用をもつ可能性もある。次に顔を合わせたのが3人のマイケルたち。マイケル・ボンカウスキー、マイケル・シュルツ、そしてマイケル・クーニーである。ボンカウスキーは、血管を若返らせる研究で中心的役割を果たしており、高齢マウスに倍の距離を走らせた例の人物だ[1]。科学史上、最も長く生きたマウスをつくった記録ももっている。5年間だ。

　シュルツはボンカウスキーの指導のもと、老化に伴う炎症がどのように起きるのかを分子レベルで研究している。炎症は、老化とともに病気が悪化する主な原因であることから、その炎症反応を抑制する方法を見つけるのが目標だ。シュルツとボンカウスキーは、遺伝子治療の手法を用いて高齢のマウスを長寿遺伝子に「感染」させ、自分たちがもつマウスの長寿記録の更新も狙っている。
クーニーはアメリカ航空宇宙局（ＮＡＳＡ）との共同研究を進めている。どういう研究かというと、クマムシ（信じがたいほど頑丈な8本足の微小動物）からＤＮＡ修復遺伝子を取り出し、それをヒトの細胞に導入するというものだ。宇宙飛行士を宇宙線から守り、そしてもちろん老化を遅らせるためである。

ポルトガル出身のジョアン・アモリムもいた。ジョアンは、レスベラトロールなどの様々なＳＴＡＣ（サーチュイン活性化化合物）を調べ、それが体内のＳＩＲＴ１酵素をどのように活性化するのかを解明しようとしている。ジョアンは、マウスの*ＳＩＲＴ１*遺伝子の塩基配列を1文字だけ変えて、レスベラトロールにもほかのＳＴＡＣにも反応しない酵素をつくらせている。その変異マウスに、それでもやはりレスベラトロールのもつ健康・延命効果が現われるかどうかを確かめるためだ。これがわかれば、レスベラトロールが直接ＳＩＲＴ１酵素を活性化しているのか、それとも別のメカニズムを経由して（たとえばＡＭＰＫの働きを活発にするなどして）いるのかという議論に決着がつくはずである。これまでのところ、ＳＩＲＴ１活性化説に有利な結果が得られている。

韓国出身のジェイ・フン・ヤンもいた。ジェイは6年前から染色体や動物を調べて、ＩＣＥマウスの老化が早まった理由と仕組みを突き止めようとしている。ＩＣＥマウスのエピゲノムの老化時計が早く進んでいることを最初に示したのは、このジェイとジョアンだ。ジェイの隣にいたのはウェンチェン・ルー。中国でトップクラスの学生であり、強力なエピゲノム・リプログラミングシステムを発見した。これは、遺伝子を改変したウイルスを介して、高齢の動物の体内に導入することができる。

シャオ・ティアンはちょうどそのウイルスを使って、ヒトの神経細胞を化学療法から守る成果をあげたところだった。通常の神経細胞の場合、化学療法を受けると死滅するか、縮んで玉のようになるかのどちらかである。ところが、リプログラミングを施した神経細胞は完全に健康なままで、培養皿の底に長く美しい樹状突起を伸ばしていた。はっきりとした結果が出ない実験もあり、明暗はくっきりしている。それでも数年のうちには、眼の疾患をもつ患者で私たちのウイルスを試験してみたいと考えている。

パトリック・グリフィンは、私が指導する一番新しい大学院生だ。パトリックは、ＤＮＡが損傷したときの反応を（実際には損傷させずに）人の手でつくり出すだけで、ＤＮＡが傷ついたときと同じように哺乳類の老化が引き起こされるのかどうかを知りたがっている。これを確かめるため、切断機能を失わせたＣＲＩＳＰＲ／Ｃａｓ９（クリスパー‐キャスナイン）システムを使って、ＤＮＡ損傷のシグナルを伝達するタンパク質をゲノムに結合させた。私たちの仮説が正しいとすれば、それでもやはり老化が促されるはずである。ジェイミー・ロスは遺伝子操作で「ＮＩＣＥ（ナイス）マウス」をつくり、神経細胞でだけエピゲノムの雑音を加速させた。脳が体の老化を調節しているのかどうか、また、このマウスの活動が80歳の人間に近くなるかどうかを調べるのが目的だ。もしそうなれば、人間の脳の老化や、もしかしたらアルツハイマー病を再現するうえでも、従来のものより有効な疾患モデル動物として使える可能性が出てくる。

ジョエル・ソーンは、20世紀を代表する偉大な生物学者の何人かと一緒に仕事をしたことがある。その後の30年間は漁師として、魚介類の漁や輸出を行なってきた。現在は、海を探って不老不死の秘密を解き明かそうとしている。ジョエルが注目しているのは刺胞動物だ。この透明な海洋動物は、自分の体を使って驚くべき離れ業をやってのける。たとえば、体の一部を再生させたり、足から赤ん坊を産んだりするのだ。ちょうどこの日はジョエルに嬉しいことがあった。斬首しておいたイソギンチャクが再び頭部を生やしたほか、育てている不老不死のポリプから小さな小さなクラゲが出芽したのである。おそらくこうした再生プロセスは、私たちが視神経を再生できたプロセスと同じなのではないだろうか。もしかしたら刺胞動物は、クロード・シャノンのいう「観測者」を利用することができるのかもしれない。その「観測者」が、若くいるためのエピゲノム情報を蓄えているのだ。

　アビーラップ・ダスは、高齢マウスのマラソンプロジェクトを牽引した人物である。この日は、硫化水素やＮＭＮといった前駆体が、傷の治癒にどう影響を与えているかに取り組んでいた。リンジー・ウーは、シドニーのニューサウスウェールズ大学にある姉妹研究室の運営にも携わっており、この日はＧ６ＰＤという酵素を活性化させる分子を調べていた。Ｇ６ＰＤには延命効果のあることが複数の動物で確認されているものの、あいにく人間では3億人もの人々に*G6PD*遺伝子の変異が見られる。これは、あらゆる遺伝子変異のなかで最も数が多いものだ。リンジーはほかにも、メスの高齢マウスにＮＭＮを与えて生殖能力を回復させたり、マウスの卵子のＤＮＡを損傷から守ったりすることに成功している。

　専門実習中の歯科学生ロクサン・バヴァリアンの姿もあった。ロクサンは、経口毒性とがんにおいてサーチュイン類がどんな役割を果たしているかを研究している。やはりこの日顔を見せていたフィンランド出身のカイザ・セレズニエミは、卵巣の幹細胞の培養と女性の不妊解消の分野で世界を代表する1人だ。

インド出身のモハメド・パーヴェズ・アラムは、ドラフトチャンバー（安全のための局所排気装置）の中で新しい化学物質をつくっている。コンラッド・リナルディは、高齢者から採取した皮膚細胞を若返らせる実験を進めていて、その最新の結果を検証していた。イタリア出身のジュセッペ・コッポテッリは、私たちが発見したヒトの新しい長寿遺伝子を研究していた。その1つである*COPINE2*は、パーキンソン病とアルツハイマー病の患者で変異を起こしているのが確認されている。

オーストラリア出身のアリス・ケインはマウスを調べていた。マウスの「衰弱時計」を作製して、その余命を予測できるようにするためである。アリスはまた、実験の結果に性差があることを、私たち全員が認識できるようにしてくれている。ベテラン生化学者のジュン・リーは、人間のＤＮＡ修復能力が年とともに低下するのはなぜかに取り組んでいた。また、ＮＭＮがそのプロセスを逆転させることを発見している[2]。

以上は、私が顔を出したときにたまたま研究室にいた面々にすぎない。ほかにも大勢のメンバーが、世界を変える研究をしている。

いずれもきわめて優秀な研究者だ。宇宙のどんな謎の解明に取り組んでいてもおかしくないが、ハーバードに来て老化の問題と格闘している。科学者にはありがちなように、引っ込み思案な者も少なくない。慎重すぎて思い切りに欠ける者も何人かいて、それを私は直そうとしている。それでも、健康寿命の延びる時代が近づいていることを疑う者はただの1人もいない。

しかも、ここは研究室の1つにすぎない。ハーバード大学のポール・Ｆ・グレン老化生物学研究センターにはほかに3つの研究室があって、人間がより長く健康に生きるための研究を進めている。ブルース・ヤンクナーの研究室では、人間の脳に特化して老化の影響を探っている。マーシャ・ハイギスの研究室では、老化と疾患においてミトコンドリアがどんな役割を果たしているかを調べている。また、サーチュイン遺伝子の変異が、がんとどう関わっているかを突き止める成果も上げている。エイミー・ウェイジャーズの研究室は、若いマウスの血液が高齢のマウスを若返らせることや、その逆が起こることを、いち早く発見した研究室の1つだ。この発見をきっかけに、若いドナーの血清を輸血するブームが起きた。エイミーと私は、血液中の若返り因子を見つける共同研究を行なっている。輸血のような気味の悪さなしに、老化関連の疾患を治療できる先進的な新薬品を開発するのが狙いだ。

ポール・F・グレン老化生物学研究センターは川向こうのマサチューセッツ工科大学（MIT）にもあって、レニー・ガレンティ、アンゲリカ・エイモン、リー・ワイ・ツァイがいる。そして、老化を遅らせ、食い止め、逆転させるうえでの、根本的な疑問に答えを出そうと奮闘している。アメリカのほかの都市でも、トーマス・ランドー、アン・ブルネイ、トニー・ウィス＝コレイ、エリザベス・ブラックバーン、ニール・バルジライ、リッチ・ミラーなどがそれぞれ大規模な研究室や研究センターを率い、老化に対する私たちの考え方を変えることを目指している。サンフランシスコの北にはバック加齢研究所があり、老化の仕組みを解明して老化と闘うことだけに研究所全体が取り組んでいる。老化研究者のリストはまだまだ続く。

世界に目を転じれば、十数か所の独立した研究センターが同じ謎の解明に向けて力を注いでいる。今や世界の主要な大学では、老化専門の研究者を少なくとも1人は擁するようになった。そうした研究室の大半は、もともと別の病気の研究を目的とした助成金を受け取っている。しかし、最近ではますます老化の解明に軸足を移してきている。助成の対象となった疾患を治療するには、根本にある老化をどうにかするのが論理的に考えて一番だからだ。研究を取り巻く現在の環境を思えば、こうした状況も致し方ない。今のところ老化については、大多数の人が避けて通れないものとみなし、病気として捉える人がほとんどいない。そんなものを相手に闘おうとしても、現状では巨額の予算が下りないのだ。

一方、別の方向からの取り組みも進められている。ニューラルネットを利用した新薬の発見・開発、遺伝子分析、バイオトラッキング、疾患の検知などだ。これらの分野を牽引するのは民間の企業である。また、寿命と健康寿命を長くするために誰もが簡単にできる方策についても、日に日に研究の数が増えている。おかげで、健康長寿へと至る道筋はしだいに明確になってきた。

10年前か20年前なら、どれだけ前向きな科学者であっても、老化が不可避ではない世界を夢見始めたばかりだった。老化を遅らせ、食い止め、逆転させる研究だけに携わっている者も、世界に数えるほどしかいなかった。だから、人が私の仕事の話に丁重に耳を傾けたあとで、頭のおかしな人間を見るような目を向けてくるのも無理からぬことだった。だが今は、これだけ大勢の優秀な研究者が取り組んでいる。なのに、人間の老化にとてつもない変化が起きようとしているのをどうして信じられないのか、私には理解に苦しむ。しかもその変化は遠からず訪れようとしているのだ。

「できるはずがない」といってくる人の気持ちならわからないではない。ワクチンなんてうまく行きっこない、人が空を飛べるわけがない。そう考えた人たちと同類なのだ。しかし、長寿研究が世界にどれだけの利益をもたらすかを思うとき、私にはどうにも我慢のならない言葉がある。「すべきではない」だ。

思い込みを超えて

私の研究室や、世界の同様の研究室にいる輩《やから》は、不自然で不届きな活動にふけって、人間であることの意味を変えようとしている——そう世間に信じさせようとする人たちがいる。そうした見方は、親切な表現をすれば主観にすぎず、正確には狂信と呼ぶべきものだろう。

2003年、大統領生命倫理評議会がホワイトハウスに報告書『治療を超えて——バイオテクノロジーと幸福の追求』（青木書店）を提出した。その背景にも、これと同じ考えが働いていたように思う。報告書には不吉な警告が記されていた。老化研究は「人間の本性」に反するものであり、誕生・結婚・死という秩序ある（ということになっているらしい）サイクルに背くものだ、と。

評議会はこう問いかける。人々は「今のように結婚後50年で寿命を終えるのではなく、80年も、あるいは100年以上も相手と連れ添うことになったとき、『死が2人を分かつまで』生涯の貞節を誓う気になるだろうか」[3]。どんな不幸な結婚生活を送っていたらこんな疑問を抱けるのだろう。そちらのほうがよほど不思議だ。私なら、プラスアルファの50年を喜んで妻のサンドラと過ごしたい。

報告書はこうも訴える。老化とは「人生の移り変わりをもたらすものであり、私たちの時間感覚に明確なかたちを与えるものだ」。それがなければ私たちは「生命のサイクルから切り離され」かねない[4]。

いうまでもないが、その自然な生命のサイクルとやらがどういうものかといえば、白髪やしわの出るまで長生きすることができず、肉食獣に食われるのがごく普通の死に方だというものだ。私たちの祖先はほとんどがそうだった。そういうサイクルと離れたくないなら、勝手にすればいい。

報告書はさらにこうも問う。「自然な生には、輪郭と制約（すなわち私たちの脆弱さと有限性）がある。だからこそ私たちは大きな視点に立って、生の統一性と持続する意味を理解することができる。そこから逸脱するのは、自らを欺くに等しい行為ではないだろうか」

おいおい、勘弁してくれ。意味ある人生を送るには脆弱さが必要だと心底信じているのなら、骨折しても治さず、ポリオのワクチンも打たなければいい。骨粗鬆症予防には適切なカルシウム摂取と運動だと、女性に勧めるのも全部やめてしまえばいいのだ。

この種のことにいちいち目くじらを立てても仕方がないのはわかっている。所詮、科学が産声を上げて以来、こんな話は枚挙にいとまがないのだ。「自然の秩序を乱す」とどうなるか、ガリレオに訊いてみればいい。

しかし、道徳論好きな役人が書いた些末な報告書ならまだしも、これはそうではないのだ。この報告書を提出した評議会の議長レオン・カスは、当代きっての影響力をもつ生命倫理学者である。ジョージ・W・ブッシュ大統領の任期中は「大統領のお抱え哲学者」の異名をとったほどだ。おかげで、報告書が提出されてからしばらくのあいだ、老化研究は病気と闘っているのではなく、人間性と闘っているかのような濡れ衣を着せられた。こんなふざけた話はない。ふざけているだけでなく、私にいわせればきわめて有害だ。

それでも一度レッテルを貼られてしまうと、発想や考え方や偏見を変えるのは一筋縄ではいかない。老化を「仕方がないもの」として受け入れるのではなく、その本当の姿を世間にわかってもらうのは、長い闘いになるだろう。

私の研究室や同様の研究室がもっと潤沢な資金に恵まれれば、そういう未来はもっと早く実現できる可能性がある。だが実際はそうでない以上、今現在60歳を超えている人たちを救うのは難しいかもしれない。心身が衰えた末にあまりにも早く一生を終えるような、そんな生き方をした最後の人類にあなたやあなたの家族がなったら、もしくは、今の子どもたちが老化研究の恩恵を何一つ得られないことになったら、あの生命倫理学者たちに感謝するといい。

本書でこれだけ言葉を尽くしてきても、なお健康寿命を延ばすことに気が進まないというなら（生きることの切迫感が失われるせいか、自然の摂理に逆らいたくないからかは知らないが）、自分自身ではなく家族や友人のことを考えてみてほしい。人生最後の10年なり20年のあいだ、肉体の面でも精神の面でも金銭の面でもあなたの面倒をみなくてはならない人たちが、どれだけつらい思いをすることか。そんな風に人生を終えなくてもいいのだとしたら、彼らに無用の苦しみを味わわせることになる。

私の妻は数日おきに老人ホームを訪れている。あなたも同じように1日そこで過ごしてみるといい。物を嚙めない人に食事をさせ、お尻を拭き、スポンジで体を洗ってやる。自分がどこにいるのか、自分が何者なのか、なかなか思い出せない人たちをじっと見守る。1日を終えたら、きっとあなたもこう感じてくれるはずだ――自分がああやって衰えていくのを避けるためなら、できることは何でもしようと考えるのが当然だ。そうしないのは怠慢であり、残酷であるとしかいいようがない、と。

世の中にはレオン・カスのような人間がまだ大勢いる。だが、彼らもそれなりに長生きをすれば、現実を受け入れざるを得なくなるだろう。私が説明してきたような未来を、あるいはそれに近い未来をつくろうとする勢いは、もはや誰にも止められない。健康寿命が長くなる未来はかならずやって来る。

このことを悟る人は日ごとに増えている。そして仲間に入りたがっている。

なぜなら、人が何を語ろうが何を信じようが、明るい未来を思い描いていようが不吉な予言で世間を騒がそうが、科学者であろうが生命倫理学者であろうが、そんなことはどうでもいいからだ。変化の気配が漂っているのは紛れもない事実である。

２０１８年6月18日、世界保健機関（ＷＨＯ）は『疾病及び関連保健問題の国際統計分類』の第11版（通称『ＩＣＤ-11』）を発行した。もともとこれといって目を引く資料ではないのだが、今回は少し違った。誰かが新しい疾患の分類コードを滑り込ませていたのである。初めは誰も気づかなかった。ＷＨＯのウェブサイト[6]で「ＭＧ２Ａ」と入力してみれば、次のような記述が見つかる。

ＭＧ２Ａ　老齢
・精神疾患の記載のない老齢
・精神疾患の記載のない老化
・老衰

世界中のすべての国で、２０２２年1月1日から『ＩＣＤ-11』のコードを使うことが推奨されている。ということは、今や「老齢」という診断を受けることが可能になったのだ。病態としての老齢で何人が死亡したのかを、各国はＷＨＯに報告しなければならない。

これが法規制レベルでの変化につながり、あってしかるべき医薬品の開発に数十億ドルが振り向けられるようになるのか。老化と、老化が原因となるすべての疾患に対して、それを遅らせる医薬品を処方しても倫理上の問題がないと、連邦政府も医師もついに認めてくれるのか。その薬を受け取ることが患者の権利の1つなのだと、認識してくれるだろうか。保険会社は、老化の治療に金を出すことが結局は医療費の節約になると気づき、その治療費を補償してくれるだろうか。

いずれわかるだろう。追い風が強まることを私はもちろん願っている。だが、その日を待つまでにできることもたくさんある。

私が実践していること

「食事のカロリーを減らせ」「小さいことにくよくよするな」「運動せよ」以外に、医学的なアドバイスをするつもりはない。私は研究者であって医者ではないからだ。人にああしろこうしろと指図する立場にはないし、サプリメントにしてもほかの商品にしても特定のものを推薦することはない。

とはいえ、自分自身が何をしているかであれば公表してもいいと思っている。ただし、いくつかの点を断っておきたい。

・あなたのすべきことがこれと同じとは限らない。
・私がそうしているのが正しいのかどうかすら私にはわからない。
・人間を対象にした臨床試験が現在進行中ではあるものの、厳密で長期的な臨床試験がなされた老化の治療法や療法は1つも存在しない。本来はそれがなければ、起こり得る様々な結果について十分に理解することはできない。

私がこういう話をすると、人はよく首を傾げる。思わぬ副作用が現われるかもしれないし、自分の死を早めているおそれもあるのに（その可能性は低いとは思うが）、よくもそんなことができると不思議でならないようなのだ。

答えは簡単である。まったく何もしなかったらどうなるかを正確に知っているからだ。そしてそれはけっして愉快なものではない。だとしたら、失うものなどないではないか？

さて、前置きはこれくらいにして、では私は何をしているのか。

・ＮＭＮ１グラム（１０００ミリグラム）、レスベラトロール１グラム（自家製ヨーグルト[7]に振り入れて混ぜる）、およびメトホルミン１グラムを毎朝摂取する。
・ビタミンＤおよびK_2の１日推奨量を摂取し、83ミリグラムのアスピリンを服用する。
・砂糖、パン、パスタの摂取量をできるだけ少なくする。デザートを食べるのは40歳でやめたが、こっそり味見することはある。
・1日のどれか1食を抜くか、少なくともごく少量に抑えるようにする。スケジュールが詰まっているおかげで、たいてい昼食を食べ損なっている。
・数か月に一度、専門家が自宅にやって来て私の血液を採取し、それを私は数十個のバイオマーカーについて分析してきた。どれかのマーカーが最適値を外れていたら、食物や運動を通じて修正する。

・毎日できるだけ歩くことを心掛け、上の階に行く際には階段を使うようにしている。週末はほとんど毎週、下の息子ベンと一緒にジムに行く。ジムではバーベルを挙げ、少しジョギングをし、サウナでしばらく過ごしてから、氷のように冷たい水風呂に漬かっている。

・植物をたくさん摂取し、ほかの哺乳類を口にするのはなるべく避けるようにしている（おいしいのはわかっているのだが）。運動したときには肉を食べる。

・タバコは吸わない。電子レンジにかけたプラスチックや、過度な紫外線や、レントゲンやＣＴスキャンを避けるようにしている。

・日中と就寝時は、涼しい場所にいるようにする。

・健康寿命を延ばすうえで最適の範囲内にＢＭＩ（体重「キログラム」を身長「メートル」の２乗で割った数値）を保つことを目指している。私の場合はそれが23～25である。

日に50回くらいはサプリメントについて訊かれる。答える前に断っておくが、私は特定のサプリメントを推薦することはないし、商品の試験や研究にも携わっていない。もちろん効能を保証することもない。私の推薦であるかのように謳《うた》った商品があれば、間違いなく詐欺だ。サプリメントは医薬品に比べて規制がはるかに緩い。だから、私が実際にサプリメントを摂取するときには、評判のいい大手のメーカーを探し、できるだけ純度の高い分子（目安は98％超）で、ラベルに「ＧＭＰ」の文字が記載されているものを選ぶ。これは、アメリカ食品医薬品局（ＦＤＡ）の定める「優良製造規則」に則《のっと》った商品という意味だ。NR（ニコチンアミドリボシド）は体内でNMNに変換されるので、NMNではなく安価なNRを摂取する人もいる。ナイアシンやニコチンアミドはさらに低価格だが、NMNやNRほどNAD濃度を上昇させる効果はないようだ。

NAD増強分子は、細胞にメチル基を与えるような化合物と一緒に摂取するといいという説がある。たとえば、トリメチルグリシン（別名ベタイン）やメチルフォレートなどだ。理屈のうえでは納得が行く。NRやNMNの「N」は「ニコチンアミド」の頭文字であり、これはビタミンB_3の一種だ。ニコチンアミドが過剰になると、体はそれをメチル化して尿の中に排出する。そのため、細胞中のメチル基が不足する可能性があるのだ。だがこれはあくまで仮説の域を出ない。

大切な家族とずっと一緒にいるために

私の父は、私とほぼ同じことを実践している。父が最後に病気になったのはいつだったか、まったく思い出せない。最近では、自分の活動ペースが加速していると話している。今年の夏は友人たちとの忙しい予定をオーストラリアに置いて、私たちがボストンの家を修繕するのを手伝いにきてくれた。その間も遠隔勤務をして、シドニー大学における第2のキャリアをおろそかにすることはなかった。1か月半で修繕が終わると、昔からの友人と一緒にアメリカの東海岸を数週間かけて車で回り、それから毎年2人で楽しみにしているオハイオ州のサマー・シアター・フェスティバルにまで足を延ばした。

父は夏の終わりにオーストラリアに帰ったが、わずか数週間でアメリカに舞い戻った。ワシントン

ＤＣで私が「ナイトの爵位を授かる」（とは父の言葉）のに立ち会うためである。今はまたシドニーの自宅にいて、「2人の友だちに会う」ために数日かけて車を１０００キロ近く北へ走らせる計画を立てている。父は人生を愛している。見たところ、これまでにも増して。

私は年をとるにつれて、自分の人生がどれだけ幸運かを考えることが多くなった。オーストラリアに生まれ、「男は泣くな」といわれて大きくなったけれど、最近ではふと自分の人生を振り返ったときに涙腺が緩みやすくなっている。

私は自由な国で生まれ育ち、もっと自由な国に渡った。3人の素晴らしい子どもに恵まれ、私の家族を自分の家族のように大事にしてくれる友人に囲まれている。妻のサンドラは私の自慢だ。ドイツでトップクラスの学生だったサンドラは、優秀な成績で植物学の学位を取得した。それからボストンに来て私と暮らし、ＭＩＴの博士課程に入学して、世界で初めてマウスのクローニングに成功した研究室で働いた。博士号取得のために選んだ研究テーマは、レット症候群という致死性の遺伝疾患の治療法をマウスを使って見つけることである。レット症候群は女児に発症し、エピゲノムを乱して脳の正常な発達を妨げる。サンドラの取り組んでいたレット症候群の原因遺伝子からは、ＭＥＣＰ2というタンパク質がつくられる。不思議な偶然といおうか、このタンパク質はメチル化ＤＮＡと結合する性質をもち、細胞の「観測者」である可能性をもっている。つまり、若さを取り戻すための「訂正データ」を蓄えているかもしれないのだ。

この25年のあいだ、サンドラからはたくさんのことを教わった。より良い夫、より良い父親になるにはどうすればいいかはもちろんのこと、散歩のときに目にする植物や昆虫や動物の名前も全部だ。結婚したばかりの頃はよく口喧嘩をした。私の研究の「倫理的な問題」に当初サンドラは納得できず、それが私にはつらかった。でも今では、生物学や経済学の方面で膨大なデータが積み重なってきたおかげで、以前ほど揉めることはない。それどころか、サンドラもＮＭＮを飲み始めている。

私の長寿法に効果があるかどうかはわからない。ただ、今のところ害はなさそうである。私は現在50歳だが、気分は30歳の頃のままだ。見たところは心臓も30歳であるらしい。同僚の1人が親切にも実験用のＭＲＩを使って、３Ｄ映像を撮影してくれたのだ。白髪もないし、しわだらけでもない。少なくとも今はまだ。

1年前、弟のニックに白髪が生えて髪が薄くなり始めた。するとニックは、自分を比較研究の実験台にするのはずるいと冗談まじりに抗議したうえで、同じ長寿法を実践したいといい張った。実の弟にそんなことするわけがないと返しはしたものの、その考えが一度も頭をよぎらなかったかといえば嘘になる。ともあれ、今はニックも父と同じ処方箋に従っている。

長く生きても、周りに家族や友人がいなければ何の意味もない。わが家の3匹のイヌ（10歳で小型のプードルミックス犬チャーリーと、3歳の黒ラブラドール、ケイティとメラルーカ）も、2〜3年前からＮＭＮを摂取している。チャーリーはセラピードッグで、人の心を穏やかにする仕事をしている。だが、仕事のある日にＮＭＮを与えると元気になりすぎてしまうので、その日は抜くようにしている。ケイティは生まれつき腎臓に欠陥があり、5歳までしか生きられないと宣告されている。ＮＭＮでどうにかその壁を乗り越えられたらいいと私たちは願っている。腎臓に損傷のあるマウスを使った試験の結果を見る限り、それはけっして夢ではない。[8]

健康長寿のための方法があるとしても、どうせ大変すぎて守れないに決まっている——そう思っている人が多い。そんなことはない。私の家族にだってできている。みんな、１日をなんとか乗り切ろうとしているだけのごく普通の人間だ。ただ私は、今という時間をできるだけ意識しながら生活するようにし、気分が良くなることに注意を向けている。また、ときどき血液マーカーの検査もしている。これまで時間をかけて試行錯誤をしながら、自分に最適な食事や運動や、サプリメントの日課を見つけてきた。私も家族も、老化研究の進展に合わせてこの日課を微調整しながら続けていくつもりだ。これからもずっと。

そしてずっと。

さらにずっと。

なぜって、そう、私はまだまだこの世に長く留まるつもりだからだ。もちろん、そんな目標を立てても未知の要因に阻まれるおそれはいくらでもある。これだけの長寿法を続けてきたって、明日バスに轢《ひ》かれるかもしれないのだ。しかし、１００歳を過ぎても幸せで健康で、友人や家族や同僚に囲まれて暮らしている姿が、どんどん思い浮かべやすくなっているのも事実である。

１００歳をどれだけ超えるつもりか、って？

どうだろう、でも22世紀を見ることができたら素敵だと思う。それが叶うとしたら１３２歳だ。私がそうなる見込みは薄いかもしれないが、生物学の法則を逸脱しているわけではないし、現時点で予想される進展の道筋から大きく外れているわけでもない。そこまで到達できたら、きっともっと長く生きたいと願うだろう。

やりたいことがたくさんある。助けたい人が大勢いる。私はこれからも人類の背中を押して、私が信じる道へと進ませていきたい。その道の先には、より一層の健康と幸福と、繁栄が待っている。そして、その道を振り返ることができるほど、長く生きていきたい。

ブッシュウォーキングに出かけよう――変えられない未来などない

先日私は、生まれ育ったシドニー北部の郊外に帰った。すぐ隣はガリガル国立公園である。父とサンドラと、私たちの12歳の息子ベンジャミンも一緒だ。

弟と私が息子と同じくらいの年齢だった頃に、よく祖母のヴェラに連れていってもらった小道を歩くのが目的である。道々ヴェラは自分の幼い頃の苦労話を語り、自由な国で育つのがどれだけ幸運なことかを話してくれたものだ。そして、A・A・ミルンの物語からどんな素晴らしいことが学べるかも。

「今日は何曜日？」プーが尋ねました。
「今日は今日だよ」とコブタが甲高い声で答えます。
「ぼくの大好きな日だ」。プーはそういいました。

父は早く行きたくてうずうずしていた。ベンもである。血気盛んな少年2人だ。しかし私は、小道の出発点で目にした光景に息を呑み、まるで体が凍りついたように動けなかった。高い砂岩の崖から見下

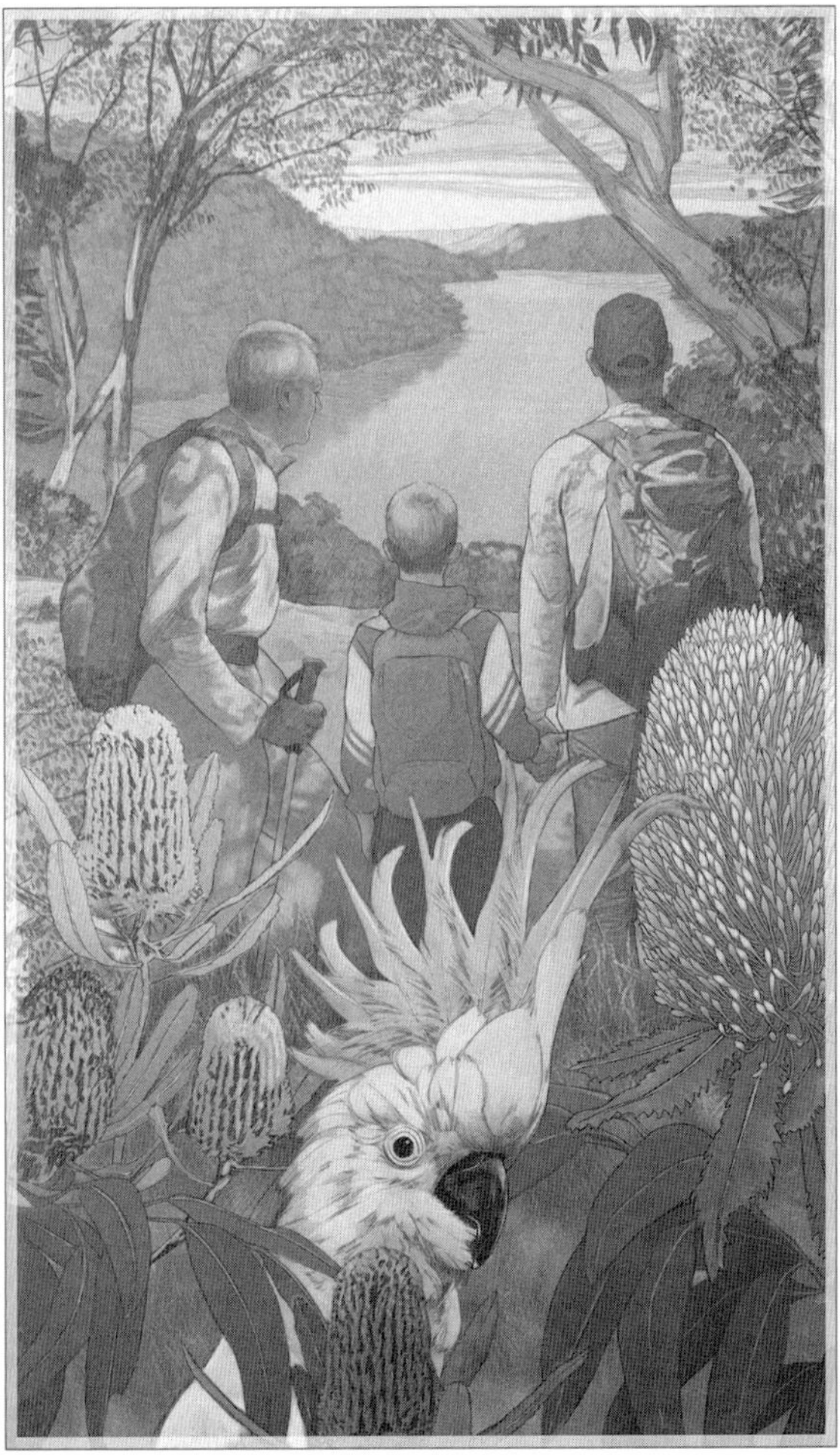

ブッシュウォーキング。私の実家から北に向かっていくと複数の国立公園が続き、それらはしだいに大きさを増しながら何百キロにもわたって広がっている。河口から長く延びた汽水の入り江は果てしなくうねっていき、ごつごつした山肌には先住民のガリガル族による古代の彫刻が残る。父は現在80歳。父の母であるヴェラが生きる気力をなくした年齢だ。老化は、人にそこまでの影響を及ぼすのである。だが、父は山歩きを楽しみ、世界を旅し、新しい仕事も始めた。みんなの希望の星である。

ろす小さな谷には、香《かぐわ》しいユーカリの木が生い茂る。頭上からは、耳をつんざくばかりのセミの声が降り注ぐ。都市がみるみるブッシュへと移り変わっていき、遠い過去と現在とが混じり合う。そして、目の前にはこれほど広大で、これほど美しいものが横たわっている。思わず胸がいっぱいになった。

ここから南に戻ると、岩だらけの道を縫ってメラルーカ通りに出る。そこは私が少年時代を過ごした場所だ。さらに進むとミドル港に突き当たるが、これは深く切れ込んだ複雑な入り江の一部だ。岸辺には種々のユーカリやフトモモ科の木が天蓋をつくり、入り江は曲がりくねりながらシドニー港へと通じる。逆に北へ向かえば、複数の国立公園が続く。ガリガル国立公園、クーリンガイ国立公園、マラマラ国立公園、ダルグ国立公園、イェンゴ国立公園、ウォレマイ国立公園。これらはしだいに大きさを増しながら、何百キロにもわたって広がっている。南から延びる汽水の入り江はどこまでもうねっていき、ごつごつした山肌には先住民のガリガル族による古代の彫刻が残る。何日歩いても、場合によっては何週間歩いても、人の声をいっさい聞かないこともある。かつてこの地に暮らした先住民の名残が、かすかに感じられるだけだ。

この日は、ガリガル国立公園の中をほんの数時間歩くだけの予定だった。それでも私は何週間も前から楽しみにしていた。

少なくとも私にとって、ハイキングとブッシュウォーキングは似て非なるものだ。ハイキングに行くときは、体を動かしたり、気持ちを落ち着けたり、美しい景色を愛でたり、家族や友人と同じ時間を過ごしたりすることを求める場合が多い。一方、オーストラリア人がブッシュウォーキングに出かけるとき、そうしたすべてに加えて、人生の糧《かて》になるような知恵を学びたいという思いもある。

崖の上にどれくらい佇《たたず》んでいただろうか。たぶん1分か2分のことだろう。5分か10分かもしれない。私がどれだけそうしていようと、家族は少しも気に留めていないようだった。郷愁と驚嘆からふとわれに返ると、3人は小道を少し下ったところにいた。

ベンは、メラルーカと呼ばれるフトモモ科の木から紙のような樹皮を剥いでいる。父はそのベンに向かって、崖の成り立ちを説明している。哺乳類が初めて登場した時代に、堆積した砂でできているのだそうだ。サンドラはバンクシアの花をしげしげと眺めている。これは、針がたくさん並んだような一風変わった花で、その昔ジョゼフ・バンクスがイギリスにもち帰って王立協会に披露した1つだ。「もういっぺんいうけど、これはヤマモガシ科の植物よ」。サンドラは笑う。私たちは何べん聞いても覚えられないのだ。

この文章を書いている今、息子のベンは7年生である。良い子で、賢い子だ。いつか私の研究室で働き、私のあとを継いで「仕事を終わらせたい」のだという。私は、研究室に入るのは競争率が高いし、息子だからといって特別扱いはしないと話す。するとベンはこう返す。「ならいいよ、いざとなったらレニー・ガレンティのところに行けばいいんだから」

そう、愉快な子でもあるのだ。

上の2人の子どもたちは自分の道を模索している。ナタリーはたぶん獣医を、アレックスは外交官か政治家を、それぞれ目指しているのだと思う。

父は現在80歳だ。父の母親であるヴェラが、目の輝きをすっかり失ってしまった年齢である。ヴェラは生きる気力をなくし、二度と外へ出なかった。私には未来の予言はできない。だが、今の父が充実した暮らしを送り、世界を旅し、未来につねに明るい希望を抱き、素晴らしい健康状態でいるのを見ると、まだこの先も長く私たちと一緒にいてくれるような気がする。そうあってほしい。

父は私たちみんなにとっての希望の星だ。そんな父と、サンドラと、愛するすべての人たちと一緒に、私はこの場所に何度でも戻ってきたい。心の安らぎを求めるために。物語を聞くために。美しいものを見出すために。思い出をつくるために。

そして知恵を分かち合うために。

ベンやナタリーやアレックスとだけではない。彼らの子どもたちとも、そのまた子どもたちとも一緒に。

おかしくはあるまい？　変えられない未来などないのだから。

謝辞

デビッド

妻のサンドラ・ルイケンフイスには、どれだけ愛と感謝の言葉を尽くしても足りない。20年あまりにわたって私のそばにいてくれたうえに、そのうち10年は私がこの本を書いたり書き直したりするのを辛抱強く見守ってくれた。子どもたちのアレックス、ナタリー、ベンジャミンにも感謝している。これ以上は望むべくもないほど素晴らしい子たちだ。

1冊の本をつくり上げるには、創作の過程で関係するすべての人と一体にならなくてはいけない。共著者のマシュー・ラプラントは、友情とユーモアのセンスを発揮し、その該博な知識と能力で、幾多の議論と数々のホワイトボードの図表を首尾一貫した語りに変えてくれた。マシューも私も、キャサリン・デルフィアと一緒に仕事ができたのは本当に幸運だった。キャサリンは、優れた技能と正確さを併せもつイラストレーターである。私たちの言葉や考えを魅力的な絵にするという難題を敢然と受けて立ち、実際にそれをやり遂げてみせた。同志であるスーザン・デステファノには日々感謝している。14年前から私のアシスタントを務め、私の生活も研究室の運営もスムーズに行くように尽力してくれている。次々と飛んでくる仕事を片づけるその手腕には、感謝の言葉を丸々1ページ連ねてもいいくらいだ。

ルイス・ラジマンとカロリーナ・フファレクはボストンの研究室を、リンジー・ウーはシドニーの姉妹研究室を、それぞれ切り盛りしてくれている。これほど献身的で聡明で、実務能力の高いチームと一緒に仕事ができて、私は本当に恵まれている。ハーバード大学ポール・F・グレン老化生物学研究センターで私と共同所長を務めるブルース・ヤンクナーは、素晴らしい仲間であり共同研究者だ。

エージェントのセレスティ・ファイン、ジョン・マース、およびローリー・バーンスタイン、綿密で巧みな担当編集者のサラ・ペルツ、メラニー・イグレシアス・ペレスとリサ・シャンバ、原稿整理担当のリン・アンダーソン、そして本書の価値を信じてくれたサイモン&シュスター社の全スタッフに、心からの深い感謝を捧げる。10年前にこの本を書くきっかけをくれたローラ・タッカーと、広報チームのキャリー・クック、サンディ・メンデルソン、ロブ・モーア、およびニコラス・プラットにもお礼をいいたい。マシューも私も、原稿を読んで改善のための提案をしてくれたすべての人に感謝している。なかでも、用語集と巻末註の編集を手伝ってくれたスティーヴン・ダークのほか、マーク・ジョーンズ、サンドラ・ルイケンフイス、メームード・カーン、ジョン・ケンプラー、リーサ・ケンプラー、トリスタン・エドワーズ、エミルとダリエルのリアトヴェッキ兄弟（「ザ・ロックチェロズ」）、デイヴ・ディーマー、テリー・シンクレア、アンドリュー・シンクレア、ニック・シンクレアには、ことのほかお世話になった。また、出版社の公式ページ向けに乱れ髪の写真を撮ってくれた、名写真家のブリジット・ラコンブ（インスタグラム@brigittelacombe）にも謝意を表したい。

それから、私が関わっているベンチャー企業のすべてのチームに感謝する。いずれも世界をより良い場所にするために、たゆまず研究に邁進している。以下、主な企業名を設立の順に挙げる。コーバー社、ヴィウム社、インサイドトラッカー社、メトロバイオテク社、アーク・バイオ社、リバティ・バイオセキュリティ社、ダヴテイル・ジェノミクス社、ライフ・バイオサイエンシズ社、コンティニュアム・バイオサイエンシズ社、ジャンプスタート・ファーティリティ社、セノリティック・セラピューティクス社、アニマル・バイオサイエンシズ社、スポットライト・セラピューティクス社、セルファギー・セラピューティクス社、およびイドゥナ・セラピューティクス社。

研究の道を選んだとき、科学者にとって最大のご褒美とは新しい発見をすることだと思っていた。だが、そうではなかった。実際には、終生の友をつくり、つらい時も自分の味方になってくれる存在を得ることだったのだ。だから、以下の人々の友情と、英知に満ちた助言に感謝の言葉を述べたい。ニール・バルジライ、ラファエル・デ・カーボ、スティーヴン・ヘルファンド、エドワード・シュラク、ジェイソン・アンダーソン、トッド・ディキンソン、ラジ・アプティ、アンソニー・ソーヴ、デビッド・リヴィングストン、ピーター・エリオット、ダレン・ヒギンズ、マーク・ボーガスキー、カーロス・ブスタマンティ、トリスタン・エドワーズ、リンジー・ウー、ブルース・クサンダー、メレディス・グレゴリー＝クサンダー、ジガン・ヘ、ミシェル・バーマン、ピンチャス・「ハッシー」・コーエン、マーク・テイター、アリス・パーク、スリ・デヴィ・ナラシマン、カイル・ランドリー、ジェームズ・ワトソン、デビッド・ユーイング・ダンカン、ジョゼフ・マルーン、ジョン・ヘンリー、ダンカン・パーヴィス、リー・ワイ・ツァイ、クリストフ・ウェストファル、リッチ・オルドリッチ、ミシェル・ディップ、ブラッケン・ダレル、チャールズ・デ・ポルテス、スチュアート・ギブソン、アダム・ニューマン、アディ・ニューマン、アリ・エマニュエル、ヴォンダ・シャノン、ジョエルおよびキャシー・ソーン、アレハンドロ・キロス・サラテ、マチルダ・トーマス、バートランド・トーマス、ジョゼフ・ヴァーコーテレン、ニコラス・ウェイド、カレン・ワイントローブ、ジェイ・ミッチェル、マーシャ・ハイギス、エイミー・ウェイジャーズ、ヤン・シー、ポール・モストスラフスキー、トム・ランドー、ジェニファー・サーマク、フィル・ランバート、ブルース・シュチェパンキエヴィチ、エカト・ペヒーヴァ、マット・イースターデイ、ロブ・モーア、カイル・ミーツィ、ジョアンナ・シュラク、リカルド・ゴディネス、パブロ・コスタ、アンドレアス・フェニング、フェルナンド・フォントーヴ、エイブラハム・ソリス、ジャック・エスタバン、カルロス・セルメーニョとＣ３チームの全員、ピーター・バックタール、ディーン・オーニッシュ、マーガレット・モリス、ピーター・スミス、デビッド・ルクーター、トーマス・ワトソン、メレディス・カーペンター、スティーヴン・シンプソン、マーク・スミッチ、アダム・ハンフト、デビッド・チン、ジム・コール、エド・グリーン、フィル・ランバート、シャリー・バーシン、ローレンス・ゴズラン、ダニエル・クラフト、マーク・ハイマン、マーク・ホドシュ、フェリペ・シエラ、マイケル・システニック、ボブ・ケイン、デビッド・クーンバー、ケン・ライダウト、ボブ・バス、ティム・バス、ジョン・モンスキー、ホセ・モリー、マイケル・ボンカウスキー、デビッド・ゴールド、マット・ウェストフォール、ジュリア・ダイモン、リチャード・ハーシー、ジョー・ホッキー、ビャルケ・インゲルス、マーゴ・マッキネス、ジョー・ローガン、マイリ・アンダーソン、ロン・オーガステンボーグ、マイク・ハリス、ショーン・ライリー、グレッグ・キーリー、アリ・パトリノス、アンディ、ヘニー、イアン、ジョシュ。そのほか、世界をより良い場所にするために奉仕し、命を懸けてきたすべての特別な人々へ。また、これまで共に仕事をしてきた人たち、本書を書き続けるように励ましと刺激を与えてくれてありがとう。私を教え導いてくれた以下の人々には、心からの恩義を感じている。祖母のヴェラ、父のアンドリュー、母のダイアナ、おじのバリー・ウェブとおばのアン・ウェブ、博士課程を指導してくれたイアン・ドーズ、リチャード・ディキンソン、およびジェフ・コーンフェルド、博士研究員時代の指導者だったレニー・ガレンティ、ハーバード大学で指導を仰いだピーター・ハウリー、ジョージ・チャーチ、およびクリフ・テイビン、そして私たちの研究を支持してくれたすべての人々。

私の研究室も、そこでの研究も、助成金がなければ存在し得なかった。これまで資金を援助してくれた以下の団体や個人に感謝する。ヘレン・ヘイ・ホイットニー財団、オーストラリアの大学院生奨学金、アメリカ国立衛生研究所、オーストラリア国立保健医療研究評議会、マーク・コリンズ、グレン医学研究財団のレナード・ジャドソンとケヴィン・リー、アメリカ老化研究連盟、コーダリー社、フード財団、白血病リンパ腫協会、ローレンス・エリソン医学財団、ハンク・ラズノーおよびエリナー・ラズノー、ヴィンセント・ジャンパパ、エドワード・シュラク。また、額の多寡にかかわらず、私たちの研究室の研究に寄付をしてくれた何百人もの人々に心から謝意を表したい。

最後になるが、ポール・グレンの先見性と英知、そして優しさには、いくら感謝しても足りない。グレンが老化研究を助成してくれたことが、いずれ世界を変えていくだろう。

マシュー

デビッドとの仕事上の関係が素晴らしいものだったのはもちろんのこと、何より貴重なのは私たちのあいだに芽生えた友情だ。人生にデビッドという存在を迎えることができて、本当に嬉しく思う。また、ボストンに行ったときはいつも家族のように扱ってくれたサンドラ、アレックス、ナタリー、およびベン・シンクレア、そしてハーバードでかならずハグして迎えてくれたスーザン・デステファノには、心から感謝の言葉を述べたい。デビッドの研究室の研究者と、デビッドが関わっている企業の幹部や従業員には、大変にお世話になった。私が訪問しているあいだじゅうずっと、親切に辛抱強く接してくれた。こうしたたぐいまれな人々と知り合うことができたのも、ひとえに素晴らしきエージェントのトリーナ・キーティングのおかげである。そして誰よりも、妻のハイディと娘のマイアに感謝している。並行して2冊の本を書くあいだ、ずっと私の気持ちを高揚させてくれた。

LIFESPAN《ライフスパン》

老いなき世界

2020年 9月29日　第1刷発行
2021年 2月12日　第7刷発行

著　者――デビッド・A・シンクレア
　　　　　マシュー・D・ラプラント
訳　者――梶山あゆみ
発行者――駒橋憲一
発行所――東洋経済新報社
　　　　　〒103-8345　東京都中央区日本橋本石町 1-2-1
　　　　　電話＝東洋経済コールセンター　03(6386)1040
　　　　　https://toyokeizai.net/

装　丁………………橋爪朋世
DTP………………アイランドコレクション
印　刷………………図書印刷
プロモーション担当……宮久保文子
編集担当……………九法　崇
Printed in Japan　　ISBN 978-4-492-04674-6

デビッド・A・シンクレア博士とつながろう

---

lifespanbook.com

info@lifespanbook.com

@davidasinclair / @mdlaplante

@davidsinclairphd

著者・訳者紹介

デビッド・A・シンクレア (David A. Sinclair)

世界的に有名な科学者、起業家。老化の原因と若返りの方法に関する研究で知られる。とくに、サーチュイン遺伝子、レスベラトロール、NADの前駆体など、老化を遅らせる遺伝子や低分子の研究で注目を浴びている。ハーバード大学医学大学院で、遺伝学の教授として終身在職権を得ており、同大学院のブラヴァトニク研究所に所属している。ほかにも、ハーバード大学ポール・F・グレン老化生物学研究センターの共同所長、ニューサウスウェールズ大学（オーストラリア・シドニー）の兼任教授および老化研究室責任者、ならびにシドニー大学名誉教授を務める。その研究は、新聞・雑誌、ポッドキャスト、テレビ、書籍などで頻繁に取り上げられている。研究が紹介された主なテレビ番組には、『60ミニッツ』『バーバラ・ウォルターズ・スペシャル』『NOVA』『モーガン・フリーマンが語る宇宙』などがある。これまでに170本あまりの科学論文を発表し、50件あまりの特許を共同発明。また、老化、ワクチン、糖尿病、生殖能力、がん、生物兵器防衛などの分野で、14社のバイオテクノロジー企業を共同創業している。科学誌『エイジング』の共同主幹であり、国防関係機関やNASAとも共同研究を行なうほか、これまでに35の賞や栄誉を授与されている。その主なものには、「オーストラリアを代表する45歳未満の科学者」の1人に選出、オーストラリア医学研究賞受賞、アメリカ国立衛生研究所長官パイオニア賞受賞、『タイム』誌による「世界で最も影響力のある100人」の1人に選出（2014年）、「医療におけるトップ50人」の1人に選出（2018年）、などがある。2018年、医療と国家安全保障に関する研究が認められ、オーストラリア勲章を受章。

マシュー・D・ラプラント (Matthew D. LaPlante)

ユタ州立大学で報道記事ライティングを専門とする準教授。ジャーナリスト、ラジオ番組司会者、作家、共著者としても活躍。主な活動については、www.mdlaplante.comを参照のこと。

梶山あゆみ (かじやま　あゆみ)

翻訳家。東京都立大学人文学部英文科卒。主な訳書にヒッグス『人類の意識を変えた20世紀』、ウィンチェスター『精密への果てなき道』、ジョンソン／ギャラガー『10億分の1を乗りこえた少年と科学者たち』、キャシディー／ドハティー『とんでもない死に方の科学』、マーティン『私が虫を食べるわけ』、ウォード／カーシュヴィンク『生物はなぜ誕生したのか』、シャンキン『原爆を盗め！』、グッド『新しいワインの科学』、ブラウン『冥王星を殺したのは私です』、ヘルドブラー／ウィルソン『ハキリアリ』、スチュアート『自然界の秘められたデザイン』、ウォルター『この6つのおかげでヒトは進化した』、デンディ／ボーリング『自分の体で実験したい』、ウォルマン『「左利き」は天才？』、ガザニガ『脳のなかの倫理』など。

索引

英字

ア行

カ行

サ行

タ行

ナ行

ハ行

マ行

ヤ行

ラ行

ワ行

用語集

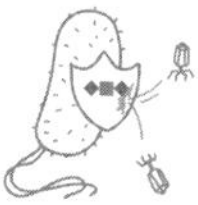

CRISPR：発音は「クリスパー」。もともとは細菌と古細菌《アーキア》で発見された免疫システムだが、ゲノム中の正確な個所でDNAを切断できることから、ゲノム編集ツールとして利用されている。CRISPRとは「クラスター化して規則的な間隔で配置された短い回文配列の繰り返し」の略であり、細菌のゲノム内に見られる領域を指す。この領域では、反復配列の部分と、過去に入り込んだ外来（ウイルス）DNAの断片が交互に配置されている。この外来DNAの断片はいわば「人相書き」の役割を果たす。次にウイルスが侵入してきたとき、Cas9（キャスナイン）などのDNA切断酵素がこの「人相書き」（の役割を果たすガイドRNA）を携えてその場所に向かい、「人相」が同じであればそのウイルスDNAを切り刻む。

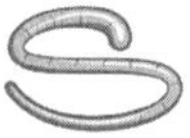

DAF-16/FOXO：サーチュインの同類で、「転写因子」と呼ばれる遺伝子調節タンパク質の一種。細胞防御遺伝子を活性化させる働きをもつ。この濃度を高めると寿命が延びることが、線虫やショウジョウバエやマウスで確認されており、ヒトも同様である可能性がある。線虫の場合、*Daf-2*遺伝子が変異するとDAF-16が活性化する。

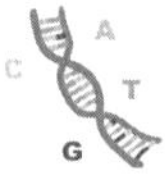

DNA：デオキシリボ核酸の略。細胞が機能したり、ウイルスが増殖したりするのに必要な情報が符号化されている。ねじれた「はしご」のような二重らせんの形状をもち、「ジッパー」にも似ている。はしごの左右の長い棒に相当するのは「鎖」と呼ばれ、2本は逆向きになっている。どちらの鎖にも塩基（A、G、C、T）が並んでおり、AはTと、GはCと引き合う性質をもつ。この「文字」の並び方（塩基配列）が遺伝暗号になっている。

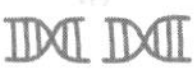

DNA2本鎖切断：DNAの鎖が2本とも切れ、何物とも結合していない端が2か所できた状態。細菌由来のCas9やI-*Ppo*Iのような酵素を使って、人為的に切断する場合もある。細胞は、細胞死を防ぐためにDNAを修復するが、その過程で切断個所の塩基配列が変わってしまうことがある。意図的に配列を改変する目的でこのプロセスを始動する、

もしくは制御することを、「ゲノム編集」と呼ぶ。

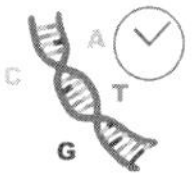

DNAメチル化時計：DNA上でメチル化されている場所とその数は、時とともに変化する。そのため、その変化を調べることで生物学的な年齢がわかり、寿命を予測することにも利用できる。エピゲノムのリプログラミングや生物のクローニングを行なうと、その過程でメチル基が除去されて細胞が若返る。

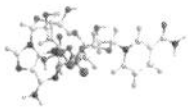

NAD：ニコチンアミドアデニンジヌクレオチドの略。細胞内の500あまりの化学反応で使用される化学物質。サーチュインがヒストンなどのタンパク質からアセチル基を取り除いて、遺伝子のスイッチを切ったり、細胞を保護する機能を与えたりするときにも、このNADを必要とする。健康的な食生活と運動によってNAD濃度は高まる。「NAD^+」のように「+」をつけて表記される場合があるのは、水素原子をもっていないことを表わす。

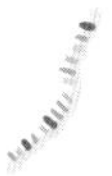

RNA：リボ核酸の略。DNAを鋳型として写し取られるものであり、主にタンパク質の合成に用いられる。CRISPR関連の切断酵素はRNAを「ガイド」として使い、DNA中でそのRNAと一致する塩基配列を見つける。

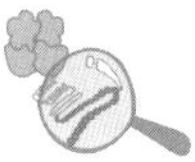

アミノ酸：タンパク質の構成要素となる化学物質。複数種類のアミノ酸が鎖状に連結され、それが折りたたまれるとタンパク質になる。

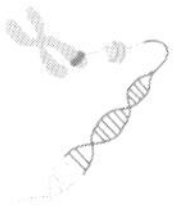

遺伝子：1個のタンパク質をつくる情報が符号化されたDNAの一部分。各遺伝子が携えた指令によって、特定の分子マシンが作成され、それが細胞や生物やウイルスの機能を助ける。

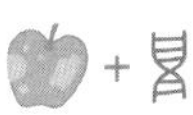

遺伝子組み換え生物（GMO）：科学的な手法によって、人為的にDNAを改変された生物のこと。この手法を用いれば、微生物でも植物でも動物でも、どんな生物のDNAでも操作することができる。

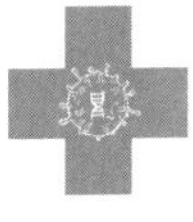

遺伝子治療：ヒトの細胞に矯正用のDNAを送達して治療を行なうこと。病気の種類によっては、特定の細胞のゲノムに健康なDNA配列を挿入することで治療ができたり、治癒まで可能になったりする場合がある。

標的となる細胞や組織へは、無害なウイルスを使ってそのDNAを運ばせることが多い。DNAが目的の場所に届いたら、細胞の既存のDNAのどこかに組み込まれる。CRISPRによるゲノム編集も、遺伝子治療技術の1つとみなされることがある。

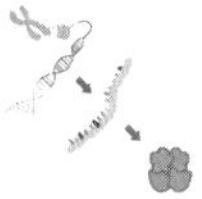

遺伝子発現：遺伝子の情報をもとにタンパク質やRNAがつくられること。遺伝子のスイッチが入ると、DNAからRNAがコピーされたり（これを「転写」という）、そのRNAをもとにタンパク質が合成されたり（これを「翻訳」という）する。発現量の多い遺伝子からはRNAのコピーが多数つくられるため、最終産物であるタンパク質が細胞内に多量に存在することになる場合が多い。

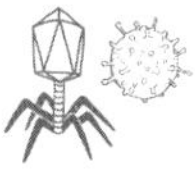

ウイルス：宿主生物に感染し、その体を乗っ取って自らの複製をつくることによってのみ存続できる存在。独自のゲノムをもっているが、厳密にいえば生物とはみなされない。ウイルスは、ヒトや植物や微生物まで、あらゆる生物に感染する。多細胞生物は、高度に発達した免疫系を使ってウイルスを撃退する。一方、細菌や古細菌《アーキア》がウイルス感染を防ぐために進化させたのが、CRISPRシステムである。

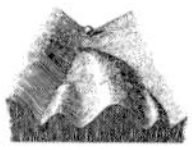

ウォディントンの「エピジェネティック地形《ランドスケープ》」：胚が発達する過程で細胞がいかにしてアイデンティティを獲得するのかを、立体の地形模型で表現した生物学的な比喩。「ビー玉」は幹細胞を表わし、それがいくつにも分岐した道を通って「谷」へと転がり落ちていく。この分岐した道は、細胞が異なる発達の道筋をたどっていくことを示している。

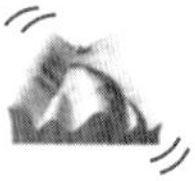

エピゲノムの変化／エピゲノムの雑音：加齢とともにメチル化のパターンが変わるために、エピゲノムに変化が生じること。環境からの影響が関係している場合が少なくない。エピゲノムの変化や雑音は、あらゆる生物の老化を進行させる主な原因の1つとなっている可能性がある。DNAの損傷、とくにDNAの切断が、このプロセスの引き金となる。

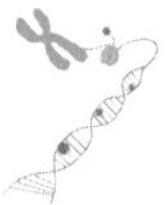

エピジェネティック：DNAの塩基配列を変えることなしに、細胞内での遺伝子発現の仕方を変えることをいう。それをどうやって実行するかというと、DNAと、DNAが巻きついているヒストンに、化学物質の「標識」を付加したり除去したりする（「脱メチル化」および「脱アセ

チル化」参照）。DNAを読み取る役目のタンパク質が、いつ、どの場所でその仕事をするかは、このエピジェネティックな「標識」によって決まる。たとえるなら、本のどこかの1ページに「読み飛ばせ」と書いた付箋を貼るようなものだ。読み手はそのページを無視するが、本自体の内容が変化したわけではない。

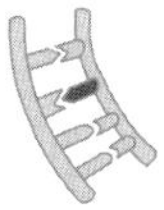

塩基：遺伝暗号を構成する4つの「文字」（A、G、C、T）のこと。核酸塩基ともいう。A＝アデニン、G＝グアニン、C＝シトシン、T＝チミン。RNAでは、チミンの代わりにウラシル（U）という塩基が含まれている。

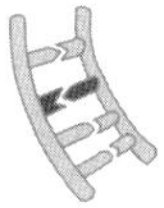

塩基対：DNAというねじれた「はしご」の「段」に相当する部分。DNAは、方向が逆向きの2本の鎖でできており、それぞれの鎖には塩基が並んで、向かい合った塩基と引きつけ合っている。AはT（RNAの場合はU）と、GはCとペアをつくる。

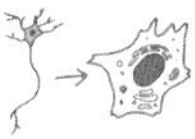

外分化：エピゲノムの雑音によって細胞のアイデンティティが変化すること。外分化は、老化の主な原因の1つである可能性がある（「エピゲノムの雑音」参照）。

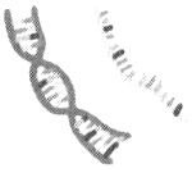

核酸／ヌクレオチド：核酸とはRNAとDNAの総称で、ヌクレオチドという単位がつながって構成されている。個々のヌクレオチドは、塩基、糖、およびリン酸でできている。リン酸は糖と結合して核酸の背骨をつくり、塩基は相補的なパートナーと結びついて塩基対となる。

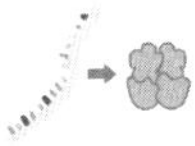

核小体：真核細胞の核内にある領域。リボソームDNA（rDNA）が存在する場所であり、ここでアミノ酸をつなげてタンパク質がつくられる。

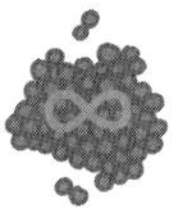

がん：細胞が無秩序に増殖することによって引き起こされる病気。がん細胞は、腫瘍と呼ばれるかたまりをつくることもあれば、転移というプロセスを通して体のほかの部分に広がる場合もある。

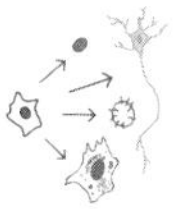

幹細胞：分裂して特殊化した細胞になることも、さらに幹細胞を生み出すこともできる細胞。体内の細胞はほとんどが分化している。つまり、すでにその運命は決していて、別の種類の細胞に変化することはでき

ない。たとえば、脳細胞がいきなり皮膚細胞に変容することはない。成体幹細胞は、体が損傷するにつれて失われた細胞を補充する役割をもつ。

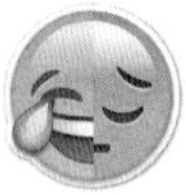

拮抗的多面発現説：なぜ進化の過程で老化が淘汰されなかったかを説明するために、ジョージ・C・ウィリアムズが提唱した仮説。老化を促して寿命を短くするような遺伝子が生き残ったのは、その遺伝子がもつ若年期での利益が後年の不利益を上回るからだという考え方。その一例がサバイバル回路である。

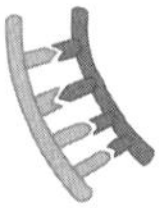

鎖：ヌクレオチドがつながった構造。DNAについてもRNAについてもこう呼ぶ。相補的な塩基が結合して塩基対をつくっているとき、DNAの2本鎖は「閉じたジッパー」のような状態になっている。普通、DNAはこの2本鎖の状態で存在し、ねじれたはしごのような二重らせん構造をとる。RNAは通常1本鎖であるが、折りたたまれて複雑な形になることがある。

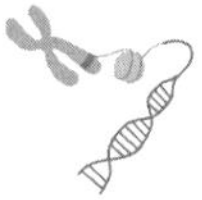

クロマチン：ヒストンという球状のタンパク質にDNA鎖が巻きついた構造のこと。クロマチン構造が緩んだものをユークロマチンといい、この状態になると遺伝子のスイッチが入る。DNAが固く巻きついた状態をヘテロクロマチンといい、この状態では遺伝子を読み取ることができないのでスイッチが入らない。これは遺伝子抑制とも呼ばれる。

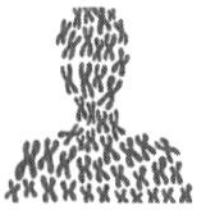

ゲノム：1個の生物やウイルスがもつDNA配列の全体。いわば1冊の巨大な指令集であり、細胞を構成する個々のパーツをどう作成し、すべてがどう機能すべきかを指示している。

ゲノム科学：ゲノムを研究する学問分野。ゲノムの塩基配列、遺伝子の構成と制御、DNAと相互作用する分子、様々な構成要素が細胞の成長や機能にどう影響するか、といったことが研究のテーマとなる。

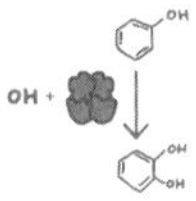

酵素：アミノ酸がつながって折りたたまれた球状のタンパク質。触媒として、通常ならはるかに時間のかかる化学反応の速度を速めたり、通常では起こり得ない化学反応を起こしたりする働きをもつ。サーチュインも

酵素の一種であり、NADを利用してヒストンからアセチル基を除去している。

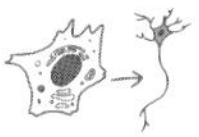

再分化：老化の過程で生じるエピゲノムの変化がもとに戻ること。

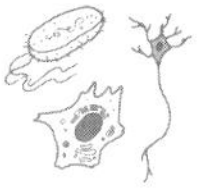

細胞：生命の基本単位。生物を構成する細胞の数は、1個（酵母など）から1000兆個（シロナガスクジラなど）まで様々である。細胞は、適切な機能を可能にする4つの重要な高分子でできている。タンパク質、脂質、炭水化物、核酸だ。細胞は、分子の構築および分解、移動、成長、分裂、死滅など、様々な活動を行なう。

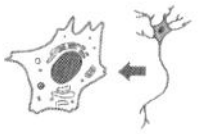

細胞のリプログラミング：細胞を変化させることによって、ある種類の体組織から、その発達の前段階へと戻すこと。

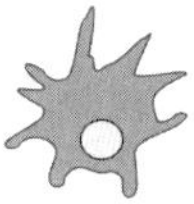

細胞の老化：正常な細胞が分裂を停止し、炎症性分子を放出し始めるときに起きるプロセス。テロメアの短縮、DNAの損傷、エピゲノムの雑音などがその原因になり得る。老化細胞は一見「ゾンビ」のような状態にあるが、実際には生きていて、炎症性物質を分泌して周囲の細胞に害を与える。

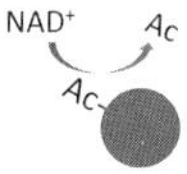

サーチュイン：寿命を調節する酵素。酵母からヒトまで様々な生物で見つかっており、適切に機能するためにはNAD^+を必要とする。タンパク質からアセチル基とアシル基を除去することによって、ストレスや病気や死から細胞を守るようタンパク質に指示する。絶食中や運動中には、サーチュインとNAD^+の濃度が上昇する。それらの活動が体にいいのは、そこに理由があると考えられる。酵母の寿命を延ばす*SIR2*遺伝子と同等の遺伝子は、哺乳類にも*SIRT1*から*SIRT7*まである。これらは、病気や衰えを防ぐうえで重要な役割を果たしている。

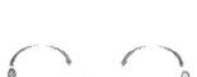

サバイバル回路：原初の細胞に備わった調節システム。環境が厳しいときに、成長と生殖のためのエネルギーを細胞修復に振り向ける役割を担った可能性がある。厳しい状況への反応を終えたあともシステムが完全にリセットされないと、時間とともにエピゲノムが混乱したり、細胞のアイデンティティが失われたりして、それが老化へとつながる（「拮抗的多

面発現説」参照）。

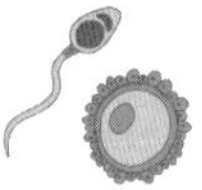

生殖細胞：有性生殖に関与する細胞。具体的には、卵子、精子、およびのちに卵子や精子へと発達する前駆細胞をいう（これらをまとめて生殖細胞系列という）。生殖細胞のDNAが自然な変異を起こしたり、意図的な遺伝子編集を施されたりすると、それはそのまま次世代に受け継がれる可能性がある。初期胚の段階でゲノム編集を行なうことも、生殖細胞系列の遺伝子編集の一種とみなされている。それは、加えられたDNAの変化が、いずれ誕生する生物のあらゆる細胞に現われる可能性が高いからだ。

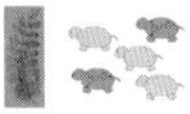

ゼノホルミシス仮説：私たちの体が、ほかの生物（植物など）が発するストレスの合図を察知できるように進化したという考え方。植物がストレスを受けていると、ポリフェノールのような物質を多く体内につくる。それを摂取した動物は、厳しい時期が近いことを察知し、身を守るための細胞プロセスを始動させる。植物由来の薬品が多いことも、この仮説で説明できる可能性がある。

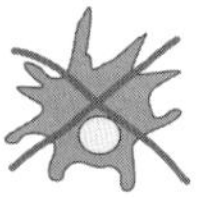

セノリティクス：現在開発中の老化細胞除去薬。老化に伴う症状の進行を遅らせたり、場合によっては逆転させたりすることが期待されている。

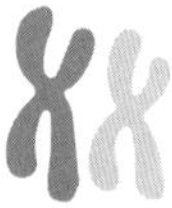

染色体：DNAがタンパク質と結合して、複数の短い棒状構造になったもの。ゲノムをいくつの染色体に分割するかは、生物の種類によって異なる。ヒトの細胞には23対の染色体がある。

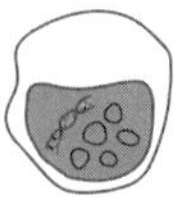

染色体外環状rDNA（ERC）：ERCが生成されると、高齢の細胞の核小体がばらばらに破壊される。酵母の場合はこれがサーチュインを引き寄せ、老化につながる。

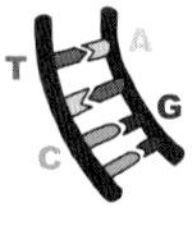

相補的：1本鎖のDNA（またはRNA）2本が、塩基対をつくれる塩基配列をもっているとき、その2本を「相補的」と呼ぶ。各塩基は相補的なパートナーとペアをつくる。すなわち、AはT（RNAの場合はU）と、GはCと結合する。

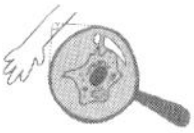

体細胞：多細胞生物を構成する細胞のうち、生殖細胞（卵子と精子）を除いたすべての細胞のこと。体細胞のDNAに変異や変化が生じても、その細胞をもとにクローニングをしない限りは以後の世代に受け継がれることはない。

対立遺伝子：同一の遺伝子の複数ある変異体の1つ。いずれも染色体上で同じ位置を占めるものの、DNAの塩基配列が異なっている。「有害（対立）遺伝子」とは、対立遺伝子のうち病気を引き起こすものをいう。

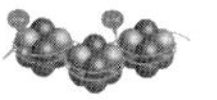

脱アセチル化：酵素の働きでタンパク質からアセチル基を除去すること。ヒストン脱アセチル化酵素（HDAC）によってヒストンからアセチル基が取り除かれると、DNAがヒストンにきつく巻きつくようになって遺伝子のスイッチが切られる。サーチュインはヒストン脱アセチル化酵素の一種であり、活動する際にはNADを必要とする。「脱アセチル化」というのはかなり大括りな言葉で、アセチル基だけでなく、もっと風変わりなブチリル基やスクシニル基を除去する場合にも用いられる。

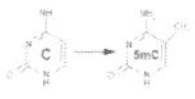

脱メチル化：メチル基を除去すること。ヒストン脱メチル化酵素（HDM）とDNA脱メチル化酵素（DDM）によって行なわれる。逆にメチル基を付加するのは、ヒストンメチル化酵素（HMT）またはDNAメチル化酵素（DMT）が実行する。

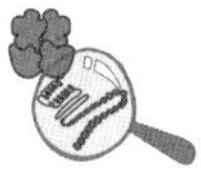

タンパク質：アミノ酸が鎖状に結合し、それが折りたたまれて立体構造をとったもの。いくつもの種類に特殊化しており、それぞれが何らかの専門的な役割を果たしながら、細胞の成長、分裂、正常な機能を助けている。あらゆる生物の体をつくり上げる4つの高分子（タンパク質、脂質、炭水化物、核酸）の1つ。

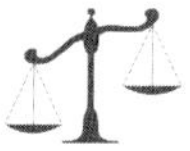

使い捨ての体《からだ》説：老化の原因を説明するために、トーマス・カークウッドが提唱した仮説。生物は、早く成長して早く子孫を増やすか、長持ちする体をつくってゆっくり生殖するかのどちらかであり、その両方はない。自然界では資源が限られているために、両方を許す余裕がないのだ。

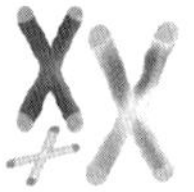

テロメア／テロメアの喪失：テロメアとは、特徴的な反復配列をもったDNAと、タンパク質からなる複合体のこと。染色体の末端を保護するキャップのような役目を果たしている。靴紐の先に金具を付けたり、ほつれ止めのためにロープの端を焼いたりするのに似ている。時とともにテロメアが一定の短さにまで摩耗すると、細胞は「ヘイフリック限界」に達する。すると細胞はDNAが切断されたとみなし、分裂をやめ、老化する。

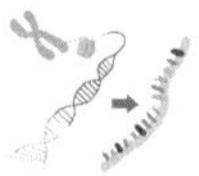

転写：DNAの情報がRNAに写し取られるプロセス。RNAポリメラーゼという酵素によって実行される。

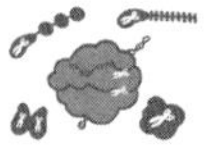

ヌクレアーゼ：RNAやDNAの背骨にあたる部分を分解する酵素。核酸分解酵素ともいう。1本鎖が分解された場合は「ニック」と呼ばれる切れ目が生じ、2本鎖ともが分解された場合はDNA2本鎖切断となる。ヌクレアーゼのうち、エンドヌクレアーゼはRNAやDNAの中間を切断し、エキソヌクレアーゼは末端から順次分解していく。Cas9やI-*Ppo*Iのようなゲノム編集酵素はエンドヌクレアーゼである。

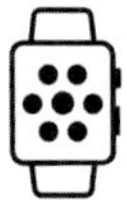

バイオトラッキング：専門的な装置や検査を用いて体をモニターし、その結果をもとに、体を最適の状態にするための食事や運動などの生活習慣を判断すること。「バイオハッキング」と混同しないこと。あれは、身体の状態を向上させるために自己流で行なうものである。

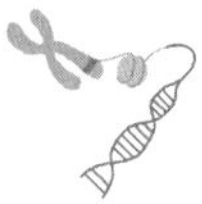

ヒストン：染色体の中にあって、DNAを巻きつかせているタンパク質。これがあるからこそ、全長2メートルほどにもなるDNAが細胞内に収まっている。DNAは、数珠のように並んだヒストン1個あたりに約2回ずつ巻きついている。どの程度きつく巻きつくかを調節するのがサーチュインのような酵素であり、それを酵素は化学基（メチル基やアセチル基など）を付加したり除去したりすることで行なう。きつく巻きついた構造は「ヘテロクロマチン」と呼ばれ、遺伝子が沈黙した状態にある。緩く巻きついた構造は「ユークロマチン」と呼ばれ、遺伝子のスイッチがオンになった状態である。

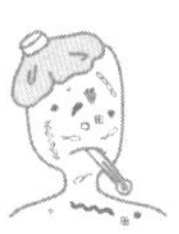

病原体：病気の原因となる微生物。微生物の大半はヒトに対する病原性をもたないが、一部の種や変種が病気を引き起こす。

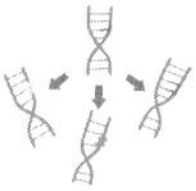

変異：遺伝子の文字（塩基）が別の文字に変わること。DNA配列に変異が生じることによって、同じ属内でも驚くほど多様な種が生じる。何の影響も及ぼさない変異もあれば、じかに病気を引き起こす変異もある。変異の原因としては、紫外線、宇宙線、酵素によるDNAコピーなどによってDNAが損傷することが考えられる。ゲノム操作の手法によって、変異を人為的に生み出すこともできる。

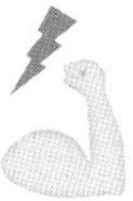

ホルミシス：死なない程度の毒は何でも体のためになる、という考え方。一定程度の生物学的ダメージやストレスを与えられると、体は修復プロセスを始動させ、それによって細胞の生存や健康効果が得られる。もともとは、薄めた除草剤を植物に散布したらかえって成長が速くなったことから、この現象が発見された。

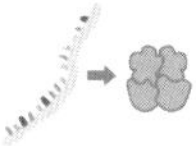

翻訳：RNAに転写された情報をもとに、タンパク質が合成されるプロセス。リボソームと呼ばれる構造によって実行される。構成要素となるアミノ酸を次々につなげていき、それを特定の立体構造に折りたたんだものがタンパク質である。

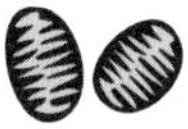

ミトコンドリア：「細胞の発電所」ともいわれる小器官。細胞呼吸と呼ばれるプロセスを通じ、栄養素を分解してエネルギーをつくり出す。独自の環状ゲノムをもっている。

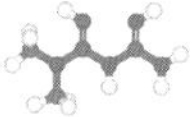

メトホルミン：ガレガソウという植物由来の分子。2型糖尿病（加齢に伴う糖尿病）の治療に使われ、長寿薬となる可能性を秘めている。

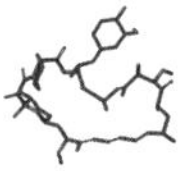

ラパマイシン：別名シロリムス。ヒトの免疫を抑制する機能をもつ化合物。情報伝達分子インターロイキン-2に対するT細胞とB細胞の感受性を低下させることにより、それらの活性化を妨げる。mTORタンパク質を阻害することで寿命を延ばす働きをもつ。

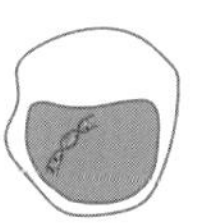

リボソームDNA（rDNA）：細胞内で新たにタンパク質を合成する際の重要な要素の1つ。rDNAからリボソームRNA（rRNA）が転写され、そのrRNAはタンパク質とともに「リボソーム」という複合体を形成して、そこがタンパク質合成の場となる。

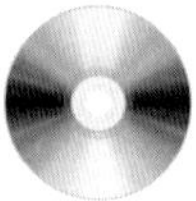

老化の情報理論：時間とともに情報（主に「エピジェネティック」な情報）が失われることが老化の原因だとする考え方。なくなった情報の多くは復元することができる。

登場人物紹介

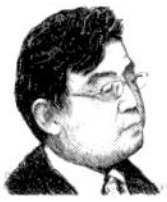

今井眞一郎　SHIN-ICHIRO IMAI（1964年12月9日～）：日本生まれのアメリカの生物学者。「老化のヘテロクロマチン説」の提唱者。哺乳類のサーチュインについての研究と、サーチュインの活動にNAD^+が必要であるのをレナード・ガレンティと共同で発見したことで知られる。

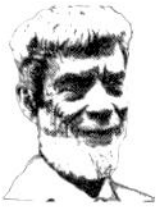

ジョージ・C・ウィリアムズ　GEORGE C. WILLIAMS（1926年5月12日～2010年9月8日）：アメリカの進化生物学者。ニューヨーク州立大学ストーニーブルック校などで研究。遺伝子中心の進化観と、「拮抗的多面発現説」を提唱したことで知られる。これは、個体が若いうちは生存を助ける遺伝子が、のちに老化を促す働きもするという考え方であり、老化の理由に関する代表的な仮説の1つとなっている。

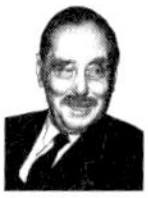

H・G・ウェルズ　H. G. WELLS（1866年9月21日～1946年8月13日）：イギリスのSF作家。空爆、戦車、核兵器、衛星テレビ、インターネットの到来を予見した。代表作に、『宇宙戦争』（早川書房）、『世界はこうなる』（明徳出版社）、『タイムマシン』（光文社）などがある。1907年に執筆した『空中戦争（*The War in the Air*）』で空爆を予言し、それが第二次世界大戦で現実になった。この結果を受け、同書が1941年に再版された際の前書きのなかで、自分の墓碑銘にはこの言葉以外に考えられないと記した――「だからいったじゃないか。このクソばかどもめ」

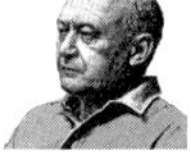

コンラッド・H・ウォディントン　CONRAD H. WADDINGTON（1905年11月8日～1975年9月26日）：イギリスの遺伝学者、哲学者。システム生物学とエピジェネティクスの祖。ウォディントンの提唱した「エピジェネティック地形《ランドスケープ》」は、1個の細胞が多種多様な細胞へと分化する過程をわかりやすく理解させるための比喩である。

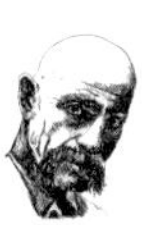

ロイ・L・ウォルフォード　ROY L. WALFORD（1924年6月29日～2004年4月27日）：アメリカの生物学者。カロリー制限の効能に再び注目を集めたことで知られる。アリゾナ州に建設された実験的空間「バ

イオスフィア2」に、1991～93年まで滞在した8人のメンバーの1人。伝えられるところによれば、医学生時代に、ネバダ州リノにある賭博場のルーレットの結果を統計分析で予測し、儲けた金を学費に充てたほか、ヨットを購入して1年あまりカリブ海を航海したという。

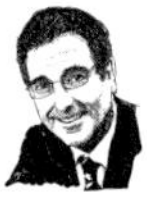

トーマス・B・L・カークウッド　THOMAS B. L. KIRKWOOD（1951年7月6日～）：南アフリカ生まれのイギリスの生物学者。ニューカッスル大学老化研究所の副学部長。「使い捨ての体《からだ》説」の提唱者として知られる。これは、エネルギーや資源が限られているために、長持ちする頑丈な体を築くことと生殖のどちらに重きを置くかによって、生物の寿命の長さが決まるという考え方である。

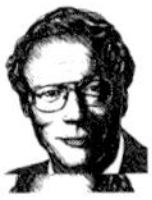

ジェームズ・L・カークランド　JAMES L. KIRKLAND：アメリカの生物学者で、ニューヨーク州ロチェスターにあるメイヨー・クリニックの医師。「ゾンビ」のような老化細胞に関する先駆的研究と、それを除去する薬剤「セノリティクス」の開発で知られる。

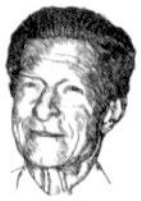

ジョン・B・ガードン　JOHN B. GURDON（1933年10月2日～）：イギリスの生物学者。成体のカエルの体細胞核を使ってクローンのオタマジャクシを誕生させ、老化がリセットできることを示した。この功績により、山中伸弥と共に2012年のノーベル生理学・医学賞を受賞している。

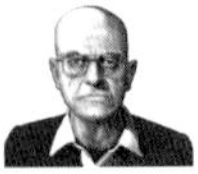

レナード・P・ガレンティ　LEONARD P. GUARENTE（1952年6月6日～）：アメリカの分子生物学者。マサチューセッツ工科大学（MIT）の教授。老化におけるサーチュインの役割と、サーチュインの活動にNAD^{+}が必要であることを共同発見し、エネルギー代謝と長寿を結びつけたことで知られる。

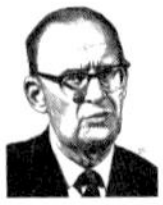

アーサー・C・クラーク　ARTHUR C. CLARKE（1917年12月16日～2008年3月19日）：イギリスのSF作家、未来学者。「宇宙時代の予言者」として知られる。成人してから死去するまでの期間の大半をスリランカで暮らしながら、宇宙旅行や人工衛星の到来を予見した。ゴリラの保護活動にも力を注いでいる。1962年にポリオにかかり、のちにポリオ後症候群を発症した。

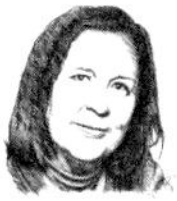

アイリーン・M・クリミンズ　EILEEN M. CRIMMINS：南カリフォルニア大学の人口統計学者。障害・疾患・死亡率の指標を組み合わせて、健康寿命を予測した最初の研究者。認知症患者に女性が多いのは、寿命の長いことが主な理由であることを示した。

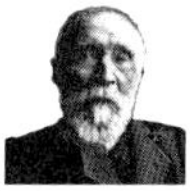

アレクサンドル・ゲニオ　ALEXANDRE GUÉNIOT（1832年～1935年）：100歳以上生きたフランスの医師。『100年生きるために——寿命を延ばす技法（*Pour vivre cent ans; ou, L'art de prolonger ses jours*）』を執筆した。「遺伝によって受け継がれる生命力」に重きを置き、自然に100歳以上生きられるかどうかはそれで決まると説いた。

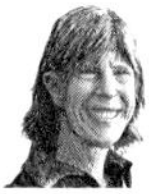

シンシア・J・ケニヨン　CYNTHIA J. KENYON（1954年2月21日～）：アメリカの遺伝学者。カリフォルニア大学サンフランシスコ校の教授、ならびにカリコ社の老化研究担当副社長。ノーベル賞受賞者のシドニー・ブレナーのもとで、線虫を疾患モデル動物として使う研究を行なったのち、*Daf-2*遺伝子の変異が線虫の寿命を2倍に延ばすことを発見した。

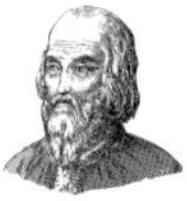

アルヴィーゼ（ルイジ）・コルナロ　ALVISE（LUIGI）CORNARO（1464年または1467年～1566年5月8日）：ヴェネツィアの貴族で芸術の庇護《ひご》者。4篇の「講話」からなる『無病法』（PHP研究所）を執筆して健康と長寿への道を説き、その1つとして断食や節酒を勧めた。

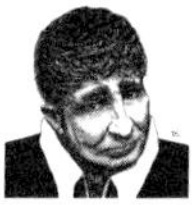

ベンジャミン・ゴンパーツ　BENJAMIN GOMPERTZ（1779年3月5日～1865年7月14日）：イギリスの独学の数学者。人口統計学的モデル「人間の死亡率に関するゴンパーツ=メイカムの法則」（1825年）で知られる。王立協会のフェローに選出されたのち、アライアンス保険会社の保険数理士となる。この会社は、ゴンパーツの義兄であるモーゼス・モンテフィオーレが、姻戚関係にあるネイサン・メイアー・ロスチャイルドと共同で設立したもの。

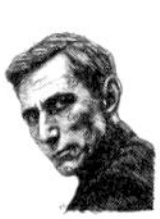

クロード・E・シャノン　CLAUDE E. SHANNON（1916年4月30日～2001年2月24日）：アメリカの数学者、技術者。MITおよびベル研究所で研究し、「情報理論の父」として知られる。シャノンの論文「通信の数学的理論（A Mathematical Theory of Communication）」

（1948年）は、情報の喪失と復元という問題を解決に導いた。この概念が土台となって、現在のインターネットの通信プロトコルであるTCP/IPが開発された。トーマス・エジソンに憧れ、後年自分がエジソンの親戚だったことを知った。

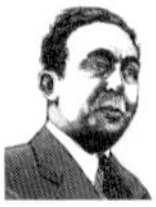

レオ・シラード　LEO SZILARD（1898年2月11日〜1964年5月30日）：ハンガリー生まれのアメリカの物理学者、人道主義者。「老化のDNA損傷仮説」を提唱した。時のルーズベルト大統領に宛てたシラードとアインシュタインの手紙が、マンハッタン計画へとつながった。核連鎖反応、原子力、ケモスタット（微生物の連続培養を可能にする装置）、電子顕微鏡、酵素のフィードバック阻害、ヒト細胞のクローニングなどを構想した。

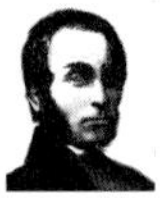

ジョン・スノウ　JOHN SNOW（1813年3月15日〜1858年6月16日）：イギリスの麻酔医。麻酔と医療衛生の導入を主唱した。ロンドンのソーホー地区でコレラが流行した際、その原因がブロードストリートの井戸ポンプであることを1854年に突き止めた功績でとくに知られる。

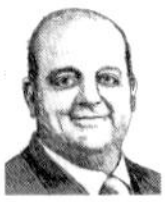

ラファエル・デ・カーボ　RAFAEL DE CABO（1968年1月20日〜）：スペイン生まれ。アメリカ国立衛生研究所の科学者。齧歯類および霊長類の健康と寿命に、食事がどう影響を及ぼすかに関する研究の権威。

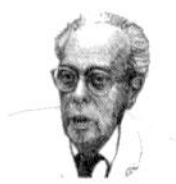

デナム・ハーマン　DENHAM HARMAN（1916年2月14日〜2014年11月25日）：アメリカの化学者。「老化のフリーラジカル説」および「老化のミトコンドリア説」の提唱者。アメリカ老化協会を設立し、82歳になるまで毎日3キロあまりを走って、98歳で亡くなった。

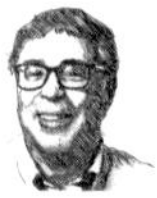

ニール・バルジライ　NIR BARZILAI（1955年12月23日〜）：イスラエルとアメリカの国籍をもつ遺伝学者、内分泌学者。ニューヨークにあるアルバート・アインシュタイン医科大学の教授。100歳を超えるアシュケナージ系ユダヤ人の家系を調べ、長寿遺伝子を突き止めた。ほかにも、寿命を調節するホルモンや、メトホルミンが寿命に及ぼす影響に関する研究で知られる。

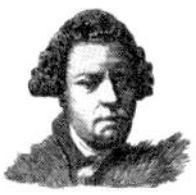

ジョゼフ・バンクス　JOSEPH BANKS（1743年2月24日～1820年6月19日）：イギリスの博物学者、植物学者、第20代王立協会会長。ジェームズ・クック船長の世界周航に同行。シドニー卿と呼ばれたトマス・タウンゼンドと共に、オーストラリアのボタニー湾を望むバンクス岬に植民地を築くよう強固に主張した。バンクシアという植物の名の由来でもある。

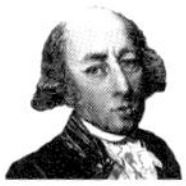

アーサー・フィリップ　ARTHUR PHILLIP（1738年10月11日～1814年8月31日）：大英帝国海軍司令長官、初代サウスウェールズ州総督。オーストラリアに渡り、ボタニー湾にイギリスの流刑植民地を築いた。のちに植民地は1つ北の湾に移動し、そこが現在のシドニーとなった。

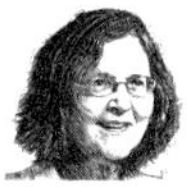

エリザベス・ブラックバーン　ELIZABETH BLACKBURN（1948年11月26日～）：オーストラリアとアメリカの国籍をもつ科学者。テロメアを伸ばす酵素テロメラーゼを発見した功績により、キャロル・W・グライダーおよびジャック・W・ショスタクと共に2009年のノーベル生理学・医学賞を受賞している。ブッシュ政権下で大統領生命倫理評議会のメンバーを務めていたが、2004年に解任されて物議を醸した。幹細胞研究を支持し、政治に左右されない科学研究を擁護したことが原因ではないかとされている。

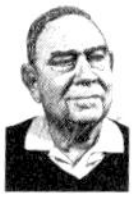

レナード・ヘイフリック　LEONARD HAYFLICK（1928年5月20日～）：アメリカの生物学者。倒立顕微鏡の考案者。正常な哺乳類細胞には分裂できる回数に限界があるという発見（1961年）で知られる。この「ヘイフリック限界」によって、長年の定説が覆された。それまでは、フランスの外科医で生物学者のアレクシス・カレルが20世紀前半に提唱したように、正常な培養細胞は無限に増え続けると考えられていた。

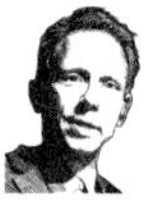

スティーヴ・ホーヴァス　STEVE HORVATH（1967年10月25日～）：ドイツ生まれのアメリカの科学者。カリフォルニア大学ロサンゼルス校の教授。エピゲノムと老化に関する先駆的な研究と、DNAのメチル化パターンをもとに生物の年齢を推測するアルゴリズム（「ホーヴァスの老化時計」）を共同開発したことで知られる。

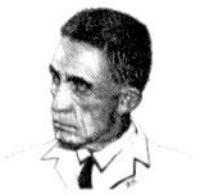

クライヴ・M・マッケイ　CLIVE M. McCAY（1898年3月21日～1967年6月8日）：アメリカの栄養学者、生化学者。コーネル大学で数十年にわたり大豆と大豆粉の研究に取り組む。カロリー制限がラットの寿命を延ばすことを、いち早く立証した功績で知られる。大豆粉を使った栄養価の高い「コーネルパン」を第二次世界大戦中に考案し、1955年には妻と共に『コーネルパンのつくり方（*You Can Make Cornell Bread*）』を刊行している。

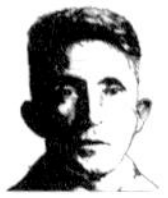

ピーター・B・メダワー　PETER B. MEDAWAR（1915年2月28日～1987年10月2日）：ブラジル生まれのイギリスの生物学者。移植片拒絶に関する研究を行なうとともに、後天的免疫寛容を発見したことで知られる。これが、組織や臓器を移植するうえでの根本原理となった。年齢とともに「生殖価値」が下がって自然選択の力が弱まることにも気づいた。1960年にノーベル生理学・医学賞を受賞。

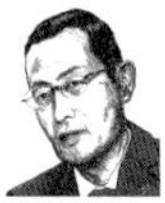

山中伸弥　SHINYA YAMANAKA（1962年9月4日～）：日本の生物学者。通常の細胞を幹細胞に戻す4つのリプログラミング遺伝子を発見した。その功績により、ジョン・ガードンと共に2012年のノーベル生理学・医学賞を受賞した。

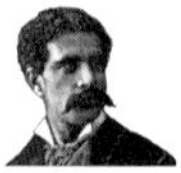

ピエール・ルコント・デュ・ヌイ　PIERRE LECOMTE DU NOÜY（1883年12月20日～1947年9月22日）：フランスの生物物理学者、哲学者。兵士の年齢が高いほど、傷の治りが遅いことに気づいた。神が進化を方向づけているとする決定論的な説を唱えたが、非科学的だとして批判を受けた。

大きさの比較

砂1粒=皮膚細胞10個	0.5ミリメートル
皮膚細胞1個=血液細胞5個	50マイクロメートル
血液細胞1個=X染色体2個または酵母細胞2個弱	10マイクロメートル
X染色体1個=酵母細胞1個=大腸菌10個	5マイクロメートル
大腸菌1個またはミトコンドリア1個=マグナ・スペルステス4個	0.5マイクロメートル
マグナ・スペルステス1個=リボソーム5個	0.125マイクロメートル
リボソーム1個=カタラーゼ（過酸化水素分解酵素）5個	25ナノメートル
カタラーゼ1個=ブドウ糖分子5個	5ナノメートル
ブドウ糖分子1個またはアミノ酸1個=水分子約4～6個	1ナノメートル
水分子1個=原子核2万7,500個	0.275ナノメートル
原子核1個	0.01ピコメートル

1インチ=約25.4ミリ
1フィート（12インチ）=約0.3048メートル
1ヤード（3フィート）=約0.9144メートル
1マイル=約1.6093キロ

100万=10^{6}（1の後ろにゼロが6個）
10億=10^{9}（1の後ろにゼロが9個）
1兆=10^{12}（1の後ろにゼロが12個）
ミリ=10^{-3}（1,000分の1）
マイクロ=10^{-6}（100万分の1）
ナノ=10^{-9}（10億分の1）
ピコ=10^{-12}（1兆分の1）

華氏32度=摂氏0度
華氏212度=摂氏100度

シンクレアの利害関係情報開示

シンクレア博士は、重要な発見を医薬品やテクノロジーに変えて、世界に役立てることに全力を傾けている。大学で研究・指導する以外にも、様々な活動に携わっている。その1つとして、人間のあり方を向上させることを目指す数々の企業に対して、創業者、持ち株所有者、顧問、取締役、コンサルタント、投資家、協力者、およびそれらの企業に使用許諾された特許の発明者として関わっている。その主な企業には、ヴィウム社、コーバー社、ガリレオ・バイオサイエンス社、ウェロミクス社、イーデンロック・サイエンシズ社とその関連企業のアーク・バイオ社、ダヴテイル・ジェノミクス社、クラレット・メディカル社、リヴィア・バイオサイエンシズ社、アップRNA社、メトロバイオテク社、リバティ・バイオセキュリティ社、ライフ・バイオサイエンシズ社とその関連企業のセルファギー・セラピューティクス社、セノリティック・セラピューティクス社、スポットライト・セラピューティクス社、ルア社、アニマル・バイオサイエンシズ社、イドゥナ社、コンティニュアム・バイオサイエンシズ社、プラーナ社（現在はオルテリティ社）、およびジャンプスタート・ファーティリティ社がある。これまでに50件あまりの特許を発明しており、そのほとんどは産業界に使用許諾されるか、企業によって特許が出願されるかのどちらかである。メイヨー・クリニックとハーバード大学医学大学院が共同出願し、エリジウム・ヘルス社に使用許諾された特許もその1つで、これに関するシンクレアの収入はすべて研究に寄付されている。会議、博物館、非営利イベントのほか、ときには企業でも講演を行なうとともに、アメリカ老化研究連盟などの非営利団体の理事も務める。ロレーン・クロス賞の選考アドバイザーの1人でもある。最新の活動リストについては、https://genetics.med.harvard.edu/sinclair-test/people/sinclair-other.phpを参照のこと。

原註

はじめに——いつまでも若々しくありたいという願い

1. 自身の回顧録を宣伝するためのインタビューで、ランズマンは多方面にわたる話題の1つとして自らの代表作について次のように話している。「できる限り死に近づきたいと思った。『ショア』のなかで語られているのは、個人の物語でもエピソードでもない。テーマは死のみだ。あの作品は生き残った者たちに関する映画ではないのである」。"'Shoah' Director Claude Lanzmann: 'Death Has Always Been a Scandal,'" *Spiegel*, September 10, 2010, https://www.spiegel.de/international/zeitgeist/shoah-director-claude-lanzmann-death-has-always-been-a-scandal-a-716722.html.
2. M. W. Speece and S. B. Brent, "Children's Understanding of Death: A Review of Three Components of a Death Concept," *Child Development* 55, no. 5 (October 1984): 1671–86, https://www.ncbi.nlm.nih.gov/pubmed/6510050. この研究では、子どもが7歳になるまでに死の3つの概念を理解するようになることを示している。3つとは、不可逆性（死んだら生き返らない）、普遍性（誰もが死ぬ）、不動性（死んだら生命機能が停止する）である。
3. ヘニッグは義理の息子とともに、自分の娘の最初の子どもの誕生に立ち会い、そのときの感慨をエッセイに綴った。"The Ecstasy and the Agony of Being a Grandmother," *New York Times*, December 27, 2018, https://www.nytimes.com/2018/12/27/style/self-care/becoming-a-grandmother.html.
4. 映画のなかでは、日々を最大限に生きよということが熱く語られていたが、のちに主演のロビン・ウィリアムズが自殺したことにより、そのメッセージは少し暗い翳《かげ》を帯びてしまった。ピーター・ウィアー監督、*Dead Poets Society*（邦題『いまを生きる』）アメリカ、タッチストーンピクチャーズ製作、1989年。
5. G. C. Brown, "Living Too Long," *EMBO Reports* 16, no. 2 (February 2015): 137–41, https://www.ncbi.nlm.nih.gov/pmc/articles/PMC4328740/. この論文では、医学研究はがんや心血管疾患にばかり目を向けるのではなく、「老化と老化に関連する死亡率を下げることに集中すべきであり、そうすれば私たちの健康も富も増大する」と説いている。
6. 『エコノミスト』誌が4か国を対象に実施したアンケート調査によれば、いずれの国でも回答者の大多数が自宅で最期を迎えたいと回答したにもかかわらず、それが実現すると考えている者はわずかしかいなかった。ブラジルを除く3か国では、寿命が延びるより苦しまずに死ぬほうが重要だと答えた。"A Better Way to Care

for the Dying," *Economist*, April 29, 2017, https://www.economist.com/international/2017/04/29/a-better-way-to-care-for-the-dying.

7. 私の利害関係情報開示については、本書の巻末ならびにhttps://genetics.med.harvard.edu/sinclair-test/people/sinclair-other.phpを参照のこと。
8. 私への信頼性が増すからと、自慢するようなことを担当編集者に書かされた。編集者にこの註が見つかって、削除するようにいわれないといいのだが。
9. 2018年に家族と私は聖地巡礼の旅をしようとロンドンに赴き、ジェームズ・クック船長自身が書いた「世界一周の旅」の日誌と、ジョゼフ・バンクスが採取してもち帰ったオーストラリアの植物標本の実物を見た。途中で色々な場所に寄り道して、ワトソンとクリックが最初につくったDNA模型の実物や、初期の生命の化石、ラパ・ヌイ（イースター島）のモアイ像、樹齢1,500年のセコイアの幹の断面、チャールズ・ダーウィンの彫像、ブロードストリートの井戸ポンプ、ウィンストン・チャーチルの作戦室、それからもちろん王立協会も見学した。クックが航海したオーストラリア（当時は「新オランダ」と呼ばれていた）の南東海岸を地図でたどってみると、バンクスの頭のなかにすでに植民地を築きたいという思いがあったのがよくわかる。未来永劫、自分の名を忘れない植民地を。なにしろ、最初に到着した場所は「ボタニー（植物学）湾」と、そして海岸の岬は「バンクス岬」と名づけているのだ。遠征隊の乗った大型帆船「エンデバー号」は、ボタニー湾を探検したあとで北に向かい、ポートジャクソン湾という入り組んだ入り江を通り過ぎた。その場所は、ボタニー湾より水深が格段に深く、川の流れが真水を供給してくれることから、8年後にはフィリップ総督によってこの地に植民地が築かれることになった。
10. "Phillip's Exploration of Middle Harbour Creek," Fellowship of the First Fleeters, Arthur Phillip Chapter, https://arthurphillipchapter.weebly.com/exploration-of-middle-harbour-creek.html.
11. スペインの探検家で征服者でもある男が本当に伝説の「若返りの泉」を探したのかどうか、根拠は不確かだが、話の種としては面白い。J. Greenspan, "The Myth of Ponce de León and the Fountain of Youth," "History Stories," April 2, 2013, A&E Television Networks, https://www.history.com/news/the-myth-of-ponce-de-leon-and-the-fountain-of-youth.
12. 「クリエーションWiki: 創造科学百科事典」（ノースウェスト・クリエーション・ネットワークが運営するウェブサイトhttp://creationwiki.org/Human_longevity）の「創世記」の項目によると、かつて私たちのほとんどが900歳に到達していたが、やがてそうではなくなった。それからはほとんどが400歳を迎えていたが、やがてそうではなくなった。ほとんどは120歳に達していたのにやがてそうではなくなっ

た。J. Oeppen and J. W. Vaupel, “Broken Limits to Life Expectancy,” *Science* 296, no. 5570（May 10, 2002）: 1029–31によれば、近年では「死亡率に関する専門家が、寿命が最終的な上限に近づいていると繰り返し主張している。しかし、それが間違っていることが繰り返し証明されている。様々な国で寿命の延びが横ばいになっているように見えるのは、しんがりが追いついて先頭が遅れているために生じた錯覚にすぎない」

13. 何をもって「証明可能な年齢」とみなすかという問題はある。大変な高齢であることを本人が主張し、実際にかなりの証拠が揃っていても、西洋式の公式な出生証明書をもたない場合もある。いずれにせよ、そうした人はせいぜい10億人に1人レベルのまれな事例だ。2018年11月、ロシアの老年医学者のヴァレリー・ノボセロフと数学者のニコライ・ザークは、様々な調査の結果、ジャンヌ・カルマンの娘イヴォンヌが1934年にジャンヌにすり替わったと確信するに至ったと発表した。相続税の支払いを免れるために、母ではなく娘自身が亡くなったことにしたというのだ。この件を巡る議論は今も続いている。“French Scientists Dismiss Russian Claims over Age of World’s Oldest Person,” Reuters, January 3, 2019, https://www.reuters.com/article/us-france-oldest-woman-controversy/french-scientists-dismiss-russian-claims-over-age-of-worlds-oldest-person-idUSKCN1OX145.
14. イタリアの研究チームが高齢者約4,000人を調べた結果、105歳に達すると、以後の死亡リスクは年齢とともに上昇するのをやめてほぼ横ばいになり、翌年に死亡する確率がおよそ50%になることがわかった。E. Barbi, F. Lagona, M. Marsili, et al., “The Plateau of Human Mortality: Demography of Longevity Pioneers,” *Science* 360, no. 396（June 29, 2018）: 1459–61, https://science.sciencemag.org/content/360/6396/1459.
15. カナダ・マギル大学の遺伝学教授ジークフリート・ヘキミは次のように語っている。「現状のように平均寿命が80～90歳であれば、非常に長命な人間は110～120歳に達する。だとすれば、平均寿命が延び続けていけば、長命な人間はより一層長命になり、115歳を超えて生きることになる」。A. Park, “There’s No Known Limit to How Long Humans Can Live, Scientists Say,” *Time*, June 28, 2017, https://time.com/4835763/how-long-can-humans-live/.
16. 「科学技術がある程度まで高度になると、魔法と見分けがつかなくなる」——アーサー・C・クラーク。Wikiquote, https://en.wikiquote.org/wiki/Arthur_C._Clarke.

第1章　老化の唯一の原因——原初のサバイバル回路

1. D. Damer and D. Deamer, “Coupled Phases and Combinatorial Selection in

Fluctuating Hydrothermal Pools: A Scenario to Guide Experimental Approaches to the Origin of Cellular Life," *Life* 5, no. 1 (2015): 872–87, https://www.mdpi.com/2075-1729/5/1/872.

2. 正確な放射年代測定と地質学的解釈、および初期の生命の化学的性質に関する最新の発見によれば、このようにして無生物が生物になったと考えられている。M. J. Van Kranendonk, D. W. Deamer, and T. Djokic, "Life on Earth Came from a Hot Volcanic Pool, Not the Sea, New Evidence Suggests," *Scientific American*, August 2017, https://www.scientificamerican.com/article/life-on-earth-came-from-a-hot-volcanic-pool-not-the-sea-new-evidence-suggests/.
3. J. B. Iorgulescu, M. Harary, C. K. Zogg, et al., "Improved Risk-Adjusted Survival for Melanoma Brain Metastases in the Era of Checkpoint Blockade Immunotherapies: Results from a National Cohort," *Cancer Immunology Research*, 6, no. 9 (September 2018): 1039–45, https://cancerimmunolres.aacrjournals.org/content/6/9/1039.long; R. L. Siegel, K. D. Miller, and A. Jemal, "Cancer Statistics, 2019," *CA: A Cancer Journal for Clinicians* 69, no. 1 (January–February 2019): 7–34, https://onlinelibrary.wiley.com/doi/full/10.3322/caac.21551.
4. 研究によると、アリストテレスの時代から科学者と哲学者は老化の謎を解こうと奮闘してきた。D. Fabian and T. Flatt, "The Evolution of Aging," *Nature Education Knowledge* 3, no. 10 (2011): 9, https://www.nature.com/scitable/knowledge/library/the-evolution-of-aging-23651151.
5. コウモリの最高齢記録は、とあるシベリアのコウモリで、41歳に達した。R. Locke, "The Oldest Bat: Longest-Lived Mammals Offer Clues to Better Aging in Humans," *BATS Magazine* 24, no. 2 (Summer 2006): 13–14, https://www.batcon.org/resources/media-education/bats-magazine/bat_article/152.
6. カリブ諸島の複数の島々に少数のトカゲをすみつかせる実験を行なったところ、捕食者のいない島では冒険的な個体の生き延びる確率が高く、捕食者のいる島では冒険的でない個体が生き延びる確率の高いことがわかった。O. Lapiedra, T. W. Schoener, M. Leal, et al., "Predator-Driven Natural Selection on Risk-Taking Behavior in Anole Lizards," *Science* 360, no. 3692 (June 1, 2018): 1017–20, https://science.sciencemag.org/content/360/6392/1017.
7. リチャード・ドーキンスは著書のなかでこの点を雄弁に論じ、月は「空に投げた古いヒョウタンの実」だと信じるような原始的な社会は、科学に貢献できないと語っている。R. Dawkins, *River Out of Eden* (New York: Basic Books, 1995)(『遺伝子の川』リチャード・ドーキンス著、垂水雄二訳、草思社、2014年)。
8. 巻末の「大きさの比較」参照のこと。

9. 晩年のシラードは、カリフォルニア州ラホヤにあるソーク研究所の終身特別研究員となった。ホテル・デル・チャロの敷地内にあるバンガローに暮らしていたが、1964年5月30日に亡くなった。

10. R. Anderson, "Ionizing Radiation and Aging: Rejuvenating an Old Idea," *Aging* 1, no. 11 (November 17, 2009): 887–902, https://www.ncbi.nlm.nih.gov/pmc/articles/PMC2815743/.

11. L. E. Orgel, "The Maintenance of the Accuracy of Protein Synthesis and Its Relevance to Ageing," *Proceedings of the National Academy of Sciences of the United States of America* 49, no. 4 (April 1963): 517–21, https://www.ncbi.nlm.nih.gov/pmc/articles/PMC299893/.

12. ハーマンによれば、老化に伴う疾患も老化自体も、根本的には「細胞の構成要素と結合組織に対するフリーラジカルの有害な攻撃」に由来している。フリーラジカルの発生源は、「酸化酵素の触媒作用を受けて細胞内に生じる酸素分子」と微量金属だとしている。D. Harman, "Aging: A Theory Based on Free Radical and Radiation Chemistry," *Journal of Gerontology* 11, no. 3 (July 1, 1956): 298–300, https://academic.oup.com/geronj/article-abstract/11/3/298/616585.

13. サプリメント関連の専門誌『ニュートラスーティカル・ワールド』の予測によれば、合成抗酸化物質への需要の高まりとコストの低下、さらには食品・飲料業界からの需要の増加が相まって、今後数年は市場の成長が見込まれている。"Global Antioxidants Market Expected to Reach $4.5 Billion by 2022," *Nutraceuticals World*, January 26, 2017, https://www.nutraceuticalsworld.com/contents/view_breaking-news/2017-01-26/global-antioxidants-market-expected-to-reach-45-billion-by-2022

14. ある飲料業界のウェブサイトによると、健康効果のある機能性飲料に対する需要が急増しているのと同時に、消費者は自分が重要だと思う成分の入った飲料を探すようになっている。A. Del Buono, "Consumers' Understanding of Antioxidants Grows," *Beverage Industry*, January 16, 2018, https://www.bevindustry.com/articles/90832-consumers-understanding-of-antioxidants-grows.

15. I. Martincorena, J. C. Fowler, A. Wabik, et al., "Somatic Mutant Clones Colonize the Human Esophagus with Age," *Science* 362, no. 6417 (November 23, 2018): 911–17, https://www.ncbi.nlm.nih.gov/pubmed/30337457.

16. 研究者たちは、自分たちのデータを見る限り、「酸化ダメージ／ストレスを変化させることがマウスの長寿に貢献するとの仮説に重大な疑念を抱かざるを得ない」と結論づけている。V. I. Pérez, A. Bokov, H. Van Remmen, et al., "Is the Oxidative Stress Theory of Aging Dead?," *Biochimica et Biophysica Acta* 1790, no. 10 (October 2009): 1005–14, https://www.ncbi.nlm.nih.gov/pmc/articles/PMC2789432/.

17. A. P. Gomes, N. L. Price, A. J. Ling, et al., “Declining NAD(+) Induces a Pseudohypoxic State Disrupting Nuclear-Mitochondrial Communication During Aging,” *Cell* 155, no. 7 (December 19, 2013): 1624–38, https://www.ncbi.nlm.nih.gov/pubmed/24360282.

18. W. Lanouette and B. Silard, *Genius in the Shadows: A Biography of Leo Szilard: The Man Behind the Bomb* (New York: Skyhorse Publishing, 1992).

19. アメリカ国立衛生研究所（NIH）のファクトシートにはこうある。「成体の細胞をもとにつくられたクローンは、その染色体がすでに通常より短い可能性があり、そのせいでクローン生物の細胞は寿命が短くなるように運命づけられているおそれがある」。“Cloning,” National Human Genome Research Institute, March 21, 2017, https://www.genome.gov/25020028/cloning-fact-sheet/.

20. クローン羊ドリーを巡る議論においては、成体の細胞からつくられたクローンは何歳で生まれるのか、という難問があった。「ザ・カンバセーション」というウェブサイトに掲載された記事によると、ドリーと同じ細胞から誕生したほかのクローンは正常な寿命を終えたことが明らかになっている。記事にはこう記されている。「この新しいドリーたちは私たちに教えてくれている。クローン元の動物が何歳であろうと、その細胞核を成熟した未受精卵に導入すれば、寿命が完全にリセットされた個体が生まれるのだと」。J. Cibell, “More Lessons from Dolly the Sheep: Is a Clone Really Born at Age Zero?,” The Conversation, February 17, 2017, https://theconversation.com/more-lessons-from-dolly-the-sheep-is-a-clone-really-born-at-age-zero-73031.

21. クローン動物の一部については、その種固有の正常な老化速度を示していることがデータとして確認されている。しかし、大半についてはまだ事例証拠の域を出ておらず、さらなる分析が必要である。J. P. Burgstaller and G. Brem, “Aging of Cloned Animals: A Mini-Review,” *Gerontology* 63, no. 5 (August 2017): 417–25, https://www.karger.com/Article/FullText/452444.

22. バース大学の研究チームがクローンマウスを調べたところ、驚くべきことが判明した。染色体の末端を保護するテロメアが、次世代のマウスのもののほうが若干長かったのである。しかも、早期老化の形跡はいっさい確認できなかった。T. Wakayama, Y. Shinkai, K. L. K. Tamashiro, et al., “Ageing: Cloning of Mice to Six Generations,” *Nature* 407 (September 21, 2000): 318–19.「テロメアの長さについては複数の研究で報告されているが、クローンの大多数は正常に加齢しているように見える。それどころか、世界初のクローンウシはいまだ健在であり、2008年1月の時点で10歳である」。“Myths About Cloning,” U.S. Food & Drug Administration, August 29, 2018, https://www.fda.gov/animalveterinary/safetyhealth/

animalcloning/ucm055512.htm.

23. 研究によると、クロアチアで見つかったネアンデルタール人の骨からミトコンドリアDNAを採取して調べたところ、それまでの定説より遅い時代まで生きていたことがわかった。T. Devièse, I. Karavanić, D. Comeskey, et al., “Direct Dating of Neanderthal Remains from the Site of Vindija Cave and Implications for the Middle to Upper Paleolithic Transition,” *Proceedings of the National Academy of Sciences of the United States of America* 114, no. 40 (October 3, 2017): 10606–11, https://www.ncbi.nlm.nih.gov/pubmed/28874524.

24. A. S. Adikesevan, “A Newborn Baby Has About 26,000,000,000 Cells. An Adult Has About 1.9 × 103 Times as Many Cells as a Baby. About How Many Cells Does an Adult Have?,” Socratic, January 26, 2017, https://socratic.org/questions/a-newborn-baby-has-about-26-000-000-000-cells-an-adult-has-about-1-9-10-3-times-.

25. C. B. Brachmann, J. M. Sherman, S. E. Devine, et al., “The *SIR2* Gene Family, Conserved from Bacteria to Humans, Functions in Silencing, Cell Cycle Progression, and Chromosome Stability,” *Genes & Development* 9, no. 23 (December 1, 1995): 2888–902, https://genesdev.cshlp.org/content/9/23/2888.long; X. Bi, Q. Yu, J. J. Sandmeier, and S. Elizondo, “Regulation of Transcriptional Silencing in Yeast by Growth Temperature,” *Journal of Molecular Biology* 34, no. 4 (December 3, 2004): 893–905, https://www.ncbi.nlm.nih.gov/pubmed/15544800.

26. これまで私が読んだなかで最も興味深く、最も重要な論文の1つである。C. E. Shannon, “A Mathematical Theory of Communication,” *Bell System Technical Journal* 27, no. 3 (July 1948): 379–423, and 27, no. 4 (October 1948): 623–66, http://people.math.harvard.edu/~ctm/home/text/others/shannon/entropy/entropy.pdf (『通信の数学的理論』クロード・E・シャノン／ワレン・ウィーバー著、植松友彦訳、筑摩書房、2009年).

27. 研究によると、がん細胞中のmTORC1シグナルによって生存の確率が高まるのは、「内因性のDNA損傷を抑制するからであり、このシグナルがCHK1の調節を通して細胞の運命をコントロールしている可能性もある」。X. Zhou, W. Liu, X. Hu, et al., “Regulation of CHK1 by mTOR Contributes to the Evasion of DNA Damage Barrier of Cancer Cells,” *Nature Scientific Reports*, May 8, 2017, https://www.nature.com/articles/s41598-017-01729-w; D. M. Sabatini, “Twenty-five Years of mTOR: Uncovering the Link from Nutrients to Growth,” *Proceedings of the National Academy of Sciences of the United States of America* 114, no. 45 (November 7, 2017): 11818–25, https://www.ncbi.nlm.nih.gov/pmc/articles/PMC5692607/.

28. E. J. Calabrese, “Hormesis: A Fundamental Concept in Biology,” *Microbial Cell* 1, no.

5 (May 5, 2014): 145–49, https://www.ncbi.nlm.nih.gov/pmc/articles/PMC5354598/.

第2章　弾き方を忘れたピアニスト

1. 反復配列や、内在性ウイルスのDNA断片の繰り返しは、ヒトゲノムの69%をも占める可能性がある。かつての推定では約50%だった。A. P. de Konig, W. Gu, T. A. Castoe, et al., "Repetitive Elements May Comprise over Two-thirds of the Human Genome," *PLOS Genetics* 7, no. 12 (December 7, 2011), https://www.ncbi.nlm.nih.gov/pmc/articles/PMC3228813/.
2. そもそもヒトゲノム解読が「完了した」とはどういう意味だろうか。実際には、2000年代初頭に考えられていた以上に作業は残っていたのである。何の仕事もしていないと考えられていたゲノム領域が、今ではがん、自閉症、老化において何らかの役割を果たしている可能性が浮上している。S. Begley, "Psst, the Human Genome Was Never Completely Sequenced. Some Scientists Say It Should Be," *STAT*, June 20, 2017, https://www.statnews.com/2017/06/20/human-genome-not-fully-sequenced/.
3. 1960年代には、センターの保有するサッカロミセス・セレビシエの変種カタログが3～4年に一度のペースで発行されていた。R. K. Mortimer, "Yeast Genetic Stock Center," Grantome, 1998, https://grantome.com/grant/NIH/P40-RR004231-10S1.
4. 酵母の研究者には面白い名前が多い。このジョン・ジョンストンもそうだし、私のアドバイザーだったディック・ディキンソンもそうだ。
5. 2016年、日本の大隅良典博士は、酵母のオートファジーの研究でノーベル生理学・医学賞を受賞した。オートファジーとは、厳しい環境下で細胞が死滅を免れるために、自らを構成する要素のうち重要性の低いものを分解することをいう。B. Starr, "A Nobel Prize for Work in Yeast. Again!," Stanford University, October 3, 2016, https://www.yeastgenome.org/blog/a-nobel-prize-for-work-in-yeast-again.
6. ドーズは細胞生物学者として、40年あまり酵母研究に取り組んできた素晴らしき半生を振り返り、私生活も含めた清々しいほどに率直なエッセイを綴っている。I. Dawes, "Ian Dawes—the Third Pope—Lucky to Be a Researcher," *Fems Yeast Research* 6, no. 4 (June 2016), https://academic.oup.com/femsyr/article/16/4/fow040/2680350.
7. またこのとき、(酵母によって生まれた) ビールを飲みすぎると痛い目に遭うことも身をもって学んだ。
8. その4年後、私は新年の挨拶としてメルトン教授に赤ワインのボトルを贈った。自

分の人生を変えてくれたことに感謝の意を示したかったからだ。前回もこのときも、教授はそのことに対して礼をいうことはなかったし、私に微笑みかけてくれたこともない。奨学金受給者のすることではないと思ったからか、あまり人と打ち解けない性格だったからかはよくわからない。少なくとも、私が感謝していることは知ったわけである。あとになって思うと、赤ワインを選んだのは未来を暗示していたかもしれない。奇しくもその9年後には、再び赤ワインが私のキャリアを後押しすることになるからだ。

9. C. E. Yu, J. Oshima, Y. H. Fu, et al., "Positional Cloning of the Werner's Syndrome Gene," *Science* 27, no. 5259 (April 12, 1996): 258–62, https://www.ncbi.nlm.nih.gov/pubmed/8602509.

10. 1997年に発表した論文のなかで、私はERC(環状のrDNA)がどのように老化を引き起こし、酵母細胞の寿命を縮めるかを示した。D. A. Sinclair and L. Guarente, "Extrachromosomal rDNA Circles—A Cause of Aging in Yeast," *Cell* 91, no. 7 (December 26, 1997): 1033–42, https://www.ncbi.nlm.nih.gov/pubmed/9428525.

11. エピゲノムをイメージするには、細胞のソフトウェアのようなものだと考えるのが1つの手だ。デジタル情報は0と1として携帯電話のメモリに保存されているが、ソフトウェアがその0と1を使って、携帯電話を時計にもカレンダーにも音楽プレーヤーにも変える。それと同じように、細胞の情報はA、G、C、Tの文字として蓄えられており、エピゲノムはその文字を使って、酵母をオスにもメスにも導くし、哺乳類の細胞を神経細胞にも皮膚細胞にも卵子にも変容させる。

12. この比喩を使ったのは私が最初ではない。私の知る限り、2007年に放映されたアメリカの科学教育番組『NOVAサイエンスナウ』が、ピアノの比喩を使った最も古い部類に入る。"Nova ScienceNOW: Epigenetics," PBS, https://www.pbs.org/wgbh/nova/education/viewing/3411_02_nsn.html.

13. C. A. Makarewich and E. N. Olson, "Mining for Micropeptides," *Trends in Cell Biology* 27, no. 9 (September 27, 2017): 685–96, https://www.ncbi.nlm.nih.gov/pubmed/28528987.

14. D. C. Dolinoy, "The Agouti Mouse Model: An Epigenetic Biosensor for Nutritional and Environmental Alterations on the Fetal Epigenome," *Nutrition Reviews* 66, suppl. 1 (August 2008): S7–11, https://www.ncbi.nlm.nih.gov/pmc/articles/PMC2822875/.

15. 外交的であればあるほど長生きし、(たぶん意外ではないだろうが)悲観的な人や精神疾患患者は早く死ぬリスクが大幅に高まる。このことは、双子として生まれた50歳以上の3,752人を対象に、遺伝子の影響というプリズムを通して性格と寿命の関係を調べた研究から明らかになった。M. A. Mosing, S. E. Medland, A. McRae, et al., "Genetic Influences on Life Span and Its Relationship to Personality: A

16-Year Follow-up Study of a Sample of Aging Twins," *Psychosomatic Medicine* 74, no. 1 (January 2012): 16–22, https://www.ncbi.nlm.nih.gov/pubmed/22155943. ヨーロッパの複数の国の双生児登録簿を利用して、極端な長寿の定義について考察した研究もある。A. Skytthe, N. L. Pedersen, J. Kaprio, et al., "Longevity Studies in GenomEUtwin," *Twin Research* 6, no. 5 (October 2003): 448–54, https://www.ncbi.nlm.nih.gov/pubmed/14624729.

16. まさに「これだ《エウレカ》！」の瞬間だった。酵母がなぜ老化するかの答えを見つけたのである。幾重にもねじれた環状のrDNAが染色体から離れ、しかもそれが酵母細胞が分裂するたびに数を増していく。そのせいでSir2酵素が駆り出され、本来の仕事である有性生殖の調節ができなくなる。David A. Sinclair and Leonard Guarente, "Extrachromosomal rDNA Circles—A Cause of Aging in Yeast," *Cell* 91 (December 26, 1997): 1033–42.
17. D. A. Sinclair, K. Mills, and L. Guarente, "Accelerated Aging and Nucleolar Fragmentation in Yeast SGS1 Mutants," *Science* 277, no. 5330 (August 29, 1997): 1313–16, https://www.ncbi.nlm.nih.gov/pubmed/9271578.
18. Sinclair and Guarente, "Extrachromosomal rDNA Circles—A Cause of Aging in Yeast."
19. K. D. Mills, D. A. Sinclair, and L. Guarente, "MEC1-Dependent Redistribution of the Sir3 Silencing Protein from Telomeres to DNA Double-Strand Breaks," *Cell* 97, no. 5 (May 28, 1999): 609–20, https://www.ncbi.nlm.nih.gov/pubmed/10367890.
20. Sinclair, Mills, and Guarente, "Accelerated Aging and Nucleolar Fragmentation in Yeast SGS1 Mutants."
21. P. Oberdoerffer, S. Michan, M. McVay, et al., "SIRT1 Redistribution on Chromatin Promotes Genomic Stability but Alters Gene Expression During Aging," *Cell* 135, no. 5 (November 28, 2008): 907–18, https://www.cell.com/cell/fulltext/S0092-8674(08) 01317-2; Z. Mao, C. Hine, X. Tian, et al., "SIRT6 Promotes DNA Repair Under Stress by Activating PARP1," *Science* 332, no. 6036 (June 2011): 1443–46, https://www.ncbi.nlm.nih.gov/pubmed/21680843.
22. A. Ianni, S. Hoelper, M. Krueger, et al., "Sirt7 Stabilizes rDNA Heterochromatin Through Recruitment of DNMT1 and Sirt1," *Biochemical and Biophysical Research Communications* 492, no. 3 (October 21, 2017): 434–40, https://www.ncbi.nlm.nih.gov/m/pubmed/28842251/.
23. この研究では、SIRT7がrDNAの不安定化を防ぐことを通して、ヒト細胞を死滅からも守っていることが示された。S. Paredes, M. Angulo-Ibanez, L. Tasselli, et al., "The Epigenetic Regulator SIRT7 Guards Against Mammalian Cellular Senescence

Induced by Ribosomal DNA Instability," *Journal of Biological Chemistry* 293 (July 13, 2018): 11242–50, https://www.jbc.org/content/293/28/11242.

24. Oberdoerffer et al., "SIRT1 Redistribution on Chromatin Promotes Genomic Stability but Alters Gene Expression During Aging."

25. M. W. McBurney, X. Yang, K. Jardine, et al., "The Mammalian SIR2alpha Protein Has a Role in Embryogenesis and Gametogenesis," *Molecular and Cellular Biology* 23, no. 1 (January 23, 2003): 38–54, https://mcb.asm.org/content/23/1/38.long.

26. R.-H. Wang, K. Sengupta, L. Cuiling, et al., "Impaired DNA Damage Response, Genome Instability, and Tumorigenesis in SIRT1 Mutant Mice," *Cancer Cell* 14, no. 4 (October 7, 2008): 312–23, https://www.cell.com/cancer-cell/fulltext/S1535-6108(08)00294-8.

27. R. Mostoslavsky, K. F. Chua, D. B. Lombard, et al., "Genomic Instability and Aging-like Phenotype in the Absence of Mammalian SIRT6," *Cell* 124 (January 27, 2006): 315–29, https://doi.org/10.1016/j.cell.2005.11.044.

28. この処置は、オスのマウスに施したほうが効果が高いのだが、その理由はまだ明らかになっていない。ちなみに、かつて私が博士研究員として指導したハイム・コーヘン（現在はイスラエルのバル＝イラン大学）は、遺伝子導入マウスに「MOSES（モーセ）」という最高の名前をつけたことで賞を受賞した。A. Satoh, C. S. Brace, N. Rensing, et al., "Sirt1 Extends Life Span and Delays Aging in Mice Through the Regulation of Nk2 Homeobox 1 in the DMH and LH," *Cell Metabolism* 18, no. 3 (September 3, 2013): 416–30, https://www.ncbi.nlm.nih.gov/pmc/articles/PMC3794712.

29. *SIR2*遺伝子の余分なコピーを与えた酵母では、接合型遺伝子のスイッチが入らないことで、かえってDNA修復の効率が低減する可能性もなくはない。というのも、スイッチがオンになっているときの接合型遺伝子は、生殖を抑制するだけでなくDNAを修復する働きも担っているからだ。この点は今後検証する必要がある。だが、少なくとも安全な実験室の環境では、細胞はまったく何の問題もなく成長する。

30. M. G. L. Baillie, *A Slice Through Time: Dendrochronology and Precision Dating* (London: Routledge, 1995).

31. 本書の共著者マシュー・ラプラントは、ヒッコリーマツだけでなく生物界の様々な例外的存在（幽霊ザメ、ゾウ、甲虫、ミクロバクテリウムなど）にスポットライトを当て、植物と動物に対する私たちの概念を押し広げる試みをしている。M. D. LaPlante, *Superlative: The Biology of Extremes* (Dallas: BenBella Books, 2019).

32. 研究チームは様々な樹齢の木を比較して、シュート（若枝）の年間伸長量が樹齢

に応じて徐々に減少する傾向が見られるかどうかを調べたが、「樹齢に伴う統計的に有意な差異はいっさい」見つけられなかった。R. M. Lanner, and K. F. Connor, "Does Bristlecone Pine Senesce?," *Experimental Gerontology* 36, nos. 4–6 (April 2001): 675–85, https://www.sciencedirect.com/science/article/pii/S0531556500002345?via%3Dihub.

33. ケニヨンと研究チームは、*Daf-2*遺伝子の変異を調べていて驚くべき発見をした。生物の寿命増加としてこれまで報告されているうち、最大の増加幅が確認されたのだ。じつに2倍に延びたのである。これには、*Daf-2*および*DAF-16*という2つの遺伝子の関与が必要であることがわかった。この研究は、寿命を延ばす方法の解明に向けて新たな地平を開いた。C. Kenyon, J. Chang, E. Gensch, et al., "A *C. elegans* Mutant That Lives Twice as Long as Wild Type," *Nature* 366 (December 2, 1993): 461–64, https://www.nature.com/articles/366461a0; F. Wang, C.-H. Chan, K. Chen, et al., "Deacetylation of FOXO3 by SIRT1 or SIRT2 Leads to Skp2-Mediated FOXO3 Ubiquitination and Degradation," *Oncogene* 31, no. 12 (March 22, 2012): 1546–57, https://www.nature.com/articles/onc2011347.

34. 同じ遺伝子が様々な名前をもつことが多いのはどうしてだろうか。遺伝学の言語も、ほかの言語と何ら変わらない。単語は歴史の名残をとどめている。酵母にしろ、線虫にしろ、ヒトにしろ、1個の生物の全ゲノムを解読することが夢でなくなってから四半世紀もたっていない。いうまでもないが、今なら自分のゲノムをUSBドライブ大のシーケンサー（解析装置）を使って1日足らずで解析できる。私が学生だった時分には、変異誘発物質で遺伝子変異を起こさせたときの特徴をもとに、遺伝子の名前が決められたものだった。1個の遺伝子については染色体上のおおよその位置しかわかっていないケースがほとんどで、あとになってようやくその遺伝子に遠い親戚がいたことが発覚したりした。

35. A. Brunet, L. B. Sweeney, J. F. Sturgill, et al., "Stress-Dependent Regulation of FOXO Transcription Factors by the SIRT1 Deacetylase," *Science* 303, no. 5666 (March 24, 2004): 2011–15, https://www.ncbi.nlm.nih.gov/pubmed/14976264.

36. O. Medvedik, D. W. Lamming, K. D. Kim, and D. A. Sinclair, "*MSN2* and *MSN4* Link Calorie Restriction and TOR to Sirtuin-Mediated Lifespan Extension in *Saccharomyces cerevisiae*," *PLOS Biology*, October 2, 2007, https://journals.plos.org/plosbiology/article?id=10.1371/journal.pbio.0050261.

37. 研究により、*FOXO3*遺伝子とヒトの長寿を結びつける強力な証拠が発見されている。L. Sun, C. Hu, C. Zheng, et al., "*FOXO3* Variants Are Beneficial for Longevity in Southern Chinese Living in the Red River Basin: A Case-Control Study and Meta-analysis," *Nature Scientific Reports*, April 27, 2015, https://www.nature.com/articles/

srep09852.

38. H. Bae, A. Gurinovich, A. Malovini, et al., "Effects of *FOXO3* Polymorphisms on Survival to Extreme Longevity in Four Centenarian Studies," *Journals of Gerontology, Series A: Biological Sciences and Medical Sciences* 73, no. 11 (October 8, 2018): 1437–47, https://academic.oup.com/biomedgerontology/article/73/11/1439/3872296.
39. 中年であっても熱心に運動をしているなら、あるいは五十代でも運動選手であるなら、心臓年齢が実年齢よりはるかに若くなる可能性が高い。そのことは複数の研究で確認されている。一方、運動をしないオフィスワーカーや、ときどき思い出したようにジムに顔を出したり町なかをジョギングしたりするだけの人では、そうした効果は得られない。ただし、中年になってから急に激しい運動を始めた場合、椅子に座りがちな生活習慣が心臓の機能や構造に及ぼす悪影響を逆転できるのかどうかは、まだ明らかになっていない。G. Reynolds, "Exercise Makes the Aging Heart More Youthful," *New York Times*, July 25, 2018, https://www.nytimes.com/2018/07/25/well/exercise-makes-the-aging-heart-more-youthful.html.
40. 「臓器や組織への血流を改善し、人間の運動能力を向上させ、高齢者の可動性に関して好循環を再構築できることをこれらの発見は示唆している」。A. Das, G. X. Huang, M. S. Bonkowski, et al., "Impairment of an Endothelial NAD^+-H_2S Signaling Network Is a Reversible Cause of Vascular Aging," *Cell* 173, no. 1 (March 22, 2018): 74–89, https://www.cell.com/cell/pdf/S0092-8674(18)30152-1.pdf.

第3章　万人を蝕《むしば》む見えざる病気

1. F. Bacon, *Of the Proficience and Advancement of Learning, Divine and Human* (Oxford, UK: Leon Lichfield, 1605)(『学問の進歩』フランシス・ベーコン著、服部英次郎／多田英次訳、岩波書店、1974年)。この初版本がわが家のマントルピースの上に載っている。妻のサンドラからの贈り物だ。
2. C. Kenyon, J. Chang, E. Gensch, et al., "A *C. elegans* Mutant That Lives Twice as Long as Wild Type," *Nature* 366, no. 6454 (December 2, 1993): 461–64, https://www.nature.com/articles/366461a0.
3. L. Partridge and P. H. Harvey, "Methuselah Among Nematodes," *Nature* 366, no. 6454 (December 2, 1993): 404–5, https://www.ncbi.nlm.nih.gov/pubmed/8247143.
4. ジェムズはこうも記している。「老化を遅らせることは、けっして楽しいことばかりではないだろうが避けがたいように思われる。それが健康にどれだけ利益をもたらすかを思えば、私たちは是が非でもそれを追求せざるを得ない。それによって人間の社会が、場合によっては人間性そのものが、変容することになろうとも」

D. Gems, "Tragedy and Delight: The Ethics of Decelerated Ageing," *Philosophical Transactions of the Royal Society B: Biological Sciences* 366（January 12, 2011）: 108–12, https://royalsocietypublishing.org/doi/pdf/10.1098/rstb.2010.0288.

5. 2010年の『ワシントン・ポスト』紙の記事には次のように書かれている。「アニメで、バッグス・バニーの乗っている古い車がいきなりばらばらになるのをご存じかと思う。ボルトは1つ残らず飛び散り、最後のホイールキャップがカラカラ音を立てながら円を描いてやがて止まる。そういう風に亡くなる人は実際にいるのだ。問題は、その死に方につける適切な名前がないということである」。D. Brown, "Is It Time to Bring Back 'Old Age' as a Cause of Death?" *Washington Post*, September 17, 2010, https://www.washingtonpost.com/wp-dyn/content/article/2010/09/17/AR2010091703823.html?sid = ST2010091705724.
6. 2015年の「メディカル・デイリー」の記事にこうある。「いっておくが、人が老齢で死ぬことなどない。別の何かが起きているに決まっている」。C. Weller, "Can People Really Die of Old Age?," "The Unexamined Life," Medical Daily, January 21, 2015, https://www.medicaldaily.com/can-people-really-die-old-age-318528.
7. B. Gompertz, "On the Nature of the Function Expressive of the Law of Human Mortality, and on a New Mode of Determining the Value of Life Contingencies," *Philosophical Transactions of the Royal Society* 115（January 1, 1825）: 513–85, https://royalsocietypublishing.org/doi/10.1098/rstl.1825.0026.
8. D. A. Sinclair and L. Guarente, "Extrachromosomal rDNA Circles—A Cause of Aging in Yeast," *Cell* 91, no. 7（December 26, 1997）: 1033–42, https://www.ncbi.nlm.nih.gov/pubmed/9428525.
9. 世界人口の推計や国勢調査の結果などをもとに世界銀行が計算したところによると、2016年までの56年間で平均寿命は52歳から72歳に延びた。"Life Expectancy at Birth, Total（Years）," The World Bank, https://data.worldbank.org/indicator/SP.DYN.LE00.IN.
10. 私は*SERPINA1*遺伝子の変異を母から受け継いでいる。タバコを吸ったことは一度もないものの、空気の汚れた場所を訪れたりすると息が苦しくなる場合がある。だから、ほこりや汚染物質をできるだけ吸い込まないように気をつけている。個々の細胞内に記された遺伝子の指示を知っていると、自信をもって行動できる気がする。これは、過去の世代の人々には経験できなかったことだ。
11. A. M. Binder, C. Corvalan, V. Mericq, et al., "Faster Ticking Rate of the Epigenetic Clock Is Associated with Faster Pubertal Development in Girls," *Epigenetics* 13, no. 1（February 15, 2018）: 85–94, https://www.tandfonline.com/doi/full/10.1080/15592294.2017.1414127.

12. 女性は65歳を超えると股関節を骨折しやすくなり、それが死亡につながる場合の主な原因は敗血症である。適切な医療を受けられなかったり、家族の支援がなかったり、認知症にかかったりしていると、敗血症を発症しやすいと研究者は考えている。「時系列でみると、骨折後6か月以内の死亡数が最も多くて10件（50%）であり、1年以内の死亡数は6件（30%）だった」。J. Negrete-Corona, J. C. Alvarano-Soriano, and L. A. Reyes-Santiago, “Hip Fracture as Risk Factor for Mortality in Patients over 65 Years of Age. Case-Control Study”（abstract translation from Spanish）, *Acta Ortopédica Mexicana* 28, no. 6（November–December 2014）: 352–62, https://www.ncbi.nlm.nih.gov/pubmed/26016287,（Spanish）https://www.medigraphic.com/pdfs/ortope/or-2014/or146c.pdf.
13. 研究によると、糖尿病が原因で足首から先を切断した患者の74%もが、術後5年以内に死亡している。医師も患者もこの問題にもっと積極的に目を向ける必要があると、研究者は訴えている。「患者が足に糖尿病性潰瘍を発症したら、死亡率が大幅に高まるリスクが示されたと捉え、局所・全身・心理の3つの面から積極的な対処を行なうべきである」。J. M. Robbins, G. Strauss, D. Aron, et al., “Mortality Rates and Diabetic Foot Ulcers: Is It Time to Communicate Mortality Risk to Patients with Diabetic Foot Ulceration?,” *Journal of the American Podiatric Medical Association* 98, no. 6（November–December 2008）: 489–93, https://www.ncbi.nlm.nih.gov/pubmed/19017860.
14. 私たちは医学という悪魔と取引をしたのに、願いを叶えてもらえずに期待を裏切られたのだろうか。オルシャンスキーは間違いなくそうだと考え、長寿と健康を求める人間の思いを、メフィストフェレスと契約したことで最終的に大きな代償を払ったファウストの暗い物語になぞらえている。「人類は、公衆衛生の介入を通してできる限りの健康な生活を搾り取ってきたが、今や個人の遺伝子が定める性質という、内なる壁にぶつかっている」。S. J. Olshansky, “The Future of Health,” *Journal of the American Geriatrics Society* 66, no. 1（December 5, 2017）: 195–97, https://onlinelibrary.wiley.com/doi/full/10.1111/jgs.15167.
15. 実際の数字を見ると、まさしく驚愕を禁じ得ない。アメリカでは毎年80万人近くが心血管関連の疾患で死亡している。心血管疾患に関わる医療費は2030年までに年間8,180億ドルを超える見通しであり、生産性の喪失に伴うコストは2,750億ドルあまりに上る。“Heart Disease and Stroke Cost America Nearly $1 Billion a Day in Medical Costs, Lost Productivity,” CDC Foundation, April 29, 2015, https:// www.cdcfoundation.org/pr/2015/heart-disease-and-stroke-cost-america-nearly-1-billion-day-medical-costs-lost-productivity.
16. 治療によって患者の寿命が延びているため、社会における病気全体の量が増大し

てきている。したがって、健康寿命を延ばすための唯一の方策は「老化を遅らせることである。つまり、病気や体の不自由へとつながる生理機能の変化のペースを遅くするのだ」とクリミンズは指摘している。科学が飛躍的前進を遂げるのと同時に、社会・経済の不平等、生活習慣、および行動を変化させることで、健康寿命と平均寿命の向上がもたらされる可能性がある。E. M. Crimmins, “Lifespan and Healthspan: Past, Present, and Promise,” *Gerontologist* 55, no. 6 (December 2015): 901–11, https://www.ncbi.nlm.nih.gov/pmc/articles/PMC4861644/.

17. 世界保健機関（WHO）によると、1DALYは「健康な」暮らしが1年分奪われることと解釈できる。全人口でDALYを合計した値（これを疾病負荷という）を見ると、全住民が病気も体の不自由もなく高齢まで生きるという理想の健康状態と、現時点での健康状態との乖離が読み取れる。“Metrics: Disability-Adjusted Life Year (DALY),” World Health Organization, https://www.who.int/healthinfo/global_burden_disease/metrics_daly/en/.
18. しかも、その年齢になるとほとんどすべての人が、生活のかなりの部分を病院通いに費やしている。2009年の『BMJ』誌（旧『ブリティッシュ・メディカル・ジャーナル』誌）に掲載された研究によると、85歳の94%は過去1年間に通院歴があり、10%に入院歴がある。J. Collerton, K. Davies, C. Jagger, et al., “Health and Disease in 85-Year Olds: Baseline Findings from the Newcastle 85+ Cohort Study,” *British Medical Journal*, December 23, 2009, https://www.bmj.com/content/339/bmj.b4904.
19. 腫瘍が形成されるには、ゲノムの老化とエピゲノムの老化がともに必要だという考え方を、私たちは「老化性腫瘍形成（geroncogenesis）」と呼んでいる。この考え方でいけば、若者が極度に日光を浴びても腫瘍ができないのはなぜかも、たとえ後年に紫外線を避けていてもDNAの損傷が何十年も蓄積すると腫瘍につながることが多いのはどうしてかも、また、がん細胞の多くはなぜ異常な代謝（発見者オットー・ワールブルクの名にちなんで「ワールブルク効果」と呼ばれる）を示すのかも説明できる。この代謝の特徴は、酸素やミトコンドリアの活動をあまり介さずにブドウ糖をじかに取り込んでエネルギーを生み出すというもので、老齢の細胞の代謝に似ている。
20. World Health Organization, “The State of Global Tobacco Control,” 2008, https://www.who.int/tobacco/mpower/mpower_report_global_control_2008.pdf.
21. R. A. Miller, “Extending Life: Scientific Prospects and Political Obstacles,” *Milbank Quarterly* 80, no. 1 (March 2002): 155–74, https://www.ncbi.nlm.nih.gov/pmc/articles/PMC2690099/; graph redrawn from D. L. Hoyert, K. D. Kochanek, and S. L. Murphy, “Deaths: Final Data for 1997,” *National Vital Statistics Report* 47, no. 19

(June 30, 1999):1–104, https://www.ncbi.nlm.nih.gov/pubmed/10410536.

22. この研究では593人を対象に、同じアンケート調査を4年の間隔をあけて2度実施することで、「主観的年齢」(実年齢ではなく自分は何歳だと感じているか)が老化のプロセスにどのような影響を及ぼすかを調べた。A. E. Kornadt, T. M. Hess, P. Voss, and K. Rothermund, "Subjective Age Across the Life Span: A Differentiated, Longitudinal Approach," *Journals of Gerontology: Psychological Sciences* 73, no. 5 (June 1, 2018): 767–77, https://europepmc.org/abstract/med/27334638.

23. "David A. Sinclair's Past and Present Advisory Roles, Board Positions, Funding Sources, Licensed Inventions, Investments, Funding, and Invited Talks," Sinclair Lab, Harvard Medical School, November 15, 2018, https://genetics.med.harvard.edu/sinclair-test/people/sinclair-other.php.

第4章　あなたの長寿遺伝子を今すぐ働かせる方法

1. 妻のヴェロニカとのあいだにクララという娘をもうけているので、少なくともその後1回は性交渉があったようだ。L. Cornaro, *Sure and Certain Methods of Attaining a Long and Healthful Life: With Means of Correcting a Bad Constitution, &c.*, https://babel.hathitrust.org/cgi/pt?id=dul1.ark:/13960/t0dv2fm86;view=1up;seq=1.

2. 本書には複数の英訳本がある。この引用は、ウィリアム・F・バトラー訳として1903年にミルウォーキーで出版された版による。

3. この研究論文のなかで引用された別の研究者の言葉によると、3歳のラットは人間でいえばほぼ90歳に相当する。メンデルらの研究によれば、生後6週目から実験用の餌で育てられたラットのうち1匹は40か月まで生きたのに対し、通常の餌を与えられたラットでは34か月が最高だった。「2歳より長く生きると見込まれるのは……コロニー全体の3分の1にも満たないことがわかった」。T. B. Osborne, L. B. Mendel, and E. L. Ferry, "The Effect of Retardation of Growth upon the Breeding Period and Duration of Life of Rats," *Science* 45, no. 1160 (March 23, 1917): 294–95, https://science.sciencemag.org/content/45/1160/294.

4. I. Bjedov, J. M. Toivonen, F. Kerr, et al., "Mechanisms of Life Span Extension by Rapamycin in the Fruit Fly Drosophila melanogaster," *Cell Metabolism* 11, no. 1 (January 6, 2010): 35–46, https://www.ncbi.nlm.nih.gov/pmc/articles/PMC2824086/.

5. 香川は、食の欧米化が日本人にどのような影響を与えているかについて、様々な発見をした。たとえば、結腸がんと肺がんの著しい増加や、胃がんと子宮がんの減少などである。もっとも、被験者の摂食量はまだ欧米人よりずっと少なかった。沖縄の住民について調べたところ、「総エネルギー量および糖分・塩分の摂取量が

最も低く、体格は最も小さいながらも健康寿命が長く、100歳以上の住民が占める割合が最も高い」ことがわかった。Y. Kagawa, “Impact of Westernization on the Nutrition of Japanese: Changes in Physique, Cancer, Longevity and Centenarians,” *Preventive Medicine* 7, no. 2 (June 1978): 205–17, https://www.sciencedirect.com/science/article/pii/0091743578902463.

6. R. L. Walford, D. Mock, R. Verdery, and T. MacCallum, “Calorie Restriction in Biosphere 2: Alterations in Physiologic, Hematologic, Hormonal, and Biochemical Parameters in Humans Restricted for a 2-Year Period,” *Journals of Gerontology, Series A: Biological Sciences and Medical Sciences* 57, no. 6 (June 2002): 211–24, https://www.ncbi.nlm.nih.gov/pubmed/12023257. この論文の著者のうち2人は、実際に2年にわたって「バイオスフィア2」にこもり、低カロリー食で生活をした（総カロリー消費量の12%がタンパク質、11%が脂肪、残りが複合糖質）。カロリーを制限され、体重も17±5%減少したものの、2年のあいだ8人の被験者はみな健康で、非常に活動的だった。
7. L. K. Heilbronn, and E. Ravussin, “Calorie Restriction and Aging: Review of the Literature and Implications for Studies in Humans,” *American Journal of Clinical Nutrition* 3, no. 178 (September 2003): 361–69, https://academic.oup.com/ajcn/article/78/3/361/4689958.
8. このデューク大学の研究は、一般公開されていたアメリカ国立老化研究所の「CALERIE」という研究のデータを分析したものである。「CALERIE」では、非肥満の成人に24か月のカロリー制限を実施し、そうでない者と比較した。D. W. Belsky, K. M. Huffman, C. F. Pieper, et al., “Change in the Rate of Biological Aging in Response to Caloric Restriction: CALERIE Biobank Analysis,” *Journals of Gerontology, Series A: Biological Sciences and Medical Sciences* 73, no. 1 (January 2018): 4–10, https://academic.oup.com/biomedgerontology/article/73/1/4/3834057.
9. マグロシンはある記事にこう書いている。「70歳でも、バイオマーカーが健康な学童と同程度になれるというのは、じつに嬉しいことである」。P. McGlothin, “Growing Older and Healthier the CR Way®,” *Life Extension Magazine*, September 2018, https://www.lifeextension.com/Magazine/2018/9/Calorie-Restriction-Update/Page-01.
10. この研究論文の著者らは、人間の病気や老化に対処するうえでカロリー制限が有望だと確信している。「老化に伴う個々の疾患を生物学的に解明するのとは別に、老化自体の生物学的仕組みを明確に理解することは、人間の健康な老化を促す予防策に新しい切り口を提供する重大な転換点になり得る」。また、こうも指摘している。「すべての哺乳類は、加齢とともに病気全般にかかりやすくなる。そのとき

細胞レベルおよび分子レベルで何が起きているかを突き止めるには、カロリー制限（CR）が強力な理解の枠組みとなる」。J. A. Mattison, R. J. Colman, T. M. Beasley, et al., "Caloric Restriction Improves Health and Survival of Rhesus Monkeys," *Nature Communications*, January 17, 2017, https://www.nature.com/articles/ncomms14063.

11. Y. Zhang, A. Bokov, J. Gelfond, et al., "Rapamycin Extends Life and Health in C57BL/6 Mice," *Journals of Gerontology, Series A: Biological Sciences and Medical Sciences* 69, no. 2（February 2014）: 119–30, https://www.ncbi.nlm.nih.gov/pubmed/23682161.
12. アンダーソンは2017年にこう語っている。「私たちはあくまで、老化を理解するための枠組みとしてカロリー制限の研究をしているのであって、みなさんにはお勧めしません」。R. Conniff, "The Hunger Gains: Extreme Calorie-Restriction Diet Shows Anti-aging Results," *Scientific American*, February 16, 2017, https://www.scientificamerican.com/article/the-hunger-gains-extreme-calorie-restriction-diet-shows-anti-aging-results/.
13. 「2日おきというのが最適な絶食頻度であるようだった。それを実施すると、寿命は同腹のラットのオスで約20%、同腹のメスで約15%延びた」。A. J. Carlson and F. Hoelzel, "Apparent Prolongation of the Life Span of Rats by Intermittent Fasting: One Figure," *Journal of Nutrition* 31, no. 3（March 1, 1946）: 363–75, https://academic.oup.com/jn/article-abstract/31/3/363/4725632?redirectedFrom=fulltext.
14. H. M. Shelton, "The Science and Fine Art of Fasting," in *The Hygienic System*, vol. III, *Fasting and Sunbathing*（San Antonio, Texas: Dr. Shelton's Health School, 1934）.
15. C. Tazearslan, J. Huang, N. Barzilai, and Y. Suh, "Impaired IGF1R Signaling in Cells Expressing Longevity-Associated Human IGF1R Alleles," *Aging Cell* 10, no. 3（June 2011）: 551–54, https://onlinelibrary.wiley.com/doi/full/10.1111/j.1474-9726.2011.00697.x.
16. イカリア島民では住民の3人に1人が90歳に達する。そのほとんどは、認知症をはじめとする様々な老化関連の慢性疾患にかかることがない。"Ikaria, Greece. The Island where People Forget to Die," Blue Zones, https://www.bluezones.com/exploration/ikaria-greece/.
17. 断食の必要な日は年間180日に上る。主に乳製品や、血液の赤い動物や魚の肉を断つことが求められるが、血の赤くないタコやイカなら食べてもいいことになる。領聖前の断食では、あらゆる食物が禁じられる。N. Gaifyllia, "Greek Orthodox 2018 Calendar of Holidays and Fasts," The Spruce Eats, October 6, 2018, https://www.thespruceeats.com/greek-orthodox-calendar-1706215.

18. この地域は、きわめて健康な100歳以上の住民が多いと昔からいわれていたにもかかわらず、欧米の研究者からはほとんど無視されてきた。それは、正式な出生記録が存在しないという理由が大きい。しかし、心臓学者のジョン・デイとその共同研究者は、住民の申告する年齢には信じるに足る根拠があると主張している。J. D. Day, J. A. Day, and M. LaPlante, *The Longevity Plan: Seven Life-Transforming Lessons from Ancient China* (New York: HarperCollins, 2017).

19. 動物性タンパク質を避けるのは容易ではない。その大きな理由の1つは、タンパク質を摂ると満足感が得られるからである。炭水化物を食べても物足りなく感じるのはなぜかについて、誰よりも研究してきたのが、オーストラリアのシドニーにあるチャールズ・パーキンズ・センター所長のスティーヴン・シンプソンだ。シンプソンがこの道に進んだのは、バッタが大群になる理由を突き止めたいと考えたのがきっかけだった。それが解明できれば、毎年世界で何百万トンもの農作物が荒らされずに済むと思ったからである。研究によって明らかになったのは、バッタが求めるのはタンパク質だということだった。どうしても欲しいのである。食べられる物なら何でも食い尽くしながら進んでいくが、十分なタンパク質が得られないと、どんなものからでもいいからタンパク質を摂ろうとして、飢えて貪欲な生物に変わる。そうなると、最も身近なタンパク源は目の前のバッタだ。こうした状況で死なずにいるためには、ときおりのろまな仲間をつまみ食いしながら前進を続けるしかない。シンプソンの最新の研究結果はじつに興味深い。これと同じ回路が哺乳類の脳にも存在することを示しているのだ。タンパク質が不足すれば私たちも強い空腹感に襲われる。普通は同じ人間を共食いしようとは思わないものの、飢餓にあえぐ極限状態に放り込まれたら、そのことを絶対に考えないとはいい切れないのではないだろうか。こうしたことからわかるのは、動物性タンパク質をあまり摂取しないのが得策だとはいえ、まったく摂らないのは難しいということだ。F. P. Zanotto, D. Raubenheimer, and S. J. Simpson, "Selective Egestion of Lysine by Locusts Fed Nutritionally Unbalanced Foods," *Journal of Insect Physiology* 40, no. 3 (March 1994): 259–65, https://www.sciencedirect.com/science/article/pii/0022191094900493.

20. ときどきホットドッグやハンバーガーを食べるくらいなら問題はなさそうに思えるが、22人の専門家による800件の研究結果を精査した総説論文によれば、1日の食事に加工肉が50グラム含まれていると、その人が結腸・直腸がんになるリスクが18%上昇することが確認された。S. Simon, "World Health Organization Says Processed Meat Causes Cancer," American Cancer Society, October 26, 2015, https://www.cancer.org/latest-news/world-health-organization-says-processed-meat-causes-cancer.html.

21. 狩猟採集民の社会では、加工食品や高カロリー食品がほとんど含まれない食事をし、身体活動の大きい生活を送るので、肥満や心血管系疾患はほとんど見られない。H. Pontzer, B. M. Wood, and D. A. Raichlen, “Hunter-Gatherers as Models in Public Health,” *Obesity Reviews* 19, suppl. 1 (December 2018): 24–35, https://onlinelibrary.wiley.com/doi/full/10.1111/obr.12785.

22. M. Song, T. T. Fung, F. B. Hu, et al., “Association of Animal and Plant Protein Intake with All-Cause and Cause-Specific Mortality,” *JAMA Internal Medicine* 176, no. 10 (October 1, 2016): 1453–63, https://jamanetwork.com/journals/jamainternalmedicine/fullarticle/2540540.

23. 2011年の研究によって、アミノ酸がmTORを活性化するのに使う新しいシグナル伝達経路が突き止められている。I. Tato, R. Bartrons, F. Ventura, and J. L. Rosa, “Amino Acids Activate Mammalian Target of Rapamycin Complex 2 (mTORC2) via PI3K/Akt Signaling,” *Journal of Biological Chemistry* 286, no. 8 (February 25, 2011) : 6128–42, https://www.jbc.org/content/286/8/6128.full.

24. C. Hine, C. Mitchell, and J. R. Mitchell, “Calorie Restriction and Methionine Restriction in Control of Endogenous Hydrogen Sulfide Production by the Transsulfuration Pathway,” *Experimental Gerontology* 68 (August 2015): 26–32, https://www.ncbi.nlm.nih.gov/pubmed/25523462.

25. ラミングの研究室では、カロリー制限ではなく、短期的なメチオニン欠乏食を考案した。それを肥満のマウス（オスメス両方）に与えたところ、体脂肪量が減り、正常な体重に戻り、血糖値の調節機能が回復したことが確かめられた。D. Yu, S. E. Yang, B. R. Miller, et al., “Short-Term Methionine Deprivation Improves Metabolic Health via Sexually Dimorphic, mTORC1-Independent Mechanisms,” *FASEB Journal* 32, no. 6 (June 2018): 3471–82, https://www.ncbi.nlm.nih.gov/pubmed/29401631.

26. 研究によると、「バランスの良い食事」を求める終わりなき探求に対する答えは、次のようなことなのかもしれない。「mTORの活性化を阻害する多量栄養素の比率を操作すれば、何の制約もなく動物に餌を食べさせても寿命を延ばせる可能性がある」。S. M. Solon-Biet, A. C. McMahon, J. W. Ballard, et al., “The Ratio of Macronutrients, Not Caloric Intake, Dictates Cardiometabolic Health, Aging, and Longevity in Ad Libitum–Fed Mice,” *Cell Metabolism* 3, no. 19 (March 4, 2014): 418–30, https://www.ncbi.nlm.nih.gov/pmc/articles/PMC5087279/.

27. いい換えるなら、すべてのアミノ酸を制限するよりも、特定のアミノ酸が食事にどの程度含まれているかが重要かもしれない、ということだ。だが、そのための一番の近道は、やはり肉の摂取を控えることである。L. Fontana, N. E. Cummings, S. I. Arriola Apelo, et al., “Decreased Consumption of Branched Chain Amino Acids

Improves Metabolic Health," *Cell Reports* 16, no. 2（July 12, 2016）: 520–30, https://www.ncbi.nlm.nih.gov/pmc/articles/PMC4947548/.

28. このつながりについて理解を深めれば、mTORを標的にした薬物療法を開発して、筋肉消耗を防ぐことも不可能ではないと指摘する研究者もいる。M.-S. Yoon, "mTOR as a Key Regulator in Maintaining Skeletal Muscle Mass," *Frontiers in Physiology* 8（2017）:（October 17, 2017）: 788, https://www.ncbi.nlm.nih.gov/pmc/articles/PMC5650960/.

29. 分岐鎖アミノ酸を1日摂取しないだけで、インスリンに対する感受性は急速に改善する。F. Xiao, J. Yu, Y. Guo, et al., "Effects of Individual Branched-Chain Amino Acids Ceprivation on Insulin Sensitivity and Glucose Metabolism in Mice," *Metabolism* 63, no. 6（June 2014）: 841–50, https://www.ncbi.nlm.nih.gov/pubmed/24684822/.

30. もちろん、生活習慣上の要因がほかにも絡んでいるのは間違いないだろう。しかし、2012年に発表されたメタ分析（被験者の合計が約12万5,000に上る7件の研究を分析したもの）からは、説得力のある証拠が得られている。ベジタリアンのあいだでは、循環器系疾患による死亡率が16%低く、脳血管系疾患による死亡率が12%低いことが確認されたのだ。T. Huang, B. Yang, J. Zheng, et al., "Cardiovascular Disease Mortality and Cancer Incidence in Vegetarians: A Meta-analysis and Systematic Review," *Annals of Nutrition & Metabolism* 4, no. 60（June 1, 2012）: 233–40, https://www.karger.com/Article/FullText/337301.

31. この研究は、アメリカ国民健康栄養調査に協力したほぼ6,000人の男女を調べたものである。座りがちの生活が、寿命を延ばすうえでどれだけ役に立たないかを改めて思い出したいなら、この論文の次の言葉を読むといい。「身体的活動性の高い成人は、座位中心の成人より生物学的老化が9年（140塩基対÷15.6）遅くなると推定された〔訳注 「140塩基対」は、高活動者と座位中心者とのテロメアの長さの差。「15.6」は1年間に短くなるテロメアの長さ〕。細胞の老化に関しても、活動性の高い成人と低い成人との差は8.8年と著しく、活動性の高い成人と中程度の成人との差も同様に大きかった（7.1年）」。L. A. Tucker, "Physical Activity and Telomere Length in U.S. Men and Women: An NHANES Investigation," *Preventive Medicine* 100（July 2017）: 145–51, https://www.sciencedirect.com/science/article/pii/S0091743517301470.

32. イギリスの研究チーム（メンバーの多くはスポーツが趣味）は、日頃からサイクリングをしている中年のサイクリストの健康や身体能力を調べれば、老化を防ぐ手掛かりが得られるのではないかと考え、運動が長寿にどう影響するかを調べた。被験者として、55歳から79歳までの中高年の男女のサイクリストを募って心身の様々な能力を測定し、それを座りがちな高齢者およびはるかに若い人々の測定結

果と比較した。「サイクリストたちの反射神経、記憶力、バランス感覚、および代謝特性は、座位中心の高齢者グループよりも30歳のグループに近いことがわかった」。G. Reynolds, "How Exercise Can Keep Aging Muscles and Immune Systems 'Young,'" *New York Times*, March 14, 2018, https://www.nytimes.com/2018/03/14/well/move/how-exercise-can-keep-aging-muscles-and-immune-systems-young.html.

33. D. Lee, R. R. Pate, C. J. Lavie, et al., "Leisure-Time Running Reduces All-Cause and Cardiovascular Mortality Risk," *Journal of the American College of Cardiology* 54, no. 5 (August 2014): 472–81, http://www.onlinejacc.org/content/64/5/472.

34. M. M. Robinson, S. Dasari, A. R. Konopka, et al., "Enhanced Protein Translation Underlies Improved Metabolic and Physical Adaptations to Different Exercise Training Modes in Young and Old Humans," *Cell Metabolism* 25, no. 3 (March 7, 2017): 581–92, https://www.cell.com/cell-metabolism/comments/S1550-4131(17)30099-2.

35. メイヨー・クリニックのありがたい提案に従うなら、水泳や芝刈りのような中強度の有酸素運動を週に150分か、ランニングやエアロビクスのような高強度の有酸素運動を週に75分行なうといい。「自分の能力に合わせて、無理をしない強さと速さで行なうこと。運動は一生続けるものであって、短距離走のようなものではない」。"Exercise Intensity: How to Measure It," Mayo Clinic, June 12, 2018, https://www.mayoclinic.org/healthy-lifestyle/fitness/in-depth/exercise-intensity/art-20046887.

36. 研究チームは、視床下部が老化とどう関わっている可能性があるかを調べた。そして、寿命を延ばし、老化に伴う疾患と闘う道筋としては、「視床下部または脳における免疫抑制、もしくはGnRH〔訳注　ゴナドトロピン放出ホルモン〕の回復」の2つが考えられると指摘している。G. Zhang, J. Li, S. Purkayasatha, et al., "Hypothalamic Programming of Systemic Ageing Involving IKK-β, NF-κB and GnRH," *Nature* 497, no. 7448 (May 9, 2013): 211–16, https://www.nature.com/articles/nature12143.

37. 研究チームは、そうなった事実を報告するだけで、その理由を説明することはできなかった。当時は、マウスの体温が下がると代謝が遅くなり、そのせいで悪名高きフリーラジカルが減るのではないかという仮説を立てた。以後、私たちは多くのことを学んでいる。B. Conti, M. Sanchez-Alvarez, R. Winskey-Sommerer, et al., "Transgenic Mice with a Reduced Core Body Temperature Have an Increased Life Span," *Science* 314, no. 5800 (November 3, 2006): 825–28, https://www.ncbi.nlm.nih.gov/pubmed/17082459.

38. この処置をしたマウスのあいだでは、肥満、膵β細胞機能不全、および2型糖尿病の発症率が高まった。C.- Y. Zhang, G. Baffy, P. Perret, et al., "Uncoupling Protein-2

Negatively Regulates Insulin Secretion and Is a Major Link Between Obesity, β Cell Dysfunction, and Type 2 Diabetes," *Cell* 105, no. 6 (June 15, 2001): 745–55, https://www.sciencedirect.com/science/article/pii/S0092867401003786.

39. 研究チームは、これが酸化ダメージの減った結果であるとも確信していた。Y.-W. C. Fridell, A. Sánchez-Blanco, B. A. Silvia, et al., "Targeted Expression of the Human Uncoupling Protein 2 (hUCP2) to Adult Neurons Extends Life Span in the Fly," *Cell Metabolism* 1, no. 2 (February 2005): 145–52, https://www.sciencedirect.com/science/article/pii/S1550413105,00032X.

40. UCP2は、非エステル型脂肪酸によって褐色脂肪組織の熱産生を調節しているというのが、研究チームの結論である。A. Caron, S. M. Labbé, S. Carter, et al., "Loss of UCP2 Impairs Cold-Induced Non-shivering Thermogenesis by Promoting a Shift Toward Glucose Utilization in Brown Adipose Tissue," *Biochimie* 134 (March 2007): 118–26, https://www.sciencedirect.com/science/article/pii/S030090841630270X?via%3Dihub.

41. アラバマ大学の研究チームによると、同腹のマウスより40～60%長生きしたマウスでは、褐色脂肪組織の機能が高かった。J. Darcy, M. McFadden, Y. Fang, et al., "Brown Adipose Tissue Function Is Enhanced in Long-Lived, Male Ames Dwarf Mice," *Endocrinology* 157, no. 12 (December 1, 2016): 4744–53, https://academic.oup.com/endo/article/157/12/4744/2758430.

42. 2014年の研究論文にはこう記されている。「だが、人間では褐色脂肪がどう調節されているのか、また、それが代謝とどう関係しているのかは不明なままだ」。以後、そのメカニズムについては解明が進んでいる。Endocrine Society, "Cold Exposure Stimulates Beneficial Brown Fat Growth," *Science Daily*, June 23, 2014, https://www.sciencedaily.com/releases/2014/06/140623091949.htm.

43. T. Shi, F. Wang, E. Stieren, and Q. Tong, "SIRT3, a Mitochondrial Sirtuin Deacetylase, Regulates Mitochondrial Function and Thermogenesis in Brown Adipocytes," *Journal of Biological Chemistry* 280, no. 14 (April 8, 2005): 13560-67, https://www.jbc.org/content/280/14/13560.long.

44. A. S. Warthin, "A Fatal Case of Toxic Jaundice Caused by Dinitrophenol," *Bulletin of the International Association of Medical Museums* 7 (1918): 123–26.

45. W. C. Cutting, H. G. Mertrens, and M. L. Tainter, "Actions and Uses of Dinitrophenol: Promising Metabolic Applications," *Journal of the American Medical Association* 101, no. 3 (July 15, 1933): 193–95, https://jamanetwork.com/journals/jama/article-abstract/244026.

46. スタンフォード大学のクリニックが1934年に120万個のカプセルを供給したとす

ると、4,500人の患者が3か月にわたって服用したことになるとテインターらは計算した。そして、ほかの供給源も含めると、アメリカでは少なくとも10万人がこの薬物療法を受けたと推定した。M. L. Tainter, W. C. Cutting, and A. B. Stockton, "Use of Dinitrophenol in Nutritional Disorders: A Critical Survey of Clinical Results," *American Journal of Public Health* 24, no. 10 (1935): 1045–53, https://ajph.aphapublications.org/doi/pdf/10.2105/AJPH.24.10.1045.

47. インターネットでは、ジニトロフェノール（DNP）の様々な別名が見られる。DNPに関する研究論文によると、「ジノサン」「ジノック」「ソルフォブラック」「ニトロフェン」「アルジフェン」「ケモックス」などがある。2000年代には、体重を気にする人やボディビルダー向けにオンラインで販売されていたため、DNP関連の死者数が急増した。J. Grundlingh, P. I. Dargan, M. El-Zanfaly, and D. M. Wood, "2,4-Dinitrophenol (DNP): A Weight Loss Agent with Significant Acute Toxicity and Risk of Death," *Journal of Medical Toxicology* 7, no. 3 (September 2011): 205–12, https://www.ncbi.nlm.nih.gov/pmc/articles/PMC3550200/.

48. T. L. Kurt, R. Anderson, C. Petty, et al., "Dinitrophenol in Weight Loss: The Poison Center and Public Health Safety," *Veterinary and Human Toxicology* 28, no. 6 (December 1986): 574–75, https://www.ncbi.nlm.nih.gov/pubmed/3788046.

49. DNPの過剰摂取による死がどれだけ恐ろしいものかは、「ヴァイス・ニュース」の記事に詳しい。G. Haynes, "The Killer Weight Loss Drug DNP Is Still Claiming Young Lives," Vice, August 6, 2018, https://www.vice.com/en_uk/article/bjbyw5/the-killer-weight-loss-drug-dnp-is-still-claiming-young-lives; Grundlingh et al., "2,4-Dinitrophenol (DNP)"も参照のこと。

50. 生物の種類によって詳細は異なるものの、寒さと運動が組み合わさって褐色脂肪ができるという大きな流れは共通している。F. J. May, L. A. Baer, A. C. Lehnig, et al., "Lipidomic Adaptations in White and Brown Adipose Tissue in Response to Exercise Demonstrates Molecular Species-Specific Remodeling," *Cell Reports* 18, no. 6 (February 7, 2017): 1558–72, https://www.ncbi.nlm.nih.gov/pmc/articles/PMC5558157/.

51. 国際的な研究チームによる2014年の研究論文には、次のような結論が記されている。「さらに研究が進むまでは、局所的なアイシングや冷水浴のような比較的安価な冷却療法であっても、全身冷却療法に匹敵する生理学的・臨床的効果のあることを運動選手は念頭に置いておくといいだろう」。C. M. Bleakley, F. Bieuzen, G. W. Davison, and J. T. Costello, "Whole-Body Cryotherapy: Empirical Evidence and Theoretical Perspectives," *Open Access Journal of Sports Medicine* 5 (March 10, 2014): 25–36, https://www.ncbi.nlm.nih.gov/pmc/articles/PMC3956737/.

52. サウナで過ごす平均時間は、80℃で15分間だった。T. E. Strandberg, A. Strandberg, K. Pitkälä, and A. Benetos, “Sauna Bathing, Health, and Quality of Life Among Octogenarian Men: The Helsinki Businessmen Study,” *Aging Clinical and Experimental Research* 30, no. 9 (September 2018): 1053–57, https://www.ncbi.nlm.nih.gov/pubmed/29188579.

53. T. Laukkanen, H. Khan, F. Zaccardi, and J. A. Laukkanen, “Association Between Sauna Bathing and Fatal Cardiovascular and All-Cause Mortality Events,” *JAMA Internal Medicine* 175, no. 4 (April 2015): 542–48, https://www.ncbi.nlm.nih.gov/pubmed/25705824.

54. H. Yang, T. Yang, J. A. Baur, et al., “Nutrient-Sensitive Mitochondrial NAD^+ Levels Dictate Cell Survival,” *Cell* 130, no. 6 (September 21, 2007): 1095–107, https://www.ncbi.nlm.nih.gov/pmc/articles/PMC3366687/.

55. R. Madabhushi, F. Gao, A. R. Pfenning, et al., “Activity-Induced DNA Breaks Govern the Expression of Neuronal Early-Response Genes,” *Cell* 161, no. 7 (June 18, 2015): 1592–605, https://www.ncbi.nlm.nih.gov/pmc/articles/PMC4886855/.

56. H. Kataoka, “Quantitation of Amino Acids and Amines by Chromatography,” *Journal of Chromatography Library* 70 (2005): 364–404, https://www.sciencedirect.com/topics/chemistry/aromatic-amine.

57. やはりプラスチックボトルや飲食物の缶に広く使われている化学物質に、ビスフェノールA（BPA）がある。いたるところに存在しているので、ほぼすべてのアメリカ人の尿から見つかるほどだ。高濃度では「心血管系疾患や糖尿病のほか、胎児の染色体異常による流産リスクの増加と関連している可能性もある」。P. Allard and M. P. Colaiácovo, “Bisphenol A Impairs the Double-Strand Break Repair Machinery in the Germline and Causes Chromosome Abnormalities,” *Proceedings of the National Academy of Sciences of the United States of America* 107, no. 47 (November 23, 2010): 20405–10, https://www.pnas.org/content/107/47/20405.

58. 「この染料が皮膚を通して代謝ないし吸収されると、人体に有害な影響を与え得ることを私たちの発見は示唆している」。F. M. Chequer, V. de Paula Venâncio, et al., “The Cosmetic Dye Quinoline Yellow Causes DNA Damage in Vitro,” *Mutation Research/Genetic Toxicology and Environmental Mutagenesis* 777 (January 1, 2015): 54–61, https://www.ncbi.nlm.nih.gov/pubmed/25726175.

59. ビールをよく飲む人はメモしておこう。「ビールにはNDMA〔訳注　N-ニトロソジメチルアミン〕が含まれており、その量は数種のドイツビールでは1リットルあたり70マイクログラムに上るとの報告がある。普通のビールではその量ははるかに少ない（1リットルあたり5～10マイクログラム）ものの、1日に何リットルも飲

むへビードリンカーにとってはそれでも相当な摂取量になる」。幸い、ここ数十年で食品中の亜硝酸ナトリウム量は減ってきているうえに、「ビール造りにおいて麦芽を窒素酸化物にさらす工程がよりよく管理されるようになった」そうだ。W. Lijinsky, "N-Nitroso Compounds in the Diet," *Mutation Research* 443, nos. 1–2 (July 15, 1999): 129–38, https://www.ncbi.nlm.nih.gov/pubmed/10415436.

60. L. Robbiano, E. Mereto, C. Corbu, and G. Brambilla, "DNA Damage Induced by Seven N-nitroso Compounds in Primary Cultures of Human and Rat Kidney Cells," *Mutation Research* 368, no. 1 (May 1996): 41–47, https://www.ncbi.nlm.nih.gov/pubmed/8637509.

61. マサチューセッツ州は、ラドンがどれだけ広がっているかを郡単位で把握しようと、1988年に調査を行なった。その結果、民家の4軒に1軒の割合で、アメリカ環境保護庁の定める4pCi /L（4ピコキュリー／リットル）の濃度基準を超えていると見られることがわかった。基準値を超えると、追加調査が必要になる。"Public Health Fact Sheet on Radon," Health and Human Services, Commonwealth of Massachusetts, 2011, http://web.archive.org/web/20111121032816/, http://www.mass.gov/eohhs/consumer/community-health/environmental-health/exposure-topics/radiation/radon/public-health-fact-sheet-on-radon.html.

62. 「魚を汚染する水銀の大部分は、家庭ゴミや産業廃棄物を焼却する際に生じるか、石炭などの化石燃料を燃焼させる際に放出されるものである。水銀を含む製品をゴミ箱に不適切に捨てたり、排水管に流したりすると、最終的には埋め立て地や、焼却炉や、下水処理施設に行き着く」。"Contaminants in Fish," Washington State Department of Health, https://www.doh.wa.gov/CommunityandEnvironment/Food/Fish/ContaminantsinFish.

63. S. Horvath, "DNA Methylation Age of Human Tissues and Cell Types," *Genome Biology* 14, no. 10 (2013): R115, https://www.ncbi.nlm.nih.gov/pubmed/24138928.

第5章　老化を治療する薬

1. 生命とは何かという問いには明確な答えが出せなかったにせよ、この本はそれ以外のすべてに答えたといっていいだろう。20世紀における科学的思考の発達にきわめて大きな影響を与えた1冊と称され、分子生物学の登場やDNAの発見につながる土台を築くのにも貢献した。E. Schrödinger, *What Is Life? The Physical Aspect of the Living Cell* (Cambridge, UK: Cambridge University Press, 1944)（『生命とは何か――物理的にみた生細胞』シュレーディンガー著、岡小天／鎮目恭夫訳、岩波書店、2008年）。

2. V. L. Schramm and S. D. Schwartz, "Promoting Vibrations and the Function of Enzymes. Emerging Theoretical and Experimental Convergence," *Biochemistry* 57, no. 24 (June 19, 2018): 3299–308, https://www.ncbi.nlm.nih.gov/pubmed/29608286.

3. "Cell Size and Scale," Genetic Science Learning Center, University of Utah, http://learn.genetics.utah.edu/content/cells/scale/.

4. 酵素は高分子の生体触媒であり、名前の語尾が「○○○ーゼ」となる。

5. ファインマンの言葉には、引用したくなる名言が非常に多いが、科学者がこの先もずっと座右の銘とすべきは次の言葉だろう。「何より大事なのは、けっして自分を欺かないことだ。そして、自分とは最も欺きやすい人間である」。R. P. Feynman, *The Quotable Feynman*, ed. Michelle Feynman (Princeton, NJ: Princeton University Press, 2015), 127 (『ファインマン語録』ミシェル・ファインマン編、大貫昌子訳、岩波書店、2016年).

6. かつての勤め先が、国際的な大手医薬品メーカーのワイス社に買収されてから、セーガルはラパマイシンの研究を再開した。「1999年、アメリカ食品医薬品局（FDA）はラパマイシンを臓器移植患者用の薬として承認した。セーガルはその数年後に亡くなった。その死はあまりにも早く、自らの生み出したものが何千人もの移植患者の命を救い、ワイス社に何億ドルもの利益をもたらすのを目にすることはなかった」。B. Gifford, "Does a Real Anti-aging Pill Already Exist?," Bloomberg, February 12, 2015, https://www.bloomberg.com/news/features/2015-02-12/does-a-real-anti-aging-pill-already-exist-.

7. この研究では次のような結論を下している。「飢餓感によって引き起こされるストレスへの応答経路は、様々な生物で共通している。酵母や、より進化の進んだ真核生物の寿命を延ばすには、TORのシグナル伝達経路を〔訳注　カロリー制限やラパマイシンなどを用いて〕抑制することによって、そのストレス応答を増大させることが重要である」。R. W. Powers III, M. Kaeberlein, S. D. Caldwell, et al., "Extension of Chronological Life Span in Yeast by Decreased TOR Pathway Signaling," *Genes & Development* 20, no. 2 (January 15, 2006): 174–84, https://www.ncbi.nlm.nih.gov/pmc/articles/PMC1356109/.

8. I. Bjedov, J. M. Toivonen, F. Kerr, et al., "Mechanisms of Life Span Extension by Rapamycin in the Fruit Fly *Drosophilia melanogaster,*" *Cell Metabolism* 11, no. 1 (January 6, 2010): 35–46, https://www.ncbi.nlm.nih.gov/pmc/articles/PMC2824086/.

9. この研究は、mTORが寿命の延長に一役買っている可能性を初めて示したものだと、研究チームは指摘している。「ラパマイシンは、がんによる死を先送りすることによって、もしくは老化のメカニズムを遅らせることによって、もしくはその両

方によって、寿命を延ばす可能性がある」。D. E. Harrison, R. Strong, Z. D. Sharp, et al., “Rapamycin Fed Late in Life Extends Lifespan in Genetically Heterogeneous Mice,” *Nature* 460 (July 8, 2009): 392–95, https://www.nature.com/articles/nature08221.

10. K. Xie, D. P. Ryan, B. L. Pearson, et al., “Epigenetic Alterations in Longevity Regulators, Reduced Life Span, and Exacerbated Aging-Related Pathology in Old Father Offspring Mice,” *Proceedings of the National Academy of Sciences of the United States of America* 115, no. 10 (March 6, 2018): E2348–57, https://www.pnas.org/content/115/10/E2348.

11. どうしたらそれだけのノーベル賞受賞者を拾い出せるのだろうか。あるプレスリリースのなかで、2016年まで同賞〔訳注　当時の名称は「トムソン・ロイター引用栄誉賞」〕を主宰していたトムソン・ロイター社の幹部がこう説明している。「頻繁に引用される論文というのは、それが世界トップレベルの研究であることを示すきわめて信頼できる指標であることがわかっている。そうした論文は、ノーベル賞の受賞に最も近い研究がどういうものかを垣間見せてくれる」。Thomson Reuters, “Web of Science Predicts 2016 Nobel Prize Winners,” PR Newswire, September 21, 2016, https://www.prnewswire.com/news-releases/web-of-science-predicts-2016-nobel-prize-winners-300331557.html.

12. この研究で、ラパマイシンを中年のマウスに3か月間与えたところ、平均寿命が60%延びるとともに、健康寿命も向上した。A. Bitto, T. K. Ito, V. V. Pineda, et al., “Transient Rapamycin Treatment Can Increase Lifespan and Healthspan in Middle-Aged Mice,” *eLife* 5 (August 23, 2016): 5, https://www.ncbi.nlm.nih.gov/pmc/articles/PMC4996648/.

13. ラパマイシンの誘導体である「エベロリムス」という薬を66歳以上の人に少量投与したところ、インフルエンザワクチンに対する反応が約20%改善した。A. Regalado, “Is This the Anti-aging Pill We’ve All Been Waiting For?,” *MIT Technology Review*, March 28, 2017, https://www.technologyreview.com/s/603997/is-this-the-anti-aging-pill-weve-all-been-waiting-for/.

14. 研究によれば、糖尿病患者が服用する場合、ほかの治療薬よりメトホルミンのほうが延命効果が高い。「こうした性質の研究はすべて注意深く扱う必要があるとはいえ、この発見は、メトホルミンが2型糖尿病だけでなく、様々な慢性疾患の根底にある基本的な老化プロセスに影響を与えている可能性を示唆している」。B. K. Kennedy, and J. K. Pennypacker, “Aging Interventions Get Human,” *Oncotarget* 6, no. 2 (January 2015): 590–91, https://www.ncbi.nlm.nih.gov/pmc/articles/PMC4359240/.

15. C. J. Bailey, "Metformin: Historical Overview," *Diabetologia* 60 (2017): 1566–76, https://link.springer.com/content/pdf/10.1007%2Fs00125-017-4318-z.pdf.
16. メトホルミンを服用する患者は、同じ糖尿病患者とだけでなく糖尿病でない人と比べても、死亡率が低いことに研究者は気づいた。同じ研究からは、メトホルミンを処方された患者ではがんや心血管系疾患が少ないことも明らかになっている。J. M. Campbell, S. M. Bellman, M. D. Stephenson, and K. Lisy, "Metformin Reduces All-Cause Mortality and Diseases of Ageing Independent of Its Effect on Diabetes Control: A Systematic Review and Meta-analysis," *Ageing Research Reviews* 40 (November 2017): 31–44, https://www.sciencedirect.com/science/article/pii/S1568163717301472.
17. R. A. DeFronzo, N. Barzilai, and D. C. Simonson, "Mechanism of Metformin Action in Obese and Lean Noninsulin-Dependent Diabetic Subjects," *Journal of Clinical Endocrinology & Metabolism* 73, no. 6 (December 1991): 1294–301, https://www.ncbi.nlm.nih.gov/pubmed/1955512.
18. A. Martin-Montalvo, E. M. Mercken, S. J. Mitchell, et al., "Metformin Improves Healthspan and Lifespan in Mice," *Nature Communications* 4 (2013): 2192, https://www.ncbi.nlm.nih.gov/pmc/articles/PMC3736576/.
19. V. N. Anisimov, "Metformin for Aging and Cancer Prevention," *Aging* 2, no. 11 (November 2010): 760–74.
20. S. Andrzejewski, S.-P. Gravel, M. Pollak, and J. St-Pierre, "Metformin Directly Acts on Mitochondria to Alter Cellular Bioenergetics," *Cancer & Metabolism* 2 (August 28, 2014): 12, https://www.ncbi.nlm.nih.gov/pmc/articles/PMC4147388/.
21. N. Barzilai, J. P. Crandall, S. P. Kritchevsky, and M. A. Espeland, "Metformin as a Tool to Target Aging," *Cell Metabolism* 23 (June 14, 2016): 1060–65, https://www.cell.com/cell-metabolism/pdf/S1550-4131(16)30229-7.pdf.
22. C.-P. Wang, C. Lorenzo, S. L. Habib, et al. "Differential Effects of Metformin on Age Related Comorbidities in Older Men with Type 2 Diabetes," *Journal of Diabetes and Its Complications* 31, no. 4 (2017): 679–86, https://www.ncbi.nlm.nih.gov/pmc/articles/PMC5654524/.
23. J. M. Campbell, S. M. Bellman, M. D. Stephenson, and K. Lisy, "Metformin Reduces All-Cause Mortality and Diseases of Ageing Independent of Its Effect on Diabetes Control: A Systematic Review and Meta-analysis," *Ageing Research Reviews* 40 (November 2017): 31–44, https://www.ncbi.nlm.nih.gov/pubmed/28802803.
24. N. Howlader, A. M. Noone, M. Krapcho, et al., "SEER Cancer Statistics Review, 1975–2009," National Cancer Institute, August 20, 2012, https://seer.cancer.gov/

archive/csr/1975_2009_pops09/.

25. 研究によると、90歳に達する頃には、がんに罹患する確率が3分の1に減少している。100歳まで生きると、以後その確率は0～4％と微々たるものになる。N. Pavlidis, G. Stanta, and R. A. Audisio, "Cancer Prevalence and Mortality in Centenarians: A Systematic Review," *Critical Reviews in Oncology/Hematology* 83, no. 1 (July 2012): 145–52, https://www.ncbi.nlm.nih.gov/pubmed/22024388.

26. I. Elbere, I. Silamikelis, M. Ustinova, et al., "Significantly Altered Peripheral Blood Cell DNA Methylation Profile as a Result of Immediate Effect of Metformin Use in Healthy Individuals," *Clinical Epigenetics* 10, no. 1 (2018), https://doi.org/10.1186/s13148-018-0593-x.

27. B. K. Kennedy, M. Gotta, D. A. Sinclair, et al., "Redistribution of Silencing Proteins from Telomeres to the Nucleolus Is Associated with Extension of Lifespan in *S. cerevisiae*," *Cell* 89, no. 3 (May 2, 1997): 381–91, https://www.ncbi.nlm.nih.gov/pubmed/?term=SIR4-42+sinclair+gotta; D. A. Sinclair and L. Guarente, "Extrachromosomal rDNA Circles—A Cause of Aging in Yeast," *Cell* 91, no. 7 (December 26, 1997): 1033–42, https://www.ncbi.nlm.nih.gov/pubmed/9428525; D. Sinclair, K. Mills, and L. Guarente, "Accelerated Aging and Nucleolar Fragmentation in Yeast *SGS1* Mutants," *Science* 277, no. 5330 (August 29, 1997): 1313–16, https://www.ncbi.nlm.nih.gov/pubmed/9271578.

28. レスベラトロールにはがんと心血管系疾患の両方への予防効果が期待できることが、この研究からはうかがえる。腫瘍の増殖に働きかける力があるとすれば、さらなる可能性が示唆される。「腫瘍の増殖を促進する化学物質は、炎症と関連するタンパク質をつくる遺伝子の発現量を変える作用がある。したがって、心血管系疾患の予防的化学療法とがんの予防的化学療法とでは、共通のメカニズムが働いている可能性がある」。E. Ignatowicz and W. Baer-Dubowska, "Resveratrol, a Natural Chemopreventive Agent Against Degenerative Diseases," *Polish Journal of Pharmacology* 53, no. 6 (November 2001): 557–69, https://www.ncbi.nlm.nih.gov/pubmed/11985329.

29. 「ゼノホルミシス（xenohormesis）」という言葉は、ギリシャ語を語源とする2つの言葉を組み合わせたものだ。「ゼノ（xeno）」は「外来の」という意味であり、「ホルミシス（hormesis）」は、軽微な生物学的ストレス（細胞の損傷や栄養不足など）が健康にプラスの効果を発揮することを表わす。K. T. Howitz and D. A. Sinclair, "Xenohormesis: Sensing the Chemical Cues of Other Species," *Cell* 133, no. 3 (May 2, 2008): 387–91, https://www.ncbi.nlm.nih.gov/pmc/articles /PMC2504011/.

30. 平均的な赤ワインでは、グラス1杯につき約1～3ミリグラムのレスベラトロール

が含まれている。白ワイン中にはレスベラトロールが存在しない。レスベラトロールは主にブドウの果皮でつくられるのだが、白ワインの生産には果皮が使われないためだ。レスベラトロールと、それを多く含む食物に関する詳細は、次を参照のこと。J. A. Baur and D. A. Sinclair, "Therapeutic Potential of Resveratrol: The *in Vivo* Evidence," *Nature Reviews Drug Discovery* 5, no. 6 (June 2006): 493–506, https://www.ncbi.nlm.nih.gov/pubmed/16732220.

31. 私たちの研究を発展させた別の研究では、ゼノホルミシスがどう作用するかについて「新たなメカニズム」を提案している。それは、「植物のストレス応答の一環としてつくられる化学物質が動物にストレス耐性を与え、その寿命を延ばす」というものだ。また、ゼノホルミシスが植物の薬効を高めている可能性を指摘するとともに、絶えず変化する世界のなかでいかにゼノホルミシスを活用すべきかという問題にも取り組んでいる。P. L. Hooper, P. L. Hooper, M. Tytell, and L. Vigh, "Xenohormesis: Health Benefits from an Eon of Plant Stress Response Evolution," *Cell Stress & Chaperones* 15, no. 6 (November 2010): 761–70, https://www.ncbi.nlm.nih.gov/pmc/articles/PMC3024065/.

32. このことが、人間の肥満にとってどういう意味をもつかは明白である。「経口利用可能な低分子を、人間にとって無理のない用量で摂取すれば、過剰なカロリー摂取による数々の悪影響を安全に低減することができ、健康や寿命を全般的に向上させられる」。J. A. Baur, K. J. Pearson, N. L. Price, et al., "Resveratrol Improves Health and Survival of Mice on a High-Calorie Diet," *Nature* 444, no. 7117 (November 1, 2006): https://www.ncbi.nlm.nih.gov/pmc/articles/PMC4990206/.

33. J. A. Baur and D. A. Sinclair, "Therapeutic Potential of Resveratrol: The *in Vivo* Evidence," *Nature Reviews Drug Discovery* 5, (2006): 493–506, https://www.nature.com/articles/nrd2060.

34. K. J. Pearson, J. A. Baur, K. N. Lewis, et al., "Resveratrol Delays Age-Related Deterioration and Mimics Transcriptional Aspects of Dietary Restriction Without Extending Life Span," *Cell Metabolism* 8, no. 2 (August 6, 2008): 157–68, https://www.cell.com/cell-metabolism/abstract/S1550-4131%2808%2900182-4.

35. 赤ワインを飲むと寿命が延びるかもしれないという私たちの研究結果は、当然ながらメディアで話題沸騰となった。また、比較的落ち着いた論調ながらも、『ニューヨーク・タイムズ』紙に「ある種の赤ワインから寿命を延ばす化学物質が見つかる」という見出しで取り上げられもした。K. T. Howitz, K. J. Bitterman, H. Y. Cohen, et al., "Small Molecule Activators of Sirtuins Extend *Saccharomyces cerevisiae* Lifespan," *Nature* 425, no. 6954 (September 11, 2003): 191–96, https://www.ncbi.nlm.nih.gov/pubmed/12939617.

36. マウスの老化を遅らせるため、私たちは1日に赤ワイン約100杯分相当のレスベラトロールを与えたが、「1,000杯分」ではない。どちらを試してみるのもお勧めしない。

37. Martin-Montalvo et al., "Metformin Improves Healthspan and Lifespan in Mice."

38. この研究には、症状の程度の異なる40名の乾癬患者が参加した。皮膚の生検を行なったところ、そのうち3分の1強に「『良い』ないし『非常に良い』」改善効果が見られた。J. G. Kreuger, M. Suárez-Fariñas, I. Cueto, et al., "A Randomized, Placebo-Controlled Study of SRT2104, a SIRT1 Activator, in Patients with Moderate to Severe Psoriasis," *PLOS One*, November 10, 2015, https://journals.plos.org/plosone/article?id=10.1371/journal.pone.0142081.

39. 細胞内では何百種類もの酸化還元反応が起きており、その際に水素が使われる。NADは「水素の運搬体」だ。NAD^{+}と「+」印がつくときは、水素原子を運んでいない状態のNAD（酸化型NAD）であることを表わす。これに水素原子が付加されると、NADH（還元型NAD）と呼ばれる。

40. NAD濃度は年齢とともに減少するため、体はより一層病気にかかりやすくなる。私と2人の共同研究者は、研究論文のなかで次のように指摘した。「高齢の動物や病気の動物のNAD^{+}濃度を回復させると、健康を増進させ、寿命を延長させることができる。したがって、人間においても安全で効果的なNAD増強分子を見つけられれば、1つの病気に限らず数々の病気に対して回復力を高めてくれる可能性があり、結果的に健康寿命を延ばすことが期待される」。L. Rajman, K. Chwalek, and D. A. Sinclair, "Therapeutic Potential of NAD-Boosting Molecules: The *in Vivo* Evidence," *Cell Metabolism* 27, no. 3 (March 6, 2018): 529–47, https://www.ncbi.nlm.nih.gov/pubmed/29514064.

41. Y. A. R. White, D. C. Woods, Y. Takai, et al., "Oocyte Formation by Mitotically Active Germ Cells Purified from Ovaries of Reproductive Age Women," *Nature Medicine* 18 (February 26, 2012): 413–21, https://www.nature.com/articles/nm.2669.

42. J. L. Tilly and D. A. Sinclair, "Germline Energetics, Aging, and Female Infertility," *Cell Metabolism* 17, no. 6 (June 2013): 838–50, https://www.sciencedirect.com/science/article/pii/S1550413113001976.

43. 生物の寿命を調節するうえでSIRT2が中心的な役割を果たしていることを、私たちは2014年の論文で示した。B. J. North, M. A. Rosenberg, K. B. Jeganathan, et al., "SIRT2 Induces the Checkpoint Kinase BubR1 to Increase Lifespan," *EMBO Journal* 33, no. 13 (July 1, 2014): 1438–53, https://www.ncbi.nlm.nih.gov/pmc/articles/PMC4194088/.

44. V. N. Sivalingam, J. Myers, S. Nicholas, et al., "Metformin in Reproductive Health,

Pregnancy and Gynaecological Cancer: Established and Emerging Indications," *Human Reproduction* 20, no. 6 (November 2014): 853–68, https://academic.oup.com/humupd/article/20/6/853/2952671. 研究者たちはこの結果を、発展途上国における肥満の蔓延や、肥満と生殖関連の健康問題（多囊胞性線維症のみならず妊娠糖尿病や子宮体がんを含む）との関係のなかで捉えている。「発展途上国の人々における肥満の有害な影響を軽減するうえで、メトホルミンは従来の方策に代わる、もしくはそれを補うものとなる可能性がある」

45. 「化学療法剤の処置を施したマウスのグループは、ほかの処置をされたすべてのマウスに比べて子どもの数が著しく少なかった。しかし、mTOR阻害分子を併用すると、正常な生殖能力を保った」。K. N. Goldman, D. Chenette, R. Arju, et al., "mTORC1/2 Inhibition Preserves Ovarian Function and Fertility During Genotoxic Chemotherapy," *Proceedings of the National Academy of Sciences of the United States of America* 114, no. 2 (March 21, 2017): 3196–91, https://www.pnas.org/content/114/12/3186.full.

46. この研究を行なった研究グループによると、mTORC1（mTOR複合体1）が欠乏したマウスでは「精子の運動性が低下することから、mTORC1は腺管の大きさや精囊液の組成を制御するだけでなく、精子が精巣でつくられてから精巣上体内を通過する際にその生理機能を調節する機能をもつことがうかがえる」。P. F. Oliveira, C. Y. Cheng, and M. G. Alves, "Emerging Role for Mammalian Target of Rapamycin in Male Fertility," *Trends in Endocrinology and Metabolism* 28, no. 3 (March 2017): 165–67, https://www.ncbi.nlm.nih.gov/pmc/articles/PMC5499664/.

47. 「エイジング・イン・プレイス（住み慣れた土地で老後を過ごすこと）」とは、自身の必要性や事情に合った場所で年をとることを高齢者に奨励する考え方であり、近年になって西洋諸国に現われたものだ。オーストラリアもほかの多くの国々の例に漏れず、高齢者人口の急増に直面しつつあり、そのことが国の予算や社会に多大な影響を与えている。オーストラリアにおける65歳から84歳までの人口は、2050年には現在の2倍かそれ以上になることが見込まれている。H. Bartlett and M. Carroll, "Aging in Place Down Under," *Global Ageing: Issues & Action* 7, no. 2 (2011): 25–34, https://www.ifa-fiv.org/wp-content/uploads/global-ageing/7.2/7.2.bartlett.carroll.pdf.

第6章　若く健康な未来への躍進

1. 多種多様な医学的介入を網羅し、各種低分子、運動、および断食療法がもたらす健康効果と延命効果を調べた研究論文には、次のように記されている。「現在は、

肥満、糖尿病、およびその関連疾患が蔓延しており、健康な老後を送ることを著しく妨げている。人間の健康寿命を延ばすことによって初めて、ローマの詩人キケロによる『自分があと1年も生きられないと思うような老人は1人もいない』という言葉に真の意味で合致するのだ」。R. de Cabo, D. Carmona-Guttierez, M. Bernier, et al., "The Search for Antiaging Interventions: From Elixirs to Fasting Regimens," *Cell* 157, no. 7 (June 19, 2014): 1515–26, https://www.cell.com/fulltext/S0092-8674(14)00679-5.

2. J. Yost and J. E. Gudjonsson, "The Role of TNF Inhibitors in Psoriasis Therapy: New Implications for Associated Comorbidities," *F1000 Medicine Reports* 1, no. 30 (May 8, 2009), https://www.ncbi.nlm.nih.gov/pmc/articles/PMC2924720/.

3. このメイヨー・クリニックの研究に関する『ネイチャー』誌の記事には、老化細胞を除去することによってマウスはより健康に生きられるようになったと記されている。腎機能が向上し、心臓はストレスからの回復力が高まり、ケージ内をより動き回るようになり、がんを発症する時期が遅くなったという。E. Callaway, "Destroying Worn-out Cells Makes Mice Live Longer," *Nature*, February 3, 2016, https://www.nature.com/news/destroying-worn-out-cells-makes-mice-live-longer-1.19287.

4. 逆に、若いマウスに老化細胞を注入すると、その影響も並外れて破壊的だった。NIHのプレスリリースによると、「老化細胞を移植されたマウスは、移植から早くも2週間後に身体機能の低下が見られた。具体的には、最大歩行速度が低下し、筋力と身体持久力、日常の活動量、食物の摂取量、および体重が減少したのである。さらに研究者たちは、注入した数以上に老化細胞が増加していることに気づいた。これは、老化の影響が周辺の細胞に広がっていることを示唆している」。"Senolytic Drugs Reverse Damage Caused by Senescent Cells in Mice," National Institutes of Health, July 9, 2018, https://www.nih.gov/news-events/news-releases/senolytic-drugs-reverse-damage-caused-senescent-cells-mice.

5. R.-M. Laberge, Y. Sun, A. V. Orjalo, et al., "MTOR Regulates the Pro-tumorigenic Senescence-Associated Secretory Phenotype by Promoting IL1A Translation," *Nature Cell Biology* 17, no. 8 (July 6, 2015): 1049–61, https://www.ncbi.nlm.nih.gov/pmc/articles/PMC4691706/.

6. P. Oberdoerffer, S. Michan, M. McVay, et al., "DNA Damage–Induced Alterations in Chromatin Contribute to Genomic Integrity and Age-Related Changes in Gene Expression," *Cell* 135, no. 5 (November 28, 2008): 907–18, https://www.ncbi.nlm.nih.gov/pmc/articles/PMC2853975/.

7. M. De Cecco, S. W. Criscione, E. J. Peckham, et al., "Genomes of Replicatively

Senescent Cells Undergo Global Epigenetic Changes Leading to Gene Silencing and Activation of Transposable Elements," *Aging Cell* 12, no. 2 (April 2013): 247–56, https://www.ncbi.nlm.nih.gov/pmc/articles/PMC3618682/.

8. この研究の論文には次のように記されている。「腫瘍をもつマウスにワクチンを接種したのち、そのマウスからT細胞を単離してワクチン未接種の個体に注入した。すると、腫瘍の増殖が抑制された。これは、iPS細胞のワクチンによって、T細胞のもつ抗原特異的な抗腫瘍反応が促進されたことを示している」。N. G. Kooreman, Y. Kim, P. E. de Almeida, et al., "Autologous iPSC-Based Vaccines Elicit Anti-tumor Responses *in Vivo*," *Cell Stem Cell* 22, no. 4 (April 5, 2018), https://www.cell.com/cell-stem-cell/fulltext/S1934-5909(18)30016-X.

9. クローンの元になった細胞は、ストライサンドの飼い犬の頬の粘膜と腹部の皮膚から採取され、テキサスの研究所に送られた。クローニングによって4匹の子犬が誕生したが、1匹は生まれてまもなく死んだ。ストライサンドは『ニューヨーク・タイムズ』紙に寄せた文章のなかで、亡き愛犬のサマンサと外見的な姿かたちが似ていればそれでよかったと書いている。「犬の外見はクローンできます。でも、魂をクローンすることはできません。それでも、あの子たちの顔を見るたびに、サマンサを思い出します……そして微笑みが湧き上がってくるのです」。B. Streisand, "Barbara Streisand Explains: Why I Cloned My Dog," *New York Times*, March 2, 2018, https://www.nytimes.com/2018/03/02/style/barbra-streisand-cloned-her-dog.html.

10. 老化の原因となる分子の変化を止めることで老化を遅らせるという点に関して、彼らの実験結果はきわめて期待のもてるものだった。「生体内リプログラミングによって引き起こされる分子変化は、組織の恒常性をより良く保ち、寿命を延ばすことにつながる可能性がある」。A. Ocampo, P. Reddy, P. Martinez-Redondo, et al., "In Vivo Amelioration of Age-Associated Hallmarks by Partial Reprogramming," *Cell* 167, no. 7 (December 15, 2016): 1719–33, https://www.cell.com/cell/pdf/S0092-8674(16)31664-6.pdf.

11. 「第1号をつくるだけでなく、それをあとに続く者の模範にしなければならないという強い責任を感じている」と、ヘ・ジャンクイはAP通信社に語っている。そのような実験が継続されるべきか、禁止されるべきかについては、「今後どうするかは社会が決めるだろう」と答えている。M. Marchione, "Chinese Researcher Claims First Gene-Edited Babies," Associated Press, November 26, 2018, https://www.apnews.com/4997bb7aa36c45449b488e19ac83e86d.

第7章　医療におけるイノベーション

1. H. Singh, A.N.D. Meyer, and E. J. Thomas, "The Frequency of Diagnostic Errors in Outpatient Care: Estimations from Three Large Observational Studies Involving US Adult Populations," *BMJ Quality & Safety* 23, no. 9 (August 12, 2014), https://qualitysafety.bmj.com/content/23/9/727.
2. M. Jain, S. Koren, K. H. Miga, et al., "Nanopore Sequencing and Assembly of a Human Genome with Ultra-long Reads," *Nature Biotechnology* 36, no. 4 (2018): 338–45, https://www.nature.com/articles/nbt.4060.
3. この種のテクノロジーの進化は、企業より地域社会に資するものだと、考案者によって語られるのがつねである。カリフォルニア州のルナDNA社というスタートアップは、それに加えてデジタル通貨「ルナコイン」の普及も目指している。「投資や有価証券売買」のためのコインではなく、個人のゲノムデータを科学者に開示する気にさせるためのコインだ。「発想の根本にあるのは、より大きな善である医学的発見のために、個人のゲノム情報を生化学研究や医療関連研究に役立ててもらうための動機づけをするということだ」。B. V. Bigelow, "Luna DNA Uses Blockchain to Share Genomic Data as a 'Public Benefit,'" *Exome*, January 22, 2018, https://xconomy.com/san-diego/2018/01/22/luna-dna-uses-blockchain-to-share-genomic-data-as-a-public-benefit/.
4. S. W. H. Lee, N. Chaiyakunapruk, and N. M. Lai, "What G6PD-Deficient Individuals Should Really Avoid," *British Journal of Clinical Pharmacology* 83, no. 1 (January 2017): 211–12, https://www.ncbi.nlm.nih.gov/pmc/articles/PMC5338146/; "Glucose-6-Phosphate Dehydrogenase Deficiency," MedlinePlus, https://medlineplus.gov/ency/article/000528.htm.
5. J. A. Sparano, R. J. Gray, D. F. Makower, et al., "Adjuvant Chemotherapy Guided by a 21-Gene Expression Assay in Breast Cancer," *New England Journal of Medicine* 379 (July 12, 2018): 111–21, https://www.nejm.org/doi/full/10.1056/NEJMoa1804710.
6. K. A. Liu and N. A. D. Mager, "Women's Involvement in Clinical Trials: Historical Perspective and Future Implications," *Pharmacy Practice* 14, no. 1 (January–March 2016): 708–17, https://www.pharmacypractice.org/journal/index.php/pp/article/view/708/424.
7. mTORシグナル経路を利用する処置を受けたメスのマウスは、何の処置も施されていない対照群のマウスより20%長く生きた。Leibniz Institute on Aging, Fritz Lipmann Institute, "Less Is More? Gene Switch for Healthy Aging Found," Medical Xpress, May 25, 2018, https://medicalxpress.com/news/2018-05-gene-healthy-aging.

html.

8. スウェーデンの記録によると、1800年以降のすべての年で男性より女性のほうが長く生きている。「このように、生涯の前半でも後半でも、全体においても、女性の生存優位性が一貫して高いというのは注目すべき現象だ。これは、スウェーデンに限ることではなく、信頼できる出生・死亡記録が存在するあらゆる国のあらゆる年で確認されている。ヒトの生物学的特徴において、これほど堅牢なパターンはほかにないかもしれない」。S. N. Austad and A. Bartke, “Sex Differences in Longevity and in Responses to Anti-aging Interventions: A Mini-review,” *Gerontology* 62, no. 2 (2015): 40–46, https://www.karger.com/Article/FullText/381472.
9. E. J. Davis, I. Lobach, and D. B. Dubal, “Female XX Sex Chromosomes Increase Survival and Extend Lifespan in Aging Mice,” *Aging Cell* 18, no. 1 (February 2019), e12871, https://www.ncbi.nlm.nih.gov/pmc/articles/PMC6351820/.
10. ゲノム薬理学に基づく情報がすでに活用されている事例が、HIV治療のための薬の処方である。アメリカ国立ヒトゲノム研究所のファクトシートによると、「アバカビル」と呼ばれる抗ウイルス剤に対する過敏症の有無を調べるため、HIV患者が特定の遺伝子変異をもっているかどうかを事前に検査している。“Frequently Asked Questions About Pharmacogenomics,” National Human Genome Research Institute, May 2, 2016, https://www.genome.gov/27530645/.
11. 14世紀イタリアのヴェローナを支配したカングランデ1世・デッラ・スカラ（当時38歳）は、トレヴィーゾを陥落させた数日後に病《やまい》に斃れて絶命した。その遺体はミイラとして今日まで安置されており、その遺体を詳しく調べたところ、死因がジギタリスによる毒殺だったことが明らかになった。H. Thompson, “Poison Hath Been This Italian Mummy's Untimely End,” Smithsonian.com, January 14, 2015, https://www.smithsonianmag.com/science-nature/poison-hath-been-italian-mummys-untimely-end-digitalis-foxglove-180953822/.
12. M. Vamos, J. W. Erath, and S. H. Hohnloser, “Digoxin-Associated Mortality: A Systematic Review and Meta-analysis of the Literature,” *European Heart Journal* 36, no. 28 (July 21, 2015): 1831–38, https://academic.oup.com/eurheartj/article/36/28/1831/2398087.
13. M. N. Miemeijer, M. E. van den Berg, J. W. Deckers, et al., “*ABCB1* Gene Variants, Digoxin and Risk of Sudden Cardiac Death in a General Population,” *BMJ Heart* 101, no. 24 (December 2015), https://heart.bmj.com/content/101/24/1973?heartjnl-2014-307419v1=; A. Oni-Orisan and D. Lanfear, “Pharmacogenomics in Heart Failure: Where Are We Now and How Can We Reach Clinical Application?,” *Cardiology in Review* 22, no. 5 (September 1, 2015): 193–98, https://www.ncbi.nlm.

nih.gov/pmc/articles/PMC4329642/.

14. ジョンソンは2015年の時点で、あとわずか10年もすれば私たち個人のゲノム情報が明らかにされ、保存され、生きているあいだに利用できるようになると考えた。「そうなるとしたら、遺伝情報をもとに適切な薬や適切な用量を決める際にはコンピュータを利用し、薬と遺伝子に関する知識と遺伝データを合体させることで、個別化治療を提案することになるだろう」。J. A. Johnson, “How Your Genes Influence What Medicines Are Right for You,” The Conversation, November 20, 2015, https://theconversation.com/how-your-genes-influence-what-medicines-are-right-for-you-46904.

15. だが、研究によればそれも変化しつつあるようだ。このテーマに関する研究論文の数が増え、「腸内の微生物相が日陰から脱して、医薬品の安全研究と個別化医療の表舞台へと進み出る」のを後押ししているからである。I. D. Wilson and J. K. Nicholson, “Gut Microbiome Interactions with Drug Metabolism, Efficacy and Toxicity,” *Translational Research: The Journal of Laboratory and Clinical Medicine* 179 (January 2017): 204–22, https://www.ncbi.nlm.nih.gov/pmc/articles/PMC5718288/; B. Das, T. S. Ghosh, S. Kedia, et al., “Analysis of the Gut Microbiome of Rural and Urban Healthy Indians Living in Sea Level and High-Altitude Areas,” *Nature Scientific Reports* 8 (July 4, 2018), https://www.nature.com/articles/s41598-018-28550-3も参照のこと。

16. P. Lehouritis, J. Cummins, M. Stanton, et al., “Local Bacteria Affect the Efficacy of Chemotherapeutic Drugs,” *Nature Scientific Reports* 5 (September 29, 2015), https://www.nature.com/articles/srep14554.

17. アメリカの15の主要都市を対象にしたメリット・ホーキンズ社の調査によると、予約から診察までの平均日数は2014年の18.5日から2017年は24日に増えていた。B. Japsen, “Doctor Wait Times Soar 30% in Major U.S. Cities,” *Forbes*, March 19, 2017, https://www.forbes.com/sites/brucejapsen/2017/03/19/doctor-wait-times-soar-amid-trumpcare-debate/#7ac0753 b2e74.

18. マイディーエヌエイジ（myDNAge）社のウェブサイトには、心強いキャッチフレーズが記載されている。「遺伝子自体は変えられないが、エピゲノムを通して遺伝子がどうふるまうかは変えられる」。自分の体液（血液または尿）をこの会社に送りさえすれば、DNAのエピゲノムの変化を調べて生物学的年齢を特定してくれる。“Reveal Your Biological Age Through Epigenetics,” myDNAge, 2017, https://www.mydnage.com/. テロイヤーズ（TeloYears）社では、テロメアをもとに細胞年齢を割り出すサービスを行なっている。同社のウェブサイトにはテロメアについてこう記されている。「あなたのDNAについたキャップのような構造です。祖先

には不可能なことでしたが、あなたにはそれを実際に変えることができます」。TeloYears, 2018, https://www.teloyears.com/home/.

19. M. W. Snyder, M. Kircher, A. J. Hill, et al., “Cell-free DNA Comprises an *in Vivo* Nucleosome Footprint That Informs Its Tissues-of-Origin,” *Cell* 164, nos. 1–2 (January 14, 2016): 57–68, https://www.ncbi.nlm.nih.gov/pmc/articles/PMC4715266/.

20. “Global Automotive Level Sensor Market Analysis, Trends, Drivers, Challenges & Forecasts 2018–2022, with the Market Set to Grow at a CAGR of 4.13%— ResearchAndMarkets.com,” Business Wire, May 2, 2018, https://www.businesswire.com/news/home/20180502005988/en/Global-Automotive-Level-Sensor-Market-Analysis-Trends.

21. シンシナティ大学の科学者ジェイソン・ハイケンフェルドとその研究チームは、オハイオ州にあるアメリカ空軍研究所と共同で、空軍兵士が様々なもの（食事、ストレス、怪我、薬、病気など）にどう反応するかを追跡するための単純な方法を研究した。考案したのは皮膚に貼るパッチだ。それで発汗を促すとともに汗の成分をモニターして、データをスマートフォンに送る仕組みである。J. Heikenfeld, “Sweat Sensors Will Change How Wearables Track Your Health,” *IEEE Spectrum*, October 22, 2014, https://spectrum.ieee.org/biomedical/diagnostics/sweat-sensors-will-change-how-wearables-track-your-health.

22. アウルストーン・メディカル社はすでにイギリスで肺がんの臨床試験を開始しており、患者数百人の呼気から初期徴候を調べている。同社のウェブサイトには、イギリスでは「治療可能な早期に肺がんが発見される割合が全体の14.5%しかなく、これを25%まで上昇させることができれば、イギリスだけで1万人の命が救われる」と書かれている。D. Sfera, “Breath Test Detects Cancer Markers,” Medium, August 2, 2018, https://medium.com/@TheRealDanSfera/breath-test-detects-cancer-markers-c57dcc86a583.薬物療法と早期発見のためのテクノロジーが進歩すれば、人命を救ううえで新薬開発以上の強力なツールになると、同社は指摘している。“A Breathalyzer for Disease,” Owlstone Medical, https://www.owlstone medical.com/.

23. 販売元にはオーラ・リング（Öura Ring）社（https://ouraring.com/）やモーティヴ・リング（Motiv Ring）社（https://mymotiv.com/）などがある。

24. 「心身の様々な状態によって発音が不明瞭になったり、音を長く伸ばしたり、普段より鼻にかかった声で話したりすることが、数々の証拠によって示唆されている」。R. Robbins, “The Sound of Your Voice May Diagnose Disease,” *Scientific American*, June 30, 2016, https://www.scientificamerican.com/article/the-sound-of-your-voice-may-diagnose-disease/.

25. 被験者が、コンピュータのキーボードを押して放すのに要する時間を測定し、それをパーキンソン病の運動指数に変換した研究がある。L. Giancardo, A. Sánchez-Ferro, T. Arroyo-Gallego, et al., "Computer Keyboard Interaction as an Indicator of Early Parkinson's Disease," *Nature Scientific Reports* 6（October 5, 2016）: 34468, https://www.nature.com/articles/srep34468.

26. E. Topol, *The Creative Destruction of Medicine: How the Digital Revolution Will Create Better Health Care*, Kindle edition（New York: Basic Books, 2011）. 開発中のテクノロジーの詳細を知るうえで、この本には一読の価値がある。

27. 私は、マサチューセッツ州に本拠を置くインサイドトラッカー社（セグテラ社傘下）の出資者であり、前取締役である。https://www.insidetracker.com/. これまで同社に出資するとともに、現在は科学顧問として助言を与えている。また、年齢とともに変化することが知られているマーカーをもとに、生物学的年齢を計算するアプリケーションの特許の発明者でもある。

28. このアプリは「クルー（Clue）」〔訳注 「手掛かり」の意〕という名前である。E. Avey, "'The Clue App Saved My Life': Early Detection Through Cycle Tracking," Clued In, September 24, 2017, https://medium.com/clued-in/the-clue-app-saved-my-life-early-detection-through-cycle-tracking-91732dd29d25.

29. 過去30年あまりのあいだ、毎年新しい感染症が世界のどこかで現われている。鳥類や哺乳類が抱えもっている未知のウイルスのうち、人間にも感染し得るものは合計63万1,000～82万7,000種類に及ぶとの推計もある。こうしたウイルスをすべて突き止める取り組みが進められてはいるが、研究者は次のように語っている。「次にどのウイルスが広がるかを予測するのは、永久に不可能だと思われる。1947年に発見されたジカウイルスのように、以前から知られているウイルスであっても、予期せぬ流行を引き起こすことがある」。E. Yong, "The Next Plague Is Coming. Is America Ready?," *The Atlantic*, July–August 2018, https://www.theatlantic.com/magazine/archive/2018/07/when-the-next-plague-hits/561734/.

30. ゲイツは自身が執筆した特集記事のなかで、未来の感染爆発に備えるために実施すべき方策として、感染症の流行が起きやすい国々での公衆衛生システムの構築と、軍隊を真似て「感染シミュレーションゲームなどの準備演習を行なうことにより、病気の広がり方やパニックに陥った人々の反応の仕方、さらには交通渋滞や通信システムのパンクへの対処法について理解を深めること」などを挙げている。B. Gates, "Bill Gates: A New Kind of Terrorism Could Wipe Out 30 Million People in Less than a Year—and We Are Not Prepared," Business Insider, February 18, 2017, https://www.businessinsider.com/bill-gates-op-ed-bio-terrorism-epidemic-world-threat-2017-2.

31. 企業が不正アクセスの報告を市民と政府に行なうことが義務づけられたのは、2009年の法案が可決されてからのことにすぎない。以来、医療提供者に対する不正アクセスの数は右肩上がりで増え続けており、2010年の150件から2017年には250件に達している。"Hackers Want Your Medical Records. Here's How to Keep Your Info from Them," *Washington Post*, December 17, 2018, https://www.washingtonpost.com/national/health-science/hackers-want-your-medical-records-heres-how-to-keep-your-info-from-them/2018/12/14/4a9c9ab4-fc9c-11e8-ad40-cdfd0e0dd65a_story.html?utm_term=.ea4e14662e4a.
32. A. Sulleyman, "NHS Cyber Attack: Why Stolen Medical Information Is So Much More Valuable than Financial Data," *Independent*, May 12, 2017, https://www.independent.co.uk/life-style/gadgets-and-tech/news/nhs-cyber-attack-medical-data-records-stolen-why-so-valuable-to-sell-financial- a7733171.html.
33. S. S. Dominy, C. Lynch, F. Ermini, et al., "*Porphyromonas gingivalis* in Alzheimer's Disease Brains: Evidence for Disease Causation and Treatment with Small-Molecule Inhibitors," *Science Advances* 5, no. 1 (January 23, 2019), https://advances.sciencemag.org/content/advances/5/1/eaau3333.full.pdf.
34. 肺炎で入院する高齢者の数が減ったおかげで、この減少ペースはその後も数年にわたって続いた。「2009年までに、全国の半数以上の地域で肺炎による入院件数が減少したのは、高齢者によるところが大きい。85歳以上の年間入院件数が約7万件減ったのである」。"Infant Vaccine for Pneumonia Helps Protect Elderly," VUMC Reporter, July 11, 2013, https://news.vumc.org/2013/07/11/infant-vaccine-for-pneumonia-helps-protect-elderly/.
35. M. R. Moore, R. Link-Gelles, W. Schaffner, et al., "Impact of 13-Valent Pneumococcal Conjugate Vaccine Used in Children on Invasive Pneumococcal Disease in Children and Adults in the United States: Analysis of Multisite, Population-Based Surveillance," *Lancet Infectious Diseases* 15, no. 3 (March 2015): 301–09, https://www.ncbi.nlm.nih.gov/pmc/articles/PMC4876855/.
36. ペット用のライム病ワクチンはある。
37. 「『[研究開発]モデルは破綻している』と語るのは、国境なき医師団でワクチン計画顧問を務めるケイト・エルダーだ。『資金がどこにあるかで優先順位が決められています。……つまり、先進国に多い病気です』」。H. Collis, "Vaccines Need a New Business Model," *Politico*, April 27, 2016, https://www.politico.eu/article/special-report-vaccines-need-a-new-business-model/.
38. 「この分析を行なったのは、タフツ大学医薬品開発研究センター(CSDD)およびタフツ大学医学部の兼任研究教授であり、パシフィック大学トーマス・J・ロング

薬学・健康科学部の兼任教授であるロナルド・イーヴンズである。企業の報告書、アメリカ研究製薬工業協会の定期バイオテクノロジー報告書、IMS売上データ、FDAおよびタフツ大学CSDDのデータベースからデータを得たものである」。M. Powers, “Tufts: The Vaccine Pipeline Is Soaring and Global Sales Could Hit $40B by 2020,” BioWorld, April 21, 2016, https://www.bioworld.com/content/tufts-vaccine-pipeline-soaring-and-global-sales-could-hit-40b-2020.

39. マラリアの攻撃の矢面に立っているのはほとんどがアフリカであり、症例数と死者数において世界の90％を占めている。“Malaria,” World Health Organization, November 19, 2018, https://www.who.int/news-room/fact-sheets/detail/malaria.

40. “Ghana, Kenya and Malawi to Take Part in WHO Malaria Vaccine Pilot Programme,” World Health Organization, Regional Office for Africa, April 24, 2017, https://www.afro.who.int/news/ghana-kenya-and-malawi-take-part-who-malaria-vaccine-pilot-programme.

41. エボラ出血熱の流行のような危機からは、医学研究と医薬品開発に根本的な欠陥のあることが浮き彫りになると、研究者たちは『ボストン・グローブ』紙に語った。世間が関心をもっていなければ、研究者も医薬品会社も「珍しい病気のためにワクチンや医薬品を迅速に開発しようという意欲がほとんどない」。Y. Abutaleb, “Speeding Up the Fight Against Ebola, Other Diseases,” *Boston Globe*, August 22, 2014, https://www.bostonglobe.com/metro/2014/08/21/faster-development-vaccines-and-drugs-targeting-diseases-such-ebola-horizon/yrkrN56VgehrSzCtETPzzH/story.html.

42. 同じくらい深刻な統計を紹介すると、毎日20人の患者が臓器を待ちながら死んでいる。1人の臓器ドナーがいれば8人の命を救えるというのに。“Transplant Trends,” United Network for Organ Sharing, https://unos.org/data/.

43. とはいうもののクラウチは、クルーズの『ミッション：インポッシブル』シリーズの最新作『ミッション：インポッシブル／フォールアウト』について触れ、56歳のクルーズ扮するイーサン・ハントは、年をとるにつれて限界が見えてきたことを自覚し始めているように思える、と指摘している。延々と続く格闘シーンでは、年下の仲間の手助けを得てようやく悪人を倒しているし、シリーズが進むにつれてますます若い女性を恋人にしたがるようになっているからだ。I. Crouch, “The Wilford Brimley Meme That Helps Measure Tom Cruise’s Agelessness,” “Rabbit Holes,” *New Yorker*, August 11, 2018, https://www.newyorker.com/culture/rabbit-holes/the-wilford-brimley-meme-that-helps-measure-tom-cruises-agelessness.

第8章　未来の世界はこうなる

1. A. Jenkins, “Which 19th century physicist famously said that all that remained to be done in physics was compute effects to another decimal place?,” Quora, June 26, 2016, https://www.quora.com/Which-19th-century-physicist-famously-said-that-all-that-remained-to-be-done-in-physics-was-compute-effects-to-another-decimal-place.
2. “*The Road Ahead*（『ビル・ゲイツ未来を語る』ビル・ゲイツ著、西和彦訳、アスキー、1997年）” Wikipedia, https://en.wikipedia.org/wiki/The_Road_Ahead_(Bill_Gates_book)#cite_note-Weiss06-3.
3. ケリーはさらに重要なポイントをつけ加えている。「物にどんな価値があるかは、使って初めてわかるものだ」。いい換えれば、「流れに逆らわず、どこに流れ着くかを見てみればいい」ということなのかもしれない。J. Altucher, “One Rule for Predicting What You Never Saw Coming . . . ,” The Mission, July 15, 2016, https://medium.com/the-mission/kevin-kelly-one-rule-for-predicting-what-you-never-saw-coming-1e9e4eeae1da.
4. L. Gratton and A. Scott, *The 100 Year Life: Living and Working in an Age of Longevity* (London and New York: Bloomsbury Publishing, 2018).
5. もともとは19世紀の神学者セオドア・パーカーの言葉だったが、マーティン・ルーサー・キング・ジュニアが演説で引用したことで有名になった。バラク・オバマ大統領もこの言葉を何度か使っている。
6. ある程度人口密度が増えて初めて、人々は自分の見た目に関心を向けるようになり、数珠玉や顔料などで外見を変えるようになった。E. Trinkaus, “Late Pleistocene Adult Mortality Patterns and Modern Human Establishment,” *Proceedings of the National Academy of Sciences of the United States of America* 108, no. 4 (January 25, 2011): 12267–71, https://www.ncbi.nlm.nih.gov/pubmed/21220336.
7. 国連環境計画・地球環境警報サービスの報告書によれば、4,000年前まで人類の数はきわめて少なかった。以後、人口増加のペースは上昇の一途をたどり、それがピークに達したのが1960年代である。2012年に国連は、今世紀末までに世界の人口が101億人に達すると予測している。“One Planet, How Many People? A Review of Earth's Carrying Capacity,” UNEP Global Environmental Alert Service, June 2012, https://na.unep.net/geas/archive/pdfs/geas_jun_12_car rying_capacity.pdf.
8. ピュー研究所の調査によればアメリカの一般市民も同じような考えであり、59%が「人口増加の影響を悲観的に捉え、食料や資源が不足して十分に行き渡らなくなるから人口増加は重大な問題だと回答している」。“Attitudes and Beliefs on Science and Technology Topics,” Pew Research Center, Science & Society, January 29,

2015, https://www.pewinternet.org/2015/01/29/chapter-3-attitudes-and-beliefs-on-science-and-technology-topics/#population-growth-and-natural-resources-23-point-gap.

9. M. Blythe, “Professor Frank Fenner, Microbiologist and Virologist,” Australian Academy of Science, 1992 and 1993, https://www.science.org.au/learning/general-audience/history/interviews-australian-scientists/professor-frank-fenner.

10. フェナーは人類の運命を、イースター島の住民がたどった悲運と比べている。イースター島の住民が17世紀に滅びたのは、大切な森林を自分たちの手で切り倒してしまったからである。食料が不足し、続いて内戦が起き、さらには外国人の水兵が到来して暴力と病気をもち込んだ。その結果、イースター島の人口は1872年の時点で111人にまで落ち込んだ。以後、人口は回復したものの、フェナーにいわせれば人類の未来はそこまで恵まれていない。『オーストラリアン』紙に次のように語っている。「人口が増え続けて70億、80億、90億へと達すれば、食料を巡る戦争が頻発する。孫の世代が直面する世界は、今よりはるかに厳しいものになるだろう」。C. Jones, “Frank Fenner Sees No Hope for Humans,” *Australian*, June 16, 2010, https://www.theaustralian.com.au/higher-education/frank-fenner-sees-no-hope-for-humans/news-story/8d77f0806a8a3591d47013f7d75699b9?nk=099645834c69c221f8ecf836d72b8e4b-1520269044.

11. 「過去60年間、私たちは驚異的な経済の繁栄を享受してきたというのに、今も9億2,500万人が日々空腹を抱えている」。マルサスの予言に関する『タイム』誌の記事はそう指摘している。「そして、安定を乱す食費の急上昇が過去3年のあいだに2度起き、数千万もの人々を貧困から抜けられなくした。今日、物価は歴史的な高さとなっている」。M. Schuman, “Was Malthus Right?,” *Time*, July 15, 2011, https://business.time.com/2011/07/15/was-malthus-right/.

12. P. R. Ehrlich, *The Population Bomb* (New York: Ballantine Books, 1968)(『人口爆弾』ポール・R・エーリック著、宮川毅訳、河出書房新社、1974年)、1.

13. 同上、3.

14. めまいを覚えるほどの恐ろしい数字もある。世界の人口は毎年8,300万人ずつ増えているだけでなく、「私たちが過去50年間に消費した資源の量は、それ以前の全人類の消費量を合わせたより多い」。https://population.un.org/wpp/DataQuery/.

15. “Municipal Solid Waste,” Environmental Protection Agency, March 29, 2016, https://archive.epa.gov/epawaste/nonhaz/municipal/web/html/.

16. 日用品がどれだけ地球温暖化に影響を与えているかを取り上げた『ガーディアン』紙のコラムによれば、洗濯乾燥機を1年間に200回使用するとCO_2が約0.5トン発生する。M. Berners-Lee and D. Clark, “What's the Carbon Footprint of . . . a Load of

Laundry?," *Guardian*, November 25, 2010, https://www.theguardian.com/environment/green-living-blog/2010/nov/25/carbon-footprint-load-laundry.

17. マサチューセッツ工科大学の学生の推計によれば、「住んでいる場所が段ボール箱の中であれ豪邸であれ、食事が家庭菜園の野菜であれ輸入肉のステーキであれ、ジェット機で飛び回っていようが椅子に座りっ放しの老後を送っていようが、アメリカに暮らしている誰もが世界平均の2倍あまりの温室効果ガスを大気に送り込むのに一役買っている」。Massachusetts Institute of Technology, "Carbon Footprint of Best Conserving Americans Is Still Double Global Average," Science Daily, https://www.sciencedaily.com/releases/2008/04/080428120658.htm.

18. 非営利シンクタンクのグローバル・フットプリント・ネットワークによれば、ルクセンブルク、カタール、オーストラリア、およびカナダは、消費量と廃棄量の平均値がアメリカより大きい。Global Footprint Network, https://www.footprintnetwork.org/.

19. "Country Overshoot Days," Earth Overshoot Day, https://www.overshootday.org/about-earth-overshoot-day/country-overshoot-days/.

20. イェール大学の経済学者ウィリアム・D・ノードハウスによれば、気温上昇を2℃未満に抑えるのは無理だとしても、2.5℃未満に食い止めるのは不可能ではないかもしれない。ただしそのためには、世界規模で極端な施策を実施する必要がある。W. D. Nordhaus, "Projections and Uncertainties about Climate Change in an Era of Minimal Climate Policies," Cowles Foundation for Research in Economics, Yale University, December 2016, https://cowles.yale.edu/sites/default/files/files/pub/d20/d2057.pdf.

21. ペンシルベニア州立大学のデビッド・ティトリー教授は、気温上昇が2℃を超えたら何が起きるかを、じつにイメージしやすい比喩で語っている。この2℃を、時速50kmほどで坂を下っているトラックだと考えてみてほしい。2℃を超えればトラックのスピードは徐々に上がり、事故へとつながる確率がますます高まっていくのだ。D. Titley, "Why Is Climate Change's 2 Degrees Celsius of Warming Limit So Important?," The Conversation, August 23, 2017, https://theconversation.com/why-is-climate-changes-2-degrees-celsius-of-warming-limit-so-important-82058.

22. グレートバリアリーフは世界でも比類のない驚異の生態系というだけでなく、オーストラリアの観光業を支える大きな柱でもある。年間45億ドルの観光収入を稼ぎ出し、7万人に雇用を提供している。B. Kahn, "Bleaching Hits 93 Percent of the Great Barrier Reef," *Scientific American*, April 20, 2016, https://www.scientificamerican.com/article/bleaching-hits-93-percent-of-the-great-barrier-reef/.

23. 世界の平均気温の上昇を1.5℃までに抑えられなければ、グレートバリアリーフ

（面積はイタリアより大きい）は生き残ることができないと、サンゴを研究する科学者は結論づけている。N. Hasham, “Australian Governments Concede Great Barrier Reef Headed for ‘Collapse,’” *Sydney Morning Herald*, July 20, 2018, https://www.smh.com.au/politics/federal/australian-governments-concede-great-barrier-reef-headed-for-collapse-20180720-p4zsof.html.

24. 科学者の予測によれば、今世紀末までに海水面は0.5～1.4メートル上昇する。上昇が5メートルに達すれば320万平方キロメートル相当の海岸地域が水没し、6億7,000万人に影響が及ぶ。水温の上昇によりグリーンランドと南極の氷が融けるにつれて、海水面上昇のペースは全世界で加速する。“Study Says 1 Billion Threatened by Sea Level Rise,” Worldwatch Institute, January 27, 2019, http://www.worldwatch.org/node/5056.

25. 2030年から2050年のあいだに、気候変動の影響で年間約25万人が死亡するとWHOは予測している。その内訳は次の通りだ。高温による高齢者の死亡（約3万8,000人）、下痢（約4万8,000人）、マラリア（約6万人）、幼児の栄養不良（約9万5,000人）。“Climate Change and Health,” World Health Organization, February 1, 2018, https://www.who.int/mediacentre/factsheets/fs266/en/.

26. マックス・プランク著*Wissenschaftliche Selbstbiographie*は、フランク・ゲイナーによってドイツ語から英語に翻訳され、グリーンウッドプレス出版社（コネティカット州ウェストポート）から1949年に*A Scientific Autobiography*として刊行されている。

27. イギリスの欧州連合離脱はその好例だとオンダーは指摘する。離脱に賛成票を投じたのは若者では25%しかいなかったのに対し、65歳以上の高齢者では60%を占めた。H. Onder, “The Age Factor and Rising Nationalism,” Brookings, July 18, 2016, https://www.brookings.edu/blog/future-development/2016/07/18/the-age-factor-and-rising-nationalism/.

28. 国連が「超高齢」と呼ぶ80歳以上の高齢者の数は、高齢者全体（61歳以上）の数より増加のペースが速い。2015年には80歳以上が1億2,500万人いたが、2050年までには4億5,000万人に近づくと予想されている。Department of Economic and Social Affairs, Population Division, *World Population Ageing 2015* (New York: United Nations, 2015), https://www.un.org/en/development/desa/population/publications/pdf/ageing/WPA2015_Report.pdf.

29. “Strom Thurmond’s Voting Records,” Vote Smart, https://votesmart.org/candidate/key-votes/53344/strom-thurmond.

30. UCLAとコロンビア大学のロースクールで教授を務めるキンバリー・ウィリアムズ・クレンショーは、『ネーション』誌に寄せた舌鋒鋭い文章のなかで、サーモン

ドを取り巻く忌まわしきダブルスタンダードに光を当てている。「これは、黒人男性なら死刑にされるような性的行為を白人男性が行なっても、咎められないという典型的事例にすぎない。性的人種差別を批判する人間がこの事例を見れば、ほとんどがそう思うだろう」。それをいうなら1942年には、当時判事だったサーモンドが1人の黒人男性を電気椅子送りにしている。「その根拠となったのは、レイプの被害者とされる白人女性の証言であるが、そのような異人種間の人物同定は異人種効果〔訳注　見慣れない人種の人の顔は区別が難しいこと〕が働くために、著しく信頼できない証言であることが今では明らかになっている」。K. W. Crenshaw, “Was Strom a Rapist?,” *Nation*, February 26, 2004, https://www.thenation.com/article/was-strom-rapist/.

31. 貧しい高齢者にとって、頼れるものは家族か友人か、救貧院しかなかった。B. Veghte, “Social Security, Past, Present and Future,” National Academy of Social Insurance, August 13, 2015, https://www.nasi.org/discuss/2015/08/social-security%E2%80%99s-past-present-future.

32. 1940年には、65歳に達した男性はあと平均12.7年生きた。1990年の時点では、その平均値が15.3年まで上昇していた。同じ期間の女性の平均余命は（やはり65歳に達したとして）、5年近く延びて19.6年になった。“Life Expectancy for Social Security,” Social Security, https://www.ssa.gov/history/lifeexpect.html.

33. 2015年の時点では、貧困線を下回る高齢者の割合は約8％になっている。“Per Capita Social Security Expenditures and the Elderly Poverty Rate, 1959–2015,” The State of Working America, September 26, 2014, http://www.stateofworkingamerica.org/chart/swa-poverty-figure-7r-capita-social-security/.

34. “Actuarial Life Table,” Social Security, 2015, https://www.ssa.gov/oact/STATS/table4c6.html.

35. 2007年の『ニューヨーク・タイムズ』紙の記事はこの言葉の出典をたどった。最初に発言したのは、民主党所属の下院議員ティップ・オコナーの首席補佐官だったカーク・オドネルだった。W. Safire, “Third Rail,” *New York Times*, February 18, 2007, https://www.nytimes.com/2007/02/18/magazine/18wwlnsafire.t.html.

36. “Social Security Beneficiary Statistics,” Social Security, https://www.ssa.gov/oact/STATS/OASDIbenies.html.

37. “Quick Facts: United States,” United States Census Bureau, https://www.census.gov/quickfacts/fact/table/US/PST045217.

38. ハーバード大学の政治学教授スティーヴン・アンソラベヒアによると、予備選挙に関しては高齢者票がとりわけ大きな影響力をもつ。「高齢者は予備選挙に足を運ぶ傾向が大きい。予備選挙は概して投票率が低めであるため、高齢者票がより一

層物をいうことになる」。D. Bunis, “The Immense Power of the Older Voter,” *AARP Bulletin*, April 30, 2018, https://www.aarp.org/politics-society/government-elections/info-2018/power-role-older-voters.

39. 『ワシントン・ポスト』紙の記事によると、長い夏季休暇（ヨーロッパ大陸の首都という首都がほぼ空になる）や早期退職、何でも保障してくれる医療保険は、ヨーロッパにおいて過去の遺物になろうとしている。「新しい現実はというと、労働者は給与の凍結や勤務時間の短縮、退職年齢の延長や医療費削減といった条件を呑まざるを得なくなっている」。E. Cody, “Europeans Shift Long-Held View That Social Benefits Are Untouchable,” *Washington Post*, April 24, 2011, https://www.washingtonpost.com/world/europeans-shift-long-held-view-that-social-benefits-are-untouchable/2011/02/09/AFLdYzdE_story.html?utm_term=.bcf29d628eea.

40. 公衆衛生の研究者によると、寿命にこれほど際立った格差が現われているのは、教育を受けた裕福な人々のあいだで喫煙習慣が消えたことが理由の1つである。S. Tavernise, “Disparity in Life Spans of the Rich and the Poor Is Growing,” *New York Times*, February 12, 2016, https://www.nytimes.com/2016/02/13/health/disparity-in-life-spans-of-the-rich-and-the-poor-is-growing.html.

41. Joint Committee on Taxation, U.S. Congress, “History, Present Law, and Analysis of the Federal Wealth Transfer Tax System,” JCX-52-15, March 16, 2015, https://www.jct.gov/publications.html?func=startdown&id=4744.

42. “SOI Tax Stats—Historical Table 17,” IRS, August 21, 2018, https://www.irs.gov/statistics/soi-tax-stats-historical-table-17.

43. 馬車を引く馬が通りに糞をまき散らす。墓場に溢れた死体が腐っていく。路上にごみが山積みになる。L. Jackson, *Dirty Old London: The Victorian Fight Against Filth* (New Haven, CT: Yale University Press, 2015)（『不潔都市ロンドン——ヴィクトリア朝の都市浄化大作戦』リー・ジャクソン著、寺西のぶ子訳、河出書房新社、2016年）.

44. W. Luckin, “The Final Catastrophe—Cholera in London, 1886,” *Medical History* 21, no. 1 (January 1977): 32–42, https://www.ncbi.nlm.nih.gov/pmc/articles/PMC1081893/?page=5.

45. 『スミソニアン』誌によると、H・G・ウェルズは原子核を割ることによって世界が破壊される可能性を強調していた。また、大量破壊可能な可動式装置が未来の脅威になるとも指摘していた。「ウェルズは核拡散の危険性についても明確に予見していた。さらには、国家間で『相互確証破壊』〔訳注　一方から核の先制攻撃を受けても、報復攻撃で相手に大打撃を与え得る核戦力を保持していることが核抑止力として働くという考え〕が可能な場合と、非国家主体やテロリストが関わった場合の両方に

ついて、地球破滅のシナリオを予言している」。B. Handwerk, “The Many Futuristic Predictions of H. G. Wells That Came True,” Smithsonian.com, September 21, 2016, https://www.smithsonianmag.com/arts-culture/many-futuristic-predictions-hg-wells-came-true-180960546/.

46. 作家で映画史家のマーク・クラークによると、ウェルズの古典的名作 *The Shape of Things to Come*（『世界はこうなる——最後の革命』H・G・ウェルズ著、吉岡義二訳、明徳出版社、1995年）と、それを下敷きにした映画 *Things to Come*（邦題『来るべき世界』）（クラークによればウェルズの指揮のもとに製作された）は、「文字通り世界を救う」ためのウェルズの試みだった。物語の舞台は戦争で破壊された世界であり、やがて「エアマン」と呼ばれる人々によって救いがもたらされる。「エアマンは科学者と技術者からなる集団で、世界の一角に潜んで科学を高度に発達させた。ついに人類を率いて、より明るい未来へと導く準備が整ったのだ。ただしそれには、彼らの慈悲深い支配に下ることが条件となる」。M. Clark, “Common Thread: Wells and Roddenberry,” Onstage and Backstage, July 29, 2013, https://onstageandbackstage.wordpress.com/tag/gene-roddenberry/.

47. ロッデンベリーの作品には、理想郷をテーマにしたウェルズの小説を彷彿とさせるところがあると、クラークは指摘している。出典同上。

48. ウェルズが作品のなかで繰り返し書いているように、人類にはこの2つの選択肢しかない。

49. A. van Leeuwenhoek, “Letters 43–69,” Digitale Bibliotheek voor de Nederlandse Letteren, April 25, 1679, https://www.dbnl.org/tekst/leeu027alle03_01/leeu027alle03_01_0002.php#b0043.

50. 私たちは、商品やサービスに関わる科学技術の発展と、人口増加が環境に及ぼす影響のバランスをとるという闘いに、とうの昔から負け続けている。“One Planet, How Many People?”

51. Edward O. Wilson, *The Future of Life* (2002; repr., New York: Vintage Books),（『生命の未来』エドワード・O・ウィルソン著、山下篤子訳、角川書店、2003年）。『ニューヨーカー』誌（2002年3月4日付）の書評にはこうある。「人類の繁栄は、多様な自然界という土台の上に築かれているのであって、それは情報化時代にあっても変わらないことを、著名な進化生物学者であるウィルソンは示している。なぜなら、1つの生態系が抱えもつ種の数が多ければ多いほど、生態系の安定性と生産性が高まるからだ」

52. 1つの土地がどれだけの人口を抱えられるかという議論が、どこよりも盛んなのがオーストラリアである。かつて古代ギリシア人は「未知の南方大陸《テラ・アウストラリス・インコグニタ》」の存在を空想した。それを最初に発見したヨーロッパ人はオランダ人だったが、居住可能

な南東部の沿岸地域に永続的な植民地を築いたのはイギリス人だった。1788年のことである。イギリスの囚人たちが初めてシドニーの海岸に一歩を印してから100年後、すでに先住民の大多数が追い出されるか、銃や天然痘に斃れた頃、イギリス人はこの国の未来に対する明るい希望に溢れていた。それも無理はない。アメリカの植民地は繁栄を続けていたし（イギリス人の好みからするといささか繁栄しすぎているきらいはあったが）、オーストラリアはアメリカとほぼ同じくらいの広さがある。1888年にイギリスの『スペクテーター』誌に掲載された記事は、かすかな人種差別や性差別、そしてアメリカ人嫌いの響きが感じられはするものの、まるで親ばかの母親が子どもの将来を自慢するような調子に貫かれている。「100年後の1988年にはオーストラリアがイギリス連邦の一員として、英語を話す5,000万の人口を擁するまでになっている。そう考えても、合理的にいって少しもおかしくはない。彼らはアメリカ人と同じ種族の出でありながら、それとは明らかに異なる特徴をもつようになっているだろう。……私たちが思うに、オーストラリアは気候が温暖で、清教徒の伝統もなく、初めから富を有していることから……そこに暮らす人々はより穏やかで、ただしけっして弱くはなく、より贅沢を好み、より芸術を楽しむのに適しているだろう。……アメリカ人全般に蔓延する不平不満は見られない。アメリカ人より幸福だとは断言できないにせよ、もっとあくせくしない暮らしを送っているに違いない。陽気で朗らかな男性が、典型的なオーストラリア人像となっているはずだ」。“Topics of the Day: The Next Centenary of Australia,” *Spectator* 61 (January 28, 1888): 112–13.

オーストラリアの男性が陽気で朗らかであることと、清教徒の伝統がアメリカより少ないことは確かに的を射ているが、人口の計算に関してオーストラリアはその通りの道を進めなかった。1888年以後、オーストラリアにおける人口増加のペースは予測の半分にも満たなかったのだ。その大きな理由となったのが、耕作に適した土地が少ないことである。2018年の時点で、この国の人口は2,500万人しかいない。だが、ほとんどのオーストラリア人は人口に関して『スペクテーター』誌の記事とは違う見解をもっている。ビールを2～3杯引っかけたあとならなおさらそうだ。みな、すでにオーストラリアは人口過密で、土地が環境収容能力の限界に近づいていると考えているのである。移民を制限すべきだという声は、普段の会話のなかでも、トークショーでも、政治の場でも、30年前から聞かれている。その話題がアメリカで流行《はや》るずっと前からだ。住宅費や通勤時間が右肩上がりで増え続けている現状に、多くの人が業を煮やしている。あるいは単に人種差別主義者だったり、不吉な予言で世間に不安をまき散らすのを生業《なりわい》にしたりしている人たちもいる。『人口爆弾』を書いたポール・エーリックのオーストラリア版ともいうべき人物が、テッド・トレーナーだ。トレーナーは、人間の消費量と

資源使用量はすでに持続不可能なレベルに達していると、学者になってから一貫して訴えてきた。なぜ私がそれを知っているかといえば、1988年に大学でトレーナーの講座を受講していたからである。トレーナーの考えでは、ガソリンは21世紀に入るまでに使い尽くされ、今頃は私たち全員が飢えに苦しんでいるはずだ。既存のものに代わる新しい生活習慣がトレーナーにとっての理想郷であり、それを実現したのが、シドニーから車で南に1時間のところにある「ピッグフェイス・ポイント」だ。粗末なつくりの教育農園であり、私はそこに1日滞在したことがある。そのとき私が実例を通して学んだのは、世界を救うには1万2,000平方メートルほどの農園に暮らし始め、自分で育てたニワトリの卵を太陽熱コンロで調理し、錆びだらけの車で盛大に煙を噴き出しながら片道1時間の通勤をして、エコな暮らし方についての講義をしなくてはいけないということだった。もちろん、私たちには解決すべき大きな問題がある。なかでも最も深刻なのが気候変動だ。しかし、トレーナーが教えることとは裏腹に、科学技術はけっして敵ではない。人類の歴史を振り返ってみれば、結局私たちはこれまで科学技術に救われてきたことがわかる。大半の人々にとって日々の暮らしは良くなっており、これからもそれが続くだろう。1840年のロンドンや1900年のニューヨークがそうだったように。北米やヨーロッパやオーストラリアの都市には、かつてないほど大勢の人間がいるが、今では個々の人間が及ぼす影響は急速に減少しつつあるうえ、1980年代に教わった未来予想図に反して都市は清潔になっている。

53. E. C. Ellis, "Overpopulation Is Not the Problem," *New York Times*, September 13, 2013, https://www.nytimes.com/2013/09/14/opinion/overpopulation-is-not-the-problem.html.
54. "World Population Projections," Worldometers, http://www.worldometers.info/world-population/world-population-projections/.
55. 同上。ならびにPopulation Division, Department of Economic and Social Affairs, United Nations Secretariat, "2017 Revision of World Population Prospects," https://population.un.org/wpp/.
56. ゲイツの主張は単純きわまりない。子どもの健康状態を改善して、幼くして死ぬことのないようにすれば、家族は産む子どもの数を減らす選択をするようになる、というものだ。B. Gates, "Does Saving More Lives Lead to Overpopulation?," YouTube, February 13, 2018, https://www.youtube.com/watch?v=obRG-2jurz0.
57. 対象となったほかの国々は、デンマーク、フィンランド、ノルウェー、イギリス、ドイツ、フランスである。M. Roser, "Share of the Population Who Think the World Is Getting Better," Our World in Data, https://ourworldindata.org/wp-content/uploads/2016/12/Optimistic-about-the-future-2.png.

58. 『ガーディアン』紙は世論調査で、「今の若者の暮らし向きは親の世代と比べてどれくらい向上すると思うか、もしくは悪化すると思うか」と尋ねた。すると、中国は若者の未来に明るい見通しを抱いていたのに対し、若者の未来が良くなると答えたイギリス人は全体の20%しかおらず、悪くなると回答した者が54%に上った。この調査が実施された時期には、イギリスで家賃、住宅価格、大学授業料が上昇するとともに、賃金が急激に低下しており、それが緊縮政策へとつながっていた。S. Malik, "Adults in Developing Nations More Optimistic than Those in Rich Countries," *Guardian*, April 14, 2014, https://www.theguardian.com/politics/2014/apr/14/developing-nations-more-optimistic-richer-countries-survey.
59. 発展途上国では確かに今なお幼児死亡率が高いものの、その数字は減りつつある。「アワ・ワールド・イン・データ（データで見る私たちの世界）」の指摘によると、アフリカのサハラ以南地域では50年前から幼児死亡率が減少を続けている。1960年代には4人に1人だったのが、今では10人に1人になっているのだ。M. Roser, "Child Mortality," Our World in Data, https://ourworldindata.org/child-mortality.
60. Steven Pinker, *Enlightenment Now: The Case for Reason, Science, Humanism, and Progress* (New York: Viking, 2018), 51（『21世紀の啓蒙――理性、科学、ヒューマニズム、進歩（上下）』スティーブン・ピンカー著、橘明美／坂田雪子訳、草思社、2019年）.
61. トンプソンは数々の魅力や才能や能力に恵まれていたが、その自虐的でとぼけたユーモアでも知られていた。亡くなる少し前に、女性経営者を集めた昼食会の場で、結局最後となったマラソンについてトンプソンはこう語った。「あんまり注目されなかったんですよ、せっかく1位でゴールしたのに――まあ、私の年齢グループは私1人だったんですけどね」。R. Sandomir, "Harriette Thompson, Marathon Runner into Her 90s, Dies at 94," *New York Times*, October 19, 2017, https://www.nytimes.com/2017/10/19/obituaries/harriette-thompson-dead-ran-marathons-in-her-90s.html.
62. "Old Age: Personal Crisis, U.S. Problem," *Life*, July 13, 1959, pp. 14–25.
63. この差別のために、高齢の労働者は手痛い代償を支払っている。AARPのデータによれば、「2012年の時点では、失業中の55歳以上の労働者の44%が1年以上失業状態にあると、ピュー研究所が報告している。全体で見れば高齢者の失業率はほかの年齢層より低いものの、一度職を失うと仕事探しに長い時間がかかることから、それを耐えがたく感じる者もいる」。社会保障を利用せざるを得ない者も多く、それが彼ら自身の利益のみならず、金銭的に安定した老後というもの自体を危うくしている。N. Reade, "The Surprising Truth About Older Workers," *AARP The Magazine*, September 2015, https://www.aarp.org/work/job-hunting/info-07-2013/

older-workers-more-valuable.html.

64. F. Carmignani, “Does Government Spending on Education Promote Economic Growth?,” The Conversation, June 2, 2016, https://theconversation.com/does-government-spending-on-education-promote-economic-growth-60229.

65. M. Avendano, M. M. Glymour, J. Banks, and J. P. Mackenbach, “Health Disadvantage in US Adults Aged 50 to 74 Years: A Comparison of the Health of Rich and Poor Americans with That of Europeans,” *American Journal of Public Health* 99, no. 3（March 2009）: 540–48, https://www.ncbi.nlm.nih.gov/pubmed/19150903.

66. イギリスは2046年までに定年年齢を69歳にするので、ヨーロッパ諸国すべてのなかで最も労働人口の高齢化が進むことになる。“Retirement in Europe,” Wikipedia, https://en.wikipedia.org/wiki/Retirement_in_Europe.

67. “Impact of Automation,” *Life*, July 19, 1963, 68–88.

68. A. Swift, “Most U.S. Employed Adults Plan to Work Past Retirement Age,” Gallup, May 8, 2017, https://news.gallup.com/poll/210044/employed-adults-plan-work-past-retirement-age.aspx?g_source=Economy&g_medium=lead&g_campaign=tiles.

69. ギャラップ社の世論調査によると、定年になったら働くのをいっさいやめると答えたのは全体の25%しかいなかった。定年年齢を過ぎてもパートタイムで働くつもりでいる人が全体の63%を占めた。出典同上。

70. 2014年、マサチューセッツ州は特許発行件数で全米5位にランクされ、州発明者に発行された特許の件数は過去10年間で81.3%増加した。E. Jensen-Roberts, “When It Comes to Patents, Massachusetts Is a Big Player,” *Boston Globe*, August 9, 2015, https://www.bostonglobe.com/magazine/2015/08/08/when-comes-patents-massachusetts-big-player/3AmNfmSE8xWzzNbUnDzvPK/story.html.

71. D. Goldman, “The Economic Promise of Delayed Aging,” *Cold Spring Harbor Perspectives in Medicine* 6, no. 2（December 18, 2015）: a025072, http://perspectivesinmedicine.cshlp.org/content/6/2/a025072.full.

72. 研究によれば、「この種の進展から得られる社会や経済や健康上の利益」は、いわゆる「平和の配当」が国家を貧困から抜け出させるように、「『長寿の配当』とみなすことができ、21世紀における健康増進と疾病予防の新しいアプローチとして積極的に追求されるべきである」。S. J. Olshansky, D. Perry, R. A. Miller, and R. N. Butler, “Pursuing the Longevity Dividend: Scientific Goals for an Aging World,” *Annals of the New York Academy of Sciences* 114（October 2017）: 11–13, https://www.ncbi.nlm.nih.gov/pubmed/17986572.

73. 世界人口の0.1%というとたいしたことがないように思うかもしれないが、それでも常勤の研究者が780万人はいることになる。“Facts and Figures: Human Resourc-

es," UNESCO, https://en.unesco.org/node/252277.

74. 実験の内容になんとなく聞き覚えがあるように感じるとしたら、それはたぶんこの実験が1964年の「キティ・ジェノヴィーズ事件」に触発されたものだからだ。その年、ニューヨークのクイーンズ地区でキティ・ジェノヴィーズという女性が殺害され、その叫び声を近隣住民38人が耳にしていながら、誰一人助けようとしなかった。I. Shenker, "Test of Samaritan Parable: Who Helps the Helpless?," *New York Times*, April 10, 1971, https://www.nytimes.com/1971/04/10/archives/test-of-samaritan-parable-who-helps-the-helpless.html.

75. 哲学者のセネカ（紀元前5年頃～西暦65年）は、人生の短さや生き方について、また道徳と理性の重要性について書いている。Seneca, *On the Shortness of Life: Life Is Long if You Know How to Use It*, trans. G.D.N. Costa, Penguin Books Great Ideas (New York: Penguin Books, 2004)（『人生の短さについて』セネカ著、浦谷計子訳、PHP研究所、2009年）。

第9章　私たちが築くべき未来

1. J. M. Spaight, *Aircraft in War* (London: Macmillan, 1914), 3.

2. これはのちにクラークによる「法則」として知られるようになったものの1つであり、どの法則もそれ自体として有名である。ほかの2つの法則は、「どこまでが可能かを見出すには、不可能の領域にほんの少し足を踏み出してみるしかない」と、「科学技術がある程度まで高度になると、魔法と見分けがつかなくなる」だ。A. C. Clarke, "Hazards of Prophecy: The Failure of Imagination," in *Profiles of the Future: An Inquiry into the Limits of the Possible* (New York: Orion, 1962), 14, 21, 36.

3. L. Gratton and A. Scott, *The 100 Year Life: Living and Working in an Age of Longevity* (London and New York: Bloomsbury Publishing, 2018)（『LIFE SHIFT（ライフ・シフト）――100年時代の人生戦略』リンダ・グラットン／アンドリュー・スコット著、池村千秋訳、東洋経済新報社、2016年）

4. 「イサクの生涯は百八十年であった。イサクは息を引き取り、高齢のうちに満ち足りて死に、先祖の列に加えられた。息子のエサウとヤコブが彼を葬った」。旧約聖書「創世記」35章28節より〔訳注　訳は『新共同訳　聖書』から引用〕。

5. 当初は財務省の職員が、商船の水夫の賃金から1人あたり月々20セントを徴収し、複数の契約病院における治療費に充てていた。"A Short History of the National Institutes of Health," Office of NIH History, https://history.nih.gov/exhibits/history/index.html.

6. バック加齢研究所による。同研究所はこうも指摘している。「学術研究の外に目を

向け、民間企業による商業的な応用研究のための資金を見てみると、様相はかなり違っている。合計すると、医薬品会社の年間研究開発費はNIHを200億ドルあまりも上回っているのだ」。"Who funds basic aging research in the US?," Fight Aging!, March 25, 2015, https://www.fightaging.org/archives/2015/03/who-funds-basic-aging-research-in-the-us/.

7. L. Fontana, B. K. Kennedy, V. D. Longo, et al., "Medical Research: Treat Ageing," *Nature* 511, no. 750 (July 23, 2014): 405–7, July 24, 2014, https://www.nature.com/news/medical-research-treat-ageing-1.15585. この論文の著者は、高齢者数の増加によって地球に危機が迫っていると強調している。2050年には61歳以上の数が20億人強となり、100年前の5倍に上る。しかも、20億のうち15億は発展途上国の住民である。

8. "Estimates of Funding for Various Research, Condition, and Disease Categories (RCDC)," National Institutes of Health, May 18, 2018, https://report.nih.gov/categorical_spending.aspx.

9. R. Brookmeyer, D. A. Evans, L. Hebert, et al., "National Estimates of the Prevalence of Alzheimer's Disease in the United States," *Alzheimer's & Dementia* 7, no. 1 (January 2011): 61–73, https://www.ncbi.nlm.nih.gov/pmc/articles/PMC3052294/.

10. 平均的なアメリカ人は毎年コーヒーに1,100ドル使っている。"2017 Money matters report," Acorns, 2017, https://sqy7rm.media.zestyio.com/Acorns2017_MoneyMattersReport.pdf.

11. "Actuarial Life Table," Social Security, 2015, https://www.ssa.gov/OACT/STATS/table4c6.html.

12. ヘイフリックは、オンライン科学雑誌『ノーティラス』とのインタビューのなかで自らの人生を振り返っている。その多方面に及んだ話題の1つとして指摘したのは、老化研究の予算はただでさえ少ないうえに、それが適切な場所に振り向けられていないように感じるということだった。ほとんどが長寿を決定する因子と、老化に伴う疾患に割かれているというのだ。「過去10年あまりについていうと、老化の根本的な生物学的仕組みを探る研究には、国立老化研究所の予算の3%しか使われていない」。J. Cepelewicz, "Ingenious: Leonard Hayflick," *Nautilus*, November 24, 2016, http://nautil.us/issue/42/fakes/ingenious-leonard-hayflick.

13. 映画『ガタカ』は、優生学を基本理念とする未来社会を舞台にしている。その社会では、子どもが最高の遺伝的特徴をもつように遺伝子操作を施されて生まれてくる。ある場面で1人の父親が遺伝学者に尋ねる。「偶然に委ねる部分があってもいいんじゃないかと、私たちは考えていたんですが」。遺伝学者は答える。「でも、自分の子どもにはできる限りいいスタートを切らせてやりたいでしょう。信じてく

ださい。私たちにはすでに不完全さがたっぷり組み込まれているんです。それ以上の重荷を子どもに負わせる必要はありません」。アンドリュー・ニコル監督、*Gattaca*（邦題『ガタカ』）1997年製作。

14. 研究者の計算によれば、「1970年から2000年のあいだ、寿命が延びたことによって年間約3兆2,000億ドルの経済効果がアメリカにもたらされており、その半分は心臓病の治療法が進歩したことによる」。A cure for cancer “would be worth about $50 trillion.” K. M. Murphy and R. H. Topel, “The Value of Health and Longevity,” *Journal of Political Economy* 114, no. 5 (October 2006): 871–904, https://ucema.edu.ar/u/je49/capital_humano/Murphy_Topel_JPE.pdf.

15. D. Goldman, B. Shang, J. Bhattacharya, and A. M. Garber, “Consequences of Health Trends and Medical Innovation for the Future Elderly,” *Health Affairs* 24, suppl. 2 (February 2005): W5R5–17, https://www.researchgate.net/publication/7578563_Consequences_Of_Health_Trends_And_Medical_Innovation_For_The_Future_Elderly.

16. このテーマに関してはビル・ブライソンの本をお薦めする。*Notes from a Big Country*（イギリス版タイトル）／*I'm a Stranger Here Myself*（アメリカ版タイトル）（『ドーナッツをくれる郵便局と消えゆくダイナー』ビル・ブライソン著、高橋佳奈子訳、朝日新聞社、2002年）、および*Down Under*, 2000が私のお気に入りだ。

17. これはアメリカの政治家がよく使う言葉で、イエスがいわゆる「山上の垂訓」のなかで説いた「地の塩と世の光」の寓話に由来する。新約聖書「マタイによる福音書」5章14節で、イエスは群衆に向かってこう語りかけている。「あなたがたは世の光である。山の上にある町は、隠れることができない」〔訳注　訳は『新共同訳聖書』からの引用〕

18. このことは間違いなく労働人口に影響を及ぼしている。寿命が延びつつあることにより、「オーストラリアでは高齢者の労働参加率が一貫して上昇しており、とくに女性にその傾向が顕著である」と、『シドニー・モーニング・ヘラルド』紙の記事にはある。「現在、オーストラリアの全労働者のおよそ5人に1人が56歳以上であり、1980年代から1990年代にかけては10人に1人だったのとは好対照である」。M. Wade, “Trend for Australians to Live Longer Reshapes Economy,” *Sydney Morning Herald*, August 12, 2018, https://www.smh.com.au/business/the-economy/trend-for-australians-to-live-longer-reshapes-economy-20180810-p4zwuv.html?btis.

19. アメリカの民主党が掲げる「メディケア・フォー・オール（Medicare for All）」とはどういう意味だろうか。CNBCテレビの記事によると、ロイター社はこれを「公的資金のもとに民間が運用する制度であり、全アメリカ人が加入し、必要な医療サービスがすべてカバーされるもの」と定義している。一方、アメリカの市民が

支払う医療費は増大を続けている。「アメリカの医療保険の主流である雇用主提供医療保険では、被保険者負担となる金額が2006年には年間平均303ドルだったのに対し、2017年にはそれが1,505ドルにまで上昇している」。Y. Blumberg, "70% of Americans Now Support Medicare-for-All—Here's How Single-Payer Could Affect You," CNBC Make It, August 28, 2018, https://www.cnbc.com/2018/08/28/most-americans-now-support-medicare-for-all-and-free-college-tuition.html.

20. "Australians Living Longer but Life Expectancy Dips in US and UK," *Guardian*, August 16, 2018, https://www.theguardian.com/society/2018/aug/16/australians-living-longer-but-life-expectancy-dips-in-us-and-uk.
21. 民主党上院議員のバーニー・サンダーズによれば、アメリカの収入ランキングで上位の郡に住んでいる住民は、下位の郡の住民より平均20年長く生きている。その原因の少なくとも1つは、サンダーズの言葉を借りるなら「質の良い医療を利用できるかどうかに甚だしい不平等が存在する」からなのだ。B. Sanders, "Most Americans Want Universal Healthcare. What Are We Waiting For?," *Guardian*, August 14, 2017, https://www.theguardian.com/commentisfree/2017/aug/14/healthcare-a-human-right-bernie-sanders-single-payer-system.
22. WHOによる「世界の医療制度ランキング」では、上位5位は次の国々だった。1位：フランス、2位：イタリア、3位：サンマリノ、4位：アンドラ、5位：マルタ。"World Health Organization's Ranking of the World's Health Systems," The Patient Factor, https://thepatientfactor.com/canadian-health-care-information/world-health-organizations-ranking-of-the-worlds-health-systems/.
23. "My father says that America has the best healthcare system in the world. What can I say to prove him wrong?," Quora, https://www.quora.com/My-father-says-that-America-has-the-best-healthcare-system-in-the-world-What-can-I-say-to-prove-him-wrong.
24. N. Hanauer, "The Pitchforks Are Coming . . . For Us Plutocrats," *Politico*, July/August 2014, https://www.politico.com/magazine/story/2014/06/the-pitchforks-are-coming-for-us-plutocrats-108014.
25. *International Journal of Astrobiology*, https://www.cambridge.org/core/journals/international-journal-of-astrobiology.
26. P. Dayal, C. Cockell, K. Rice, and A. Mazumdar, "The Quest for Cradles of Life: Using the Fundamental Metallicity Relation to Hunt for the Most Habitable Type of Galaxy," *Astrophysical Journal Letters*, July 15, 2015, https://arxiv.org/abs/1507.04346.
27. "List of Nearest Terrestrial Exoplanet Candidates," Wikipedia, https://en.wikipedia.org/wiki/List_of_nearest_terrestrial_exoplanet_candidates.

28. George Monbiot, "Cutting Consumption Is More Important Than Limiting Population," "George Monbiot's Blog," *Guardian*, February 25, 2009, https://www.theguardian.com/environment/georgemonbiot/2009/feb/25/population-emissions-monbiot.
29. S. Pinker, *Enlightenment Now: The Case for Reason, Science, Humanism, and Progress*（New York: Viking, 2018）, 333（『21世紀の啓蒙——理性、科学、ヒューマニズム、進歩（上下）』スティーブン・ピンカー著、橘明美／坂田雪子訳、草思社、2019年）.
30. ある住宅建築業者がCNBCテレビの記者に語ったところによれば、若い成人は「リゾート風」にしつらえた賃貸アパートを離れたがらず、それは同等の設備のマンションを買う金銭的余裕がないからである。若いアメリカ人は「こぢんまりとしたシンプルな暮らしに惹かれているようだ」と記者は指摘し、テクノロジーを駆使して狭いスペースに「充実した設備」を詰め込んだ小さな家が好まれる傾向が強まっているとしている。D. Olick, "Why Houses in America Are Getting Smaller," CNBC, August 23, 2016, https://www.cnbc.com/2016/08/23/why-houses-in-america-are-getting-smaller.html.
31. 時価総額200億ドルを誇るニューヨークのスタートアップ、ウィーワーク社は、設備の充実したシェアオフィスを提供することに特化している。『ニューヨーク・タイムズ』紙の企業プロフィール欄に取り上げられた時点では創立8年でありながら、すでに「世界中に212か所のシェアオフィス・ネットワークを展開」しており、ニューヨークのイーストリバー沿いに「ドック72」と呼ばれる15階建てビルを建設中だった。このビルは、広々としたシェアオフィスだけでなく、「ジュースバーや本物のアルコール類のバー、ボクシングスタジオ付きのジム、屋外バスケットボールコート、さらにはマンハッタンを一望する見晴らしを有することになる。また、ビルには複数のレストランが入るほか、ドライクリーニングのサービスや理髪店も加わる可能性がある」。D. Gelles, "The WeWork Manifesto: First, Office Space. Next, the World," *New York Times*, February 17, 2018, https://www.nytimes.com/2018/02/17/business/the-wework-manifesto-first-office-space-next-the-world.html.
32. さらには、私たちが食べずに廃棄する作物や肉を生産するために、使われた水のことも忘れてはいけない。2013年の推計によると、食料生産に使用される水の量は2050年までに年間10兆〜30兆立方メートルに達する見込みだ。これは、現在地球の全人口が消費している真水の量の3.5倍にあたる。J. von Radowitz, "Half of the World's Food 'Is Just Thrown Away,'" *Independent*, January 10, 2013, https://www.independent.co.uk/environment/green-living/half-of-the-worlds-food-is-just-thrown-away-8445261.html.

33. Carl R. Woese Institute for Genomic Biology, University of Illinois at Urbana-Champaign, "Scientists Engineer Shortcut for Photosynthetic Glitch, Boost Crop Growth 40%," Science Daily, January 3, 2019, https://www.sciencedaily.com/releases/2019/01/190103142306.htm.
34. P. Mirocha, and A. Mirocha, "What the Ancestors Ate," *Edible Baja Arizona*, September/October 2015, https://ediblebajaarizona.com/what-the-ancestors-ate.
35. J. Wenz, "The Mother of All Apples Is Disappearing," *Discover*, June 8, 2017, https://blogs.discovermagazine.com/crux/2017/06/08/original-wild-apple-going-extinct/#.W_3i8ZNKjOQ.
36. 2017年後半に発表されたユニセフの報告書によると、「ビタミンAの欠乏は、幼児の予防可能な失明を引き起こす最大の原因であるとともに、下痢のようなありふれた病気で幼児が死亡するリスクを高める」。ビタミンAは「あらゆる原因による死者数を12～24%減少させることが示されており、幼児の死亡率を低下させるうえではこのビタミンを補給する計画が重要である」とも指摘している。"Vitamin A Deficiency," UNICEF, February 2019, https://data.unicef.org/topic/nutrition/vitamin-a-deficiency/.
37. CRISPRが外来DNAから細菌を守る仕組みを初めて明らかにし、それがDNAを直接標的にすることを示したのは、イリノイ州ノースウェスタン大学のルシアーノ・マラフィーニとエリック・ゾントハイマーだった。2人は論文のなかで次のように記している。「有用性の観点からすると、特定配列のDNAを狙って切断するように導けるのなら……かなり実用的な用途に役立てられる可能性がある。とくに、本来の活動場所である細菌や古細菌《アーキア》の体内以外の場所でもこのシステムを機能させることができれば、なおさら有用性が高まる」。L. A. Marraffini and E. J. Sontheimer, "CRISPR Interference Limits Horizontal Gene Transfer in Staphylococci by Targeting DNA," *Science* 322, no. 5909 (December 19, 2008): 1843–45, https://www.ncbi.nlm.nih.gov/pmc/articles/PMC2695655/; J. Cohen, "How the Battle Lines over CRISPR Were Drawn," *Science*, February 17, 2017, https://www.sciencemag.org/news/2017/02/how-battle-lines-over-crispr-were-drawnも参照のこと。
38. M. R. O'Connell, B. L. Oakes, S. H. Sternberg, et al., "Programmable RNA Recognition and Cleavage by CRISPR/Cas9," *Nature* 516, no. 7530 (December 11, 2014): 263–66, https://www.ncbi.nlm.nih.gov/pubmed/ 25274302.
39. L. Cong, F. A. Ran, D. Cox, et al., "Multiplex Genome Engineering Using CRISPR/Cas Systems," *Science* 339, no. 6121 (February 15, 2013): 819–23, https://www.ncbi.nlm.nih.gov/pubmed/23287718.
40. Court of Justice of the European Union, "Organisms Obtained by Mutagenesis Are

GMOs and Are, in Principle, Subject to the Obligations Laid Down by the GMO Directive," July 25, 2018, https://curia.europa.eu/jcms/upload/docs/application/pdf/2018-07/cp180111en.pdf.

41. "Secretary Perdue Statement on ECJ Ruling on Genome Editing," U.S. Department of Agriculture, July 27, 2018, https://www.usda.gov/media/press-releases/2018/07/27/secretary-perdue-statement-ecj-ruling-genome-editing.

42. LEDはきわめて小さく、コショウ粒ほどの大きさしかない。赤、緑、青の三原色のLEDの光を混ぜると、白色光が得られる。"LED Lighting," Energy Saver, https://www.energy.gov/energysaver/save-electricity-and-fuel/lighting-choices-save-you-money/led-lighting.

43. 2016年、ロサンゼルス市は温室効果ガスの11%削減（街を走る自動車73万7,000台相当）に成功した。公共交通機関を改善し、太陽エネルギーへの投資を増やし、「新しいエコな仕事で3万人分の雇用」を創出したおかげである。M. Simon, "Emissions Have Already Peaked in 27 Cities—and Keep Falling," *Wired*, September 13, 2018, https://www.wired.com/story/emissions-have-already-peaked-in-27-cities-and-keep-falling/.

44. 当時の海が汚染されていた原因は、「きれいな雨水を川に運ぶはずの配管が、下水管とつながっているという不手際が起きていた」ためであることがのちにわかった。豪雨になると、「その古い配管を通って、汚水から何からすべてがチャールズ川とその支流に流れ込んでいたのだ」。下水道を改修したら問題はほぼ消滅した。S. Garlock, "After 50 Years, Boston's Charles River Just Became Swimmable Again," Citylab, July 19, 2013, https://www.citylab.com/life/2013/07/after-50-years-bostons-charles-river-just-became-swimmable-again/6216/.

45. 農場は2億オーストラリアドルで建設された。2万3,000枚の鏡で太陽熱を反射してソーラータワーに送る仕組みで、太陽光発電を行なっている。トマトを育てるのには土を使わず、「栄養豊富なココナッツ繊維に根を張らせて水耕栽培」をしている。E. Bryce, "These Farms Use Sun and Seawater to Grow Crops in the Arid Australian Desert," *Wired*, February 14, 2017, https://www.wired.co.uk/article/sundrop-farms-australian-desert. Sundrop Farms, https://www.sundropfarms.comも参照のこと。

46. Letter from Joseph Wharton, December 6, 1880, https://giving.wharton.upenn.edu/wharton-fund/letter-joseph-wharton/.

47. P. Sopher, "Where the Five-Day Workweek Came From," *Atlantic*, August 21, 2014, https://www.theatlantic.com/business/archive/2014/08/where-the-five-day-workweek-came-from/378870/.

おわりに——世界を変える勇気をもとう

1. E. Pesheva, "Rewinding the Clock," Harvard Medical School, March 22, 2018, https://hms.harvard.edu/news/rewinding-clock; A. Das, G. X. Huang, M. S. Bonkowski, et al., "Impairment of an Endothelial NAD^+ -H2S Signaling Network Is a Reversible Cause of Vascular Aging," *Cell* 173, no. 1 (March 2018): 74–89, https://www.sciencedirect.com/science/article/pii/S0092867418301521 も参照のこと。
2. J. Li, M. S. Bonkowski, S. Moniot, et al., "A conserved NAD^+ Binding Pocket That Regulates Protein-Protein Interactions During Aging," *Science* 355, no. 6331 (March 24, 2017): 1312–17, https://www.ncbi.nlm.nih.gov/pmc/articles/PMC5456119/.
3. President's Council on Bioethics, *Beyond Therapy: Biotechnology and the Pursuit of Happiness* (New York: HarperCollins, 2003), 190(『治療を超えて——バイオテクノロジーと幸福の追求』レオン・R・カス編著、倉持武監訳、青木書店、2005年).
4. 同上、192.
5. 同上、200.
6. "ICD-11 for Mortality and Morbidity Statistics: MG2A Old Age," World Health Organization, December 2018, https://icd.who.int/browse11/l-m/en#/http://id.who.int/icd/entity/835503193.
7. 「ブラボー・プロバイオティック・ヨーグルト」を愛用している。https://www.bravo-probiotic-yogurt.com/.
8. Y. Guan, S.-R. Wang, X.-Z. Huang, et al., "Nicotinamide Mononucleotide, an NAD^+ Precursor, Rescues Age-Associated Susceptibility to AKI in a Sirtuin 1– Dependent Manner," *Journal of the American Society of Nephrology* 28, no. 8 (August 2017): 2337–52, https://jasn.asnjournals.org/content/28/8/2337; S. Wakino, K. Hasegawa, and H. Itoh, "Sirtuin and Metabolic Kidney Disease," *Kidney International* 88, no. 4 (June 17, 2015): 691–98, https://www.ncbi.nlm.nih.gov/pmc/articles/PMC4593995/ も参照のこと。